中国医药卫生改革与发展相关文件汇编

（2014~2015 年度）

中国药学会药事管理专业委员会　编

中国医药科技出版社

图书在版编目（CIP）数据

中国医药卫生改革与发展相关文件汇编. 2014~2015年度 /
中国药学会药事管理专业委员会编. —北京：中国医药科技
出版社，2015.8

ISBN 978-7-5067-7738-4

Ⅰ.①中… Ⅱ.①中… Ⅲ.①医疗保健制度—体制改革—
文件—汇编—中国— 2014~2015 Ⅳ.①R199.2

中国版本图书馆CIP数据核字（2015）第177769号

美术编辑 陈君杞
版式设计 郭小平

出版　**中国医药科技出版社**
地址　北京市海淀区文慧园北路甲 22 号
邮编　100082
电话　发行：010-62227427　邮购：010-62236938
网址　www.cmstp.com
规格　889×1194mm $^1/_{32}$
印张　20
字数　450 千字
版次　2015 年 8 月第 1 版
印次　2015 年 8 月第 1 次印刷
印刷　三河市百盛印装有限公司
经销　全国各地新华书店
书号　ISBN 978-7-5067-7738-4
定价　49. 80 元
本社图书如存在印装质量问题请与本社联系调换

前　言

为使广大医药卫生工作者在工作实践中了解国家医药卫生改革的政策导向，中国药学会药事管理专业委员会从2000年开始组织编纂《中国医药卫生改革与发展相关文件汇编》（以下简称《汇编》），已经出版了2000年度、2001~2002年度、2002~2003年度、2004年度、2005年度、2006年度、2007~2008年度、2008~2009年度、2009~2010年度、2010~2011年度、2011~2012年度、2012~2013年度、2013~2014年度，共计13册。该《汇编》按年度编辑，10多年连续出版，成为了医药卫生工作者了解国家医药卫生改革与发展工作方针政策的重要参考资料和培训教材，受到广大医药卫生工作者的欢迎。

2014年10月23日中国共产党第十八届中央委员会第四次全体会议通过了《中共中央关于全面推进依法治国若干重大问题的决定》，决定明确指出"依法治国，是坚持和发展中国特色社会主义的本质要求和重要保障，是实现国家治理体系和治理能力现代化的必然要求。""全面推进依法治国，总目标是建设中国特色社会主义法治体系，建设社会主义法治国家。"认真学习《中共中央关于全面推进依法治国若干重大问题的决定》，深刻领会其精神，对于促进医药卫生法治建设、实现医药卫生依法管理具有重要意义。

2015年医药卫生改革进一步深入推进、全面实施，我国医药卫生领域的改革和发展必将进入一个新时代。我们编辑出版2014~2015年度《汇编》，既是使《汇编》工作得到连续，更是为广大医药界同行继续深入学习医药卫生政策，提供了方便。

2014~2015年度《汇编》及时收载了《国务院办公厅关于转发工业和信息化部等部门中药材保护和发展规划（2015-2020年）的通知》（国办发〔2015〕27号）《国务院办公厅关于印发中医药健康服务发展规划（2015-2020年）的通知》（国办发〔2015〕32号）两个国家关于中医药发展的文件，还在附录中收载了中国医师道德准则、2013年药品流通行业运行统计分析报告、国家药品不良反应监测年度报告（2013年）、2014年度药品审评报告等相关内容。

热烈欢迎医药界同仁对《汇编》的编辑、印刷、出版等提出宝贵意见和建议，让我们为编好《汇编》共同努力！

中国药学会药事管理专业委员会

二〇一五年六月

目　录

附录

全国人民代表大会常务委员会关于修改《中华人民共和国行政诉讼法》的决定

中华人民共和国主席令

第十五号

《全国人民代表大会常务委员会关于修改〈中华人民共和国行政诉讼法〉的决定》已由中华人民共和国第十二届全国人民代表大会常务委员会第十一次会议于2014年11月1日通过，现予公布，自2015年5月1日起施行。

中华人民共和国主席　习近平
2014年11月1日

全国人民代表大会常务委员会关于修改《中华人民共和国行政诉讼法》的决定

（2014年11月1日第十二届全国人民代表大会
常务委员会第十一次会议通过）

第十二届全国人民代表大会常务委员会第十一次会议决定对《中华人民共和国行政诉讼法》作如下修改：

一、将第一条修改为："为保证人民法院公正、及时审理行政案件，解决行政争议，保护公民、法人和其他组织的合法权益，监督行政机关依法行使职权，根据宪法，制定本法。"

二、第二条增加一款，作为第二款："前款所称行政行为，包括法律、法规、规章授权的组织作出的行政行为。"

三、增加一条，作为第三条："人民法院应当保障公民、法人和其他组织的起诉权利，对应当受理的行政案件依法受理。

"行政机关及其工作人员不得干预、阻碍人民法院受理行政案件。

"被诉行政机关负责人应当出庭应诉。不能出庭的，应当委托行政机关相应的工作人员出庭。"

四、将第十一条改为第十二条，将第一款修改为："人民法院受理公民、法人或者其他组织提起的下列诉讼：

"（一）对行政拘留、暂扣或者吊销许可证和执照、责令停产停业、没收违法所得、没收非法财物、罚款、警告等行政处罚不服的；

"（二）对限制人身自由或者对财产的查封、扣押、冻结等行政强制措施和行政强制执行不服的；

"（三）申请行政许可，行政机关拒绝或者在法定期限内不予答复，或者对行政机关作出的有关行政许可的其他决定不服的；

"（四）对行政机关作出的关于确认土地、矿藏、水流、森林、山岭、草原、荒地、滩涂、海域等自然资源的所有权或者使用权的决定不服的；

"（五）对征收、征用决定及其补偿决定不服的；

"（六）申请行政机关履行保护人身权、财产权等合法权益的法定职责，行政机关拒绝履行或者不予答复的；

"（七）认为行政机关侵犯其经营自主权或者农村土地承包经营权、农村土地经营权的；

"（八）认为行政机关滥用行政权力排除或者限制竞争的；

"（九）认为行政机关违法集资、摊派费用或者违法要求履行其他义务的；

"（十）认为行政机关没有依法支付抚恤金、最低生活保障待遇或者社会保险待遇的；

"（十一）认为行政机关不依法履行、未按照约定履行或者违法变更、解除政府特许经营协议、土地房屋征收补偿协议等协议的；

"（十二）认为行政机关侵犯其他人身权、财产权等合法权益的。"

五、将第十四条改为第十五条，修改为："中级人民法院管辖下列第一审行政案件：

"（一）对国务院部门或者县级以上地方人民政府所作的行政行为提起诉讼的案件；

"（二）海关处理的案件；

"（三）本辖区内重大、复杂的案件；

"（四）其他法律规定由中级人民法院管辖的案件。"

六、将第十七条改为第十八条，修改为："行政案件由最初作出行政行为的行政机关所在地人民法院管辖。经复议的案件，也可以由复议机关所在地人民法院管辖。

"经最高人民法院批准，高级人民法院可以根据审判工作的实际情况，确定若干人民法院跨行政区域管辖行政案件。"

七、将第二十条改为第二十一条，修改为："两个以上人民法院都有管辖权的案件，原告可以选择其中一个人民法院提起诉讼。原告向两个以上有管辖权的人民法院提起诉讼的，由最先立案的人民法院管辖。"

八、将第二十一条改为第二十二条，修改为："人民法院发现受理的案件不属于本院管辖的，应当移送有管辖权的人民法院，受移送的人民法院应当受理。受移送的人民法院认为受移送的案件按照规定不属于本院管辖的，应当报请上级人民法院指定管辖，不得再自行移送。"

九、将第二十三条改为第二十四条，修改为："上级人民法院有权审理下级人民法院管辖的第一审行政案件。

"下级人民法院对其管辖的第一审行政案件，认为需要由上级人民法院审理或者指定管辖的，可以报请上级人民法院决定。"

十、将第二十四条改为第二十五条，将第一款修改为："行政行为的相对人以及其他与行政行为有利害关系的公民、法人或者其他组织，有权提起诉讼。"

十一、将第二十五条改为第二十六条，将第二款修改为："经复议的案件，复议机关决定维持原行政行为的，作出原行政行为的行政机关和复议机关是共同被告；复议机关改变原行政行为的，复议机关是被告。"

增加一款，作为第三款："复议机关在法定期限内未作出复议决定，公民、法人或者其他组织起诉原行政行为的，作出原行政行为的行政机关是被告；起诉复议机关不作为的，复议机关是被告。"

将第四款改为第五款，修改为："行政机关委托的组织所作的行政行为，委托的行政机关是被告。"

将第五款改为第六款，修改为："行政机关被撤销或者职权变更的，继续行使其职权的行政机关是被告。"

十二、将第二十六条改为第二十七条，修改为："当事人一方或者双方为二人以上，因同一行政行为发生的行政案件，或者因同类行政行为发生的行政案件、人民法院认为可以合并审理并经当事人同意的，为共同诉讼。"

十三、增加一条，作为第二十八条："当事人一方人数众多的共同诉讼，可以由当事人推选代表人进行诉讼。代表人的诉讼行为对其所代表的当事人发生效力，但代表人变更、放弃诉讼请求或者承认对方当事人的诉讼请求，应当经被代表的当事人同意。"

十四、将第二十七条改为第二十九条，修改为："公民、法人或者其他组织同被诉行政行为有利害关系但没有提起诉讼，或者同案件处理结果有利害关系的，可以作为第三人申请参加诉讼，或者由人民法院通知参加诉讼。

"人民法院判决第三人承担义务或者减损第三人权益的，第三人有权依法提起上诉。"

十五、将第二十九条改为第三十一条，修改为："当事人、法定代理人，可以委托一至二人作为诉讼代理人。

"下列人员可以被委托为诉讼代理人：

"（一）律师、基层法律服务工作者；

"（二）当事人的近亲属或者工作人员；

"（三）当事人所在社区、单位以及有关社会团体推荐的公民。"

十六、将第三十条改为第三十二条，修改为："代理诉讼的律师，有权按照规定查阅、复制本案有关材料，有权向有关组织和公民调查，收集与本案有关的证据。对涉及国家秘密、商业秘密和个人隐私的材料，应当依照法律规定保密。

"当事人和其他诉讼代理人有权按照规定查阅、复制本案庭审材料，但涉及国家秘密、商业秘密和个人隐私的内容除外。"

十七、将第三十一条改为第三十三条，修改为："证据包括：

"（一）书证；

"（二）物证；

"（三）视听资料；

"（四）电子数据；

"（五）证人证言；

"（六）当事人的陈述；

"（七）鉴定意见；

"（八）勘验笔录、现场笔录。

"以上证据经法庭审查属实，才能作为认定案件事实的根据。"

十八、将第三十二条改为第三十四条，增加一款，作为第二款："被告不提供或者无正当理由逾期提供证据，视为没有相应证据。但是，被诉行政行为涉及第三人合法权益，第三人提供证据的除外。"

十九、将第三十三条改为第三十五条，修改为："在诉讼过程中，被告及其诉讼代理人不得自行向原告、第三人和证人收集证据。"

二十、增加三条，作为第三十六条、第三十七条、第三十八条：

"**第三十六条** 被告在作出行政行为时已经收集了证据，但因不可抗力等正当事由不能提供的，经人民法院准许，可以延期提供。

"原告或者第三人提出了其在行政处理程序中没有提出的理由或者证据的，经人民法院准许，被告可以补充证据。

"**第三十七条** 原告可以提供证明行政行为违法的证据。原告提供的证据不成立的，不免除被告的举证责任。

"**第三十八条** 在起诉被告不履行法定职责的案件中，原告应当提供其向被告提出申请的证据。但有下列情形之一的除外：

"（一）被告应当依职权主动履行法定职责的；

"（二）原告因正当理由不能提供证据的。

"在行政赔偿、补偿的案件中，原告应当对行政行为造成的损害提供证据。因被告的原因导致原告无法举证的，由被告承担举证责任。"

二十一、将第三十四条改为两条，作为第三十九条、第四十条，修改为：

"**第三十九条** 人民法院有权要求当事人提供或者补充

证据。

"**第四十条**　人民法院有权向有关行政机关以及其他组织、公民调取证据。但是，不得为证明行政行为的合法性调取被告作出行政行为时未收集的证据。"

二十二、增加一条，作为第四十一条："与本案有关的下列证据，原告或者第三人不能自行收集的，可以申请人民法院调取：

"（一）由国家机关保存而须由人民法院调取的证据；

"（二）涉及国家秘密、商业秘密和个人隐私的证据；

"（三）确因客观原因不能自行收集的其他证据。"

二十三、增加一条，作为第四十三条："证据应当在法庭上出示，并由当事人互相质证。对涉及国家秘密、商业秘密和个人隐私的证据，不得在公开开庭时出示。

"人民法院应当按照法定程序，全面、客观地审查核实证据。对未采纳的证据应当在裁判文书中说明理由。

"以非法手段取得的证据，不得作为认定案件事实的根据。"

二十四、将第三十七条改为第四十四条，修改为："对属于人民法院受案范围的行政案件，公民、法人或者其他组织可以先向行政机关申请复议，对复议决定不服的，再向人民法院提起诉讼；也可以直接向人民法院提起诉讼。

"法律、法规规定应当先向行政机关申请复议，对复议决定不服再向人民法院提起诉讼的，依照法律、法规的规定。"

二十五、将第三十八条改为第四十五条，修改为："公民、法人或者其他组织不服复议决定的，可以在收到复议决定书之日起十五日内向人民法院提起诉讼。复议机关逾期不作决定的，申请人可以在复议期满之日起十五日内向人民法院提起诉讼。法律另有规定的除外。"

二十六、将第三十九条改为第四十六条，修改为："公民、法人或者其他组织直接向人民法院提起诉讼的，应当自知道或者应当知道作出行政行为之日起六个月内提出。法律另有规定的除外。

"因不动产提起诉讼的案件自行政行为作出之日起超过二十年，其他案件自行政行为作出之日起超过五年提起诉讼的，人民法院不予受理。"

二十七、增加一条，作为第四十七条："公民、法人或者其他组织申请行政机关履行保护其人身权、财产权等合法权益的法定职责，行政机关在接到申请之日起两个月内不履行的，公民、法人或者其他组织可以向人民法院提起诉讼。法律、法规对行政机关履行职责的期限另有规定的，从其规定。

"公民、法人或者其他组织在紧急情况下请求行政机关履行保护其人身权、财产权等合法权益的法定职责，行政机关不履行的，提起诉讼不受前款规定期限的限制。"

二十八、将第四十条改为第四十八条，修改为："公民、法人或者其他组织因不可抗力或者其他不属于其自身的原因耽误起诉期限的，被耽误的时间不计算在起诉期限内。

"公民、法人或者其他组织因前款规定以外的其他特殊情况耽误起诉期限的，在障碍消除后十日内，可以申请延长期限，是否准许由人民法院决定。"

二十九、将第四十一条改为第四十九条，将第一项修改为："（一）原告是符合本法第二十五条规定的公民、法人或者其他组织；"

三十、增加一条，作为第五十条："起诉应当向人民法院递交起诉状，并按照被告人数提出副本。

"书写起诉状确有困难的，可以口头起诉，由人民法院记入笔录，出具注明日期的书面凭证，并告知对方当事人。"

三十一、将第四十二条改为两条，作为第五十一条、第五十二条，修改为：

"**第五十一条**　人民法院在接到起诉状时对符合本法规定

的起诉条件的，应当登记立案。

"对当场不能判定是否符合本法规定的起诉条件的，应当接收起诉状，出具注明收到日期的书面凭证，并在七日内决定是否立案。不符合起诉条件的，作出不予立案的裁定。裁定书应当载明不予立案的理由。原告对裁定不服的，可以提起上诉。

"起诉状内容欠缺或者有其他错误的，应当给予指导和释明，并一次性告知当事人需要补正的内容。不得未经指导和释明即以起诉不符合条件为由不接收起诉状。

"对于不接收起诉状、接收起诉状后不出具书面凭证，以及不一次性告知当事人需要补正的起诉状内容的，当事人可以向上级人民法院投诉，上级人民法院应当责令改正，并对直接负责的主管人员和其他直接责任人员依法给予处分。

"**第五十二条** 人民法院既不立案，又不作出不予立案裁定的，当事人可以向上一级人民法院起诉。上一级人民法院认为符合起诉条件的，应当立案、审理，也可以指定其他下级人民法院立案、审理。"

三十二、增加一条，作为第五十三条："公民、法人或者其他组织认为行政行为所依据的国务院部门和地方人民政府及其部门制定的规范性文件不合法，在对行政行为提起诉讼时，可以一并请求对该规范性文件进行审查。

"前款规定的规范性文件不含规章。"

三十三、将第七章分为五节，增加节名，规定："第一节 一般规定"，内容为第五十四条至第六十六条；"第二节 第一审普通程序"，内容为第六十七条至第八十一条；"第三节 简易程序"，内容为第八十二条至第八十四条；"第四节 第二审程序"，内容为第八十五条至第八十九条；"第五节 审判监督程序"，内容为第九十条至第九十三条。

三十四、将第四十三条改为第六十七条，将第一款修改为："人民法院应当在立案之日起五日内，将起诉状副本发送被告。被告应当在收到起诉状副本之日起十五日内向人民法院提交作出行政行为的证据和所依据的规范性文件，并提出答辩状。人民法院应当在收到答辩状之日起五日内，将答辩状副本发送原告。"

三十五、将第四十四条改为第五十六条，修改为："诉讼期间，不停止行政行为的执行。但有下列情形之一的，裁定停止执行：

"（一）被告认为需要停止执行的；

"（二）原告或者利害关系人申请停止执行，人民法院认为该行政行为的执行会造成难以弥补的损失，并且停止执行不损害国家利益、社会公共利益的；

"（三）人民法院认为该行政行为的执行会给国家利益、社会公共利益造成重大损害的；

"（四）法律、法规规定停止执行的。

"当事人对停止执行或者不停止执行的裁定不服的，可以申请复议一次。"

三十六、将第四十五条改为第五十四条，增加一款，作为第二款："涉及商业秘密的案件，当事人申请不公开审理的，可以不公开审理。"

三十七、将第四十七条改为第五十五条，将第四款修改为："院长担任审判长时的回避，由审判委员会决定；审判人员的回避，由院长决定；其他人员的回避，由审判长决定。当事人对决定不服的，可以申请复议一次。"

三十八、增加一条，作为第五十七条："人民法院对起诉行政机关没有依法支付抚恤金、最低生活保障金和工伤、医疗社会保险金的案件，权利义务关系明确、不先予执行将严重影响原告生活的，可以根据原告的申请，裁定先予执行。

"当事人对先予执行裁定不服的，可以申请复议一次。复议期间不停止裁定的执行。"

三十九、将第四十八条改为第五十八条，修改为："经人民法院传票传唤，原告无正当理由拒不到庭，或者未经法庭许可中途退庭的，可以按照撤诉处理；被告无正当理由拒不到庭，或者未经法庭许可中途退庭的，可以缺席判决。"

四十、将第四十九条改为第五十九条，修改为："诉讼参与人或者其他人有下列行为之一的，人民法院可以根据情节轻重，予以训诫、责令具结悔过或者处一万元以下的罚款、十五日以下的拘留；构成犯罪的，依法追究刑事责任：

"（一）有义务协助调查、执行的人，对人民法院的协助调查决定、协助执行通知书，无故推拖、拒绝或者妨碍调查、执行的；

"（二）伪造、隐藏、毁灭证据或者提供虚假证明材料，妨碍人民法院审理案件的；

"（三）指使、贿买、胁迫他人作伪证或者威胁、阻止证人作证的；

"（四）隐藏、转移、变卖、毁损已被查封、扣押、冻结的财产的；

"（五）以欺骗、胁迫等非法手段使原告撤诉的；

"（六）以暴力、威胁或者其他方法阻碍人民法院工作人员执行职务，或者以哄闹、冲击法庭等方法扰乱人民法院工作秩序的；

"（七）对人民法院审判人员或者其他工作人员、诉讼参与人、协助调查和执行的人员恐吓、侮辱、诽谤、诬陷、殴打、围攻或者打击报复的。

"人民法院对有前款规定的行为之一的单位，可以对其主要负责人或者直接责任人员依照前款规定予以罚款、拘留；构成犯罪的，依法追究刑事责任。

"罚款、拘留须经人民法院院长批准。当事人不服的，可以向上一级人民法院申请复议一次。复议期间不停止执行。"

四十一、将第五十条改为第六十条，修改为："人民法院审理行政案件，不适用调解。但是，行政赔偿、补偿以及行政机关行使法律、法规规定的自由裁量权的案件可以调解。

"调解应当遵循自愿、合法原则，不得损害国家利益、社会公共利益和他人合法权益。"

四十二、增加一条，作为第六十一条："在涉及行政许可、登记、征收、征用和行政机关对民事争议所作的裁决的行政诉讼中，当事人申请一并解决相关民事争议的，人民法院可以一并审理。

"在行政诉讼中，人民法院认为行政案件的审理需以民事诉讼的裁判为依据的，可以裁定中止行政诉讼。"

四十三、将第五十三条改为第六十三条第三款，修改为："人民法院审理行政案件，参照规章。"

四十四、增加两条，作为第六十四条、第六十五条：

"**第六十四条** 人民法院在审理行政案件中，经审查认为本法第五十三条规定的规范性文件不合法的，不作为认定行政行为合法的依据，并向制定机关提出处理建议。

"**第六十五条** 人民法院应当公开发生法律效力的判决书、裁定书，供公众查阅，但涉及国家秘密、商业秘密和个人隐私的内容除外。"

四十五、将第五十四条改为四条，作为第六十九条、第七十条、第七十二条、第七十七条，修改为：

"**第六十九条** 行政行为证据确凿，适用法律、法规正确，符合法定程序的，或者原告申请被告履行法定职责或者给付义务理由不成立的，人民法院判决驳回原告的诉讼请求。

"**第七十条** 行政行为有下列情形之一的，人民法院判决撤销或者部分撤销，并可以判决被告重新作出行政行为：

"（一）主要证据不足的；

"（二）适用法律、法规错误的；

"（三）违反法定程序的；

"（四）超越职权的；

"（五）滥用职权的；

"（六）明显不当的。

"第七十二条 人民法院经过审理，查明被告不履行法定职责的，判决被告在一定期限内履行。

"第七十七条 行政处罚明显不当，或者其他行政行为涉及对款额的确定、认定确有错误的，人民法院可以判决变更。

"人民法院判决变更，不得加重原告的义务或者减损原告的权益。但利害关系人同为原告，且诉讼请求相反的除外。"

四十六、增加七条，作为第七十三条、第七十四条、第七十五条、第七十六条、第七十八条、第七十九条、第八十条：

"第七十三条 人民法院经过审理，查明被告依法负有给付义务的，判决被告履行给付义务。

"第七十四条 行政行为有下列情形之一的，人民法院判决确认违法，但不撤销行政行为：

"（一）行政行为依法应当撤销，但撤销会给国家利益、社会公共利益造成重大损害的；

"（二）行政行为程序轻微违法，但对原告权利不产生实际影响的。

"行政行为有下列情形之一，不需要撤销或者判决履行的，人民法院判决确认违法：

"（一）行政行为违法，但不具有可撤销内容的；

"（二）被告改变原违法行政行为，原告仍要求确认原行政行为违法的；

"（三）被告不履行或者拖延履行法定职责，判决履行没有意义的。

"第七十五条 行政行为有实施主体不具有行政主体资格

或者没有依据等重大且明显违法情形，原告申请确认行政行为无效的，人民法院判决确认无效。

"**第七十六条** 人民法院判决确认违法或者无效的，可以同时判决责令被告采取补救措施；给原告造成损失的，依法判决被告承担赔偿责任。

"**第七十八条** 被告不依法履行、未按照约定履行或者违法变更、解除本法第十二条第一款第十一项规定的协议的，人民法院判决被告承担继续履行、采取补救措施或者赔偿损失等责任。

"被告变更、解除本法第十二条第一款第十一项规定的协议合法，但未依法给予补偿的，人民法院判决给予补偿。

"**第七十九条** 复议机关与作出原行政行为的行政机关为共同被告的案件，人民法院应当对复议决定和原行政行为一并作出裁判。

"**第八十条** 人民法院对公开审理和不公开审理的案件，一律公开宣告判决。

"当庭宣判的，应当在十日内发送判决书；定期宣判的，宣判后立即发给判决书。

"宣告判决时，必须告知当事人上诉权利、上诉期限和上诉的人民法院。"

四十七、将第五十六条改为第六十六条，修改为："人民法院在审理行政案件中，认为行政机关的主管人员、直接责任人员违法违纪的，应当将有关材料移送监察机关、该行政机关或者其上一级行政机关；认为有犯罪行为的，应当将有关材料移送公安、检察机关。

"人民法院对被告经传票传唤无正当理由拒不到庭，或者未经法庭许可中途退庭的，可以将被告拒不到庭或者中途退庭的情况予以公告，并可以向监察机关或者被告的上一级行政机关提出依法给予其主要负责人或者直接责任人员处分的司法建议。"

四十八、将第五十七条改为第八十一条，修改为："人民法院应当在立案之日起六个月内作出第一审判决。有特殊情况需要延长的，由高级人民法院批准，高级人民法院审理第一审案件需要延长的，由最高人民法院批准。"

四十九、增加三条，作为第八十二条、第八十三条、第八十四条：

"**第八十二条** 人民法院审理下列第一审行政案件，认为事实清楚、权利义务关系明确、争议不大的，可以适用简易程序：

"（一）被诉行政行为是依法当场作出的；

"（二）案件涉及款额二千元以下的；

"（三）属于政府信息公开案件的。

"除前款规定以外的第一审行政案件，当事人各方同意适用简易程序的，可以适用简易程序。

"发回重审、按照审判监督程序再审的案件不适用简易程序。

"**第八十三条** 适用简易程序审理的行政案件，由审判员一人独任审理，并应当在立案之日起四十五日内审结。

"**第八十四条** 人民法院在审理过程中，发现案件不宜适用简易程序的，裁定转为普通程序。"

五十、将第五十九条改为第八十六条，修改为："人民法院对上诉案件，应当组成合议庭，开庭审理。经过阅卷、调查和询问当事人，对没有提出新的事实、证据或者理由，合议庭认为不需要开庭审理的，也可以不开庭审理。"

五十一、增加一条，作为第八十七条："人民法院审理上诉案件，应当对原审人民法院的判决、裁定和被诉行政行为进行全面审查。"

五十二、将第六十条改为第八十八条，修改为："人民法院审理上诉案件，应当在收到上诉状之日起三个月内作出终审判决。有特殊情况需要延长的，由高级人民法院批准，高级人民法院审理上诉案件需要延长的，由最高人民法院批准。"

五十三、将第六十一条改为第八十九条，修改为："人民法院审理上诉案件，按照下列情形，分别处理：

"（一）原判决、裁定认定事实清楚，适用法律、法规正确的，判决或者裁定驳回上诉，维持原判决、裁定；

"（二）原判决、裁定认定事实错误或者适用法律、法规错误的，依法改判、撤销或者变更；

"（三）原判决认定基本事实不清、证据不足的，发回原审人民法院重审，或者查清事实后改判；

"（四）原判决遗漏当事人或者违法缺席判决等严重违反法定程序的，裁定撤销原判决，发回原审人民法院重审。

"原审人民法院对发回重审的案件作出判决后，当事人提起上诉的，第二审人民法院不得再次发回重审。

"人民法院审理上诉案件，需要改变原审判决的，应当同时对被诉行政行为作出判决。"

五十四、将第六十二条改为第九十条，修改为："当事人对已经发生法律效力的判决、裁定，认为确有错误的，可以向上一级人民法院申请再审，但判决、裁定不停止执行。"

五十五、增加一条，作为第九十一条："当事人的申请符合下列情形之一的，人民法院应当再审：

"（一）不予立案或者驳回起诉确有错误的；

"（二）有新的证据，足以推翻原判决、裁定的；

"（三）原判决、裁定认定事实的主要证据不足、未经质证或者系伪造的；

"（四）原判决、裁定适用法律、法规确有错误的；

"（五）违反法律规定的诉讼程序，可能影响公正审判的；

"（六）原判决、裁定遗漏诉讼请求的；

"（七）据以作出原判决、裁定的法律文书被撤销或者变更的；

"（八）审判人员在审理该案件时有贪污受贿、徇私舞弊、枉法裁判行为的。"

五十六、将第六十三条改为第九十二条，修改为："各级人民法院院长对本院已经发生法律效力的判决、裁定，发现有本法第九十一条规定情形之一，或者发现调解违反自愿原则或者调解书内容违法，认为需要再审的，应当提交审判委员会讨论决定。

"最高人民法院对地方各级人民法院已经发生法律效力的判决、裁定，上级人民法院对下级人民法院已经发生法律效力的判决、裁定，发现有本法第九十一条规定情形之一，或者发现调解违反自愿原则或者调解书内容违法的，有权提审或者指令下级人民法院再审。"

五十七、将第六十四条改为第九十三条，修改为："最高人民检察院对各级人民法院已经发生法律效力的判决、裁定，上级人民检察院对下级人民法院已经发生法律效力的判决、裁定，发现有本法第九十一条规定情形之一，或者发现调解书损害国家利益、社会公共利益的，应当提出抗诉。

"地方各级人民检察院对同级人民法院已经发生法律效力的判决、裁定，发现有本法第九十一条规定情形之一，或者发现调解书损害国家利益、社会公共利益的，可以向同级人民法院提出检察建议，并报上级人民检察院备案；也可以提请上级人民检察院向同级人民法院提出抗诉。

"各级人民检察院对审判监督程序以外的其他审判程序中审判人员的违法行为，有权向同级人民法院提出检察建议。"

五十八、将第六十五条改为三条，作为第九十四条、第九十五条、第九十六条，修改为：

"**第九十四条** 当事人必须履行人民法院发生法律效力的判决、裁定、调解书。

"**第九十五条** 公民、法人或者其他组织拒绝履行判决、裁定、调解书的，行政机关或者第三人可以向第一审人民法院申请强制执行，或者由行政机关依法强制执行。

"**第九十六条** 行政机关拒绝履行判决、裁定、调解书的，第一审人民法院可以采取下列措施：

"（一）对应当归还的罚款或者应当给付的款额，通知银行从该行政机关的账户内划拨；

"（二）在规定期限内不履行的，从期满之日起，对该行政机关负责人按日处五十元至一百元的罚款；

"（三）将行政机关拒绝履行的情况予以公告；

"（四）向监察机关或者该行政机关的上一级行政机关提出司法建议。接受司法建议的机关，根据有关规定进行处理，并将处理情况告知人民法院；

"（五）拒不履行判决、裁定、调解书，社会影响恶劣的，可以对该行政机关直接负责的主管人员和其他直接责任人员予以拘留；情节严重，构成犯罪的，依法追究刑事责任。"

五十九、增加一条，作为第一百零一条："人民法院审理行政案件，关于期间、送达、财产保全、开庭审理、调解、中止诉讼、终结诉讼、简易程序、执行等，以及人民检察院对行政案件受理、审理、裁判、执行的监督，本法没有规定的，适用《中华人民共和国民事诉讼法》的相关规定。"

六十、将本法相关条文中的"具体行政行为"修改为"行政行为"。

六十一、将第四十六条改为第六十八条，第五十五条改为第七十一条。删去第三十五条、第九章的章名、第六十七条、第六十八条、第六十九条、第七十二条。

本决定自2015年5月1日起施行。

《中华人民共和国行政诉讼法》根据本决定作相应修改，重新公布。

全国人民代表大会关于修改
《中华人民共和国立法法》的决定

中华人民共和国主席令

第二十号

《全国人民代表大会关于修改〈中华人民共和国立法法〉的决定》已由中华人民共和国第十二届全国人民代表大会第三次会议于 2015 年 3 月 15 日通过，现予公布，自公布之日起施行。

中华人民共和国主席　习近平
2015 年 3 月 15 日

全国人民代表大会关于修改
《中华人民共和国立法法》的决定

（2015 年 3 月 15 日第十二届全国人民代表大会第三次会议通过）

第十二届全国人民代表大会第三次会议决定对《中华人民共和国立法法》作如下修改：

一、将第一条修改为："为了规范立法活动，健全国家立法制度，提高立法质量，完善中国特色社会主义法律体系，发挥立法的引领和推动作用，保障和发展社会主义民主，全面推进依法治国，建设社会主义法治国家，根据宪法，制定本法。"

二、将第五条修改为："立法应当体现人民的意志，发扬社会主义民主，坚持立法公开，保障人民通过多种途径参与立法活动。"

三、将第六条修改为："立法应当从实际出发，适应经济社会发展和全面深化改革的要求，科学合理地规定公民、法人和其他组织的权利与义务、国家机关的权力与责任。

"法律规范应当明确、具体，具有针对性和可执行性。"

四、第八条增加一项，作为第六项："（六）税种的设立、税率的确定和税收征收管理等税收基本制度"。

第六项改为第七项，修改为："（七）对非国有财产的征收、征用"。

第八项改为第九项，修改为："（九）基本经济制度以及财政、海关、金融和外贸的基本制度"。

五、将第十条改为两条，作为第十条、第十二条，修改为：

"第十条授权决定应当明确授权的目的、事项、范围、期限以及被授权机关实施授权决定应当遵循的原则等。

"授权的期限不得超过五年，但是授权决定另有规定的除外。

"被授权机关应当在授权期限届满的六个月以前，向授权机关报告授权决定实施的情况，并提出是否需要制定有关法律的意见；需要继续授权的，可以提出相关意见，由全国人民代表大会及其常务委员会决定。

"第十二条被授权机关应当严格按照授权决定行使被授予的权力。

"被授权机关不得将被授予的权力转授给其他机关。"

六、增加一条，作为第十三条："全国人民代表大会及其常务委员会可以根据改革发展的需要，决定就行政管理等领域的特定事项授权在一定期限内在部分地方暂时调整或者暂时停止适用法律的部分规定。"

七、将第十四条改为第十六条，增加一款，作为第二款："常务委员会依照前款规定审议法律案，应当通过多种形式征求全国人民代表大会代表的意见，并将有关情况予以反馈；专门委员会和常务委员会工作机构进行立法调研，可以邀请有关的全国人民代表大会代表参加。"

八、将第二十六条改为第二十八条，增加一款，作为第二款："常务委员会会议审议法律案时，应当邀请有关的全国人民代表大会代表列席会议。"

九、将第二十八条改为第三十条，修改为："列入常务委员会会议议程的法律案，各方面意见比较一致的，可以经两次常务委员会会议审议后交付表决；调整事项较为单一或者部分修改的法律案，各方面的意见比较一致的，也可以经一次常务委员会会议审议即交付表决。"

十、将第三十一条改为第三十三条，修改为："列入常务委员会会议议程的法律案，由法律委员会根据常务委员会组成人员、有关的专门委员会的审议意见和各方面提出的意见，对法律案进行统一审议，提出修改情况的汇报或者审议结果报告和法律草案修改稿，对重要的不同意见应当在汇报或者审议结果报告中予以说明。对有关的专门委员会的审议意见没有采纳的，应当向有关的专门委员会反馈。

"法律委员会审议法律案时，应当邀请有关的专门委员会的成员列席会议，发表意见。"

十一、将第三十四条改为第三十六条，增加两款，作为第二款、第三款："法律案有关问题专业性较强，需要进行可行性评价的，应当召开论证会，听取有关专家、部门和全国人民代表大会代表等方面的意见。论证情况应当向常务委员会报告。

"法律案有关问题存在重大意见分歧或者涉及利益关系重大调整，需要进行听证的，应当召开听证会，听取有关基层和群体代表、部门、人民团体、专家、全国人民代表大会代表和社会有关方面的意见。听证情况应当向常务委员会报告。"

第二款改为第四款，修改为："常务委员会工作机构应当将法律草案发送相关领域的全国人民代表大会代表、地方人民代表大会常务委员会以及有关部门、组织和专家征求意见。"

十二、将第三十五条改为第三十七条，修改为："列入常务委员会会议议程的法律案，应当在常务委员会会议后将法律草案及其起草、修改的说明等向社会公布，征求意见，但是经委员长会议决定不公布的除外。向社会公布征求意见的时间一般不少于三十日。征求意见的情况应当向社会通报。"

十三、增加一条，作为第三十九条："拟提请常务委员会会议审议通过的法律案，在法律委员会提出审议结果报告前，常务委员会工作机构可以对法律草案中主要制度规范的可行性、法律出台时机、法律实施的社会效果和可能出现的问题等进行评估。评估情况由法律委员会在审议结果报告中予以说明。"

十四、删除第三十八条。

十五、将第四十条改为第四十一条，增加两款，作为第二款、第三款："法律草案表决稿交付常务委员会会议表决前，委员长会议根据常务委员会会议审议的情况，可以决定将个别意见分歧较大的重要条款提请常务委员会会议单独表决。

"单独表决的条款经常务委员会会议表决后，委员长会议根据单独表决的情况，可以决定将法律草案表决稿交付表决，也可以决定暂不付表决，交法律委员会和有关的专门委员会进一步审议。"

十六、增加一条，作为第四十三条："对多部法律中涉及同类事项的个别条款进行修改，一并提出法律案的，经委员长会议决定，可以合并表决，也可以分别表决。"

十七、增加一条，作为第五十一条："全国人民代表大会及其常务委员会加强对立法工作的组织协调，发挥在立法工作中的主导作用。"

十八、增加一条，作为第五十二条："全国人民代表大会常务委员会通过立法规划、年度立法计划等形式，加强对立法工作的统筹安排。编制立法规划和年度立法计划，应当认真研究代表议案和建议，广泛征集意见，科学论证评估，根据经济社会发展和民主法治建设的需要，确定立法项目，提高立法的及时性、针对性和系统性。立法规划和年度立法计划由委员长会议通过并向社会公布。

"全国人民代表大会常务委员会工作机构负责编制立法规划和拟订年度立法计划，并按照全国人民代表大会常务委员会的要求，督促立法规划和年度立法计划的落实。"

十九、增加一条，作为第五十三条："全国人民代表大会有关的专门委员会、常务委员会工作机构应当提前参与有关方面的法律草案起草工作；综合性、全局性、基础性的重要法律草案，可以由有关的专门委员会或者常务委员会工作机构组织起草。

"专业性较强的法律草案，可以吸收相关领域的专家参与起草工作，或者委托有关专家、教学科研单位、社会组织起草。"

二十、将第四十八条改为第五十四条，修改为："提出法律案，应当同时提出法律草案文本及其说明，并提供必要的参阅资料。修改法律的，还应当提交修改前后的对照文本。法律草案的说明应当包括制定或者修改法律的必要性、可行性和主要内容，以及起草过程中对重大分歧意见的协调处理情况。"

二十一、将第五十二条改为第五十八条，第二款修改为：

"法律签署公布后，及时在全国人民代表大会常务委员会公报和中国人大网以及在全国范围内发行的报纸上刊载。"

二十二、将第五十三条改为第五十九条，第二款改为两款，作为第二款、第三款，修改为："法律被修改的，应当公布新的法律文本。

"法律被废止的，除由其他法律规定废止该法律的以外，由国家主席签署主席令予以公布。"

二十三、增加一条，作为第六十条："法律草案与其他法律相关规定不一致的，提案人应当予以说明并提出处理意见，必要时应当同时提出修改或者废止其他法律相关规定的议案。

"法律委员会和有关的专门委员会审议法律案时，认为需要修改或者废止其他法律相关规定的，应当提出处理意见。"

二十四、将第五十四条改为第六十一条，第三款修改为："法律标题的题注应当载明制定机关、通过日期。经过修改的法律，应当依次载明修改机关、修改日期。"

二十五、增加一条，作为第六十二条："法律规定明确要求有关国家机关对专门事项作出配套的具体规定的，有关国家机关应当自法律施行之日起一年内作出规定，法律对配套的具体规定制定期限另有规定的，从其规定。有关国家机关未能在期限内作出配套的具体规定的，应当向全国人民代表大会常务委员会说明情况。"

二十六、增加一条，作为第六十三条："全国人民代表大会有关的专门委员会、常务委员会工作机构可以组织对有关法律或者法律中有关规定进行立法后评估。评估情况应当向常务委员会报告。"

二十七、将第五十七条改为第六十六条，修改为："国务院法制机构应当根据国家总体工作部署拟订国务院年度立法计划，报国务院审批。国务院年度立法计划中的法律项目应当与全国人民代表大会常务委员会的立法规划和年度立法计划相衔接。国务院法制机构应当及时跟踪了解国务院各部门落实立法计划的情况，加强组织协调和督促指导。

"国务院有关部门认为需要制定行政法规的，应当向国务院报请立项。"

二十八、将第五十八条改为第六十七条，修改为："行政法规由国务院有关部门或者国务院法制机构具体负责起草，重要行政管理的法律、行政法规草案由国务院法制机构组织起草。行政法规在起草过程中，应当广泛听取有关机关、组织、人民代表大会代表和社会公众的意见。听取意见可以采取座谈会、论证会、听证会等多种形式。

"行政法规草案应当向社会公布，征求意见，但是经国务院决定不公布的除外。"

二十九、将第六十一条改为第七十条，增加一款，作为第二款："有关国防建设的行政法规，可以由国务院总理、中央军事委员会主席共同签署国务院、中央军事委员会令公布。"

三十、将第六十二条改为第七十一条，第一款修改为："行政法规签署公布后，及时在国务院公报和中国政府法制信息网以及在全国范围内发行的报纸上刊载。"

三十一、将第六十三条改为第七十二条，第二款修改为："设区的市的人民代表大会及其常务委员会根据本市的具体情况和实际需要，在不同宪法、法律、行政法规和本省、自治区的地方性法规相抵触的前提下，可以对城乡建设与管理、环境保护、历史文化保护等方面的事项制定地方性法规，法律对设区的市制定地方性法规的事项另有规定的，从其规定。设区的市的地方性法规须报省、自治区的人民代表大会常务委员会批准后施行。省、自治区的人民代表大会常务委员会对报请批准的地方性法规，应当对其合法性进行审查，同宪法、法律、行政法规和本省、自治区的地方性法规不抵触的，应当在四个月内予以批准。"

第三款修改为："省、自治区的人民代表大会常务委员会在对报请批准的设区的市的地方性法规进行审查时，发现其同本省、自治区的人民政府的规章相抵触的，应当作出处理决定。"

删除第四款。

增加三款，作为第四款、第五款、第六款："除省、自治区的人民政府所在地的市，经济特区所在地的市和国务院已经批准的较大的市以外，其他设区的市开始制定地方性法规的具体步骤和时间，由省、自治区的人民代表大会常务委员会综合考虑本省、自治区所辖的设区的市的人口数量、地域面积、经济社会发展情况以及立法需求、立法能力等因素确定，并报全国人民代表大会常务委员会和国务院备案。

"自治州的人民代表大会及其常务委员会可以依照本条第二款规定行使设区的市制定地方性法规的职权。自治州开始制定地方性法规的具体步骤和时间，依照前款规定确定。

"省、自治区的人民政府所在地的市，经济特区所在地的市和国务院已经批准的较大的市已经制定的地方性法规，涉及本条第二款规定事项范围以外的，继续有效。"

三十二、将第六十四条改为第七十三条，第二款修改为："除本法第八条规定的事项外，其他事项国家尚未制定法律或者行政法规的，省、自治区、直辖市和设区的市、自治州根据本地方的具体情况和实际需要，可以先制定地方性法规。在国家制定的法律或者行政法规生效后，地方性法规同法律或者行政法规相抵触的规定无效，制定机关应当及时予以修改或者废止。"

增加两款，作为第三款、第四款："设区的市、自治州根据本条第一款、第二款制定地方性法规，限于本法第七十二条第二款规定的事项。

"制定地方性法规，对上位法已经明确规定的内容，一般不作重复性规定。"

三十三、将第六十九条改为第七十八条，第三款修改为："设区的市、自治州的人民代表大会及其常务委员会制定的地方性法规报经批准后，由设区的市、自治州的人民代表大会常务委员会发布公告予以公布。"

三十四、将第七十条改为第七十九条，第一款修改为："地方性法规、自治区的自治条例和单行条例公布后，及时在本级人民代表大会常务委员会公报和中国人大网、本地方人民代表大会网站以及在本行政区域范围内发行的报纸上刊载。"

三十五、将第七十一条改为第八十条，第二款修改为："部门规章规定的事项应当属于执行法律或者国务院的行政法规、决定、命令的事项。没有法律或者国务院的行政法规、决定、命令的依据，部门规章不得设定减损公民、法人和其他组织权利或者增加其义务的规范，不得增加本部门的权力或者减少本部门的法定职责。"

三十六、将第七十三条改为第八十二条，第一款修改为："省、自治区、直辖市和设区的市、自治州的人民政府，可以根据法律、行政法规和本省、自治区、直辖市的地方性法规，制定规章。"

增加四款，作为第三款、第四款、第五款、第六款："设区的市、自治州的人民政府根据本条第一款、第二款制定地方政府规章，限于城乡建设与管理、环境保护、历史文化保护等方面的事项。已经制定的地方政府规章，涉及上述事项范围以外的，继续有效。

"除省、自治区的人民政府所在地的市，经济特区所在地的市和国务院已经批准的较大的市以外，其他设区的市、自治州的人民政府开始制定规章的时间，与本省、自治区人民代表大会常务委员会确定的本市、自治州开始制定地方性法规的时间同步。

"应当制定地方性法规但条件尚不成熟的，因行政管理迫切需要，可以先制定地方政府规章。规章实施满两年需要继续实施规章所规定的行政措施的，应当提请本级人民代表大会或者其常务委员会制定地方性法规。

"没有法律、行政法规、地方性法规的依据，地方政府规章不得设定减损公民、法人和其他组织权利或者增加其义务的规范。"

三十七、将第七十六条改为第八十五条，第二款修改为："地方政府规章由省长、自治区主席、市长或者自治州州长签署命令予以公布。"

三十八、将第七十七条改为第八十六条，第一款修改为："部门规章签署公布后，及时在国务院公报或者部门公报和中国政府法制信息网以及在全国范围内发行的报纸上刊载。"

第二款修改为："地方政府规章签署公布后，及时在本级人民政府公报和中国政府法制信息网以及在本行政区域范围内发行的报纸上刊载。"

三十九、将第五章的章名修改为"适用与备案审查"。

四十、将第八十条改为第八十九条，第二款修改为："省、自治区的人民政府制定的规章的效力高于本行政区域内的设区的市、自治州的人民政府制定的规章。"

四十一、将第八十九条改为第九十八条，第二项修改为："（二）省、自治区、直辖市的人民代表大会及其常务委员会制定的地方性法规，报全国人民代表大会常务委员会和国务院备案；设区的市、自治州的人民代表大会及其常务委员会制定的地方性法规，由省、自治区的人民代表大会常务委员会报全国人民代表大会常务委员会和国务院备案"。

第三项修改为："（三）自治州、自治县的人民代表大会制定的自治条例和单行条例，由省、自治区、直辖市的人民代表大会常务委员会报全国人民代表大会常务委员会和国务院备案；自治条例、单行条例报送备案时，应当说明对法律、行政法规、地方性法规作出变通的情况"。

第四项修改为："（四）部门规章和地方政府规章报国务院备案；地方政府规章应当同时报本级人民代表大会常务委员会备案；设区的市、自治州的人民政府制定的规章应当同时报省、自治区的人民代表大会常务委员会和人民政府备案"。

第五项修改为："（五）根据授权制定的法规应当报授权决定规定的机关备案；经济特区法规报送备案时，应当说明对法律、行政法规、地方性法规作出变通的情况"。

四十二、将第九十条改为第九十九条，增加一款，作为第三款："有关的专门委员会和常务委员会工作机构可以对报送备案的规范性文件进行主动审查。"

四十三、将第九十一条改为第一百条，第一款修改为："全国人民代表大会专门委员会、常务委员会工作机构在审查、研究中认为行政法规、地方性法规、自治条例和单行条例同宪法或者法律相抵触的，可以向制定机关提出书面审查意见、研究意见；也可以由法律委员会与有关的专门委员会、常务委员会工作机构召开联合审查会议，要求制定机关到会说明情况，再向制定机关提出书面审查意见。制定机关应当在两个月内研究提出是否修改的意见，并向全国人民代表大会法律委员会和有关的专门委员会或者常务委员会工作机构反馈。"

增加一款，作为第二款："全国人民代表大会法律委员会、有关的专门委员会、常务委员会工作机构根据前款规定，向制定机关提出审查意见、研究意见，制定机关按照所提意见对行政法规、地方性法规、自治条例和单行条例进行修改或者废止的，审查终止。"

第二款改为第三款，修改为："全国人民代表大会法律委员会、有关的专门委员会、常务委员会工作机构经审查、研究认为行政法规、地方性法规、自治条例和单行条例同宪法或者法律相抵触而制定机关不予修改的，应当向委员长会议提出予以撤销的议案、建议，由委员长会议决定提请常务委员会会议审议决定。"

四十四、增加一条，作为第一百零一条："全国人民代表大会有关的专门委员会和常务委员会工作机构应当按照规定要求，将审查、研究情况向提出审查建议的国家机关、社会团体、企业事业组织以及公民反馈，并可以向社会公开。"

四十五、将第九十三条改为第一百零三条，第二款修改为："中央军事委员会各总部、军兵种、军区、中国人民武装警察部队，可以根据法律和中央军事委员会的军事法规、决定、命令，在其权限范围内，制定军事规章。"

四十六、增加一条，作为第一百零四条："最高人民法院、最高人民检察院作出的属于审判、检察工作中具体应用法律的解释，应当主要针对具体的法律条文，并符合立法的目的、原则和原意。遇有本法第四十五条第二款规定情况的，应当向全国人民代表大会常务委员会提出法律解释的要求或者提出制定、修改有关法律的议案。

"最高人民法院、最高人民检察院作出的属于审判、检察工作中具体应用法律的解释，应当自公布之日起三十日内报全国人民代表大会常务委员会备案。

"最高人民法院、最高人民检察院以外的审判机关和检察机关，不得作出具体应用法律的解释。"

广东省东莞市和中山市、甘肃省嘉峪关市、海南省三沙市，比照适用本决定有关赋予设区的市地方立法权的规定。

本决定自公布之日起施行。

《中华人民共和国立法法》根据本决定作相应修改，重新公布。

中华人民共和国立法法

（2000年3月15日第九届全国人民代表大会第三次会议通过
根据2015年3月15日第十二届全国人民代表大会第三次会议
《关于修改〈中华人民共和国立法法〉的决定》修正）

目　录

第一章　总　则

第一条　为了规范立法活动，健全国家立法制度，提高立法质量，完善中国特色社会主义法律体系，发挥立法的引领和推动作用，保障和发展社会主义民主，全面推进依法治国，建设社会主义法治国家，根据宪法，制定本法。

第二条 法律、行政法规、地方性法规、自治条例和单行条例的制定、修改和废止，适用本法。

国务院部门规章和地方政府规章的制定、修改和废止，依照本法的有关规定执行。

第三条 立法应当遵循宪法的基本原则，以经济建设为中心，坚持社会主义道路、坚持人民民主专政、坚持中国共产党的领导、坚持马克思列宁主义毛泽东思想邓小平理论，坚持改革开放。

第四条 立法应当依照法定的权限和程序，从国家整体利益出发，维护社会主义法制的统一和尊严。

第五条 立法应当体现人民的意志，发扬社会主义民主，坚持立法公开，保障人民通过多种途径参与立法活动。

第六条 立法应当从实际出发，适应经济社会发展和全面深化改革的要求，科学合理地规定公民、法人和其他组织的权利与义务、国家机关的权力与责任。

法律规范应当明确、具体，具有针对性和可执行性。

第二章 法 律

第一节 立法权限

第七条 全国人民代表大会和全国人民代表大会常务委员会行使国家立法权。

全国人民代表大会制定和修改刑事、民事、国家机构的和其他的基本法律。

全国人民代表大会常务委员会制定和修改除应当由全国人民代表大会制定的法律以外的其他法律；在全国人民代表大会

闭会期间，对全国人民代表大会制定的法律进行部分补充和修改，但是不得同该法律的基本原则相抵触。

第八条 下列事项只能制定法律：

（一）国家主权的事项；

（二）各级人民代表大会、人民政府、人民法院和人民检察院的产生、组织和职权；

（三）民族区域自治制度、特别行政区制度、基层群众自治制度；

（四）犯罪和刑罚；

（五）对公民政治权利的剥夺、限制人身自由的强制措施和处罚；

（六）税种的设立、税率的确定和税收征收管理等税收基本制度；

（七）对非国有财产的征收、征用；

（八）民事基本制度；

（九）基本经济制度以及财政、海关、金融和外贸的基本制度；

（十）诉讼和仲裁制度；

（十一）必须由全国人民代表大会及其常务委员会制定法律的其他事项。

第九条 本法第八条规定的事项尚未制定法律的，全国人民代表大会及其常务委员会有权作出决定，授权国务院可以根据实际需要，对其中的部分事项先制定行政法规，但是有关犯罪和刑罚、对公民政治权利的剥夺和限制人身自由的强制措施和处罚、司法制度等事项除外。

第十条 授权决定应当明确授权的目的、事项、范围、期限以及被授权机关实施授权决定应当遵循的原则等。

授权的期限不得超过五年，但是授权决定另有规定的除外。

被授权机关应当在授权期限届满的六个月以前，向授权机关报告授权决定实施的情况，并提出是否需要制定有关法律的意见；需要继续授权的，可以提出相关意见，由全国人民代表大会及其常务委员会决定。

第十一条 授权立法事项，经过实践检验，制定法律的条件成熟时，由全国人民代表大会及其常务委员会及时制定法律。法律制定后，相应立法事项的授权终止。

第十二条 被授权机关应当严格按照授权决定行使被授予的权力。

被授权机关不得将被授予的权力转授给其他机关。

第十三条 全国人民代表大会及其常务委员会可以根据改革发展的需要，决定就行政管理等领域的特定事项授权在一定期限内在部分地方暂时调整或者暂时停止适用法律的部分规定。

第二节 全国人民代表大会立法程序

第十四条 全国人民代表大会主席团可以向全国人民代表大会提出法律案，由全国人民代表大会会议审议。

全国人民代表大会常务委员会、国务院、中央军事委员会、最高人民法院、最高人民检察院、全国人民代表大会各专门委员会，可以向全国人民代表大会提出法律案，由主席团决定列入会议议程。

第十五条 一个代表团或者三十名以上的代表联名，可以向全国人民代表大会提出法律案，由主席团决定是否列入会议议程，或者先交有关的专门委员会审议、提出是否列入会议议程的意见，再决定是否列入会议议程。

专门委员会审议的时候，可以邀请提案人列席会议，发表意见。

第十六条 向全国人民代表大会提出的法律案，在全国人民代表大会闭会期间，可以先向常务委员会提出，经常务委员会会议依照本法第二章第三节规定的有关程序审议后，决定提请全国人民代表大会审议，由常务委员会向大会全体会议作说明，或者由提案人向大会全体会议作说明。

常务委员会依照前款规定审议法律案，应当通过多种形式征求全国人民代表大会代表的意见，并将有关情况予以反馈；专门委员会和常务委员会工作机构进行立法调研，可以邀请有关的全国人民代表大会代表参加。

第十七条 常务委员会决定提请全国人民代表大会会议审议的法律案，应当在会议举行的一个月前将法律草案发给代表。

第十八条 列入全国人民代表大会会议议程的法律案，大会全体会议听取提案人的说明后，由各代表团进行审议。

各代表团审议法律案时，提案人应当派人听取意见，回答询问。

各代表团审议法律案时，根据代表团的要求，有关机关、组织应当派人介绍情况。

第十九条 列入全国人民代表大会会议议程的法律案，由有关的专门委员会进行审议，向主席团提出审议意见，并印发会议。

第二十条 列入全国人民代表大会会议议程的法律案，由法律委员会根据各代表团和有关的专门委员会的审议意见，对法律案进行统一审议，向主席团提出审议结果报告和法律草案修改稿，对重要的不同意见应当在审议结果报告中予以说明，经主席团会议审议通过后，印发会议。

第二十一条 列入全国人民代表大会会议议程的法律案，必要时，主席团常务主席可以召开各代表团团长会议，就法律案中的重大问题听取各代表团的审议意见，进行讨论，并将讨论的情况和意见向主席团报告。

主席团常务主席也可以就法律案中的重大的专门性问题，

召集代表团推选的有关代表进行讨论，并将讨论的情况和意见向主席团报告。

第二十二条　列入全国人民代表大会会议议程的法律案，在交付表决前，提案人要求撤回的，应当说明理由，经主席团同意，并向大会报告，对该法律案的审议即行终止。

第二十三条　法律案在审议中有重大问题需要进一步研究的，经主席团提出，由大会全体会议决定，可以授权常务委员会根据代表的意见进一步审议，作出决定，并将决定情况向全国人民代表大会下次会议报告；也可以授权常务委员会根据代表的意见进一步审议，提出修改方案，提请全国人民代表大会下次会议审议决定。

第二十四条　法律草案修改稿经各代表团审议，由法律委员会根据各代表团的审议意见进行修改，提出法律草案表决稿，由主席团提请大会全体会议表决，由全体代表的过半数通过。

第二十五条　全国人民代表大会通过的法律由国家主席签署主席令予以公布。

第三节　全国人民代表大会常务委员会立法程序

第二十六条　委员长会议可以向常务委员会提出法律案，由常务委员会会议审议。

国务院、中央军事委员会、最高人民法院、最高人民检察院、全国人民代表大会各专门委员会，可以向常务委员会提出法律案，由委员长会议决定列入常务委员会会议议程，或者先交有关的专门委员会审议、提出报告，再决定列入常务委员会会议议程。如果委员长会议认为法律案有重大问题需要进一步研究，可以建议提案人修改完善后再向常务委员会提出。

第二十七条　常务委员会组成人员十人以上联名，可以向常务委员会提出法律案，由委员长会议决定是否列入常务委员会会议议程，或者先交有关的专门委员会审议、提出是否列入会议议程的意见，再决定是否列入常务委员会会议议程。不列入常务委员会会议议程的，应当向常务委员会会议报告或者向提案人说明。

专门委员会审议的时候，可以邀请提案人列席会议，发表意见。

第二十八条 列入常务委员会会议议程的法律案，除特殊情况外，应当在会议举行的七日前将法律草案发给常务委员会组成人员。

常务委员会会议审议法律案时，应当邀请有关的全国人民代表大会代表列席会议。

第二十九条 列入常务委员会会议议程的法律案，一般应当经三次常务委员会会议审议后再交付表决。

常务委员会会议第一次审议法律案，在全体会议上听取提案人的说明，由分组会议进行初步审议。

常务委员会会议第二次审议法律案，在全体会议上听取法律委员会关于法律草案修改情况和主要问题的汇报，由分组会议进一步审议。

常务委员会会议第三次审议法律案，在全体会议上听取法律委员会关于法律草案审议结果的报告，由分组会议对法律草案修改稿进行审议。

常务委员会审议法律案时，根据需要，可以召开联组会议或者全体会议，对法律草案中的主要问题进行讨论。

第三十条 列入常务委员会会议议程的法律案，各方面意见比较一致的，可以经两次常务委员会会议审议后交付表决；调整事项较为单一或者部分修改的法律案，各方面的意见比较一致的，也可以经一次常务委员会会议审议即交付表决。

第三十一条 常务委员会分组会议审议法律案时，提案人应当派人听取意见，回答询问。

常务委员会分组会议审议法律案时，根据小组的要求，有关机关、组织应当派人介绍情况。

第三十二条 列入常务委员会会议议程的法律案，由有关的专门委员会进行审议，提出审议意见，印发常务委员会会议。

有关的专门委员会审议法律案时，可以邀请其他专门委员会的成员列席会议，发表意见。

第三十三条 列入常务委员会会议议程的法律案，由法律委员会根据常务委员会组成人员、有关的专门委员会的审议意见和各方面提出的意见，对法律案进行统一审议，提出修改情况的汇报或者审议结果报告和法律草案修改稿，对重要的不同意见应当在汇报或者审议结果报告中予以说明。对有关的专门委员会的审议意见没有采纳的，应当向有关的专门委员会反馈。

法律委员会审议法律案时，应当邀请有关的专门委员会的成员列席会议，发表意见。

第三十四条 专门委员会审议法律案时，应当召开全体会议审议，根据需要，可以要求有关机关、组织派有关负责人说明情况。

第三十五条 专门委员会之间对法律草案的重要问题意见不一致时，应当向委员长会议报告。

第三十六条 列入常务委员会会议议程的法律案，法律委员会、有关的专门委员会和常务委员会工作机构应当听取各方面的意见。听取意见可以采取座谈会、论证会、听证会等多种形式。

法律案有关问题专业性较强，需要进行可行性评价的，应当召开论证会，听取有关专家、部门和全国人民代表大会代表等方面的意见。论证情况应当向常务委员会报告。

法律案有关问题存在重大意见分歧或者涉及利益关系重大调整，需要进行听证的，应当召开听证会，听取有关基层和群体代表、部门、人民团体、专家、全国人民代表大会代表和社会有关方面的意见。听证情况应当向常务委员会报告。

常务委员会工作机构应当将法律草案发送相关领域的全国人民代表大会代表、地方人民代表大会常务委员会以及有关部门、组织和专家征求意见。

第三十七条　列入常务委员会会议议程的法律案，应当在常务委员会会议后将法律草案及其起草、修改的说明等向社会公布，征求意见，但是经委员长会议决定不公布的除外。向社会公布征求意见的时间一般不少于三十日。征求意见的情况应当向社会通报。

第三十八条　列入常务委员会会议议程的法律案，常务委员会工作机构应当收集整理分组审议的意见和各方面提出的意见以及其他有关资料，分送法律委员会和有关的专门委员会，并根据需要，印发常务委员会会议。

第三十九条　拟提请常务委员会会议审议通过的法律案，在法律委员会提出审议结果报告前，常务委员会工作机构可以对法律草案中主要制度规范的可行性、法律出台时机、法律实施的社会效果和可能出现的问题等进行评估。评估情况由法律委员会在审议结果报告中予以说明。

第四十条　列入常务委员会会议议程的法律案，在交付表决前，提案人要求撤回的，应当说明理由，经委员长会议同意，并向常务委员会报告，对该法律案的审议即行终止。

第四十一条　法律草案修改稿经常务委员会会议审议，由法律委员会根据常务委员会组成人员的审议意见进行修改，提出法律草案表决稿，由委员长会议提请常务委员会全体会议表决，由常务委员会全体组成人员的过半数通过。

法律草案表决稿交付常务委员会会议表决前，委员长会议根据常务委员会会议审议的情况，可以决定将个别意见分歧较大的重要条款提请常务委员会会议单独表决。

单独表决的条款经常务委员会会议表决后，委员长会议根据单独表决的情况，可以决定将法律草案表决稿交付表决，也可以决定暂不付表决，交法律委员会和有关的专门委员会进一步审议。

第四十二条 列入常务委员会会议审议的法律案，因各方面对制定该法律的必要性、可行性等重大问题存在较大意见分歧搁置审议满两年的，或者因暂不付表决经过两年没有再次列入常务委员会会议议程审议的，由委员长会议向常务委员会报告，该法律案终止审议。

第四十三条 对多部法律中涉及同类事项的个别条款进行修改，一并提出法律案的，经委员长会议决定，可以合并表决，也可以分别表决。

第四十四条 常务委员会通过的法律由国家主席签署主席令予以公布。

第四节　法律解释

第四十五条 法律解释权属于全国人民代表大会常务委员会。

法律有以下情况之一的，由全国人民代表大会常务委员会解释：

（一）法律的规定需要进一步明确具体含义的；

（二）法律制定后出现新的情况，需要明确适用法律依据的。

第四十六条 国务院、中央军事委员会、最高人民法院、最高人民检察院和全国人民代表大会各专门委员会以及省、自治区、直辖市的人民代表大会常务委员会可以向全国人民代表大会常务委员会提出法律解释要求。

第四十七条　常务委员会工作机构研究拟订法律解释草案，由委员长会议决定列入常务委员会会议议程。

第四十八条　法律解释草案经常务委员会会议审议，由法律委员会根据常务委员会组成人员的审议意见进行审议、修改，提出法律解释草案表决稿。

第四十九条　法律解释草案表决稿由常务委员会全体组成人员的过半数通过，由常务委员会发布公告予以公布。

第五十条　全国人民代表大会常务委员会的法律解释同法律具有同等效力。

第五节　其他规定

第五十一条　全国人民代表大会及其常务委员会加强对立法工作的组织协调，发挥在立法工作中的主导作用。

第五十二条　全国人民代表大会常务委员会通过立法规划、年度立法计划等形式，加强对立法工作的统筹安排。编制立法规划和年度立法计划，应当认真研究代表议案和建议，广泛征集意见，科学论证评估，根据经济社会发展和民主法治建设的需要，确定立法项目，提高立法的及时性、针对性和系统性。立法规划和年度立法计划由委员长会议通过并向社会公布。

全国人民代表大会常务委员会工作机构负责编制立法规划和拟订年度立法计划，并按照全国人民代表大会常务委员会的要求，督促立法规划和年度立法计划的落实。

第五十三条　全国人民代表大会有关的专门委员会、常务委员会工作机构应当提前参与有关方面的法律草案起草工作；综合性、全局性、基础性的重要法律草案，可以由有关的专门委员会或者常务委员会工作机构组织起草。

专业性较强的法律草案，可以吸收相关领域的专家参与起草工作，或者委托有关专家、教学科研单位、社会组织起草。

第五十四条　提出法律案，应当同时提出法律草案文本及其说明，并提供必要的参阅资料。修改法律的，还应当提交修改前后的对照文本。法律草案的说明应当包括制定或者修改法律的必要性、可行性和主要内容，以及起草过程中对重大分歧意见的协调处理情况。

第五十五条　向全国人民代表大会及其常务委员会提出的法律案，在列入会议议程前，提案人有权撤回。

第五十六条　交付全国人民代表大会及其常务委员会全体会议表决未获得通过的法律案，如果提案人认为必须制定该法律，可以按照法律规定的程序重新提出，由主席团、委员长会议决定是否列入会议议程；其中，未获得全国人民代表大会通过的法律案，应当提请全国人民代表大会审议决定。

第五十七条　法律应当明确规定施行日期。

第五十八条　签署公布法律的主席令载明该法律的制定机关、通过和施行日期。

法律签署公布后，及时在全国人民代表大会常务委员会公报和中国人大网以及在全国范围内发行的报纸上刊载。

在常务委员会公报上刊登的法律文本为标准文本。

第五十九条　法律的修改和废止程序，适用本章的有关规定。

法律被修改的，应当公布新的法律文本。

法律被废止的，除由其他法律规定废止该法律的以外，由国家主席签署主席令予以公布。

第六十条　法律草案与其他法律相关规定不一致的，提案人应当予以说明并提出处理意见，必要时应当同时提出修改或者废止其他法律相关规定的议案。

法律委员会和有关的专门委员会审议法律案时，认为需要修改或者废止其他法律相关规定的，应当提出处理意见。

第六十一条　法律根据内容需要，可以分编、章、节、条、款、项、目。

编、章、节、条的序号用中文数字依次表述，款不编序号，项的序号用中文数字加括号依次表述，目的序号用阿拉伯数字依次表述。

法律标题的题注应当载明制定机关、通过日期。经过修改的法律，应当依次载明修改机关、修改日期。

第六十二条 法律规定明确要求有关国家机关对专门事项作出配套的具体规定的，有关国家机关应当自法律施行之日起一年内作出规定，法律对配套的具体规定制定期限另有规定的，从其规定。有关国家机关未能在期限内作出配套的具体规定的，应当向全国人民代表大会常务委员会说明情况。

第六十三条 全国人民代表大会有关的专门委员会、常务委员会工作机构可以组织对有关法律或者法律中有关规定进行立法后评估。评估情况应当向常务委员会报告。

第六十四条 全国人民代表大会常务委员会工作机构可以对有关具体问题的法律询问进行研究予以答复，并报常务委员会备案。

第三章　行政法规

第六十五条 国务院根据宪法和法律，制定行政法规。

行政法规可以就下列事项作出规定：

（一）为执行法律的规定需要制定行政法规的事项；

（二）宪法第八十九条规定的国务院行政管理职权的事项。

应当由全国人民代表大会及其常务委员会制定法律的事项，国务院根据全国人民代表大会及其常务委员会的授权决定先制定的行政法规，经过实践检验，制定法律的条件成熟时，国务院应当及时提请全国人民代表大会及其常务委员会制定法律。

第六十六条　国务院法制机构应当根据国家总体工作部署拟订国务院年度立法计划，报国务院审批。国务院年度立法计划中的法律项目应当与全国人民代表大会常务委员会的立法规划和年度立法计划相衔接。国务院法制机构应当及时跟踪了解国务院各部门落实立法计划的情况，加强组织协调和督促指导。

国务院有关部门认为需要制定行政法规的，应当向国务院报请立项。

第六十七条　行政法规由国务院有关部门或者国务院法制机构具体负责起草，重要行政管理的法律、行政法规草案由国务院法制机构组织起草。行政法规在起草过程中，应当广泛听取有关机关、组织、人民代表大会代表和社会公众的意见。听取意见可以采取座谈会、论证会、听证会等多种形式。

行政法规草案应当向社会公布，征求意见，但是经国务院决定不公布的除外。

第六十八条　行政法规起草工作完成后，起草单位应当将草案及其说明、各方面对草案主要问题的不同意见和其他有关资料送国务院法制机构进行审查。

国务院法制机构应当向国务院提出审查报告和草案修改稿，审查报告应当对草案主要问题作出说明。

第六十九条　行政法规的决定程序依照中华人民共和国国务院组织法的有关规定办理。

第七十条　行政法规由总理签署国务院令公布。

有关国防建设的行政法规，可以由国务院总理、中央军事委员会主席共同签署国务院、中央军事委员会令公布。

第七十一条　行政法规签署公布后，及时在国务院公报和中国政府法制信息网以及在全国范围内发行的报纸上刊载。

在国务院公报上刊登的行政法规文本为标准文本。

第四章 地方性法规、自治条例和单行条例、规章

第一节 地方性法规、自治条例和单行条例

第七十二条 省、自治区、直辖市的人民代表大会及其常务委员会根据本行政区域的具体情况和实际需要，在不同宪法、法律、行政法规相抵触的前提下，可以制定地方性法规。

设区的市的人民代表大会及其常务委员会根据本市的具体情况和实际需要，在不同宪法、法律、行政法规和本省、自治区的地方性法规相抵触的前提下，可以对城乡建设与管理、环境保护、历史文化保护等方面的事项制定地方性法规，法律对设区的市制定地方性法规的事项另有规定的，从其规定。设区的市的地方性法规须报省、自治区的人民代表大会常务委员会批准后施行。省、自治区的人民代表大会常务委员会对报请批准的地方性法规，应当对其合法性进行审查，同宪法、法律、行政法规和本省、自治区的地方性法规不抵触的，应当在四个月内予以批准。

省、自治区的人民代表大会常务委员会在对报请批准的设区的市的地方性法规进行审查时，发现其同本省、自治区的人民政府的规章相抵触的，应当作出处理决定。

除省、自治区的人民政府所在地的市，经济特区所在地的市和国务院已经批准的较大的市以外，其他设区的市开始制定地方性法规的具体步骤和时间，由省、自治区的人民代表大会常务委员会综合考虑本省、自治区所辖的设区的市的人口数量、地域面积、经济社会发展情况以及立法需求、立法能力等因素确定，并报全国人民代表大会常务委员会和国务院备案。

自治州的人民代表大会及其常务委员会可以依照本条第二款规定行使设区的市制定地方性法规的职权。自治州开始制定地方性法规的具体步骤和时间，依照前款规定确定。

省、自治区的人民政府所在地的市，经济特区所在地的市和国务院已经批准的较大的市已经制定的地方性法规，涉及本条第二款规定事项范围以外的，继续有效。

第七十三条　地方性法规可以就下列事项作出规定：

（一）为执行法律、行政法规的规定，需要根据本行政区域的实际情况作具体规定的事项；

（二）属于地方性事务需要制定地方性法规的事项。

除本法第八条规定的事项外，其他事项国家尚未制定法律或者行政法规的，省、自治区、直辖市和设区的市、自治州根据本地方的具体情况和实际需要，可以先制定地方性法规。在国家制定的法律或者行政法规生效后，地方性法规同法律或者行政法规相抵触的规定无效，制定机关应当及时予以修改或者废止。

设区的市、自治州根据本条第一款、第二款制定地方性法规，限于本法第七十二条第二款规定的事项。

制定地方性法规，对上位法已经明确规定的内容，一般不作重复性规定。

第七十四条　经济特区所在地的省、市的人民代表大会及其常务委员会根据全国人民代表大会的授权决定，制定法规，在经济特区范围内实施。

第七十五条　民族自治地方的人民代表大会有权依照当地民族的政治、经济和文化的特点，制定自治条例和单行条例。自治区的自治条例和单行条例，报全国人民代表大会常务委员会批准后生效。自治州、自治县的自治条例和单行条例，报省、自治区、直辖市的人民代表大会常务委员会批准后生效。

自治条例和单行条例可以依照当地民族的特点，对法律和行政法规的规定作出变通规定，但不得违背法律或者行政法规的基本原则，不得对宪法和民族区域自治法的规定以及其他有关法律、行政法规专门就民族自治地方所作的规定作出变通规定。

第七十六条 规定本行政区域特别重大事项的地方性法规，应当由人民代表大会通过。

第七十七条 地方性法规案、自治条例和单行条例案的提出、审议和表决程序，根据中华人民共和国地方各级人民代表大会和地方各级人民政府组织法，参照本法第二章第二节、第三节、第五节的规定，由本级人民代表大会规定。

地方性法规草案由负责统一审议的机构提出审议结果的报告和草案修改稿。

第七十八条 省、自治区、直辖市的人民代表大会制定的地方性法规由大会主席团发布公告予以公布。

省、自治区、直辖市的人民代表大会常务委员会制定的地方性法规由常务委员会发布公告予以公布。

设区的市、自治州的人民代表大会及其常务委员会制定的地方性法规报经批准后，由设区的市、自治州的人民代表大会常务委员会发布公告予以公布。

自治条例和单行条例报经批准后，分别由自治区、自治州、自治县的人民代表大会常务委员会发布公告予以公布。

第七十九条 地方性法规、自治区的自治条例和单行条例公布后，及时在本级人民代表大会常务委员会公报和中国人大网、本地方人民代表大会网站以及在本行政区域范围内发行的报纸上刊载。

在常务委员会公报上刊登的地方性法规、自治条例和单行条例文本为标准文本。

第二节 规 章

第八十条 国务院各部、委员会、中国人民银行、审计署和具有行政管理职能的直属机构，可以根据法律和国务院的行政法规、决定、命令，在本部门的权限范围内，制定规章。

部门规章规定的事项应当属于执行法律或者国务院的行政法规、决定、命令的事项。没有法律或者国务院的行政法规、决定、命令的依据，部门规章不得设定减损公民、法人和其他组织权利或者增加其义务的规范，不得增加本部门的权力或者减少本部门的法定职责。

第八十一条 涉及两个以上国务院部门职权范围的事项，应当提请国务院制定行政法规或者由国务院有关部门联合制定规章。

第八十二条 省、自治区、直辖市和设区的市、自治州的人民政府，可以根据法律、行政法规和本省、自治区、直辖市的地方性法规，制定规章。

地方政府规章可以就下列事项作出规定：

（一）为执行法律、行政法规、地方性法规的规定需要制定规章的事项；

（二）属于本行政区域的具体行政管理事项。

设区的市、自治州的人民政府根据本条第一款、第二款制定地方政府规章，限于城乡建设与管理、环境保护、历史文化保护等方面的事项。已经制定的地方政府规章，涉及上述事项范围以外的，继续有效。

除省、自治区的人民政府所在地的市，经济特区所在地的市和国务院已经批准的较大的市以外，其他设区的市、自治州的人民政府开始制定规章的时间，与本省、自治区人民代表大会常务委员会确定的本市、自治州开始制定地方性法规的时间同步。

应当制定地方性法规但条件尚不成熟的，因行政管理迫切需要，可以先制定地方政府规章。规章实施满两年需要继续实施规章所规定的行政措施的，应当提请本级人民代表大会或者其常务委员会制定地方性法规。

没有法律、行政法规、地方性法规的依据，地方政府规章不得设定减损公民、法人和其他组织权利或者增加其义务的规范。

第八十三条 国务院部门规章和地方政府规章的制定程序，参照本法第三章的规定，由国务院规定。

第八十四条 部门规章应当经部务会议或者委员会会议决定。

地方政府规章应当经政府常务会议或者全体会议决定。

第八十五条 部门规章由部门首长签署命令予以公布。

地方政府规章由省长、自治区主席、市长或者自治州州长签署命令予以公布。

第八十六条 部门规章签署公布后，及时在国务院公报或者部门公报和中国政府法制信息网以及在全国范围内发行的报纸上刊载。

地方政府规章签署公布后，及时在本级人民政府公报和中国政府法制信息网以及在本行政区域范围内发行的报纸上刊载。

在国务院公报或者部门公报和地方人民政府公报上刊登的规章文本为标准文本。

第五章　适用与备案审查

第八十七条 宪法具有最高的法律效力，一切法律、行政法规、地方性法规、自治条例和单行条例、规章都不得同宪法相抵触。

第八十八条 法律的效力高于行政法规、地方性法规、规章。

行政法规的效力高于地方性法规、规章。

第八十九条 地方性法规的效力高于本级和下级地方政府规章。

省、自治区的人民政府制定的规章的效力高于本行政区域内的设区的市、自治州的人民政府制定的规章。

第九十条　自治条例和单行条例依法对法律、行政法规、地方性法规作变通规定的，在本自治地方适用自治条例和单行条例的规定。

经济特区法规根据授权对法律、行政法规、地方性法规作变通规定的，在本经济特区适用经济特区法规的规定。

第九十一条　部门规章之间、部门规章与地方政府规章之间具有同等效力，在各自的权限范围内施行。

第九十二条　同一机关制定的法律、行政法规、地方性法规、自治条例和单行条例、规章，特别规定与一般规定不一致的，适用特别规定；新的规定与旧的规定不一致的，适用新的规定。

第九十三条　法律、行政法规、地方性法规、自治条例和单行条例、规章不溯及既往，但为了更好地保护公民、法人和其他组织的权利和利益而作的特别规定除外。

第九十四条　法律之间对同一事项的新的一般规定与旧的特别规定不一致，不能确定如何适用时，由全国人民代表大会常务委员会裁决。

行政法规之间对同一事项的新的一般规定与旧的特别规定不一致，不能确定如何适用时，由国务院裁决。

第九十五条　地方性法规、规章之间不一致时，由有关机关依照下列规定的权限作出裁决：

（一）同一机关制定的新的一般规定与旧的特别规定不一致时，由制定机关裁决；

（二）地方性法规与部门规章之间对同一事项的规定不一致，不能确定如何适用时，由国务院提出意见，国务院认为应当适用地方性法规的，应当决定在该地方适用地方性法规的规定；认为应当适用部门规章的，应当提请全国人民代表大会常务委员会裁决；

（三）部门规章之间、部门规章与地方政府规章之间对同一事项的规定不一致时，由国务院裁决。

根据授权制定的法规与法律规定不一致，不能确定如何适用时，由全国人民代表大会常务委员会裁决。

第九十六条 法律、行政法规、地方性法规、自治条例和单行条例、规章有下列情形之一的，由有关机关依照本法第九十七条规定的权限予以改变或者撤销：

（一）超越权限的；

（二）下位法违反上位法规定的；

（三）规章之间对同一事项的规定不一致，经裁决应当改变或者撤销一方的规定的；

（四）规章的规定被认为不适当，应当予以改变或者撤销的；

（五）违背法定程序的。

第九十七条 改变或者撤销法律、行政法规、地方性法规、自治条例和单行条例、规章的权限是：

（一）全国人民代表大会有权改变或者撤销它的常务委员会制定的不适当的法律，有权撤销全国人民代表大会常务委员会批准的违背宪法和本法第七十五条第二款规定的自治条例和单行条例；

（二）全国人民代表大会常务委员会有权撤销同宪法和法律相抵触的行政法规，有权撤销同宪法、法律和行政法规相抵触的地方性法规，有权撤销省、自治区、直辖市的人民代表大会常务委员会批准的违背宪法和本法第七十五条第二款规定的自治条例和单行条例；

（三）国务院有权改变或者撤销不适当的部门规章和地方政府规章；

（四）省、自治区、直辖市的人民代表大会有权改变或者撤销它的常务委员会制定的和批准的不适当的地方性法规；

（五）地方人民代表大会常务委员会有权撤销本级人民政府制定的不适当的规章；

（六）省、自治区的人民政府有权改变或者撤销下一级人民政府制定的不适当的规章；

（七）授权机关有权撤销被授权机关制定的超越授权范围或者违背授权目的的法规，必要时可以撤销授权。

第九十八条　行政法规、地方性法规、自治条例和单行条例、规章应当在公布后的三十日内依照下列规定报有关机关备案：

（一）行政法规报全国人民代表大会常务委员会备案；

（二）省、自治区、直辖市的人民代表大会及其常务委员会制定的地方性法规，报全国人民代表大会常务委员会和国务院备案；设区的市、自治州的人民代表大会及其常务委员会制定的地方性法规，由省、自治区的人民代表大会常务委员会报全国人民代表大会常务委员会和国务院备案；

（三）自治州、自治县的人民代表大会制定的自治条例和单行条例，由省、自治区、直辖市的人民代表大会常务委员会报全国人民代表大会常务委员会和国务院备案；自治条例、单行条例报送备案时，应当说明对法律、行政法规、地方性法规作出变通的情况；

（四）部门规章和地方政府规章报国务院备案；地方政府规章应当同时报本级人民代表大会常务委员会备案；设区的市、自治州的人民政府制定的规章应当同时报省、自治区的人民代表大会常务委员会和人民政府备案；

（五）根据授权制定的法规应当报授权决定规定的机关备案；经济特区法规报送备案时，应当说明对法律、行政法规、地方性法规作出变通的情况。

第九十九条　国务院、中央军事委员会、最高人民法院、最高人民检察院和各省、自治区、直辖市的人民代表大会常务委员会认为行政法规、地方性法规、自治条例和单行条例同宪法或者法律相抵触的，可以向全国人民代表大会常务委员会书面提出进行审查的要求，由常务委员会工作机构分送有关的专门委员会进行审查、提出意见。

前款规定以外的其他国家机关和社会团体、企业事业组织以及公民认为行政法规、地方性法规、自治条例和单行条例同宪法或者法律相抵触的，可以向全国人民代表大会常务委员会书面提出进行审查的建议，由常务委员会工作机构进行研究，必要时，送有关的专门委员会进行审查、提出意见。

有关的专门委员会和常务委员会工作机构可以对报送备案的规范性文件进行主动审查。

第一百条 全国人民代表大会专门委员会、常务委员会工作机构在审查、研究中认为行政法规、地方性法规、自治条例和单行条例同宪法或者法律相抵触的，可以向制定机关提出书面审查意见、研究意见；也可以由法律委员会与有关的专门委员会、常务委员会工作机构召开联合审查会议，要求制定机关到会说明情况，再向制定机关提出书面审查意见。制定机关应当在两个月内研究提出是否修改的意见，并向全国人民代表大会法律委员会和有关的专门委员会或者常务委员会工作机构反馈。

全国人民代表大会法律委员会、有关的专门委员会、常务委员会工作机构根据前款规定，向制定机关提出审查意见、研究意见，制定机关按照所提意见对行政法规、地方性法规、自治条例和单行条例进行修改或者废止的，审查终止。

全国人民代表大会法律委员会、有关的专门委员会、常务委员会工作机构经审查、研究认为行政法规、地方性法规、自治条例和单行条例同宪法或者法律相抵触而制定机关不予修改的，应当向委员长会议提出予以撤销的议案、建议，由委员长会议决定提请常务委员会会议审议决定。

第一百零一条 全国人民代表大会有关的专门委员会和常

务委员会工作机构应当按照规定要求，将审查、研究情况向提出审查建议的国家机关、社会团体、企业事业组织以及公民反馈，并可以向社会公开。

第一百零二条 其他接受备案的机关对报送备案的地方性法规、自治条例和单行条例、规章的审查程序，按照维护法制统一的原则，由接受备案的机关规定。

第六章 附 则

第一百零三条 中央军事委员会根据宪法和法律，制定军事法规。

中央军事委员会各总部、军兵种、军区、中国人民武装警察部队，可以根据法律和中央军事委员会的军事法规、决定、命令，在其权限范围内，制定军事规章。

军事法规、军事规章在武装力量内部实施。

军事法规、军事规章的制定、修改和废止办法，由中央军事委员会依照本法规定的原则规定。

第一百零四条 最高人民法院、最高人民检察院作出的属于审判、检察工作中具体应用法律的解释，应当主要针对具体的法律条文，并符合立法的目的、原则和原意。遇有本法第四十五条第二款规定情况的，应当向全国人民代表大会常务委员会提出法律解释的要求或者提出制定、修改有关法律的议案。

最高人民法院、最高人民检察院作出的属于审判、检察工作中具体应用法律的解释，应当自公布之日起三十日内报全国人民代表大会常务委员会备案。

最高人民法院、最高人民检察院以外的审判机关和检察机关，不得作出具体应用法律的解释。

第一百零五条 本法自2000年7月1日起施行。

中华人民共和国食品安全法

中华人民共和国主席令

第二十一号

《中华人民共和国食品安全法》已由中华人民共和国第十二届全国人民代表大会常务委员会第十四次会议于2015年4月24日修订通过，现将修订后的《中华人民共和国食品安全法》公布，自2015年10月1日起施行。

中华人民共和国主席　习近平

2015年4月24日

中华人民共和国食品安全法

（2009年2月28日第十一届全国人民代表大会常务委员会第七次会议通过　2015年4月24日第十二届全国人民代表大会常务委员会第十四次会议修订）

目　录

第一章　总　则

第一条　为了保证食品安全，保障公众身体健康和生命安全，制定本法。

第二条　在中华人民共和国境内从事下列活动，应当遵守本法：

（一）食品生产和加工（以下称食品生产），食品销售和餐饮服务（以下称食品经营）；

（二）食品添加剂的生产经营；

（三）用于食品的包装材料、容器、洗涤剂、消毒剂和用于食品生产经营的工具、设备（以下称食品相关产品）的生产经营；

（四）食品生产经营者使用食品添加剂、食品相关产品；

（五）食品的贮存和运输；

（六）对食品、食品添加剂、食品相关产品的安全管理。

供食用的源于农业的初级产品（以下称食用农产品）的质

量安全管理，遵守《中华人民共和国农产品质量安全法》的规定。但是，食用农产品的市场销售、有关质量安全标准的制定、有关安全信息的公布和本法对农业投入品作出规定的，应当遵守本法的规定。

第三条　食品安全工作实行预防为主、风险管理、全程控制、社会共治，建立科学、严格的监督管理制度。

第四条　食品生产经营者对其生产经营食品的安全负责。

食品生产经营者应当依照法律、法规和食品安全标准从事生产经营活动，保证食品安全，诚信自律，对社会和公众负责，接受社会监督，承担社会责任。

第五条　国务院设立食品安全委员会，其职责由国务院规定。

国务院食品药品监督管理部门依照本法和国务院规定的职责，对食品生产经营活动实施监督管理。

国务院卫生行政部门依照本法和国务院规定的职责，组织开展食品安全风险监测和风险评估，会同国务院食品药品监督管理部门制定并公布食品安全国家标准。

国务院其他有关部门依照本法和国务院规定的职责，承担有关食品安全工作。

第六条　县级以上地方人民政府对本行政区域的食品安全监督管理工作负责，统一领导、组织、协调本行政区域的食品安全监督管理工作以及食品安全突发事件应对工作，建立健全食品安全全程监督管理工作机制和信息共享机制。

县级以上地方人民政府依照本法和国务院的规定，确定本级食品药品监督管理、卫生行政部门和其他有关部门的职责。有关部门在各自职责范围内负责本行政区域的食品安全监督管理工作。

县级人民政府食品药品监督管理部门可以在乡镇或者特定区域设立派出机构。

第七条　县级以上地方人民政府实行食品安全监督管理责任制。上级人民政府负责对下一级人民政府的食品安全监督管理工作进行评议、考核。县级以上地方人民政府负责对本级食品药品监督管理部门和其他有关部门的食品安全监督管理工作进行评议、考核。

第八条　县级以上人民政府应当将食品安全工作纳入本级国民经济和社会发展规划，将食品安全工作经费列入本级政府财政预算，加强食品安全监督管理能力建设，为食品安全工作提供保障。

县级以上人民政府食品药品监督管理部门和其他有关部门应当加强沟通、密切配合，按照各自职责分工，依法行使职权，承担责任。

第九条　食品行业协会应当加强行业自律，按照章程建立健全行业规范和奖惩机制，提供食品安全信息、技术等服务，引导和督促食品生产经营者依法生产经营，推动行业诚信建设，宣传、普及食品安全知识。

消费者协会和其他消费者组织对违反本法规定，损害消费者合法权益的行为，依法进行社会监督。

第十条　各级人民政府应当加强食品安全的宣传教育，普及食品安全知识，鼓励社会组织、基层群众性自治组织、食品生产经营者开展食品安全法律、法规以及食品安全标准和知识的普及工作，倡导健康的饮食方式，增强消费者食品安全意识和自我保护能力。

新闻媒体应当开展食品安全法律、法规以及食品安全标准和知识的公益宣传，并对食品安全违法行为进行舆论监督。有关食品安全的宣传报道应当真实、公正。

第十一条　国家鼓励和支持开展与食品安全有关的基础研究、应用研究，鼓励和支持食品生产经营者为提高食品安全水平采用先进技术和先进管理规范。

国家对农药的使用实行严格的管理制度，加快淘汰剧毒、高毒、高残留农药，推动替代产品的研发和应用，鼓励使用高效低毒低残留农药。

第十二条 任何组织或者个人有权举报食品安全违法行为，依法向有关部门了解食品安全信息，对食品安全监督管理工作提出意见和建议。

第十三条 对在食品安全工作中做出突出贡献的单位和个人，按照国家有关规定给予表彰、奖励。

第二章 食品安全风险监测和评估

第十四条 国家建立食品安全风险监测制度，对食源性疾病、食品污染以及食品中的有害因素进行监测。

国务院卫生行政部门会同国务院食品药品监督管理、质量监督等部门，制定、实施国家食品安全风险监测计划。

国务院食品药品监督管理部门和其他有关部门获知有关食品安全风险信息后，应当立即核实并向国务院卫生行政部门通报。对有关部门通报的食品安全风险信息以及医疗机构报告的食源性疾病等有关疾病信息，国务院卫生行政部门应当会同国务院有关部门分析研究，认为必要的，及时调整国家食品安全风险监测计划。

省、自治区、直辖市人民政府卫生行政部门会同同级食品药品监督管理、质量监督等部门，根据国家食品安全风险监测计划，结合本行政区域的具体情况，制定、调整本行政区域的食品安全风险监测方案，报国务院卫生行政部门备案并实施。

第十五条 承担食品安全风险监测工作的技术机构应当根据食品安全风险监测计划和监测方案开展监测工作，保证监测数据真实、准确，并按照食品安全风险监测计划和监测方案的要求报送监测数据和分析结果。

食品安全风险监测工作人员有权进入相关食用农产品种植养殖、食品生产经营场所采集样品、收集相关数据。采集样品应当按照市场价格支付费用。

第十六条　食品安全风险监测结果表明可能存在食品安全隐患的，县级以上人民政府卫生行政部门应当及时将相关信息通报同级食品药品监督管理等部门，并报告本级人民政府和上级人民政府卫生行政部门。食品药品监督管理等部门应当组织开展进一步调查。

第十七条　国家建立食品安全风险评估制度，运用科学方法，根据食品安全风险监测信息、科学数据以及有关信息，对食品、食品添加剂、食品相关产品中生物性、化学性和物理性危害因素进行风险评估。

国务院卫生行政部门负责组织食品安全风险评估工作，成立由医学、农业、食品、营养、生物、环境等方面的专家组成的食品安全风险评估专家委员会进行食品安全风险评估。食品安全风险评估结果由国务院卫生行政部门公布。

对农药、肥料、兽药、饲料和饲料添加剂等的安全性评估，应当有食品安全风险评估专家委员会的专家参加。

食品安全风险评估不得向生产经营者收取费用，采集样品应当按照市场价格支付费用。

第十八条　有下列情形之一的，应当进行食品安全风险评估：

（一）通过食品安全风险监测或者接到举报发现食品、食品添加剂、食品相关产品可能存在安全隐患的；

（二）为制定或者修订食品安全国家标准提供科学依据需要进行风险评估的；

（三）为确定监督管理的重点领域、重点品种需要进行风险评估的；

（四）发现新的可能危害食品安全因素的；

（五）需要判断某一因素是否构成食品安全隐患的；

（六）国务院卫生行政部门认为需要进行风险评估的其他情形。

第十九条 国务院食品药品监督管理、质量监督、农业行政等部门在监督管理工作中发现需要进行食品安全风险评估的，应当向国务院卫生行政部门提出食品安全风险评估的建议，并提供风险来源、相关检验数据和结论等信息、资料。属于本法第十八条规定情形的，国务院卫生行政部门应当及时进行食品安全风险评估，并向国务院有关部门通报评估结果。

第二十条 省级以上人民政府卫生行政、农业行政部门应当及时相互通报食品、食用农产品安全风险监测信息。

国务院卫生行政、农业行政部门应当及时相互通报食品、食用农产品安全风险评估结果等信息。

第二十一条 食品安全风险评估结果是制定、修订食品安全标准和实施食品安全监督管理的科学依据。

经食品安全风险评估，得出食品、食品添加剂、食品相关产品不安全结论的，国务院食品药品监督管理、质量监督等部门应当依据各自职责立即向社会公告，告知消费者停止食用或者使用，并采取相应措施，确保该食品、食品添加剂、食品相关产品停止生产经营；需要制定、修订相关食品安全国家标准的，国务院卫生行政部门应当会同国务院食品药品监督管理部门立即制定、修订。

第二十二条 国务院食品药品监督管理部门应当会同国务院有关部门，根据食品安全风险评估结果、食品安全监督管理信息，对食品安全状况进行综合分析。对经综合分析表明可能具有较高程度安全风险的食品，国务院食品药品监督管理部门应当及时提出食品安全风险警示，并向社会公布。

第二十三条 县级以上人民政府食品药品监督管理部门和其他有关部门、食品安全风险评估专家委员会及其技术机构，应当按照科学、客观、及时、公开的原则，组织食品生产经营者、食品检验机构、认证机构、食品行业协会、消费者协会以及新闻媒体等，就食品安全风险评估信息和食品安全监督管理信息进行交流沟通。

第三章　食品安全标准

第二十四条　制定食品安全标准，应当以保障公众身体健康为宗旨，做到科学合理、安全可靠。

第二十五条　食品安全标准是强制执行的标准。除食品安全标准外，不得制定其他食品强制性标准。

第二十六条　食品安全标准应当包括下列内容：

（一）食品、食品添加剂、食品相关产品中的致病性微生物，农药残留、兽药残留、生物毒素、重金属等污染物质以及其他危害人体健康物质的限量规定；

（二）食品添加剂的品种、使用范围、用量；

（三）专供婴幼儿和其他特定人群的主辅食品的营养成分要求；

（四）对与卫生、营养等食品安全要求有关的标签、标志、说明书的要求；

（五）食品生产经营过程的卫生要求；

（六）与食品安全有关的质量要求；

（七）与食品安全有关的食品检验方法与规程；

（八）其他需要制定为食品安全标准的内容。

第二十七条　食品安全国家标准由国务院卫生行政部门会同国务院食品药品监督管理部门制定、公布，国务院标准化行政部门提供国家标准编号。

食品中农药残留、兽药残留的限量规定及其检验方法与规程由国务院卫生行政部门、国务院农业行政部门会同国务院食品药品监督管理部门制定。

屠宰畜、禽的检验规程由国务院农业行政部门会同国务院卫生行政部门制定。

第二十八条 制定食品安全国家标准，应当依据食品安全风险评估结果并充分考虑食用农产品安全风险评估结果，参照相关的国际标准和国际食品安全风险评估结果，并将食品安全国家标准草案向社会公布，广泛听取食品生产经营者、消费者、有关部门等方面的意见。

食品安全国家标准应当经国务院卫生行政部门组织的食品安全国家标准审评委员会审查通过。食品安全国家标准审评委员会由医学、农业、食品、营养、生物、环境等方面的专家以及国务院有关部门、食品行业协会、消费者协会的代表组成，对食品安全国家标准草案的科学性和实用性等进行审查。

第二十九条 对地方特色食品，没有食品安全国家标准的，省、自治区、直辖市人民政府卫生行政部门可以制定并公布食品安全地方标准，报国务院卫生行政部门备案。食品安全国家标准制定后，该地方标准即行废止。

第三十条 国家鼓励食品生产企业制定严于食品安全国家标准或者地方标准的企业标准，在本企业适用，并报省、自治区、直辖市人民政府卫生行政部门备案。

第三十一条 省级以上人民政府卫生行政部门应当在其网站上公布制定和备案的食品安全国家标准、地方标准和企业标准，供公众免费查阅、下载。

对食品安全标准执行过程中的问题，县级以上人民政府卫生行政部门应当会同有关部门及时给予指导、解答。

第三十二条 省级以上人民政府卫生行政部门应当会同同级食品药品监督管理、质量监督、农业行政等部门，分别对食品安全国家标准和地方标准的执行情况进行跟踪评价，并根据评价结果及时修订食品安全标准。

省级以上人民政府食品药品监督管理、质量监督、农业行政等部门应当对食品安全标准执行中存在的问题进行收集、汇总，并及时向同级卫生行政部门通报。

食品生产经营者、食品行业协会发现食品安全标准在执行中存在问题的，应当立即向卫生行政部门报告。

第四章　食品生产经营

第一节　一般规定

第三十三条　食品生产经营应当符合食品安全标准，并符合下列要求：

（一）具有与生产经营的食品品种、数量相适应的食品原料处理和食品加工、包装、贮存等场所，保持该场所环境整洁，并与有毒、有害场所以及其他污染源保持规定的距离；

（二）具有与生产经营的食品品种、数量相适应的生产经营设备或者设施，有相应的消毒、更衣、盥洗、采光、照明、通风、防腐、防尘、防蝇、防鼠、防虫、洗涤以及处理废水、存放垃圾和废弃物的设备或者设施；

（三）有专职或者兼职的食品安全专业技术人员、食品安全管理人员和保证食品安全的规章制度；

（四）具有合理的设备布局和工艺流程，防止待加工食品与直接入口食品、原料与成品交叉污染，避免食品接触有毒物、不洁物；

（五）餐具、饮具和盛放直接入口食品的容器，使用前应当洗净、消毒，炊具、用具用后应当洗净，保持清洁；

（六）贮存、运输和装卸食品的容器、工具和设备应当安全、无害，保持清洁，防止食品污染，并符合保证食品安全所需的温度、湿度等特殊要求，不得将食品与有毒、有害物品一同贮存、运输；

（七）直接入口的食品应当使用无毒、清洁的包装材料、餐具、饮具和容器；

（八）食品生产经营人员应当保持个人卫生，生产经营食品时，应当将手洗净，穿戴清洁的工作衣、帽等；销售无包装的直接入口食品时，应当使用无毒、清洁的容器、售货工具和设备；

（九）用水应当符合国家规定的生活饮用水卫生标准；

（十）使用的洗涤剂、消毒剂应当对人体安全、无害；

（十一）法律、法规规定的其他要求。

非食品生产经营者从事食品贮存、运输和装卸的，应当符合前款第六项的规定。

第三十四条 禁止生产经营下列食品、食品添加剂、食品相关产品：

（一）用非食品原料生产的食品或者添加食品添加剂以外的化学物质和其他可能危害人体健康物质的食品，或者用回收食品作为原料生产的食品；

（二）致病性微生物，农药残留、兽药残留、生物毒素、重金属等污染物质以及其他危害人体健康的物质含量超过食品安全标准限量的食品、食品添加剂、食品相关产品；

（三）用超过保质期的食品原料、食品添加剂生产的食品、食品添加剂；

（四）超范围、超限量使用食品添加剂的食品；

（五）营养成分不符合食品安全标准的专供婴幼儿和其他特定人群的主辅食品；

（六）腐败变质、油脂酸败、霉变生虫、污秽不洁、混有异物、掺假掺杂或者感官性状异常的食品、食品添加剂；

（七）病死、毒死或者死因不明的禽、畜、兽、水产动物肉类及其制品；

（八）未按规定进行检疫或者检疫不合格的肉类，或者未经检验或者检验不合格的肉类制品；

（九）被包装材料、容器、运输工具等污染的食品、食品添加剂；

（十）标注虚假生产日期、保质期或者超过保质期的食品、食品添加剂；

（十一）无标签的预包装食品、食品添加剂；

（十二）国家为防病等特殊需要明令禁止生产经营的食品；

（十三）其他不符合法律、法规或者食品安全标准的食品、食品添加剂、食品相关产品。

第三十五条 国家对食品生产经营实行许可制度。从事食品生产、食品销售、餐饮服务，应当依法取得许可。但是，销售食用农产品，不需要取得许可。

县级以上地方人民政府食品药品监督管理部门应当依照《中华人民共和国行政许可法》的规定，审核申请人提交的本法第三十三条第一款第一项至第四项规定要求的相关资料，必要时对申请人的生产经营场所进行现场核查；对符合规定条件的，准予许可；对不符合规定条件的，不予许可并书面说明理由。

第三十六条 食品生产加工小作坊和食品摊贩等从事食品生产经营活动，应当符合本法规定的与其生产经营规模、条件相适应的食品安全要求，保证所生产经营的食品卫生、无毒、无害，食品药品监督管理部门应当对其加强监督管理。

县级以上地方人民政府应当对食品生产加工小作坊、食品摊贩等进行综合治理，加强服务和统一规划，改善其生产经营环境，鼓励和支持其改进生产经营条件，进入集中交易市场、店铺等固定场所经营，或者在指定的临时经营区域、时段经营。

食品生产加工小作坊和食品摊贩等的具体管理办法由省、自治区、直辖市制定。

第三十七条 利用新的食品原料生产食品，或者生产食品添加剂新品种、食品相关产品新品种，应当向国务院卫生行政部门提交相关产品的安全性评估材料。国务院卫生行政部门应当自收到申请之日起六十日内组织审查；对符合食品安全要求的，准予许可并公布；对不符合食品安全要求的，不予许可并书面说明理由。

第三十八条 生产经营的食品中不得添加药品，但是可以添加按照传统既是食品又是中药材的物质。按照传统既是食品又是中药材的物质目录由国务院卫生行政部门会同国务院食品药品监督管理部门制定、公布。

第三十九条 国家对食品添加剂生产实行许可制度。从事食品添加剂生产，应当具有与所生产食品添加剂品种相适应的场所、生产设备或者设施、专业技术人员和管理制度，并依照本法第三十五条第二款规定的程序，取得食品添加剂生产许可。

生产食品添加剂应当符合法律、法规和食品安全国家标准。

第四十条 食品添加剂应当在技术上确有必要且经过风险评估证明安全可靠，方可列入允许使用的范围；有关食品安全国家标准应当根据技术必要性和食品安全风险评估结果及时修订。

食品生产经营者应当按照食品安全国家标准使用食品添加剂。

第四十一条 生产食品相关产品应当符合法律、法规和食品安全国家标准。对直接接触食品的包装材料等具有较高风险的食品相关产品，按照国家有关工业产品生产许可证管理的规定实施生产许可。质量监督部门应当加强对食品相关产品生产活动的监督管理。

第四十二条　国家建立食品安全全程追溯制度。

食品生产经营者应当依照本法的规定，建立食品安全追溯体系，保证食品可追溯。国家鼓励食品生产经营者采用信息化手段采集、留存生产经营信息，建立食品安全追溯体系。

国务院食品药品监督管理部门会同国务院农业行政等有关部门建立食品安全全程追溯协作机制。

第四十三条　地方各级人民政府应当采取措施鼓励食品规模化生产和连锁经营、配送。

国家鼓励食品生产经营企业参加食品安全责任保险。

第二节　生产经营过程控制

第四十四条　食品生产经营企业应当建立健全食品安全管理制度，对职工进行食品安全知识培训，加强食品检验工作，依法从事生产经营活动。

食品生产经营企业的主要负责人应当落实企业食品安全管理制度，对本企业的食品安全工作全面负责。

食品生产经营企业应当配备食品安全管理人员，加强对其培训和考核。经考核不具备食品安全管理能力的，不得上岗。食品药品监督管理部门应当对企业食品安全管理人员随机进行监督抽查考核并公布考核情况。监督抽查考核不得收取费用。

第四十五条　食品生产经营者应当建立并执行从业人员健康管理制度。患有国务院卫生行政部门规定的有碍食品安全疾病的人员，不得从事接触直接入口食品的工作。

从事接触直接入口食品工作的食品生产经营人员应当每年进行健康检查，取得健康证明后方可上岗工作。

第四十六条　食品生产企业应当就下列事项制定并实施控制要求，保证所生产的食品符合食品安全标准：

（一）原料采购、原料验收、投料等原料控制；

（二）生产工序、设备、贮存、包装等生产关键环节控制；

（三）原料检验、半成品检验、成品出厂检验等检验控制；

（四）运输和交付控制。

第四十七条 食品生产经营者应当建立食品安全自查制度，定期对食品安全状况进行检查评价。生产经营条件发生变化，不再符合食品安全要求的，食品生产经营者应当立即采取整改措施；有发生食品安全事故潜在风险的，应当立即停止食品生产经营活动，并向所在地县级人民政府食品药品监督管理部门报告。

第四十八条 国家鼓励食品生产经营企业符合良好生产规范要求，实施危害分析与关键控制点体系，提高食品安全管理水平。

对通过良好生产规范、危害分析与关键控制点体系认证的食品生产经营企业，认证机构应当依法实施跟踪调查；对不再符合认证要求的企业，应当依法撤销认证，及时向县级以上人民政府食品药品监督管理部门通报，并向社会公布。认证机构实施跟踪调查不得收取费用。

第四十九条 食用农产品生产者应当按照食品安全标准和国家有关规定使用农药、肥料、兽药、饲料和饲料添加剂等农业投入品，严格执行农业投入品使用安全间隔期或者休药期的规定，不得使用国家明令禁止的农业投入品。禁止将剧毒、高毒农药用于蔬菜、瓜果、茶叶和中草药材等国家规定的农作物。

食用农产品的生产企业和农民专业合作经济组织应当建立农业投入品使用记录制度。

县级以上人民政府农业行政部门应当加强对农业投入品使用的监督管理和指导，建立健全农业投入品安全使用制度。

第五十条 食品生产者采购食品原料、食品添加剂、食品相关产品，应当查验供货者的许可证和产品合格证明；对无法提供合格证明的食品原料，应当按照食品安全标准进行检验；不得采购或者使用不符合食品安全标准的食品原料、食品添加剂、食品相关产品。

食品生产企业应当建立食品原料、食品添加剂、食品相关产品进货查验记录制度，如实记录食品原料、食品添加剂、食品相关产品的名称、规格、数量、生产日期或者生产批号、保质期、进货日期以及供货者名称、地址、联系方式等内容，并保存相关凭证。记录和凭证保存期限不得少于产品保质期满后六个月；没有明确保质期的，保存期限不得少于二年。

第五十一条 食品生产企业应当建立食品出厂检验记录制度，查验出厂食品的检验合格证和安全状况，如实记录食品的名称、规格、数量、生产日期或者生产批号、保质期、检验合格证号、销售日期以及购货者名称、地址、联系方式等内容，并保存相关凭证。记录和凭证保存期限应当符合本法第五十条第二款的规定。

第五十二条 食品、食品添加剂、食品相关产品的生产者，应当按照食品安全标准对所生产的食品、食品添加剂、食品相关产品进行检验，检验合格后方可出厂或者销售。

第五十三条 食品经营者采购食品，应当查验供货者的许可证和食品出厂检验合格证或者其他合格证明（以下称合格证明文件）。

食品经营企业应当建立食品进货查验记录制度，如实记录食品的名称、规格、数量、生产日期或者生产批号、保质期、进货日期以及供货者名称、地址、联系方式等内容，并保存相关凭证。记录和凭证保存期限应当符合本法第五十条第二款的规定。

实行统一配送经营方式的食品经营企业，可以由企业总部统一查验供货者的许可证和食品合格证明文件，进行食品进货查验记录。

从事食品批发业务的经营企业应当建立食品销售记录制度，如实记录批发食品的名称、规格、数量、生产日期或者生产批号、保质期、销售日期以及购货者名称、地址、联系方式等内容，并保存相关凭证。记录和凭证保存期限应当符合本法第五十条第二款的规定。

第五十四条 食品经营者应当按照保证食品安全的要求贮存食品，定期检查库存食品，及时清理变质或者超过保质期的食品。

食品经营者贮存散装食品，应当在贮存位置标明食品的名称、生产日期或者生产批号、保质期、生产者名称及联系方式等内容。

第五十五条 餐饮服务提供者应当制定并实施原料控制要求，不得采购不符合食品安全标准的食品原料。倡导餐饮服务提供者公开加工过程，公示食品原料及其来源等信息。

餐饮服务提供者在加工过程中应当检查待加工的食品及原料，发现有本法第三十四条第六项规定情形的，不得加工或者使用。

第五十六条 餐饮服务提供者应当定期维护食品加工、贮存、陈列等设施、设备；定期清洗、校验保温设施及冷藏、冷冻设施。

餐饮服务提供者应当按照要求对餐具、饮具进行清洗消毒，不得使用未经清洗消毒的餐具、饮具；餐饮服务提供者委托清洗消毒餐具、饮具的，应当委托符合本法规定条件的餐具、饮具集中消毒服务单位。

第五十七条 学校、托幼机构、养老机构、建筑工地等集中用餐单位的食堂应当严格遵守法律、法规和食品安全标准；从供餐单位订餐的，应当从取得食品生产经营许可的企业订购，并按照要求对订购的食品进行查验。供餐单位应当严格遵守法律、法规和食品安全标准，当餐加工，确保食品安全。

学校、托幼机构、养老机构、建筑工地等集中用餐单位的主管部门应当加强对集中用餐单位的食品安全教育和日常管理，降低食品安全风险，及时消除食品安全隐患。

第五十八条 餐具、饮具集中消毒服务单位应当具备相应的作业场所、清洗消毒设备或者设施，用水和使用的洗涤剂、消毒剂应当符合相关食品安全国家标准和其他国家标准、卫生规范。

餐具、饮具集中消毒服务单位应当对消毒餐具、饮具进行逐批检验，检验合格后方可出厂，并应当随附消毒合格证明。消毒后的餐具、饮具应当在独立包装上标注单位名称、地址、联系方式、消毒日期以及使用期限等内容。

第五十九条 食品添加剂生产者应当建立食品添加剂出厂检验记录制度，查验出厂产品的检验合格证和安全状况，如实记录食品添加剂的名称、规格、数量、生产日期或者生产批号、保质期、检验合格证号、销售日期以及购货者名称、地址、联系方式等相关内容，并保存相关凭证。记录和凭证保存期限应当符合本法第五十条第二款的规定。

第六十条 食品添加剂经营者采购食品添加剂，应当依法查验供货者的许可证和产品合格证明文件，如实记录食品添加剂的名称、规格、数量、生产日期或者生产批号、保质期、进货日期以及供货者名称、地址、联系方式等内容，并保存相关凭证。记录和凭证保存期限应当符合本法第五十条第二款的规定。

第六十一条 集中交易市场的开办者、柜台出租者和展销会举办者，应当依法审查入场食品经营者的许可证，明确其食品安全管理责任，定期对其经营环境和条件进行检查，发现其有违反本法规定行为的，应当及时制止并立即报告所在地县级人民政府食品药品监督管理部门。

第六十二条 网络食品交易第三方平台提供者应当对入网食品经营者进行实名登记，明确其食品安全管理责任；依法应当取得许可证的，还应当审查其许可证。

网络食品交易第三方平台提供者发现入网食品经营者有违反本法规定行为的，应当及时制止并立即报告所在地县级人民政府食品药品监督管理部门；发现严重违法行为的，应当立即停止提供网络交易平台服务。

第六十三条 国家建立食品召回制度。食品生产者发现其生产的食品不符合食品安全标准或者有证据证明可能危害人体健康的，应当立即停止生产，召回已经上市销售的食品，通知相关生产经营者和消费者，并记录召回和通知情况。

食品经营者发现其经营的食品有前款规定情形的，应当立即停止经营，通知相关生产经营者和消费者，并记录停止经营和通知情况。食品生产者认为应当召回的，应当立即召回。由于食品经营者的原因造成其经营的食品有前款规定情形的，食品经营者应当召回。

食品生产经营者应当对召回的食品采取无害化处理、销毁等措施，防止其再次流入市场。但是，对因标签、标志或者说明书不符合食品安全标准而被召回的食品，食品生产者在采取补救措施且能保证食品安全的情况下可以继续销售；销售时应当向消费者明示补救措施。

食品生产经营者应当将食品召回和处理情况向所在地县级人民政府食品药品监督管理部门报告；需要对召回的食品进行无害化处理、销毁的，应当提前报告时间、地点。食品药品监督管理部门认为必要的，可以实施现场监督。

食品生产经营者未依照本条规定召回或者停止经营的，县级以上人民政府食品药品监督管理部门可以责令其召回或者停止经营。

第六十四条　食用农产品批发市场应当配备检验设备和检验人员或者委托符合本法规定的食品检验机构，对进入该批发市场销售的食用农产品进行抽样检验；发现不符合食品安全标准的，应当要求销售者立即停止销售，并向食品药品监督管理部门报告。

第六十五条　食用农产品销售者应当建立食用农产品进货查验记录制度，如实记录食用农产品的名称、数量、进货日期以及供货者名称、地址、联系方式等内容，并保存相关凭证。记录和凭证保存期限不得少于六个月。

第六十六条　进入市场销售的食用农产品在包装、保鲜、贮存、运输中使用保鲜剂、防腐剂等食品添加剂和包装材料等食品相关产品，应当符合食品安全国家标准。

第三节　标签、说明书和广告

第六十七条　预包装食品的包装上应当有标签。标签应当标明下列事项：

（一）名称、规格、净含量、生产日期；

（二）成分或者配料表；

（三）生产者的名称、地址、联系方式；

（四）保质期；

（五）产品标准代号；

（六）贮存条件；

（七）所使用的食品添加剂在国家标准中的通用名称；

（八）生产许可证编号；

（九）法律、法规或者食品安全标准规定应当标明的其他事项。

专供婴幼儿和其他特定人群的主辅食品，其标签还应当标明主要营养成分及其含量。

食品安全国家标准对标签标注事项另有规定的，从其规定。

第六十八条 食品经营者销售散装食品，应当在散装食品的容器、外包装上标明食品的名称、生产日期或者生产批号、保质期以及生产经营者名称、地址、联系方式等内容。

第六十九条 生产经营转基因食品应当按照规定显著标示。

第七十条 食品添加剂应当有标签、说明书和包装。标签、说明书应当载明本法第六十七条第一款第一项至第六项、第八项、第九项规定的事项，以及食品添加剂的使用范围、用量、使用方法，并在标签上载明"食品添加剂"字样。

第七十一条 食品和食品添加剂的标签、说明书，不得含有虚假内容，不得涉及疾病预防、治疗功能。生产经营者对其提供的标签、说明书的内容负责。

食品和食品添加剂的标签、说明书应当清楚、明显，生产日期、保质期等事项应当显著标注，容易辨识。

食品和食品添加剂与其标签、说明书的内容不符的，不得上市销售。

第七十二条 食品经营者应当按照食品标签标示的警示标志、警示说明或者注意事项的要求销售食品。

第七十三条 食品广告的内容应当真实合法，不得含有虚假内容，不得涉及疾病预防、治疗功能。食品生产经营者对食品广告内容的真实性、合法性负责。

县级以上人民政府食品药品监督管理部门和其他有关部门以及食品检验机构、食品行业协会不得以广告或者其他形式向消费者推荐食品。消费者组织不得以收取费用或者其他牟取利益的方式向消费者推荐食品。

第四节　特殊食品

第七十四条　国家对保健食品、特殊医学用途配方食品和婴幼儿配方食品等特殊食品实行严格监督管理。

第七十五条　保健食品声称保健功能，应当具有科学依据，不得对人体产生急性、亚急性或者慢性危害。

保健食品原料目录和允许保健食品声称的保健功能目录，由国务院食品药品监督管理部门会同国务院卫生行政部门、国家中医药管理部门制定、调整并公布。

保健食品原料目录应当包括原料名称、用量及其对应的功效；列入保健食品原料目录的原料只能用于保健食品生产，不得用于其他食品生产。

第七十六条　使用保健食品原料目录以外原料的保健食品和首次进口的保健食品应当经国务院食品药品监督管理部门注册。但是，首次进口的保健食品中属于补充维生素、矿物质等营养物质的，应当报国务院食品药品监督管理部门备案。其他保健食品应当报省、自治区、直辖市人民政府食品药品监督管理部门备案。

进口的保健食品应当是出口国（地区）主管部门准许上市销售的产品。

第七十七条　依法应当注册的保健食品，注册时应当提交保健食品的研发报告、产品配方、生产工艺、安全性和保健功能评价、标签、说明书等材料及样品，并提供相关证明文件。国务院食品药品监督管理部门经组织技术审评，对符合安全和功能声称要求的，准予注册；对不符合要求的，不予注册并书面说明理由。对使用保健食品原料目录以外原料的保健食品作出准予注册决定的，应当及时将该原料纳入保健食品原料目录。

依法应当备案的保健食品，备案时应当提交产品配方、生产工艺、标签、说明书以及表明产品安全性和保健功能的材料。

第七十八条　保健食品的标签、说明书不得涉及疾病预防、治疗功能，内容应当真实，与注册或者备案的内容相一致，载明适宜人群、不适宜人群、功效成分或者标志性成分及其含量等，并声明"本品不能代替药物"。保健食品的功能和成分应当与标签、说明书相一致。

第七十九条　保健食品广告除应当符合本法第七十三条第一款的规定外，还应当声明"本品不能代替药物"；其内容应当经生产企业所在地省、自治区、直辖市人民政府食品药品监督管理部门审查批准，取得保健食品广告批准文件。省、自治区、直辖市人民政府食品药品监督管理部门应当公布并及时更新已经批准的保健食品广告目录以及批准的广告内容。

第八十条　特殊医学用途配方食品应当经国务院食品药品监督管理部门注册。注册时，应当提交产品配方、生产工艺、标签、说明书以及表明产品安全性、营养充足性和特殊医学用途临床效果的材料。

特殊医学用途配方食品广告适用《中华人民共和国广告法》和其他法律、行政法规关于药品广告管理的规定。

第八十一条　婴幼儿配方食品生产企业应当实施从原料进厂到成品出厂的全过程质量控制，对出厂的婴幼儿配方食品实施逐批检验，保证食品安全。

生产婴幼儿配方食品使用的生鲜乳、辅料等食品原料、食品添加剂等，应当符合法律、行政法规的规定和食品安全国家标准，保证婴幼儿生长发育所需的营养成分。

婴幼儿配方食品生产企业应当将食品原料、食品添加剂、产品配方及标签等事项向省、自治区、直辖市人民政府食品药品监督管理部门备案。

婴幼儿配方乳粉的产品配方应当经国务院食品药品监督管

理部门注册。注册时，应当提交配方研发报告和其他表明配方科学性、安全性的材料。

不得以分装方式生产婴幼儿配方乳粉，同一企业不得用同一配方生产不同品牌的婴幼儿配方乳粉。

第八十二条 保健食品、特殊医学用途配方食品、婴幼儿配方乳粉的注册人或者备案人应当对其提交材料的真实性负责。

省级以上人民政府食品药品监督管理部门应当及时公布注册或者备案的保健食品、特殊医学用途配方食品、婴幼儿配方乳粉目录，并对注册或者备案中获知的企业商业秘密予以保密。

保健食品、特殊医学用途配方食品、婴幼儿配方乳粉生产企业应当按照注册或者备案的产品配方、生产工艺等技术要求组织生产。

第八十三条 生产保健食品，特殊医学用途配方食品、婴幼儿配方食品和其他专供特定人群的主辅食品的企业，应当按照良好生产规范的要求建立与所生产食品相适应的生产质量管理体系，定期对该体系的运行情况进行自查，保证其有效运行，并向所在地县级人民政府食品药品监督管理部门提交自查报告。

第五章　食品检验

第八十四条 食品检验机构按照国家有关认证认可的规定取得资质认定后，方可从事食品检验活动。但是，法律另有规定的除外。

食品检验机构的资质认定条件和检验规范，由国务院食品药品监督管理部门规定。

符合本法规定的食品检验机构出具的检验报告具有同等

效力。

县级以上人民政府应当整合食品检验资源，实现资源共享。

第八十五条 食品检验由食品检验机构指定的检验人独立进行。

检验人应当依照有关法律、法规的规定，并按照食品安全标准和检验规范对食品进行检验，尊重科学，恪守职业道德，保证出具的检验数据和结论客观、公正，不得出具虚假检验报告。

第八十六条 食品检验实行食品检验机构与检验人负责制。食品检验报告应当加盖食品检验机构公章，并有检验人的签名或者盖章。食品检验机构和检验人对出具的食品检验报告负责。

第八十七条 县级以上人民政府食品药品监督管理部门应当对食品进行定期或者不定期的抽样检验，并依据有关规定公布检验结果，不得免检。进行抽样检验，应当购买抽取的样品，委托符合本法规定的食品检验机构进行检验，并支付相关费用；不得向食品生产经营者收取检验费和其他费用。

第八十八条 对依照本法规定实施的检验结论有异议的，食品生产经营者可以自收到检验结论之日起七个工作日内向实施抽样检验的食品药品监督管理部门或者其上一级食品药品监督管理部门提出复检申请，由受理复检申请的食品药品监督管理部门在公布的复检机构名录中随机确定复检机构进行复检。复检机构出具的复检结论为最终检验结论。复检机构与初检机构不得为同一机构。复检机构名录由国务院认证认可监督管理、食品药品监督管理、卫生行政、农业行政等部门共同公布。

采用国家规定的快速检测方法对食用农产品进行抽查检测，被抽查人对检测结果有异议的，可以自收到检测结果时起四小时内申请复检。复检不得采用快速检测方法。

第八十九条 食品生产企业可以自行对所生产的食品进行检验，也可以委托符合本法规定的食品检验机构进行检验。

食品行业协会和消费者协会等组织、消费者需要委托食品检验机构对食品进行检验的，应当委托符合本法规定的食品检验机构进行。

第九十条 食品添加剂的检验，适用本法有关食品检验的规定。

第六章 食品进出口

第九十一条 国家出入境检验检疫部门对进出口食品安全实施监督管理。

第九十二条 进口的食品、食品添加剂、食品相关产品应当符合我国食品安全国家标准。

进口的食品、食品添加剂应当经出入境检验检疫机构依照进出口商品检验相关法律、行政法规的规定检验合格。

进口的食品、食品添加剂应当按照国家出入境检验检疫部门的要求随附合格证明材料。

第九十三条 进口尚无食品安全国家标准的食品，由境外出口商、境外生产企业或者其委托的进口商向国务院卫生行政部门提交所执行的相关国家（地区）标准或者国际标准。国务院卫生行政部门对相关标准进行审查，认为符合食品安全要求的，决定暂予适用，并及时制定相应的食品安全国家标准。进口利用新的食品原料生产的食品或者进口食品添加剂新品种、食品相关产品新品种，依照本法第三十七条的规定办理。

出入境检验检疫机构按照国务院卫生行政部门的要求，对前款规定的食品、食品添加剂、食品相关产品进行检验。检验结果应当公开。

第九十四条 境外出口商、境外生产企业应当保证向我国出口的食品、食品添加剂、食品相关产品符合本法以及我国其他有关法律、行政法规的规定和食品安全国家标准的要求，并对标签、说明书的内容负责。

进口商应当建立境外出口商、境外生产企业审核制度，重点审核前款规定的内容；审核不合格的，不得进口。

发现进口食品不符合我国食品安全国家标准或者有证据证明可能危害人体健康的，进口商应当立即停止进口，并依照本法第六十三条的规定召回。

第九十五条 境外发生的食品安全事件可能对我国境内造成影响，或者在进口食品、食品添加剂、食品相关产品中发现严重食品安全问题的，国家出入境检验检疫部门应当及时采取风险预警或者控制措施，并向国务院食品药品监督管理、卫生行政、农业行政部门通报。接到通报的部门应当及时采取相应措施。

县级以上人民政府食品药品监督管理部门对国内市场上销售的进口食品、食品添加剂实施监督管理。发现存在严重食品安全问题的，国务院食品药品监督管理部门应当及时向国家出入境检验检疫部门通报。国家出入境检验检疫部门应当及时采取相应措施。

第九十六条 向我国境内出口食品的境外出口商或者代理商、进口食品的进口商应当向国家出入境检验检疫部门备案。向我国境内出口食品的境外食品生产企业应当经国家出入境检验检疫部门注册。已经注册的境外食品生产企业提供虚假材料，或者因其自身的原因致使进口食品发生重大食品安全事故的，国家出入境检验检疫部门应当撤销注册并公告。

国家出入境检验检疫部门应当定期公布已经备案的境外出口商、代理商、进口商和已经注册的境外食品生产企业名单。

第九十七条　进口的预包装食品、食品添加剂应当有中文标签；依法应当有说明书的，还应当有中文说明书。标签、说明书应当符合本法以及我国其他有关法律、行政法规的规定和食品安全国家标准的要求，并载明食品的原产地以及境内代理商的名称、地址、联系方式。预包装食品没有中文标签、中文说明书或者标签、说明书不符合本条规定的，不得进口。

第九十八条　进口商应当建立食品、食品添加剂进口和销售记录制度，如实记录食品、食品添加剂的名称、规格、数量、生产日期、生产或者进口批号、保质期、境外出口商和购货者名称、地址及联系方式、交货日期等内容，并保存相关凭证。记录和凭证保存期限应当符合本法第五十条第二款的规定。

第九十九条　出口食品生产企业应当保证其出口食品符合进口国（地区）的标准或者合同要求。

出口食品生产企业和出口食品原料种植、养殖场应当向国家出入境检验检疫部门备案。

第一百条　国家出入境检验检疫部门应当收集、汇总下列进出口食品安全信息，并及时通报相关部门、机构和企业：

（一）出入境检验检疫机构对进出口食品实施检验检疫发现的食品安全信息；

（二）食品行业协会和消费者协会等组织、消费者反映的进口食品安全信息；

（三）国际组织、境外政府机构发布的风险预警信息及其他食品安全信息，以及境外食品行业协会等组织、消费者反映的食品安全信息；

（四）其他食品安全信息。

国家出入境检验检疫部门应当对进出口食品的进口商、出口商和出口食品生产企业实施信用管理，建立信用记录，并依法向社会公布。对有不良记录的进口商、出口商和出口食品生产企业，应当加强对其进出口食品的检验检疫。

第一百零一条　国家出入境检验检疫部门可以对向我国境内出口食品的国家（地区）的食品安全管理体系和食品安全状况进行评估和审查，并根据评估和审查结果，确定相应检验检疫要求。

第七章　食品安全事故处置

第一百零二条　国务院组织制定国家食品安全事故应急预案。

县级以上地方人民政府应当根据有关法律、法规的规定和上级人民政府的食品安全事故应急预案以及本行政区域的实际情况，制定本行政区域的食品安全事故应急预案，并报上一级人民政府备案。

食品安全事故应急预案应当对食品安全事故分级、事故处置组织指挥体系与职责、预防预警机制、处置程序、应急保障措施等作出规定。

食品生产经营企业应当制定食品安全事故处置方案，定期检查本企业各项食品安全防范措施的落实情况，及时消除事故隐患。

第一百零三条　发生食品安全事故的单位应当立即采取措施，防止事故扩大。事故单位和接收病人进行治疗的单位应当及时向事故发生地县级人民政府食品药品监督管理、卫生行政部门报告。

县级以上人民政府质量监督、农业行政等部门在日常监督管理中发现食品安全事故或者接到事故举报，应当立即向同级食品药品监督管理部门通报。

发生食品安全事故，接到报告的县级人民政府食品药品监督管理部门应当按照应急预案的规定向本级人民政府和上级人民政府食品药品监督管理部门报告。县级人民政府和上级人民政府食品药品监督管理部门应当按照应急预案的规定上报。

任何单位和个人不得对食品安全事故隐瞒、谎报、缓报，不得隐匿、伪造、毁灭有关证据。

第一百零四条 医疗机构发现其接收的病人属于食源性疾病病人或者疑似病人的，应当按照规定及时将相关信息向所在地县级人民政府卫生行政部门报告。县级人民政府卫生行政部门认为与食品安全有关的，应当及时通报同级食品药品监督管理部门。

县级以上人民政府卫生行政部门在调查处理传染病或者其他突发公共卫生事件中发现与食品安全相关的信息，应当及时通报同级食品药品监督管理部门。

第一百零五条 县级以上人民政府食品药品监督管理部门接到食品安全事故的报告后，应当立即会同同级卫生行政、质量监督、农业行政等部门进行调查处理，并采取下列措施，防止或者减轻社会危害：

（一）开展应急救援工作，组织救治因食品安全事故导致人身伤害的人员；

（二）封存可能导致食品安全事故的食品及其原料，并立即进行检验；对确认属于被污染的食品及其原料，责令食品生产经营者依照本法第六十三条的规定召回或者停止经营；

（三）封存被污染的食品相关产品，并责令进行清洗消毒；

（四）做好信息发布工作，依法对食品安全事故及其处理情况进行发布，并对可能产生的危害加以解释、说明。

发生食品安全事故需要启动应急预案的，县级以上人民政府应当立即成立事故处置指挥机构，启动应急预案，依照前款和应急预案的规定进行处置。

发生食品安全事故，县级以上疾病预防控制机构应当对事故现场进行卫生处理，并对与事故有关的因素开展流行病学调查，有关部门应当予以协助。县级以上疾病预防控制机构应当向同级食品药品监督管理、卫生行政部门提交流行病学调查报告。

第一百零六条 发生食品安全事故，设区的市级以上人民政府食品药品监督管理部门应当立即会同有关部门进行事故责任调查，督促有关部门履行职责，向本级人民政府和上一级人民政府食品药品监督管理部门提出事故责任调查处理报告。

涉及两个以上省、自治区、直辖市的重大食品安全事故由国务院食品药品监督管理部门依照前款规定组织事故责任调查。

第一百零七条 调查食品安全事故，应当坚持实事求是、尊重科学的原则，及时、准确查清事故性质和原因，认定事故责任，提出整改措施。

调查食品安全事故，除了查明事故单位的责任，还应当查明有关监督管理部门、食品检验机构、认证机构及其工作人员的责任。

第一百零八条 食品安全事故调查部门有权向有关单位和个人了解与事故有关的情况，并要求提供相关资料和样品。有关单位和个人应当予以配合，按照要求提供相关资料和样品，不得拒绝。

任何单位和个人不得阻挠、干涉食品安全事故的调查处理。

第八章　监督管理

第一百零九条 县级以上人民政府食品药品监督管理、质量监督部门根据食品安全风险监测、风险评估结果和食品安全状况等，确定监督管理的重点、方式和频次，实施风险分级管理。

县级以上地方人民政府组织本级食品药品监督管理、质量监督、农业行政等部门制定本行政区域的食品安全年度监督管理计划，向社会公布并组织实施。

食品安全年度监督管理计划应当将下列事项作为监督管理的重点：

（一）专供婴幼儿和其他特定人群的主辅食品；

（二）保健食品生产过程中的添加行为和按照注册或者备案的技术要求组织生产的情况，保健食品标签、说明书以及宣传材料中有关功能宣传的情况；

（三）发生食品安全事故风险较高的食品生产经营者；

（四）食品安全风险监测结果表明可能存在食品安全隐患的事项。

第一百一十条　县级以上人民政府食品药品监督管理、质量监督部门履行各自食品安全监督管理职责，有权采取下列措施，对生产经营者遵守本法的情况进行监督检查：

（一）进入生产经营场所实施现场检查；

（二）对生产经营的食品、食品添加剂、食品相关产品进行抽样检验；

（三）查阅、复制有关合同、票据、账簿以及其他有关资料；

（四）查封、扣押有证据证明不符合食品安全标准或者有证据证明存在安全隐患以及用于违法生产经营的食品、食品添加剂、食品相关产品；

（五）查封违法从事生产经营活动的场所。

第一百一十一条　对食品安全风险评估结果证明食品存在安全隐患，需要制定、修订食品安全标准的，在制定、修订食品安全标准前，国务院卫生行政部门应当及时会同国务院有关部门规定食品中有害物质的临时限量值和临时检验方法，作为生产经营和监督管理的依据。

第一百一十二条　县级以上人民政府食品药品监督管理部门在食品安全监督管理工作中可以采用国家规定的快速检测方法对食品进行抽查检测。

对抽查检测结果表明可能不符合食品安全标准的食品，应当依照本法第八十七条的规定进行检验。抽查检测结果确定有关食品不符合食品安全标准的，可以作为行政处罚的依据。

第一百一十三条　县级以上人民政府食品药品监督管理部门应当建立食品生产经营者食品安全信用档案，记录许可颁发、日常监督检查结果、违法行为查处等情况，依法向社会公布并实时更新；对有不良信用记录的食品生产经营者增加监督检查频次，对违法行为情节严重的食品生产经营者，可以通报投资主管部门、证券监督管理机构和有关的金融机构。

第一百一十四条　食品生产经营过程中存在食品安全隐患，未及时采取措施消除的，县级以上人民政府食品药品监督管理部门可以对食品生产经营者的法定代表人或者主要负责人进行责任约谈。食品生产经营者应当立即采取措施，进行整改，消除隐患。责任约谈情况和整改情况应当纳入食品生产经营者食品安全信用档案。

第一百一十五条　县级以上人民政府食品药品监督管理、质量监督等部门应当公布本部门的电子邮件地址或者电话，接受咨询、投诉、举报。接到咨询、投诉、举报，对属于本部门职责的，应当受理并在法定期限内及时答复、核实、处理；对不属于本部门职责的，应当移交有权处理的部门并书面通知咨询、投诉、举报人。有权处理的部门应当在法定期限内及时处理，不得推诿。对查证属实的举报，给予举报人奖励。

有关部门应当对举报人的信息予以保密，保护举报人的合法权益。举报人举报所在企业的，该企业不得以解除、变更劳动合同或者其他方式对举报人进行打击报复。

第一百一十六条　县级以上人民政府食品药品监督管理、

质量监督等部门应当加强对执法人员食品安全法律、法规、标准和专业知识与执法能力等的培训，并组织考核。不具备相应知识和能力的，不得从事食品安全执法工作。

食品生产经营者、食品行业协会、消费者协会等发现食品安全执法人员在执法过程中有违反法律、法规规定的行为以及不规范执法行为的，可以向本级或者上级人民政府食品药品监督管理、质量监督等部门或者监察机关投诉、举报。接到投诉、举报的部门或者机关应当进行核实，并将经核实的情况向食品安全执法人员所在部门通报；涉嫌违法违纪的，按照本法和有关规定处理。

第一百一十七条 县级以上人民政府食品药品监督管理等部门未及时发现食品安全系统性风险，未及时消除监督管理区域内的食品安全隐患的，本级人民政府可以对其主要负责人进行责任约谈。

地方人民政府未履行食品安全职责，未及时消除区域性重大食品安全隐患的，上级人民政府可以对其主要负责人进行责任约谈。

被约谈的食品药品监督管理等部门、地方人民政府应当立即采取措施，对食品安全监督管理工作进行整改。

责任约谈情况和整改情况应当纳入地方人民政府和有关部门食品安全监督管理工作评议、考核记录。

第一百一十八条 国家建立统一的食品安全信息平台，实行食品安全信息统一公布制度。国家食品安全总体情况、食品安全风险警示信息、重大食品安全事故及其调查处理信息和国务院确定需要统一公布的其他信息由国务院食品药品监督管理部门统一公布。食品安全风险警示信息和重大食品安全事故及其调查处理信息的影响限于特定区域的，也可以由有关省、自治区、直辖市人民政府食品药品监督管理部门公布。未经授权不得发布上述信息。

县级以上人民政府食品药品监督管理、质量监督、农业行政部门依据各自职责公布食品安全日常监督管理信息。

公布食品安全信息，应当做到准确、及时，并进行必要的解释说明，避免误导消费者和社会舆论。

第一百一十九条 县级以上地方人民政府食品药品监督管理、卫生行政、质量监督、农业行政部门获知本法规定需要统一公布的信息，应当向上级主管部门报告，由上级主管部门立即报告国务院食品药品监督管理部门；必要时，可以直接向国务院食品药品监督管理部门报告。

县级以上人民政府食品药品监督管理、卫生行政、质量监督、农业行政部门应当相互通报获知的食品安全信息。

第一百二十条 任何单位和个人不得编造、散布虚假食品安全信息。

县级以上人民政府食品药品监督管理部门发现可能误导消费者和社会舆论的食品安全信息，应当立即组织有关部门、专业机构、相关食品生产经营者等进行核实、分析，并及时公布结果。

第一百二十一条 县级以上人民政府食品药品监督管理、质量监督等部门发现涉嫌食品安全犯罪的，应当按照有关规定及时将案件移送公安机关。对移送的案件，公安机关应当及时审查；认为有犯罪事实需要追究刑事责任的，应当立案侦查。

公安机关在食品安全犯罪案件侦查过程中认为没有犯罪事实，或者犯罪事实显著轻微，不需要追究刑事责任，但依法应当追究行政责任的，应当及时将案件移送食品药品监督管理、质量监督等部门和监察机关，有关部门应当依法处理。

公安机关商请食品药品监督管理、质量监督、环境保护等部门提供检验结论、认定意见以及对涉案物品进行无害化处理等协助的，有关部门应当及时提供，予以协助。

第九章　法律责任

第一百二十二条　违反本法规定，未取得食品生产经营许可从事食品生产经营活动，或者未取得食品添加剂生产许可从事食品添加剂生产活动的，由县级以上人民政府食品药品监督管理部门没收违法所得和违法生产经营的食品、食品添加剂以及用于违法生产经营的工具、设备、原料等物品；违法生产经营的食品、食品添加剂货值金额不足一万元的，并处五万元以上十万元以下罚款；货值金额一万元以上的，并处货值金额十倍以上二十倍以下罚款。

明知从事前款规定的违法行为，仍为其提供生产经营场所或者其他条件的，由县级以上人民政府食品药品监督管理部门责令停止违法行为，没收违法所得，并处五万元以上十万元以下罚款；使消费者的合法权益受到损害的，应当与食品、食品添加剂生产经营者承担连带责任。

第一百二十三条　违反本法规定，有下列情形之一，尚不构成犯罪的，由县级以上人民政府食品药品监督管理部门没收违法所得和违法生产经营的食品，并可以没收用于违法生产经营的工具、设备、原料等物品；违法生产经营的食品货值金额不足一万元的，并处十万元以上十五万元以下罚款；货值金额一万元以上的，并处货值金额十五倍以上三十倍以下罚款；情节严重的，吊销许可证，并可以由公安机关对其直接负责的主管人员和其他直接责任人员处五日以上十五日以下拘留：

（一）用非食品原料生产食品、在食品中添加食品添加剂以外的化学物质和其他可能危害人体健康的物质，或者用回收食品作为原料生产食品，或者经营上述食品；

（二）生产经营营养成分不符合食品安全标准的专供婴幼儿和其他特定人群的主辅食品；

（三）经营病死、毒死或者死因不明的禽、畜、兽、水产动物肉类，或者生产经营其制品；

（四）经营未按规定进行检疫或者检疫不合格的肉类，或者生产经营未经检验或者检验不合格的肉类制品；

（五）生产经营国家为防病等特殊需要明令禁止生产经营的食品；

（六）生产经营添加药品的食品。

明知从事前款规定的违法行为，仍为其提供生产经营场所或者其他条件的，由县级以上人民政府食品药品监督管理部门责令停止违法行为，没收违法所得，并处十万元以上二十万元以下罚款；使消费者的合法权益受到损害的，应当与食品生产经营者承担连带责任。

违法使用剧毒、高毒农药的，除依照有关法律、法规规定给予处罚外，可以由公安机关依照第一款规定给予拘留。

第一百二十四条　违反本法规定，有下列情形之一，尚不构成犯罪的，由县级以上人民政府食品药品监督管理部门没收违法所得和违法生产经营的食品、食品添加剂，并可以没收用于违法生产经营的工具、设备、原料等物品；违法生产经营的食品、食品添加剂货值金额不足一万元的，并处五万元以上十万元以下罚款；货值金额一万元以上的，并处货值金额十倍以上二十倍以下罚款；情节严重的，吊销许可证：

（一）生产经营致病性微生物，农药残留、兽药残留、生物毒素、重金属等污染物质以及其他危害人体健康的物质含量超过食品安全标准限量的食品、食品添加剂；

（二）用超过保质期的食品原料、食品添加剂生产食品、食品添加剂，或者经营上述食品、食品添加剂；

（三）生产经营超范围、超限量使用食品添加剂的食品；

（四）生产经营腐败变质、油脂酸败、霉变生虫、污秽不洁、混有异物、掺假掺杂或者感官性状异常的食品、食品添加剂；

（五）生产经营标注虚假生产日期、保质期或者超过保质期的食品、食品添加剂；

（六）生产经营未按规定注册的保健食品、特殊医学用途配方食品、婴幼儿配方乳粉，或者未按注册的产品配方、生产工艺等技术要求组织生产；

（七）以分装方式生产婴幼儿配方乳粉，或者同一企业以同一配方生产不同品牌的婴幼儿配方乳粉；

（八）利用新的食品原料生产食品，或者生产食品添加剂新品种，未通过安全性评估；

（九）食品生产经营者在食品药品监督管理部门责令其召回或者停止经营后，仍拒不召回或者停止经营。

除前款和本法第一百二十三条、第一百二十五条规定的情形外，生产经营不符合法律、法规或者食品安全标准的食品、食品添加剂的，依照前款规定给予处罚。

生产食品相关产品新品种，未通过安全性评估，或者生产不符合食品安全标准的食品相关产品的，由县级以上人民政府质量监督部门依照第一款规定给予处罚。

第一百二十五条 违反本法规定，有下列情形之一的，由县级以上人民政府食品药品监督管理部门没收违法所得和违法生产经营的食品、食品添加剂，并可以没收用于违法生产经营的工具、设备、原料等物品；违法生产经营的食品、食品添加剂货值金额不足一万元的，并处五千元以上五万元以下罚款；货值金额一万元以上的，并处货值金额五倍以上十倍以下罚款；情节严重的，责令停产停业，直至吊销许可证：

（一）生产经营被包装材料、容器、运输工具等污染的食品、食品添加剂；

（二）生产经营无标签的预包装食品、食品添加剂或者标签、说明书不符合本法规定的食品、食品添加剂；

（三）生产经营转基因食品未按规定进行标示；

（四）食品生产经营者采购或者使用不符合食品安全标准的食品原料、食品添加剂、食品相关产品。

生产经营的食品、食品添加剂的标签、说明书存在瑕疵但不影响食品安全且不会对消费者造成误导的，由县级以上人民政府食品药品监督管理部门责令改正；拒不改正的，处二千元以下罚款。

第一百二十六条 违反本法规定，有下列情形之一的，由县级以上人民政府食品药品监督管理部门责令改正，给予警告；拒不改正的，处五千元以上五万元以下罚款；情节严重的，责令停产停业，直至吊销许可证：

（一）食品、食品添加剂生产者未按规定对采购的食品原料和生产的食品、食品添加剂进行检验；

（二）食品生产经营企业未按规定建立食品安全管理制度，或者未按规定配备或者培训、考核食品安全管理人员；

（三）食品、食品添加剂生产经营者进货时未查验许可证和相关证明文件，或者未按规定建立并遵守进货查验记录、出厂检验记录和销售记录制度；

（四）食品生产经营企业未制定食品安全事故处置方案；

（五）餐具、饮具和盛放直接入口食品的容器，使用前未经洗净、消毒或者清洗消毒不合格，或者餐饮服务设施、设备未按规定定期维护、清洗、校验；

（六）食品生产经营者安排未取得健康证明或者患有国务院卫生行政部门规定的有碍食品安全疾病的人员从事接触直接入口食品的工作；

（七）食品经营者未按规定要求销售食品；

（八）保健食品生产企业未按规定向食品药品监督管理部门备案，或者未按备案的产品配方、生产工艺等技术要求组织生产；

（九）婴幼儿配方食品生产企业未将食品原料、食品添加剂、产品配方、标签等向食品药品监督管理部门备案；

（十）特殊食品生产企业未按规定建立生产质量管理体系并有效运行，或者未定期提交自查报告；

（十一）食品生产经营者未定期对食品安全状况进行检查评价，或者生产经营条件发生变化，未按规定处理；

（十二）学校、托幼机构、养老机构、建筑工地等集中用餐单位未按规定履行食品安全管理责任；

（十三）食品生产企业、餐饮服务提供者未按规定制定、实施生产经营过程控制要求。

餐具、饮具集中消毒服务单位违反本法规定用水，使用洗涤剂、消毒剂，或者出厂的餐具、饮具未按规定检验合格并随附消毒合格证明，或者未按规定在独立包装上标注相关内容的，由县级以上人民政府卫生行政部门依照前款规定给予处罚。

食品相关产品生产者未按规定对生产的食品相关产品进行检验的，由县级以上人民政府质量监督部门依照第一款规定给予处罚。

食用农产品销售者违反本法第六十五条规定的，由县级以上人民政府食品药品监督管理部门依照第一款规定给予处罚。

第一百二十七条 对食品生产加工小作坊、食品摊贩等的违法行为的处罚，依照省、自治区、直辖市制定的具体管理办法执行。

第一百二十八条 违反本法规定，事故单位在发生食品安全事故后未进行处置、报告的，由有关主管部门按照各自职责分工责令改正，给予警告；隐匿、伪造、毁灭有关证据的，责令停产停业，没收违法所得，并处十万元以上五十万元以下罚款；造成严重后果的，吊销许可证。

第一百二十九条 违反本法规定，有下列情形之一的，由出入境检验检疫机构依照本法第一百二十四条的规定给予处罚：

（一）提供虚假材料，进口不符合我国食品安全国家标准的食品、食品添加剂、食品相关产品；

（二）进口尚无食品安全国家标准的食品，未提交所执行的标准并经国务院卫生行政部门审查，或者进口利用新的食品原料生产的食品或者进口食品添加剂新品种、食品相关产品新品种，未通过安全性评估；

（三）未遵守本法的规定出口食品；

（四）进口商在有关主管部门责令其依照本法规定召回进口的食品后，仍拒不召回。

违反本法规定，进口商未建立并遵守食品、食品添加剂进口和销售记录制度、境外出口商或者生产企业审核制度的，由出入境检验检疫机构依照本法第一百二十六条的规定给予处罚。

第一百三十条 违反本法规定，集中交易市场的开办者、柜台出租者、展销会的举办者允许未依法取得许可的食品经营者进入市场销售食品，或者未履行检查、报告等义务的，由县级以上人民政府食品药品监督管理部门责令改正，没收违法所得，并处五万元以上二十万元以下罚款；造成严重后果的，责令停业，直至由原发证部门吊销许可证；使消费者的合法权益受到损害的，应当与食品经营者承担连带责任。

食用农产品批发市场违反本法第六十四条规定的，依照前款规定承担责任。

第一百三十一条 违反本法规定，网络食品交易第三方平台提供者未对入网食品经营者进行实名登记、审查许可证，或者未履行报告、停止提供网络交易平台服务等义务的，由县级以上人民政府食品药品监督管理部门责令改正，没收违法所得，并处五万元以上二十万元以下罚款；造成严重后果的，责令停业，直至由原发证部门吊销许可证；使消费者的合法权益受到损害的，应当与食品经营者承担连带责任。

消费者通过网络食品交易第三方平台购买食品，其合法权益受到损害的，可以向入网食品经营者或者食品生产者要求赔偿。网络食品交易第三方平台提供者不能提供入网食品经营者的真实名称、地址和有效联系方式的，由网络食品交易第三方平台提供者赔偿。网络食品交易第三方平台提供者赔偿后，有权向入网食品经营者或者食品生产者追偿。网络食品交易第三方平台提供者作出更有利于消费者承诺的，应当履行其承诺。

第一百三十二条　违反本法规定，未按要求进行食品贮存、运输和装卸的，由县级以上人民政府食品药品监督管理等部门按照各自职责分工责令改正，给予警告；拒不改正的，责令停产停业，并处一万元以上五万元以下罚款；情节严重的，吊销许可证。

第一百三十三条　违反本法规定，拒绝、阻挠、干涉有关部门、机构及其工作人员依法开展食品安全监督检查、事故调查处理、风险监测和风险评估的，由有关主管部门按照各自职责分工责令停产停业，并处二千元以上五万元以下罚款；情节严重的，吊销许可证；构成违反治安管理行为的，由公安机关依法给予治安管理处罚。

违反本法规定，对举报人以解除、变更劳动合同或者其他方式打击报复的，应当依照有关法律的规定承担责任。

第一百三十四条　食品生产经营者在一年内累计三次因违反本法规定受到责令停产停业、吊销许可证以外处罚的，由食品药品监督管理部门责令停产停业，直至吊销许可证。

第一百三十五条　被吊销许可证的食品生产经营者及其法定代表人、直接负责的主管人员和其他直接责任人员自处罚决定作出之日起五年内不得申请食品生产经营许可，或者从事食品生产经营管理工作、担任食品生产经营企业食品安全管理人员。

因食品安全犯罪被判处有期徒刑以上刑罚的，终身不得从事食品生产经营管理工作，也不得担任食品生产经营企业食品安全管理人员。

食品生产经营者聘用人员违反前两款规定的，由县级以上人民政府食品药品监督管理部门吊销许可证。

第一百三十六条 食品经营者履行了本法规定的进货查验等义务，有充分证据证明其不知道所采购的食品不符合食品安全标准，并能如实说明其进货来源的，可以免予处罚，但应当依法没收其不符合食品安全标准的食品；造成人身、财产或者其他损害的，依法承担赔偿责任。

第一百三十七条 违反本法规定，承担食品安全风险监测、风险评估工作的技术机构、技术人员提供虚假监测、评估信息的，依法对技术机构直接负责的主管人员和技术人员给予撤职、开除处分；有执业资格的，由授予其资格的主管部门吊销执业证书。

第一百三十八条 违反本法规定，食品检验机构、食品检验人员出具虚假检验报告的，由授予其资质的主管部门或者机构撤销该食品检验机构的检验资质，没收所收取的检验费用，并处检验费用五倍以上十倍以下罚款，检验费用不足一万元的，并处五万元以上十万元以下罚款；依法对食品检验机构直接负责的主管人员和食品检验人员给予撤职或者开除处分；导致发生重大食品安全事故的，对直接负责的主管人员和食品检验人员给予开除处分。

违反本法规定，受到开除处分的食品检验机构人员，自处分决定作出之日起十年内不得从事食品检验工作；因食品安全违法行为受到刑事处罚或者因出具虚假检验报告导致发生重大食品安全事故受到开除处分的食品检验机构人员，终身不得从事食品检验工作。食品检验机构聘用不得从事食品检验工作的人员的，由授予其资质的主管部门或者机构撤销该食品检验机构的检验资质。

食品检验机构出具虚假检验报告，使消费者的合法权益受到损害的，应当与食品生产经营者承担连带责任。

第一百三十九条 违反本法规定，认证机构出具虚假认证结论，由认证认可监督管理部门没收所收取的认证费用，并处认证费用五倍以上十倍以下罚款，认证费用不足一万元的，并处五万元以上十万元以下罚款；情节严重的，责令停业，直至撤销认证机构批准文件，并向社会公布；对直接负责的主管人员和负有直接责任的认证人员，撤销其执业资格。

认证机构出具虚假认证结论，使消费者的合法权益受到损害的，应当与食品生产经营者承担连带责任。

第一百四十条 违反本法规定，在广告中对食品作虚假宣传，欺骗消费者，或者发布未取得批准文件、广告内容与批准文件不一致的保健食品广告的，依照《中华人民共和国广告法》的规定给予处罚。

广告经营者、发布者设计、制作、发布虚假食品广告，使消费者的合法权益受到损害的，应当与食品生产经营者承担连带责任。

社会团体或者其他组织、个人在虚假广告或者其他虚假宣传中向消费者推荐食品，使消费者的合法权益受到损害的，应当与食品生产经营者承担连带责任。

违反本法规定，食品药品监督管理等部门、食品检验机构、食品行业协会以广告或者其他形式向消费者推荐食品，消费者组织以收取费用或者其他牟取利益的方式向消费者推荐食品的，由有关主管部门没收违法所得，依法对直接负责的主管人员和其他直接责任人员给予记大过、降级或者撤职处分；情节严重的，给予开除处分。

对食品作虚假宣传且情节严重的，由省级以上人民政府食品药品监督管理部门决定暂停销售该食品，并向社会公布；仍然销售该食品的，由县级以上人民政府食品药品监督管理部门没收违法所得和违法销售的食品，并处二万元以上五万元以下罚款。

第一百四十一条 违反本法规定，编造、散布虚假食品安全信息，构成违反治安管理行为的，由公安机关依法给予治安管理处罚。

媒体编造、散布虚假食品安全信息的，由有关主管部门依法给予处罚，并对直接负责的主管人员和其他直接责任人员给予处分；使公民、法人或者其他组织的合法权益受到损害的，依法承担消除影响、恢复名誉、赔偿损失、赔礼道歉等民事责任。

第一百四十二条 违反本法规定，县级以上地方人民政府有下列行为之一的，对直接负责的主管人员和其他直接责任人员给予记大过处分；情节较重的，给予降级或者撤职处分；情节严重的，给予开除处分；造成严重后果的，其主要负责人还应当引咎辞职：

（一）对发生在本行政区域内的食品安全事故，未及时组织协调有关部门开展有效处置，造成不良影响或者损失；

（二）对本行政区域内涉及多环节的区域性食品安全问题，未及时组织整治，造成不良影响或者损失；

（三）隐瞒、谎报、缓报食品安全事故；

（四）本行政区域内发生特别重大食品安全事故，或者连续发生重大食品安全事故。

第一百四十三条 违反本法规定，县级以上地方人民政府有下列行为之一的，对直接负责的主管人员和其他直接责任人员给予警告、记过或者记大过处分；造成严重后果的，给予降级或者撤职处分：

（一）未确定有关部门的食品安全监督管理职责，未建立健全食品安全全程监督管理工作机制和信息共享机制，未落实食品安全监督管理责任制；

（二）未制定本行政区域的食品安全事故应急预案，或者发生食品安全事故后未按规定立即成立事故处置指挥机构、启动应急预案。

第一百四十四条 违反本法规定，县级以上人民政府食品药品监督管理、卫生行政、质量监督、农业行政等部门有下列行为之一的，对直接负责的主管人员和其他直接责任人员给予记大过处分；情节较重的，给予降级或者撤职处分；情节严重的，给予开除处分；造成严重后果的，其主要负责人还应当引咎辞职：

（一）隐瞒、谎报、缓报食品安全事故；

（二）未按规定查处食品安全事故，或者接到食品安全事故报告未及时处理，造成事故扩大或者蔓延；

（三）经食品安全风险评估得出食品、食品添加剂、食品相关产品不安全结论后，未及时采取相应措施，造成食品安全事故或者不良社会影响；

（四）对不符合条件的申请人准予许可，或者超越法定职权准予许可；

（五）不履行食品安全监督管理职责，导致发生食品安全事故。

第一百四十五条 违反本法规定，县级以上人民政府食品药品监督管理、卫生行政、质量监督、农业行政等部门有下列行为之一，造成不良后果的，对直接负责的主管人员和其他直接责任人员给予警告、记过或者记大过处分；情节较重的，给予降级或者撤职处分；情节严重的，给予开除处分：

（一）在获知有关食品安全信息后，未按规定向上级主管部门和本级人民政府报告，或者未按规定相互通报；

（二）未按规定公布食品安全信息；

（三）不履行法定职责，对查处食品安全违法行为不配合，或者滥用职权、玩忽职守、徇私舞弊。

第一百四十六条 食品药品监督管理、质量监督等部门在履行食品安全监督管理职责过程中，违法实施检查、强制等执法措施，给生产经营者造成损失的，应当依法予以赔偿，对直接负责的主管人员和其他直接责任人员依法给予处分。

第一百四十七条 违反本法规定，造成人身、财产或者其他损害的，依法承担赔偿责任。生产经营者财产不足以同时承担民事赔偿责任和缴纳罚款、罚金时，先承担民事赔偿责任。

第一百四十八条 消费者因不符合食品安全标准的食品受到损害的，可以向经营者要求赔偿损失，也可以向生产者要求赔偿损失。接到消费者赔偿要求的生产经营者，应当实行首负责任制，先行赔付，不得推诿；属于生产者责任的，经营者赔偿后有权向生产者追偿；属于经营者责任的，生产者赔偿后有权向经营者追偿。

生产不符合食品安全标准的食品或者经营明知是不符合食品安全标准的食品，消费者除要求赔偿损失外，还可以向生产者或者经营者要求支付价款十倍或者损失三倍的赔偿金；增加赔偿的金额不足一千元的，为一千元。但是，食品的标签、说明书存在不影响食品安全且不会对消费者造成误导的瑕疵的除外。

第一百四十九条 违反本法规定，构成犯罪的，依法追究刑事责任。

第十章 附 则

第一百五十条 本法下列用语的含义：

食品，指各种供人食用或者饮用的成品和原料以及按照传统既是食品又是中药材的物品，但是不包括以治疗为目的的物品。

食品安全，指食品无毒、无害，符合应当有的营养要求，对人体健康不造成任何急性、亚急性或者慢性危害。

预包装食品，指预先定量包装或者制作在包装材料、容器中的食品。

食品添加剂，指为改善食品品质和色、香、味以及为防腐、保鲜和加工工艺的需要而加入食品中的人工合成或者天然物质，包括营养强化剂。

用于食品的包装材料和容器，指包装、盛放食品或者食品添加剂用的纸、竹、木、金属、搪瓷、陶瓷、塑料、橡胶、天然纤维、化学纤维、玻璃等制品和直接接触食品或者食品添加剂的涂料。

用于食品生产经营的工具、设备，指在食品或者食品添加剂生产、销售、使用过程中直接接触食品或者食品添加剂的机械、管道、传送带、容器、用具、餐具等。

用于食品的洗涤剂、消毒剂，指直接用于洗涤或者消毒食品、餐具、饮具以及直接接触食品的工具、设备或者食品包装材料和容器的物质。

食品保质期，指食品在标明的贮存条件下保持品质的期限。

食源性疾病，指食品中致病因素进入人体引起的感染性、中毒性等疾病，包括食物中毒。

食品安全事故，指食源性疾病、食品污染等源于食品，对人体健康有危害或者可能有危害的事故。

第一百五十一条 转基因食品和食盐的食品安全管理，本法未作规定的，适用其他法律、行政法规的规定。

第一百五十二条 铁路、民航运营中食品安全的管理办法由国务院食品药品监督管理部门会同国务院有关部门依照本法制定。

保健食品的具体管理办法由国务院食品药品监督管理部门依照本法制定。

食品相关产品生产活动的具体管理办法由国务院质量监督部门依照本法制定。

国境口岸食品的监督管理由出入境检验检疫机构依照本法以及有关法律、行政法规的规定实施。

军队专用食品和自供食品的食品安全管理办法由中央军事委员会依照本法制定。

第一百五十三条 国务院根据实际需要，可以对食品安全监督管理体制作出调整。

第一百五十四条 本法自2015年10月1日起施行。

中华人民共和国广告法

中华人民共和国主席令

第二十二号

《中华人民共和国广告法》已由中华人民共和国第十二届全国人民代表大会常务委员会第十四次会议于2015年4月24日修订通过，现将修订后的《中华人民共和国广告法》公布，自2015年9月1日起施行。

中华人民共和国主席　习近平

2015年4月24日

中华人民共和国广告法

（1994年10月27日第八届全国人民代表大会常务委员会第十次会议通过　2015年4月24日第十二届全国人民代表大会常务委员会第十四次会议修订）

目　录

第一章　总　则

第一条　为了规范广告活动，保护消费者的合法权益，促进广告业的健康发展，维护社会经济秩序，制定本法。

第二条　在中华人民共和国境内，商品经营者或者服务提供者通过一定媒介和形式直接或者间接地介绍自己所推销的商品或者服务的商业广告活动，适用本法。

本法所称广告主，是指为推销商品或者服务，自行或者委托他人设计、制作、发布广告的自然人、法人或者其他组织。

本法所称广告经营者，是指接受委托提供广告设计、制作、代理服务的自然人、法人或者其他组织。

本法所称广告发布者，是指为广告主或者广告主委托的广告经营者发布广告的自然人、法人或者其他组织。

本法所称广告代言人，是指广告主以外的，在广告中以自己的名义或者形象对商品、服务作推荐、证明的自然人、法人或者其他组织。

第三条 广告应当真实、合法，以健康的表现形式表达广告内容，符合社会主义精神文明建设和弘扬中华民族优秀传统文化的要求。

第四条 广告不得含有虚假或者引人误解的内容，不得欺骗、误导消费者。

广告主应当对广告内容的真实性负责。

第五条 广告主、广告经营者、广告发布者从事广告活动，应当遵守法律、法规，诚实信用，公平竞争。

第六条 国务院工商行政管理部门主管全国的广告监督管理工作，国务院有关部门在各自的职责范围内负责广告管理相关工作。

县级以上地方工商行政管理部门主管本行政区域的广告监督管理工作，县级以上地方人民政府有关部门在各自的职责范围内负责广告管理相关工作。

第七条 广告行业组织依照法律、法规和章程的规定，制定行业规范，加强行业自律，促进行业发展，引导会员依法从事广告活动，推动广告行业诚信建设。

第二章 广告内容准则

第八条 广告中对商品的性能、功能、产地、用途、质量、成分、价格、生产者、有效期限、允诺等或者对服务的内容、提供者、形式、质量、价格、允诺等有表示的，应当准确、清楚、明白。

广告中表明推销的商品或者服务附带赠送的，应当明示所附带赠送商品或者服务的品种、规格、数量、期限和方式。

法律、行政法规规定广告中应当明示的内容,应当显著、清晰表示。

第九条 广告不得有下列情形:

(一)使用或者变相使用中华人民共和国的国旗、国歌、国徽,军旗、军歌、军徽;

(二)使用或者变相使用国家机关、国家机关工作人员的名义或者形象;

(三)使用"国家级"、"最高级"、"最佳"等用语;

(四)损害国家的尊严或者利益,泄露国家秘密;

(五)妨碍社会安定,损害社会公共利益;

(六)危害人身、财产安全,泄露个人隐私;

(七)妨碍社会公共秩序或者违背社会良好风尚;

(八)含有淫秽、色情、赌博、迷信、恐怖、暴力的内容;

(九)含有民族、种族、宗教、性别歧视的内容;

(十)妨碍环境、自然资源或者文化遗产保护;

(十一)法律、行政法规规定禁止的其他情形。

第十条 广告不得损害未成年人和残疾人的身心健康。

第十一条 广告内容涉及的事项需要取得行政许可的,应当与许可的内容相符合。

广告使用数据、统计资料、调查结果、文摘、引用语等引证内容的,应当真实、准确,并表明出处。引证内容有适用范围和有效期限的,应当明确表示。

第十二条 广告中涉及专利产品或者专利方法的,应当标明专利号和专利种类。

未取得专利权的,不得在广告中谎称取得专利权。

禁止使用未授予专利权的专利申请和已经终止、撤销、无效的专利作广告。

第十三条 广告不得贬低其他生产经营者的商品或者服务。

第十四条 广告应当具有可识别性，能够使消费者辨明其为广告。

大众传播媒介不得以新闻报道形式变相发布广告。通过大众传播媒介发布的广告应当显著标明"广告"，与其他非广告信息相区别，不得使消费者产生误解。

广播电台、电视台发布广告，应当遵守国务院有关部门关于时长、方式的规定，并应当对广告时长作出明显提示。

第十五条 麻醉药品、精神药品、医疗用毒性药品、放射性药品等特殊药品，药品类易制毒化学品，以及戒毒治疗的药品、医疗器械和治疗方法，不得作广告。

前款规定以外的处方药，只能在国务院卫生行政部门和国务院药品监督管理部门共同指定的医学、药学专业刊物上作广告。

第十六条 医疗、药品、医疗器械广告不得含有下列内容：

（一）表示功效、安全性的断言或者保证；

（二）说明治愈率或者有效率；

（三）与其他药品、医疗器械的功效和安全性或者其他医疗机构比较；

（四）利用广告代言人作推荐、证明；

（五）法律、行政法规规定禁止的其他内容。

药品广告的内容不得与国务院药品监督管理部门批准的说明书不一致，并应当显著标明禁忌、不良反应。处方药广告应当显著标明"本广告仅供医学药学专业人士阅读"，非处方药广告应当显著标明"请按药品说明书或者在药师指导下购买和使用"。

推荐给个人自用的医疗器械的广告，应当显著标明"请仔细阅读产品说明书或者在医务人员的指导下购买和使用"。医疗器械产品注册证明文件中有禁忌内容、注意事项的，广告中应当显著标明"禁忌内容或者注意事项详见说明书"。

第十七条 除医疗、药品、医疗器械广告外，禁止其他任何广告涉及疾病治疗功能，并不得使用医疗用语或者易使推销的商品与药品、医疗器械相混淆的用语。

第十八条 保健食品广告不得含有下列内容：

（一）表示功效、安全性的断言或者保证；

（二）涉及疾病预防、治疗功能；

（三）声称或者暗示广告商品为保障健康所必需；

（四）与药品、其他保健食品进行比较；

（五）利用广告代言人作推荐、证明；

（六）法律、行政法规规定禁止的其他内容。

保健食品广告应当显著标明"本品不能代替药物"。

第十九条 广播电台、电视台、报刊音像出版单位、互联网信息服务提供者不得以介绍健康、养生知识等形式变相发布医疗、药品、医疗器械、保健食品广告。

第二十条 禁止在大众传播媒介或者公共场所发布声称全部或者部分替代母乳的婴儿乳制品、饮料和其他食品广告。

第二十一条 农药、兽药、饲料和饲料添加剂广告不得含有下列内容：

（一）表示功效、安全性的断言或者保证；

（二）利用科研单位、学术机构、技术推广机构、行业协会或者专业人士、用户的名义或者形象作推荐、证明；

（三）说明有效率；

（四）违反安全使用规程的文字、语言或者画面；

（五）法律、行政法规规定禁止的其他内容。

第二十二条 禁止在大众传播媒介或者公共场所、公共交通工具、户外发布烟草广告。禁止向未成年人发送任何形式的烟草广告。

禁止利用其他商品或者服务的广告、公益广告，宣传烟草制品名称、商标、包装、装潢以及类似内容。

烟草制品生产者或者销售者发布的迁址、更名、招聘等启事中，不得含有烟草制品名称、商标、包装、装潢以及类似内容。

第二十三条　酒类广告不得含有下列内容：

（一）诱导、怂恿饮酒或者宣传无节制饮酒；

（二）出现饮酒的动作；

（三）表现驾驶车、船、飞机等活动；

（四）明示或者暗示饮酒有消除紧张和焦虑、增加体力等功效。

第二十四条　教育、培训广告不得含有下列内容：

（一）对升学、通过考试、获得学位学历或者合格证书，或者对教育、培训的效果作出明示或者暗示的保证性承诺；

（二）明示或者暗示有相关考试机构或者其工作人员、考试命题人员参与教育、培训；

（三）利用科研单位、学术机构、教育机构、行业协会、专业人士、受益者的名义或者形象作推荐、证明。

第二十五条　招商等有投资回报预期的商品或者服务广告，应当对可能存在的风险以及风险责任承担有合理提示或者警示，并不得含有下列内容：

（一）对未来效果、收益或者与其相关的情况作出保证性承诺，明示或者暗示保本、无风险或者保收益等，国家另有规定的除外；

（二）利用学术机构、行业协会、专业人士、受益者的名义或者形象作推荐、证明。

第二十六条　房地产广告，房源信息应当真实，面积应当表明为建筑面积或者套内建筑面积，并不得含有下列内容：

（一）升值或者投资回报的承诺；

（二）以项目到达某一具体参照物的所需时间表示项目

位置；

（三）违反国家有关价格管理的规定；

（四）对规划或者建设中的交通、商业、文化教育设施以及其他市政条件作误导宣传。

第二十七条 农作物种子、林木种子、草种子、种畜禽、水产苗种和种养殖广告关于品种名称、生产性能、生长量或者产量、品质、抗性、特殊使用价值、经济价值、适宜种植或者养殖的范围和条件等方面的表述应当真实、清楚、明白，并不得含有下列内容：

（一）作科学上无法验证的断言；

（二）表示功效的断言或者保证；

（三）对经济效益进行分析、预测或者作保证性承诺；

（四）利用科研单位、学术机构、技术推广机构、行业协会或者专业人士、用户的名义或者形象作推荐、证明。

第二十八条 广告以虚假或者引人误解的内容欺骗、误导消费者的，构成虚假广告。

广告有下列情形之一的，为虚假广告：

（一）商品或者服务不存在的；

（二）商品的性能、功能、产地、用途、质量、规格、成分、价格、生产者、有效期限、销售状况、曾获荣誉等信息，或者服务的内容、提供者、形式、质量、价格、销售状况、曾获荣誉等信息，以及与商品或者服务有关的允诺等信息与实际情况不符，对购买行为有实质性影响的；

（三）使用虚构、伪造或者无法验证的科研成果、统计资料、调查结果、文摘、引用语等信息作证明材料的；

（四）虚构使用商品或者接受服务的效果的；

（五）以虚假或者引人误解的内容欺骗、误导消费者的其他情形。

第三章　广告行为规范

　　第二十九条　广播电台、电视台、报刊出版单位从事广告发布业务的，应当设有专门从事广告业务的机构，配备必要的人员，具有与发布广告相适应的场所、设备，并向县级以上地方工商行政管理部门办理广告发布登记。

　　第三十条　广告主、广告经营者、广告发布者之间在广告活动中应当依法订立书面合同。

　　第三十一条　广告主、广告经营者、广告发布者不得在广告活动中进行任何形式的不正当竞争。

　　第三十二条　广告主委托设计、制作、发布广告，应当委托具有合法经营资格的广告经营者、广告发布者。

　　第三十三条　广告主或者广告经营者在广告中使用他人名义或者形象的，应当事先取得其书面同意；使用无民事行为能力人、限制民事行为能力人的名义或者形象的，应当事先取得其监护人的书面同意。

　　第三十四条　广告经营者、广告发布者应当按照国家有关规定，建立、健全广告业务的承接登记、审核、档案管理制度。

　　广告经营者、广告发布者依据法律、行政法规查验有关证明文件，核对广告内容。对内容不符或者证明文件不全的广告，广告经营者不得提供设计、制作、代理服务，广告发布者不得发布。

　　第三十五条　广告经营者、广告发布者应当公布其收费标准和收费办法。

　　第三十六条　广告发布者向广告主、广告经营者提供的覆盖率、收视率、点击率、发行量等资料应当真实。

　　第三十七条　法律、行政法规规定禁止生产、销售的产品或者提供的服务，以及禁止发布广告的商品或者服务，任何单位或者个人不得设计、制作、代理、发布广告。

第三十八条 广告代言人在广告中对商品、服务作推荐、证明，应当依据事实，符合本法和有关法律、行政法规规定，并不得为其未使用过的商品或者未接受过的服务作推荐、证明。

不得利用不满十周岁的未成年人作为广告代言人。

对在虚假广告中作推荐、证明受到行政处罚未满三年的自然人、法人或者其他组织，不得利用其作为广告代言人。

第三十九条 不得在中小学校、幼儿园内开展广告活动，不得利用中小学生和幼儿的教材、教辅材料、练习册、文具、教具、校服、校车等发布或者变相发布广告，但公益广告除外。

第四十条 在针对未成年人的大众传播媒介上不得发布医疗、药品、保健食品、医疗器械、化妆品、酒类、美容广告，以及不利于未成年人身心健康的网络游戏广告。

针对不满十四周岁的未成年人的商品或者服务的广告不得含有下列内容：

（一）劝诱其要求家长购买广告商品或者服务；

（二）可能引发其模仿不安全行为。

第四十一条 县级以上地方人民政府应当组织有关部门加强对利用户外场所、空间、设施等发布户外广告的监督管理，制定户外广告设置规划和安全要求。

户外广告的管理办法，由地方性法规、地方政府规章规定。

第四十二条 有下列情形之一的，不得设置户外广告：

（一）利用交通安全设施、交通标志的；

（二）影响市政公共设施、交通安全设施、交通标志、消防设施、消防安全标志使用的；

（三）妨碍生产或者人民生活，损害市容市貌的；

（四）在国家机关、文物保护单位、风景名胜区等的建筑控制地带，或者县级以上地方人民政府禁止设置户外广告的区域设置的。

第四十三条　任何单位或者个人未经当事人同意或者请求，不得向其住宅、交通工具等发送广告，也不得以电子信息方式向其发送广告。

以电子信息方式发送广告的，应当明示发送者的真实身份和联系方式，并向接收者提供拒绝继续接收的方式。

第四十四条　利用互联网从事广告活动，适用本法的各项规定。

利用互联网发布、发送广告，不得影响用户正常使用网络。在互联网页面以弹出等形式发布的广告，应当显著标明关闭标志，确保一键关闭。

第四十五条　公共场所的管理者或者电信业务经营者、互联网信息服务提供者对其明知或者应知的利用其场所或者信息传输、发布平台发送、发布违法广告的，应当予以制止。

第四章　监督管理

第四十六条　发布医疗、药品、医疗器械、农药、兽药和保健食品广告，以及法律、行政法规规定应当进行审查的其他广告，应当在发布前由有关部门（以下称广告审查机关）对广告内容进行审查；未经审查，不得发布。

第四十七条　广告主申请广告审查，应当依照法律、行政法规向广告审查机关提交有关证明文件。

广告审查机关应当依照法律、行政法规规定作出审查决定，并应当将审查批准文件抄送同级工商行政管理部门。广告审查机关应当及时向社会公布批准的广告。

第四十八条　任何单位或者个人不得伪造、变造或者转让广告审查批准文件。

第四十九条　工商行政管理部门履行广告监督管理职责，可以行使下列职权：

（一）对涉嫌从事违法广告活动的场所实施现场检查；

（二）询问涉嫌违法当事人或者其法定代表人、主要负责人和其他有关人员，对有关单位或者个人进行调查；

（三）要求涉嫌违法当事人限期提供有关证明文件；

（四）查阅、复制与涉嫌违法广告有关的合同、票据、账簿、广告作品和其他有关资料；

（五）查封、扣押与涉嫌违法广告直接相关的广告物品、经营工具、设备等财物；

（六）责令暂停发布可能造成严重后果的涉嫌违法广告；

（七）法律、行政法规规定的其他职权。

工商行政管理部门应当建立健全广告监测制度，完善监测措施，及时发现和依法查处违法广告行为。

第五十条　国务院工商行政管理部门会同国务院有关部门，制定大众传播媒介广告发布行为规范。

第五十一条　工商行政管理部门依照本法规定行使职权，当事人应当协助、配合，不得拒绝、阻挠。

第五十二条　工商行政管理部门和有关部门及其工作人员对其在广告监督管理活动中知悉的商业秘密负有保密义务。

第五十三条　任何单位或者个人有权向工商行政管理部门和有关部门投诉、举报违反本法的行为。工商行政管理部门和有关部门应当向社会公开受理投诉、举报的电话、信箱或者电子邮件地址，接到投诉、举报的部门应当自收到投诉之日起七个工作日内，予以处理并告知投诉、举报人。

工商行政管理部门和有关部门不依法履行职责的，任何单位或者个人有权向其上级机关或者监察机关举报。接到举报的机关应当依法作出处理，并将处理结果及时告知举报人。

有关部门应当为投诉、举报人保密。

第五十四条 消费者协会和其他消费者组织对违反本法规定，发布虚假广告侵害消费者合法权益，以及其他损害社会公共利益的行为，依法进行社会监督。

第五章　法律责任

第五十五条 违反本法规定，发布虚假广告的，由工商行政管理部门责令停止发布广告，责令广告主在相应范围内消除影响，处广告费用三倍以上五倍以下的罚款，广告费用无法计算或者明显偏低的，处二十万元以上一百万元以下的罚款；两年内有三次以上违法行为或者有其他严重情节的，处广告费用五倍以上十倍以下的罚款，广告费用无法计算或者明显偏低的，处一百万元以上二百万元以下的罚款，可以吊销营业执照，并由广告审查机关撤销广告审查批准文件、一年内不受理其广告审查申请。

医疗机构有前款规定违法行为，情节严重的，除由工商行政管理部门依照本法处罚外，卫生行政部门可以吊销诊疗科目或者吊销医疗机构执业许可证。

广告经营者、广告发布者明知或者应知广告虚假仍设计、制作、代理、发布的，由工商行政管理部门没收广告费用，并处广告费用三倍以上五倍以下的罚款，广告费用无法计算或者明显偏低的，处二十万元以上一百万元以下的罚款；两年内有三次以上违法行为或者有其他严重情节的，处广告费用五倍以上十倍以下的罚款，广告费用无法计算或者明显偏低的，处一百万元以上二百万元以下的罚款，并可以由有关部门暂停广告发布业务、吊销营业执照、吊销广告发布登记证件。

广告主、广告经营者、广告发布者有本条第一款、第三款规定行为，构成犯罪的，依法追究刑事责任。

第五十六条　违反本法规定，发布虚假广告，欺骗、误导消费者，使购买商品或者接受服务的消费者的合法权益受到损害的，由广告主依法承担民事责任。广告经营者、广告发布者不能提供广告主的真实名称、地址和有效联系方式的，消费者可以要求广告经营者、广告发布者先行赔偿。

关系消费者生命健康的商品或者服务的虚假广告，造成消费者损害的，其广告经营者、广告发布者、广告代言人应当与广告主承担连带责任。

前款规定以外的商品或者服务的虚假广告，造成消费者损害的，其广告经营者、广告发布者、广告代言人，明知或者应知广告虚假仍设计、制作、代理、发布或者作推荐、证明的，应当与广告主承担连带责任。

第五十七条　有下列行为之一的，由工商行政管理部门责令停止发布广告，对广告主处二十万元以上一百万元以下的罚款，情节严重的，并可以吊销营业执照，由广告审查机关撤销广告审查批准文件、一年内不受理其广告审查申请；对广告经营者、广告发布者，由工商行政管理部门没收广告费用，处二十万元以上一百万元以下的罚款，情节严重的，并可以吊销营业执照、吊销广告发布登记证件：

（一）发布有本法第九条、第十条规定的禁止情形的广告的；

（二）违反本法第十五条规定发布处方药广告、药品类易制毒化学品广告、戒毒治疗的医疗器械和治疗方法广告的；

（三）违反本法第二十条规定，发布声称全部或者部分替代母乳的婴儿乳制品、饮料和其他食品广告的；

（四）违反本法第二十二条规定发布烟草广告的；

（五）违反本法第三十七条规定，利用广告推销禁止生产、销售的产品或者提供的服务，或者禁止发布广告的商品或者服务的；

（六）违反本法第四十条第一款规定，在针对未成年人的大众传播媒介上发布医疗、药品、保健食品、医疗器械、化妆品、酒类、美容广告，以及不利于未成年人身心健康的网络游戏广告的。

第五十八条　有下列行为之一的，由工商行政管理部门责令停止发布广告，责令广告主在相应范围内消除影响，处广告费用一倍以上三倍以下的罚款，广告费用无法计算或者明显偏低的，处十万元以上二十万元以下的罚款；情节严重的，处广告费用三倍以上五倍以下的罚款，广告费用无法计算或者明显偏低的，处二十万元以上一百万元以下的罚款，可以吊销营业执照，并由广告审查机关撤销广告审查批准文件、一年内不受理其广告审查申请：

（一）违反本法第十六条规定发布医疗、药品、医疗器械广告的；

（二）违反本法第十七条规定，在广告中涉及疾病治疗功能，以及使用医疗用语或者易使推销的商品与药品、医疗器械相混淆的用语的；

（三）违反本法第十八条规定发布保健食品广告的；

（四）违反本法第二十一条规定发布农药、兽药、饲料和饲料添加剂广告的；

（五）违反本法第二十三条规定发布酒类广告的；

（六）违反本法第二十四条规定发布教育、培训广告的；

（七）违反本法第二十五条规定发布招商等有投资回报预期的商品或者服务广告的；

（八）违反本法第二十六条规定发布房地产广告的；

（九）违反本法第二十七条规定发布农作物种子、林木种子、草种子、种畜禽、水产苗种和种养殖广告的；

（十）违反本法第三十八条第二款规定，利用不满十周岁的未成年人作为广告代言人的；

（十一）违反本法第三十八条第三款规定，利用自然人、法人或者其他组织作为广告代言人的；

（十二）违反本法第三十九条规定，在中小学校、幼儿园内或者利用与中小学生、幼儿有关的物品发布广告的；

（十三）违反本法第四十条第二款规定，发布针对不满十四周岁的未成年人的商品或者服务的广告的；

（十四）违反本法第四十六条规定，未经审查发布广告的。

医疗机构有前款规定违法行为，情节严重的，除由工商行政管理部门依照本法处罚外，卫生行政部门可以吊销诊疗科目或者吊销医疗机构执业许可证。

广告经营者、广告发布者明知或者应知有本条第一款规定违法行为仍设计、制作、代理、发布的，由工商行政管理部门没收广告费用，并处广告费用一倍以上三倍以下的罚款，广告费用无法计算或者明显偏低的，处十万元以上二十万元以下的罚款；情节严重的，处广告费用三倍以上五倍以下的罚款，广告费用无法计算或者明显偏低的，处二十万元以上一百万元以下的罚款，并可以由有关部门暂停广告发布业务、吊销营业执照、吊销广告发布登记证件。

第五十九条 有下列行为之一的，由工商行政管理部门责令停止发布广告，对广告主处十万元以下的罚款：

（一）广告内容违反本法第八条规定的；

（二）广告引证内容违反本法第十一条规定的；

（三）涉及专利的广告违反本法第十二条规定的；

（四）违反本法第十三条规定，广告贬低其他生产经营者的商品或者服务的。

广告经营者、广告发布者明知或者应知有前款规定违法行为仍设计、制作、代理、发布的，由工商行政管理部门处十万元以下的罚款。

广告违反本法第十四条规定，不具有可识别性的，或者违反本法第十九条规定，变相发布医疗、药品、医疗器械、保健食品广告的，由工商行政管理部门责令改正，对广告发布者处十万元以下的罚款。

第六十条 违反本法第二十九条规定，广播电台、电视台、报刊出版单位未办理广告发布登记，擅自从事广告发布业务的，由工商行政管理部门责令改正，没收违法所得，违法所得一万元以上的，并处违法所得一倍以上三倍以下的罚款；违法所得不足一万元的，并处五千元以上三万元以下的罚款。

第六十一条 违反本法第三十四条规定，广告经营者、广告发布者未按照国家有关规定建立、健全广告业务管理制度的，或者未对广告内容进行核对的，由工商行政管理部门责令改正，可以处五万元以下的罚款。

违反本法第三十五条规定，广告经营者、广告发布者未公布其收费标准和收费办法的，由价格主管部门责令改正，可以处五万元以下的罚款。

第六十二条 广告代言人有下列情形之一的，由工商行政管理部门没收违法所得，并处违法所得一倍以上二倍以下的罚款：

（一）违反本法第十六条第一款第四项规定，在医疗、药品、医疗器械广告中作推荐、证明的；

（二）违反本法第十八条第一款第五项规定，在保健食品广告中作推荐、证明的；

（三）违反本法第三十八条第一款规定，为其未使用过的商品或者未接受过的服务作推荐、证明的；

（四）明知或者应知广告虚假仍在广告中对商品、服务作推荐、证明的。

第六十三条 违反本法第四十三条规定发送广告的，由有关部门责令停止违法行为，对广告主处五千元以上三万元以下的罚款。

违反本法第四十四条第二款规定，利用互联网发布广告，未显著标明关闭标志，确保一键关闭的，由工商行政管理部门责令改正，对广告主处五千元以上三万元以下的罚款。

第六十四条 违反本法第四十五条规定，公共场所的管理者和电信业务经营者、互联网信息服务提供者，明知或者应知广告活动违法不予制止的，由工商行政管理部门没收违法所得，违法所得五万元以上的，并处违法所得一倍以上三倍以下的罚款，违法所得不足五万元的，并处一万元以上五万元以下的罚款；情节严重的，由有关部门依法停止相关业务。

第六十五条 违反本法规定，隐瞒真实情况或者提供虚假材料申请广告审查的，广告审查机关不予受理或者不予批准，予以警告，一年内不受理该申请人的广告审查申请；以欺骗、贿赂等不正当手段取得广告审查批准的，广告审查机关予以撤销，处十万元以上二十万元以下的罚款，三年内不受理该申请人的广告审查申请。

第六十六条 违反本法规定，伪造、变造或者转让广告审查批准文件的，由工商行政管理部门没收违法所得，并处一万元以上十万元以下的罚款。

第六十七条 有本法规定的违法行为的，由工商行政管理部门记入信用档案，并依照有关法律、行政法规规定予以公示。

第六十八条 广播电台、电视台、报刊音像出版单位发布违法广告，或者以新闻报道形式变相发布广告，或者以介绍健康、养生知识等形式变相发布医疗、药品、医疗器械、保健食品广告，工商行政管理部门依照本法给予处罚的，应当通报新闻出版广电部门以及其他有关部门。新闻出版广电部门以及其他有关部门应当依法对负有责任的主管人员和直接责任人员给予处分；情节严重的，并可以暂停媒体的广告发布业务。

新闻出版广电部门以及其他有关部门未依照前款规定对广播电台、电视台、报刊音像出版单位进行处理的，对负有责任的主管人员和直接责任人员，依法给予处分。

第六十九条　广告主、广告经营者、广告发布者违反本法规定，有下列侵权行为之一的，依法承担民事责任：

（一）在广告中损害未成年人或者残疾人的身心健康的；

（二）假冒他人专利的；

（三）贬低其他生产经营者的商品、服务的；

（四）在广告中未经同意使用他人名义或者形象的；

（五）其他侵犯他人合法民事权益的。

第七十条　因发布虚假广告，或者有其他本法规定的违法行为，被吊销营业执照的公司、企业的法定代表人，对违法行为负有个人责任的，自该公司、企业被吊销营业执照之日起三年内不得担任公司、企业的董事、监事、高级管理人员。

第七十一条　违反本法规定，拒绝、阻挠工商行政管理部门监督检查，或者有其他构成违反治安管理行为的，依法给予治安管理处罚；构成犯罪的，依法追究刑事责任。

第七十二条　广告审查机关对违法的广告内容作出审查批准决定的，对负有责任的主管人员和直接责任人员，由任免机关或者监察机关依法给予处分；构成犯罪的，依法追究刑事责任。

第七十三条　工商行政管理部门对在履行广告监测职责中发现的违法广告行为或者对经投诉、举报的违法广告行为，不依法予以查处的，对负有责任的主管人员和直接责任人员，依法给予处分。

工商行政管理部门和负责广告管理相关工作的有关部门的工作人员玩忽职守、滥用职权、徇私舞弊的，依法给予处分。

有前两款行为，构成犯罪的，依法追究刑事责任。

第六章 附 则

第七十四条 国家鼓励、支持开展公益广告宣传活动，传播社会主义核心价值观，倡导文明风尚。

大众传播媒介有义务发布公益广告。广播电台、电视台、报刊出版单位应当按照规定的版面、时段、时长发布公益广告。公益广告的管理办法，由国务院工商行政管理部门会同有关部门制定。

第七十五条 本法自2015年9月1日起施行。

中华人民共和国商标法实施条例

中华人民共和国国务院令

第651号

现公布修订后的《中华人民共和国商标法实施条例》，自2014年5月1日起施行。

总理 李克强
2014年4月29日

中华人民共和国商标法实施条例

（2002年8月3日中华人民共和国国务院令第358号公布
2014年4月29日中华人民共和国国务院令第651号修订）

第一章 总 则

第一条 根据《中华人民共和国商标法》（以下简称商标法），制定本条例。

第二条 本条例有关商品商标的规定，适用于服务商标。

第三条 商标持有人依照商标法第十三条规定请求驰名商标保护的，应当提交其商标构成驰名商标的证据材料。商标局、商标评审委员会应当依照商标法第十四条的规定，根据审查、处理案件的需要以及当事人提交的证据材料，对其商标驰名情况作出认定。

第四条 商标法第十六条规定的地理标志，可以依照商标法和本条例的规定，作为证明商标或者集体商标申请注册。

以地理标志作为证明商标注册的，其商品符合使用该地理标志条件的自然人、法人或者其他组织可以要求使用该证明商标，控制该证明商标的组织应当允许。以地理标志作为集体商标注册的，其商品符合使用该地理标志条件的自然人、法人或者其他组织，可以要求参加以该地理标志作为集体商标注册的团体、协会或者其他组织，该团体、协会或者其他组织应当依据其章程接纳为会员；不要求参加以该地理标志作为集体商标注册的团体、协会或者其他组织的，也可以正当使用该地理标志，该团体、协会或者其他组织无权禁止。

第五条 当事人委托商标代理机构申请商标注册或者办理其他商标事宜，应当提交代理委托书。代理委托书应当载明代理内容及权限；外国人或者外国企业的代理委托书还应当载明委托人的国籍。

外国人或者外国企业的代理委托书及与其有关的证明文件的公证、认证手续，按照对等原则办理。

申请商标注册或者转让商标，商标注册申请人或者商标转让受让人为外国人或者外国企业的，应当在申请书中指定中国境内接收人负责接收商标局、商标评审委员会后继商标业务的法律文件。商标局、商标评审委员会后继商标业务的法律文件向中国境内接收人送达。

商标法第十八条所称外国人或者外国企业，是指在中国没有经常居所或者营业所的外国人或者外国企业。

第六条 申请商标注册或者办理其他商标事宜，应当使用中文。

依照商标法和本条例规定提交的各种证件、证明文件和证据材料是外文的，应当附送中文译文；未附送的，视为未提交该证件、证明文件或者证据材料。

第七条 商标局、商标评审委员会工作人员有下列情形之一的，应当回避，当事人或者利害关系人可以要求其回避：

（一）是当事人或者当事人、代理人的近亲属的；

（二）与当事人、代理人有其他关系，可能影响公正的；

（三）与申请商标注册或者办理其他商标事宜有利害关系的。

第八条 以商标法第二十二条规定的数据电文方式提交商标注册申请等有关文件，应当按照商标局或者商标评审委员会的规定通过互联网提交。

第九条 除本条例第十八条规定的情形外，当事人向商标局或者商标评审委员会提交文件或者材料的日期，直接递交的，以递交日为准；邮寄的，以寄出的邮戳日为准；邮戳日不清晰或者没有邮戳的，以商标局或者商标评审委员会实际收到日为准，但是当事人能够提出实际邮戳日证据的除外。通过邮政企业以外的快递企业递交的，以快递企业收寄日为准；收寄日不明确的，以商标局或者商标评审委员会实际收到日为准，但是当事人能够提出实际收寄日证据的除外。以数据电文方式提交的，以进入商标局或者商标评审委员会电子系统的日期为准。

当事人向商标局或者商标评审委员会邮寄文件，应当使用给据邮件。

当事人向商标局或者商标评审委员会提交文件，以书面方式提交的，以商标局或者商标评审委员会所存档案记录为准；以数据电文方式提交的，以商标局或者商标评审委员会数据库记录为准，但是当事人确有证据证明商标局或者商标评审委员会档案、数据库记录有错误的除外。

第十条 商标局或者商标评审委员会的各种文件，可以通过邮寄、直接递交、数据电文或者其他方式送达当事人；以数据电文方式送达当事人的，应当经当事人同意。当事人委托商标代理机构的，文件送达商标代理机构视为送达当事人。

商标局或者商标评审委员会向当事人送达各种文件的日期，邮寄的，以当事人收到的邮戳日为准；邮戳日不清晰或者没有邮戳的，自文件发出之日起满15日视为送达当事人，但是当事人能够证明实际收到日的除外；直接递交的，以递交日为准；以数据电文方式送达的，自文件发出之日起满15日视为送达当事人，但是当事人能够证明文件进入其电子系统日期的除外。文件通过上述方式无法送达的，可以通过公告方式送达，自公告发布之日起满30日，该文件视为送达当事人。

第十一条 下列期间不计入商标审查、审理期限：

（一）商标局、商标评审委员会文件公告送达的期间；

（二）当事人需要补充证据或者补正文件的期间以及因当

事人更换需要重新答辩的期间；

（三）同日申请提交使用证据及协商、抽签需要的期间；

（四）需要等待优先权确定的期间；

（五）审查、审理过程中，依案件申请人的请求等待在先权利案件审理结果的期间。

第十二条 除本条第二款规定的情形外，商标法和本条例规定的各种期限开始的当日不计算在期限内。期限以年或者月计算的，以期限最后一月的相应日为期限届满日；该月无相应日的，以该月最后一日为期限届满日；期限届满日是节假日的，以节假日后的第一个工作日为期限届满日。

商标法第三十九条、第四十条规定的注册商标有效期从法定日开始起算，期限最后一月相应日的前一日为期限届满日，该月无相应日的，以该月最后一日为期限届满日。

第二章　商标注册的申请

第十三条 申请商标注册，应当按照公布的商品和服务分类表填报。每一件商标注册申请应当向商标局提交《商标注册申请书》1份、商标图样1份；以颜色组合或者着色图样申请商标注册的，应当提交着色图样，并提交黑白稿1份；不指定颜色的，应当提交黑白图样。

商标图样应当清晰，便于粘贴，用光洁耐用的纸张印制或者用照片代替，长和宽应当不大于10厘米，不小于5厘米。

以三维标志申请商标注册的，应当在申请书中予以声明，说明商标的使用方式，并提交能够确定三维形状的图样，提交的商标图样应当至少包含三面视图。

以颜色组合申请商标注册的，应当在申请书中予以声明，说明商标的使用方式。

以声音标志申请商标注册的，应当在申请书中予以声明，提交符合要求的声音样本，对申请注册的声音商标进行描述，说明商标的使用方式。对声音商标进行描述，应当以五线谱或者简谱对申请用作商标的声音加以描述并附加文字说明；无法以五线谱或者简谱描述的，应当以文字加以描述；商标描述与声音样本应当一致。

申请注册集体商标、证明商标的，应当在申请书中予以声明，并提交主体资格证明文件和使用管理规则。

商标为外文或者包含外文的，应当说明含义。

第十四条 申请商标注册的，申请人应当提交其身份证明文件。商标注册申请人的名义与所提交的证明文件应当一致。

前款关于申请人提交其身份证明文件的规定适用于向商标局提出的办理变更、转让、续展、异议、撤销等其他商标事宜。

第十五条 商品或者服务项目名称应当按照商品和服务分类表中的类别号、名称填写；商品或者服务项目名称未列入商品和服务分类表的，应当附送对该商品或者服务的说明。

商标注册申请等有关文件以纸质方式提出的，应当打字或者印刷。

本条第二款规定适用于办理其他商标事宜。

第十六条 共同申请注册同一商标或者办理其他共有商标事宜的，应当在申请书中指定一个代表人；没有指定代表人的，以申请书中顺序排列的第一人为代表人。

商标局和商标评审委员会的文件应当送达代表人。

第十七条 申请人变更其名义、地址、代理人、文件接收人或者删减指定的商品的，应当向商标局办理变更手续。

申请人转让其商标注册申请的，应当向商标局办理转让手续。

第十八条 商标注册的申请日期以商标局收到申请文件的日期为准。

商标注册申请手续齐备、按照规定填写申请文件并缴纳费用的，商标局予以受理并书面通知申请人；申请手续不齐备、未按照规定填写申请文件或者未缴纳费用的，商标局不予受理，书面通知申请人并说明理由。申请手续基本齐备或者申请文件基本符合规定，但是需要补正的，商标局通知申请人予以补正，限其自收到通知之日起30日内，按照指定内容补正并交回商标局。在规定期限内补正并交回商标局的，保留申请日期；期满未补正的或者不按照要求进行补正的，商标局不予受理并书面通知申请人。

本条第二款关于受理条件的规定适用于办理其他商标事宜。

第十九条 两个或者两个以上的申请人，在同一种商品或者类似商品上，分别以相同或者近似的商标在同一天申请注册的，各申请人应当自收到商标局通知之日起30日内提交其申请注册前在先使用该商标的证据。同日使用或者均未使用的，各申请人可以自收到商标局通知之日起30日内自行协商，并将书面协议报送商标局；不愿协商或者协商不成的，商标局通知各申请人以抽签的方式确定一个申请人，驳回其他人的注册申请。商标局已经通知但申请人未参加抽签的，视为放弃申请，商标局应当书面通知未参加抽签的申请人。

第二十条 依照商标法第二十五条规定要求优先权的，申请人提交的第一次提出商标注册申请文件的副本应当经受理该申请的商标主管机关证明，并注明申请日期和申请号。

第三章　商标注册申请的审查

第二十一条 商标局对受理的商标注册申请，依照商标法及本条例的有关规定进行审查，对符合规定或者在部分指定商品上使用商标的注册申请符合规定的，予以初步审定，并予以公告；对不符合规定或者在部分指定商品上使用商标的注册申请不符合规定的，予以驳回或者驳回在部分指定商品上使用商标的注册申请，书面通知申请人并说明理由。

第二十二条　商标局对一件商标注册申请在部分指定商品上予以驳回的，申请人可以将该申请中初步审定的部分申请分割成另一件申请，分割后的申请保留原申请的申请日期。

需要分割的，申请人应当自收到商标局《商标注册申请部分驳回通知书》之日起15日内，向商标局提出分割申请。

商标局收到分割申请后，应当将原申请分割为两件，对分割出来的初步审定申请生成新的申请号，并予以公告。

第二十三条　依照商标法第二十九条规定，商标局认为对商标注册申请内容需要说明或者修正的，申请人应当自收到商标局通知之日起15日内作出说明或者修正。

第二十四条　对商标局初步审定予以公告的商标提出异议的，异议人应当向商标局提交下列商标异议材料一式两份并标明正、副本：

（一）商标异议申请书；

（二）异议人的身份证明；

（三）以违反商标法第十三条第二款和第三款、第十五条、第十六条第一款、第三十条、第三十一条、第三十二条规定为由提出异议的，异议人作为在先权利人或者利害关系人的证明。

商标异议申请书应当有明确的请求和事实依据，并附送有关证据材料。

第二十五条　商标局收到商标异议申请书后，经审查，符合受理条件的，予以受理，向申请人发出受理通知书。

第二十六条　商标异议申请有下列情形的，商标局不予受理，书面通知申请人并说明理由：

（一）未在法定期限内提出的；

（二）申请人主体资格、异议理由不符合商标法第三十三条规定的；

（三）无明确的异议理由、事实和法律依据的；

（四）同一异议人以相同的理由、事实和法律依据针对同一商标再次提出异议申请的。

第二十七条 商标局应当将商标异议材料副本及时送交被异议人，限其自收到商标异议材料副本之日起30日内答辩。被异议人不答辩的，不影响商标局作出决定。

当事人需要在提出异议申请或者答辩后补充有关证据材料的，应当在商标异议申请书或者答辩书中声明，并自提交商标异议申请书或者答辩书之日起3个月内提交；期满未提交的，视为当事人放弃补充有关证据材料。但是，在期满后生成或者当事人有其他正当理由未能在期满前提交的证据，在期满后提交的，商标局将证据交对方当事人并质证后可以采信。

第二十八条 商标法第三十五条第三款和第三十六条第一款所称不予注册决定，包括在部分指定商品上不予注册决定。

被异议商标在商标局作出准予注册决定或者不予注册决定前已经刊发注册公告的，撤销该注册公告。经审查异议不成立而准予注册的，在准予注册决定生效后重新公告。

第二十九条 商标注册申请人或者商标注册人依照商标法第三十八条规定提出更正申请的，应当向商标局提交更正申请书。符合更正条件的，商标局核准后更正相关内容；不符合更正条件的，商标局不予核准，书面通知申请人并说明理由。

已经刊发初步审定公告或者注册公告的商标经更正的，刊发更正公告。

第四章　注册商标的变更、转让、续展

第三十条 变更商标注册人名义、地址或者其他注册事项的，应当向商标局提交变更申请书。变更商标注册人名义的，还应当提交有关登记机关出具的变更证明文件。商标局核准的，发给商标注册人相应证明，并予以公告；不予核准的，应当书面通知申请人并说明理由。

变更商标注册人名义或者地址的，商标注册人应当将其全部注册商标一并变更；未一并变更的，由商标局通知其限期改正；期满未改正的，视为放弃变更申请，商标局应当书面通知申请人。

第三十一条 转让注册商标的，转让人和受让人应当向商标局提交转让注册商标申请书。转让注册商标申请手续应当由转让人和受让人共同办理。商标局核准转让注册商标申请的，发给受让人相应证明，并予以公告。

转让注册商标，商标注册人对其在同一种或者类似商品上注册的相同或者近似的商标未一并转让的，由商标局通知其限期改正；期满未改正的，视为放弃转让该注册商标的申请，商标局应当书面通知申请人。

第三十二条 注册商标专用权因转让以外的继承等其他事由发生移转的，接受该注册商标专用权的当事人应当凭有关证明文件或者法律文书到商标局办理注册商标专用权移转手续。

注册商标专用权移转的，注册商标专用权人在同一种或者类似商品上注册的相同或者近似的商标，应当一并移转；未一并移转的，由商标局通知其限期改正；期满未改正的，视为放弃该移转注册商标的申请，商标局应当书面通知申请人。

商标移转申请经核准的，予以公告。接受该注册商标专用权移转的当事人自公告之日起享有商标专用权。

第三十三条 注册商标需要续展注册的，应当向商标局提交商标续展注册申请书。商标局核准商标注册续展申请的，发给相应证明并予以公告。

第五章　商标国际注册

第三十四条　商标法第二十一条规定的商标国际注册，是指根据《商标国际注册马德里协定》（以下简称马德里协定）、《商标国际注册马德里协定有关议定书》（以下简称马德里议定书）及《商标国际注册马德里协定及该协定有关议定书的共同实施细则》的规定办理的马德里商标国际注册。

马德里商标国际注册申请包括以中国为原属国的商标国际注册申请、指定中国的领土延伸申请及其他有关的申请。

第三十五条　以中国为原属国申请商标国际注册的，应当在中国设有真实有效的营业所，或者在中国有住所，或者拥有中国国籍。

第三十六条　符合本条例第三十五条规定的申请人，其商标已在商标局获得注册的，可以根据马德里协定申请办理该商标的国际注册。

符合本条例第三十五条规定的申请人，其商标已在商标局获得注册，或者已向商标局提出商标注册申请并被受理的，可以根据马德里议定书申请办理该商标的国际注册。

第三十七条　以中国为原属国申请商标国际注册的，应当通过商标局向世界知识产权组织国际局（以下简称国际局）申请办理。

以中国为原属国的，与马德里协定有关的商标国际注册的后期指定、放弃、注销，应当通过商标局向国际局申请办理；与马德里协定有关的商标国际注册的转让、删减、变更、续展，可以通过商标局向国际局申请办理，也可以直接向国际局申请办理。

以中国为原属国的，与马德里议定书有关的商标国际注册的后期指定、转让、删减、放弃、注销、变更、续展，可以通过商标局向国际局申请办理，也可以直接向国际局申请办理。

第三十八条　通过商标局向国际局申请商标国际注册及办理其他有关申请的，应当提交符合国际局和商标局要求的申请书和相关材料。

第三十九条　商标国际注册申请指定的商品或者服务不得超出国内基础申请或者基础注册的商品或者服务的范围。

第四十条　商标国际注册申请手续不齐备或者未按照规定填写申请书的，商标局不予受理，申请日不予保留。

申请手续基本齐备或者申请书基本符合规定，但需要补正的，申请人应当自收到补正通知书之日起30日内予以补正，逾期未补正的，商标局不予受理，书面通知申请人。

第四十一条　通过商标局向国际局申请商标国际注册及办理其他有关申请的，应当按照规定缴纳费用。

申请人应当自收到商标局缴费通知单之日起15日内，向商标局缴纳费用。期满未缴纳的，商标局不受理其申请，书面通知申请人。

第四十二条　商标局在马德里协定或者马德里议定书规定的驳回期限（以下简称驳回期限）内，依照商标法和本条例的有关规定对指定中国的领土延伸申请进行审查，作出决定，并通知国际局。商标局在驳回期限内未发出驳回或者部分驳回通知的，该领土延伸申请视为核准。

第四十三条　指定中国的领土延伸申请人，要求将三维标志、颜色组合、声音标志作为商标保护或者要求保护集体商标、证明商标的，自该商标在国际局国际注册簿登记之日起3个月内，应当通过依法设立的商标代理机构，向商标局提交本条例第十三条规定的相关材料。未在上述期限内提交相关材料的，商标局驳回该领土延伸申请。

第四十四条　世界知识产权组织对商标国际注册有关事项进行公告，商标局不再另行公告。

第四十五条　对指定中国的领土延伸申请，自世界知识产权组织《国际商标公告》出版的次月1日起3个月内，符合商标法第三十三条规定条件的异议人可以向商标局提出异议申请。

商标局在驳回期限内将异议申请的有关情况以驳回决定的形式通知国际局。

被异议人可以自收到国际局转发的驳回通知书之日起30日内进行答辩，答辩书及相关证据材料应当通过依法设立的商标代理机构向商标局提交。

第四十六条 在中国获得保护的国际注册商标，有效期自国际注册日或者后期指定日起算。在有效期届满前，注册人可以向国际局申请续展，在有效期内未申请续展的，可以给予6个月的宽展期。商标局收到国际局的续展通知后，依法进行审查。国际局通知未续展的，注销该国际注册商标。

第四十七条 指定中国的领土延伸申请办理转让的，受让人应当在缔约方境内有真实有效的营业所，或者在缔约方境内有住所，或者是缔约方国民。

转让人未将其在相同或者类似商品或者服务上的相同或者近似商标一并转让的，商标局通知注册人自发出通知之日起3个月内改正；期满未改正或者转让容易引起混淆或者有其他不良影响的，商标局作出该转让在中国无效的决定，并向国际局作出声明。

第四十八条 指定中国的领土延伸申请办理删减，删减后的商品或者服务不符合中国有关商品或者服务分类要求或者超出原指定商品或者服务范围的，商标局作出该删减在中国无效的决定，并向国际局作出声明。

第四十九条 依照商标法第四十九条第二款规定申请撤销国际注册商标，应当自该商标国际注册申请的驳回期限届满之日起满3年后向商标局提出申请；驳回期限届满时仍处在驳回复审或者异议相关程序的，应当自商标局或者商标评审委员会作出的准予注册决定生效之日起满3年后向商标局提出申请。

依照商标法第四十四条第一款规定申请宣告国际注册商标无效的，应当自该商标国际注册申请的驳回期限届满后向商标评审委员会提出申请；驳回期限届满时仍处在驳回复审或者异议相关程序的，应当自商标局或者商标评审委员会作出的准予注册决定生效后向商标评审委员会提出申请。

依照商标法第四十五条第一款规定申请宣告国际注册商标无效的，应当自该商标国际注册申请的驳回期限届满之日起5年内向商标评审委员会提出申请；驳回期限届满时仍处在驳回复审或者异议相关程序的，应当自商标局或者商标评审委员会作出的准予注册决定生效之日起5年内向商标评审委员会提出申请。对恶意注册的，驰名商标所有人不受5年的时间限制。

第五十条 商标法和本条例下列条款的规定不适用于办理商标国际注册相关事宜：

（一）商标法第二十八条、第三十五条第一款关于审查和审理期限的规定；

（二）本条例第二十二条、第三十条第二款；

（三）商标法第四十二条及本条例第三十一条关于商标转让由转让人和受让人共同申请并办理手续的规定。

第六章　商标评审

第五十一条 商标评审是指商标评审委员会依照商标法第三十四条、第三十五条、第四十四条、第四十五条、第五十四条的规定审理有关商标争议事宜。当事人向商标评审委员会提出商标评审申请，应当有明确的请求、事实、理由和法律依据，并提供相应证据。

商标评审委员会根据事实，依法进行评审。

第五十二条 商标评审委员会审理不服商标局驳回商标

注册申请决定的复审案件，应当针对商标局的驳回决定和申请人申请复审的事实、理由、请求及评审时的事实状态进行审理。

商标评审委员会审理不服商标局驳回商标注册申请决定的复审案件，发现申请注册的商标有违反商标法第十条、第十一条、第十二条和第十六条第一款规定情形，商标局并未依据上述条款作出驳回决定的，可以依据上述条款作出驳回申请的复审决定。商标评审委员会作出复审决定前应当听取申请人的意见。

第五十三条 商标评审委员会审理不服商标局不予注册决定的复审案件，应当针对商标局的不予注册决定和申请人申请复审的事实、理由、请求及原异议人提出的意见进行审理。

商标评审委员会审理不服商标局不予注册决定的复审案件，应当通知原异议人参加并提出意见。原异议人的意见对案件审理结果有实质影响的，可以作为评审的依据；原异议人不参加或者不提出意见的，不影响案件的审理。

第五十四条 商标评审委员会审理依照商标法第四十四条、第四十五条规定请求宣告注册商标无效的案件，应当针对当事人申请和答辩的事实、理由及请求进行审理。

第五十五条 商标评审委员会审理不服商标局依照商标法第四十四条第一款规定作出宣告注册商标无效决定的复审案件，应当针对商标局的决定和申请人申请复审的事实、理由及请求进行审理。

第五十六条 商标评审委员会审理不服商标局依照商标法第四十九条规定作出撤销或者维持注册商标决定的复审案件，应当针对商标局作出撤销或者维持注册商标决定和当事人申请复审时所依据的事实、理由及请求进行审理。

第五十七条 申请商标评审，应当向商标评审委员会提交申请书，并按照对方当事人的数量提交相应份数的副本；基于商标局的决定书申请复审的，还应当同时附送商标局的决定书副本。

商标评审委员会收到申请书后，经审查，符合受理条件的，予以受理；不符合受理条件的，不予受理，书面通知申请人并说明理由；需要补正的，通知申请人自收到通知之日起30日内补正。经补正仍不符合规定的，商标评审委员会不予受理，书面通知申请人并说明理由；期满未补正的，视为撤回申请，商标评审委员会应当书面通知申请人。

商标评审委员会受理商标评审申请后，发现不符合受理条件的，予以驳回，书面通知申请人并说明理由。

第五十八条 商标评审委员会受理商标评审申请后应当及时将申请书副本送交对方当事人，限其自收到申请书副本之日起30日内答辩；期满未答辩的，不影响商标评审委员会的评审。

第五十九条 当事人需要在提出评审申请或者答辩后补充有关证据材料的，应当在申请书或者答辩书中声明，并自提交申请书或者答辩书之日起3个月内提交；期满未提交的，视为放弃补充有关证据材料。但是，在期满后生成或者当事人有其他正当理由未能在期满前提交的证据，在期满后提交的，商标评审委员会将证据交对方当事人并质证后可以采信。

第六十条 商标评审委员会根据当事人的请求或者实际需要，可以决定对评审申请进行口头审理。

商标评审委员会决定对评审申请进行口头审理的，应当在口头审理15日前书面通知当事人，告知口头审理的日期、地点和评审人员。当事人应当在通知书指定的期限内作出答复。

申请人不答复也不参加口头审理的，其评审申请视为撤回，商标评审委员会应当书面通知申请人；被申请人不答复也不参加口头审理的，商标评审委员会可以缺席评审。

第六十一条 申请人在商标评审委员会作出决定、裁定前，可以书面向商标评审委员会要求撤回申请并说明理由，商标评审委员会认为可以撤回的，评审程序终止。

第六十二条　申请人撤回商标评审申请的，不得以相同的事实和理由再次提出评审申请。商标评审委员会对商标评审申请已经作出裁定或者决定的，任何人不得以相同的事实和理由再次提出评审申请。但是，经不予注册复审程序予以核准注册后向商标评审委员会提起宣告注册商标无效的除外。

第七章　商标使用的管理

第六十三条　使用注册商标，可以在商品、商品包装、说明书或者其他附着物上标明"注册商标"或者注册标记。

注册标记包括Ⓩ和Ⓡ。使用注册标记，应当标注在商标的右上角或者右下角。

第六十四条　《商标注册证》遗失或者破损的，应当向商标局提交补发《商标注册证》申请书。《商标注册证》遗失的，应当在《商标公告》上刊登遗失声明。破损的《商标注册证》，应当在提交补发申请时交回商标局。

商标注册人需要商标局补发商标变更、转让、续展证明，出具商标注册证明，或者商标申请人需要商标局出具优先权证明文件的，应当向商标局提交相应申请书。符合要求的，商标局发给相应证明；不符合要求的，商标局不予办理，通知申请人并告知理由。

伪造或者变造《商标注册证》或者其他商标证明文件的，依照刑法关于伪造、变造国家机关证件罪或者其他罪的规定，依法追究刑事责任。

第六十五条　有商标法第四十九条规定的注册商标成为其核定使用的商品通用名称情形的，任何单位或者个人可以向商标局申请撤销该注册商标，提交申请时应当附送证据材料。商标局受理后应当通知商标注册人，限其自收到通知之日起2个月内答辩；期满未答辩的，不影响商标局作出决定。

第六十六条　有商标法第四十九条规定的注册商标无正当理由连续3年不使用情形的，任何单位或者个人可以向商标局申请撤销该注册商标，提交申请时应当说明有关情况。商标局受理后应当通知商标注册人，限其自收到通知之日起2个月内提交该商标在撤销申请提出前使用的证据材料或者说明不使用的正当理由；期满未提供使用的证据材料或者证据材料无效并没有正当理由的，由商标局撤销其注册商标。

前款所称使用的证据材料，包括商标注册人使用注册商标的证据材料和商标注册人许可他人使用注册商标的证据材料。

以无正当理由连续3年不使用为由申请撤销注册商标的，应当自该注册商标注册公告之日起满3年后提出申请。

第六十七条　下列情形属于商标法第四十九条规定的正当理由：

（一）不可抗力；

（二）政府政策性限制；

（三）破产清算；

（四）其他不可归责于商标注册人的正当事由。

第六十八条　商标局、商标评审委员会撤销注册商标或者宣告注册商标无效，撤销或者宣告无效的理由仅及于部分指定商品的，对在该部分指定商品上使用的商标注册予以撤销或者宣告无效。

第六十九条　许可他人使用其注册商标的，许可人应当在许可合同有效期内向商标局备案并报送备案材料。备案材料应当说明注册商标使用许可人、被许可人、许可期限、许可使用的商品或者服务范围等事项。

第七十条　以注册商标专用权出质的，出质人与质权人应当签订书面质权合同，并共同向商标局提出质权登记申请，由商标局公告。

第七十一条 违反商标法第四十三条第二款规定的，由工商行政管理部门责令限期改正；逾期不改正的，责令停止销售，拒不停止销售的，处10万元以下的罚款。

第七十二条 商标持有人依照商标法第十三条规定请求驰名商标保护的，可以向工商行政管理部门提出请求。经商标局依照商标法第十四条规定认定为驰名商标的，由工商行政管理部门责令停止违反商标法第十三条规定使用商标的行为，收缴、销毁违法使用的商标标识；商标标识与商品难以分离的，一并收缴、销毁。

第七十三条 商标注册人申请注销其注册商标或者注销其商标在部分指定商品上的注册的，应当向商标局提交商标注销申请书，并交回原《商标注册证》。

商标注册人申请注销其注册商标或者注销其商标在部分指定商品上的注册，经商标局核准注销的，该注册商标专用权或者该注册商标专用权在该部分指定商品上的效力自商标局收到其注销申请之日起终止。

第七十四条 注册商标被撤销或者依照本条例第七十三条的规定被注销的，原《商标注册证》作废，并予以公告；撤销该商标在部分指定商品上的注册的，或者商标注册人申请注销其商标在部分指定商品上的注册的，重新核发《商标注册证》，并予以公告。

第八章 注册商标专用权的保护

第七十五条 为侵犯他人商标专用权提供仓储、运输、邮寄、印制、隐匿、经营场所、网络商品交易平台等，属于商标法第五十七条第六项规定的提供便利条件。

第七十六条 在同一种商品或者类似商品上将与他人注册商标相同或者近似的标志作为商品名称或者商品装潢使用，误导公众的，属于商标法第五十七条第二项规定的侵犯注册商标专用权的行为。

第七十七条 对侵犯注册商标专用权的行为，任何人可以向工商行政管理部门投诉或者举报。

第七十八条 计算商标法第六十条规定的违法经营额，可以考虑下列因素：

（一）侵权商品的销售价格；

（二）未销售侵权商品的标价；

（三）已查清侵权商品实际销售的平均价格；

（四）被侵权商品的市场中间价格；

（五）侵权人因侵权所产生的营业收入；

（六）其他能够合理计算侵权商品价值的因素。

第七十九条 下列情形属于商标法第六十条规定的能证明该商品是自己合法取得的情形：

（一）有供货单位合法签章的供货清单和货款收据且经查证属实或者供货单位认可的；

（二）有供销双方签订的进货合同且经查证已真实履行的；

（三）有合法进货发票且发票记载事项与涉案商品对应的；

（四）其他能够证明合法取得涉案商品的情形。

第八十条 销售不知道是侵犯注册商标专用权的商品，能证明该商品是自己合法取得并说明提供者的，由工商行政管理部门责令停止销售，并将案件情况通报侵权商品提供者所在地工商行政管理部门。

第八十一条 涉案注册商标权属正在商标局、商标评审委员会审理或者人民法院诉讼中，案件结果可能影响案件定性的，属于商标法第六十二条第三款规定的商标权属存在争议。

第八十二条 在查处商标侵权案件过程中，工商行政管理部门可以要求权利人对涉案商品是否为权利人生产或者其许可生产的产品进行辨认。

第九章 商标代理

第八十三条 商标法所称商标代理，是指接受委托人的委托，以委托人的名义办理商标注册申请、商标评审或者其他商标事宜。

第八十四条 商标法所称商标代理机构，包括经工商行政管理部门登记从事商标代理业务的服务机构和从事商标代理业务的律师事务所。

商标代理机构从事商标局、商标评审委员会主管的商标事宜代理业务的，应当按照下列规定向商标局备案：

（一）交验工商行政管理部门的登记证明文件或者司法行政部门批准设立律师事务所的证明文件并留存复印件；

（二）报送商标代理机构的名称、住所、负责人、联系方式等基本信息；

（三）报送商标代理从业人员名单及联系方式。

工商行政管理部门应当建立商标代理机构信用档案。商标代理机构违反商标法或者本条例规定的，由商标局或者商标评审委员会予以公开通报，并记入其信用档案。

第八十五条 商标法所称商标代理从业人员，是指在商标代理机构中从事商标代理业务的工作人员。

商标代理从业人员不得以个人名义自行接受委托。

第八十六条 商标代理机构向商标局、商标评审委员会提交的有关申请文件，应当加盖该代理机构公章并由相关商标代理从业人员签字。

第八十七条 商标代理机构申请注册或者受让其代理服务以外的其他商标，商标局不予受理。

第八十八条　下列行为属于商标法第六十八条第一款第二项规定的以其他不正当手段扰乱商标代理市场秩序的行为：

（一）以欺诈、虚假宣传、引人误解或者商业贿赂等方式招徕业务的；

（二）隐瞒事实，提供虚假证据，或者威胁、诱导他人隐瞒事实，提供虚假证据的；

（三）在同一商标案件中接受有利益冲突的双方当事人委托的。

第八十九条　商标代理机构有商标法第六十八条规定行为的，由行为人所在地或者违法行为发生地县级以上工商行政管理部门进行查处并将查处情况通报商标局。

第九十条　商标局、商标评审委员会依照商标法第六十八条规定停止受理商标代理机构办理商标代理业务的，可以作出停止受理该商标代理机构商标代理业务6个月以上直至永久停止受理的决定。停止受理商标代理业务的期间届满，商标局、商标评审委员会应当恢复受理。

商标局、商标评审委员会作出停止受理或者恢复受理商标代理的决定应当在其网站予以公告。

第九十一条　工商行政管理部门应当加强对商标代理行业组织的监督和指导。

第十章　附　则

第九十二条　连续使用至1993年7月1日的服务商标，与他人在相同或者类似的服务上已注册的服务商标相同或者近似的，可以继续使用；但是，1993年7月1日后中断使用3年以上的，不得继续使用。

已连续使用至商标局首次受理新放开商品或者服务项目之日的商标，与他人在新放开商品或者服务项目相同或者类似的商品或者服务上已注册的商标相同或者近似的，可以继续使用；但是，首次受理之日后中断使用3年以上的，不得继续使用。

第九十三条 商标注册用商品和服务分类表，由商标局制定并公布。

申请商标注册或者办理其他商标事宜的文件格式，由商标局、商标评审委员会制定并公布。

商标评审委员会的评审规则由国务院工商行政管理部门制定并公布。

第九十四条 商标局设置《商标注册簿》，记载注册商标及有关注册事项。

第九十五条 《商标注册证》及相关证明是权利人享有注册商标专用权的凭证。《商标注册证》记载的注册事项，应当与《商标注册簿》一致；记载不一致的，除有证据证明《商标注册簿》确有错误外，以《商标注册簿》为准。

第九十六条 商标局发布《商标公告》，刊发商标注册及其他有关事项。

《商标公告》采用纸质或者电子形式发布。

除送达公告外，公告内容自发布之日起视为社会公众已经知道或者应当知道。

第九十七条 申请商标注册或者办理其他商标事宜，应当缴纳费用。缴纳费用的项目和标准，由国务院财政部门、国务院价格主管部门分别制定。

第九十八条 本条例自2014年5月1日起施行。

国务院关于加快发展
现代保险服务业的若干意见

国发〔2014〕29号

各省、自治区、直辖市人民政府，国务院各部委、各直属机构：

保险是现代经济的重要产业和风险管理的基本手段，是社会文明水平、经济发达程度、社会治理能力的重要标志。改革开放以来，我国保险业快速发展，服务领域不断拓宽，为促进经济社会发展和保障人民群众生产生活作出了重要贡献。但总体上看，我国保险业仍处于发展的初级阶段，不能适应全面深化改革和经济社会发展的需要，与现代保险服务业的要求还有较大差距。加快发展现代保险服务业，对完善现代金融体系、带动扩大社会就业、促进经济提质增效升级、创新社会治理方式、保障社会稳定运行、提升社会安全感、提高人民群众生活质量具有重要意义。为深入贯彻党的十八大和十八届二中、三中全会精神，认真落实党中央和国务院决策部署，加快发展现代保险服务业，现提出以下意见。

一、总体要求

（一）指导思想。以邓小平理论、"三个代表"重要思想、科学发展观为指导，立足于服务国家治理体系和治理能力现代化，把发展现代保险服务业放在经济社会工作整体布局中统筹考虑，以满足社会日益增长的多元化保险服务需求为出发点，以完善保险经济补偿机制、强化风险管理核心功能和提高保险资金配置效率为方向，改革创新、扩大开放、健全市场、优化环境、完善政策，建设有市场竞争力、富有创造力和充满活力的现代保险服务业，使现代保险服务业成为完善金融体系的支柱力量、改善民生保障的有力支撑、创新社会管理的有效机制、促进经济提质增效升级的高效引擎和转变政府职能的重要抓手。

（二）基本原则。一是坚持市场主导、政策引导。对商业化运作的保险业务，营造公平竞争的市场环境，使市场在资源配置中起决定性作用；对具有社会公益性、关系国计民生的保险业务，创造低成本的政策环境，给予必要的扶持；对服务经济提质增效升级具有积极作用但目前基础薄弱的保险业务，更好发挥政府的引导作用。二是坚持改革创新、扩大开放。全面深化保险业体制机制改革，提升对内对外开放水平，引进先进经营管理理念和技术，释放和激发行业持续发展和创新活力。增强保险产品、服务、管理和技术创新能力，促进市场主体差异化竞争、个性化服务。三是坚持完善监管、防范风险。完善保险法制体系，加快推进保险监管现代化，维护保险消费者合法权益，规范市场秩序。处理好加快发展和防范风险的关系，守住不发生系统性区域性金融风险的底线。

（三）发展目标。到2020年，基本建成保障全面、功能完善、安全稳健、诚信规范，具有较强服务能力、创新能力和国际竞争力，与我国经济社会发展需求相适应的现代保险服务业，努力由保险大国向保险强国转变。保险成为政府、企业、居民风险管理和财富管理的基本手段，成为提高保障水平和保障质量的重要渠道，成为政府改进公共服务、加强社会管理的有效工具。保险深度（保费收入/国内生产总值）达到5%，保险密度（保费收入/总人口）达到3500元/人。保险的社会"稳定器"和经济"助推器"作用得到有效发挥。

二、构筑保险民生保障网，完善多层次社会保障体系

（四）把商业保险建成社会保障体系的重要支柱。商业保险要逐步成为个人和家庭商业保障计划的主要承担者、企业发起的养老健康保障计划的重要提供者、社会保险市场化运作的积极参与者。支持有条件的企业建立商业养老健康保障计划。支持保险机构大力拓展企业年金等业务。充分发挥商业保险对基本养老、医疗保险的补充作用。

（五）创新养老保险产品服务。为不同群体提供个性化、差异化的养老保障。推动个人储蓄性养老保险发展。开展住房反向抵押养老保险试点。发展独生子女家庭保障计划。探索对失独老人保障的新模式。发展养老机构综合责任保险。支持符合条件的保险机构投资养老服务产业，促进保险服务业与养老服务业融合发展。

（六）发展多样化健康保险服务。鼓励保险公司大力开发各类医疗、疾病保险和失能收入损失保险等商业健康保险产品，并与基本医疗保险相衔接。发展商业性长期护理保险。提供与商业健康保险产品相结合的疾病预防、健康维护、慢性病管理等健康管理服务。支持保险机构参与健康服务业产业链整合，探索运用股权投资、战略合作等方式，设立医疗机构和参与公立医院改制。

三、发挥保险风险管理功能，完善社会治理体系

（七）运用保险机制创新公共服务提供方式。政府通过向商业保险公司购买服务等方式，在公共服务领域充分运用市场化机制，积极探索推进具有资质的商业保险机构开展各类养老、医疗保险经办服务，提升社会管理效率。按照全面开展城乡居民大病保险的要求，做好受托承办工作，不断完善运作机

制，提高保障水平。鼓励发展治安保险、社区综合保险等新兴业务。支持保险机构运用股权投资、战略合作等方式参与保安服务产业链整合。

（八）发挥责任保险化解矛盾纠纷的功能作用。强化政府引导、市场运作、立法保障的责任保险发展模式，把与公众利益关系密切的环境污染、食品安全、医疗责任、医疗意外、实习安全、校园安全等领域作为责任保险发展重点，探索开展强制责任保险试点。加快发展旅行社、产品质量以及各类职业责任保险、产品责任保险和公众责任保险，充分发挥责任保险在事前风险预防、事中风险控制、事后理赔服务等方面的功能作用，用经济杠杆和多样化的责任保险产品化解民事责任纠纷。

四、完善保险经济补偿机制，提高灾害救助参与度

（九）将保险纳入灾害事故防范救助体系。提升企业和居民利用商业保险等市场化手段应对灾害事故风险的意识和水平。积极发展企业财产保险、工程保险、机动车辆保险、家庭财产保险、意外伤害保险等，增强全社会抵御风险的能力。充分发挥保险费率杠杆的激励约束作用，强化事前风险防范，减少灾害事故发生，促进安全生产和突发事件应急管理。

（十）建立巨灾保险制度。围绕更好保障和改善民生，以制度建设为基础，以商业保险为平台，以多层次风险分担为保障，建立巨灾保险制度。研究建立巨灾保险基金、巨灾再保险等制度，逐步形成财政支持下的多层次巨灾风险分散机制。鼓励各地根据风险特点，探索对台风、地震、滑坡、泥石流、洪水、森林火灾等灾害的有效保障模式。制定巨灾保险法规。建立核保险巨灾责任准备金制度。建立巨灾风险管理数据库。

五、大力发展"三农"保险，创新支农惠农方式

（十一）积极发展农业保险。按照中央支持保大宗、保成本，地方支持保特色、保产量，有条件的保价格、保收入的原则，鼓励农民和各类新型农业经营主体自愿参保，扩大农业保险覆盖面，提高农业保险保障程度。开展农产品目标价格保险试点，探索天气指数保险等新兴产品和服务，丰富农业保险风险管理工具。落实农业保险大灾风险准备金制度。健全农业保险服务体系，鼓励开展多种形式的互助合作保险。健全保险经营机构与灾害预报部门、农业主管部门的合作机制。

（十二）拓展"三农"保险广度和深度。各地根据自身实际，支持保险机构提供保障适度、保费低廉、保单通俗的"三农"保险产品。积极发展农村小额信贷保险、农房保险、农机保险、农业基础设施保险、森林保险，以及农民养老健康保险、农村小额人身保险等普惠保险业务。

六、拓展保险服务功能，促进经济提质增效升级

（十三）充分发挥保险资金长期投资的独特优势。在保证安全性、收益性前提下，创新保险资金运用方式，提高保险资金配置效率。鼓励保险资金利用债权投资计划、股权投资计划等方式，支持重大基础设施、棚户区改造、城镇化建设等民生工程和国家重大工程。鼓励保险公司通过投资企业股权、债权、基金、资产支持计划等多种形式，在合理管控风险的前提下，为科技型企业、小微企业、战略性新兴产业等发展提供资金支持。研究制定保险资金投资创业投资基金相关政策。

（十四）促进保险市场与货币市场、资本市场协调发展。进一步发挥保险公司的机构投资者作用，为股票市场和债券市场长期稳定发展提供有力支持。鼓励设立不动产、基础设

施、养老等专业保险资产管理机构，允许专业保险资产管理机构设立夹层基金、并购基金、不动产基金等私募基金。稳步推进保险公司设立基金管理公司试点。探索保险机构投资、发起资产证券化产品。探索发展债券信用保险。积极培育另类投资市场。

（十五）推动保险服务经济结构调整。建立完善科技保险体系，积极发展适应科技创新的保险产品和服务，推广国产首台首套装备的保险风险补偿机制，促进企业创新和科技成果产业化。加快发展小微企业信用保险和贷款保证保险，增强小微企业融资能力。积极发展个人消费贷款保证保险，释放居民消费潜力。发挥保险对咨询、法律、会计、评估、审计等产业的辐射作用，积极发展文化产业保险、物流保险，探索演艺、会展责任险等新兴保险业务，促进第三产业发展。

（十六）加大保险业支持企业"走出去"的力度。着力发挥出口信用保险促进外贸稳定增长和转型升级的作用。加大出口信用保险对自主品牌、自主知识产权、战略性新兴产业的支持力度，重点支持高科技、高附加值的机电产品和大型成套设备，简化审批程序。加快发展境外投资保险，以能源矿产、基础设施、高新技术和先进制造业、农业、林业等为重点支持领域，创新保险品种，扩大承保范围。稳步放开短期出口信用保险市场，进一步增加市场经营主体。积极发展航运保险。拓展保险资金境外投资范围。

七、推进保险业改革开放，全面提升行业发展水平

（十七）深化保险行业改革。继续深化保险公司改革，加快建立现代保险企业制度，完善保险公司治理结构。全面深化寿险费率市场化改革，稳步开展商业车险费率市场化改革。深入推进保险市场准入、退出机制改革。加快完善保险市场体系，支持设立区域性和专业性保险公司，发展信用保险专业机

构。规范保险公司并购重组。支持符合条件的保险公司在境内外上市。

（十八）提升保险业对外开放水平。推动保险市场进一步对内对外开放，实现"引进来"和"走出去"更好结合，以开放促改革促发展。鼓励中资保险公司尝试多形式、多渠道"走出去"，为我国海外企业提供风险保障。支持中资保险公司通过国际资本市场筹集资金，多种渠道进入海外市场。努力扩大保险服务出口。引导外资保险公司将先进经验和技术植入中国市场。

（十九）鼓励保险产品服务创新。切实增强保险业自主创新能力，积极培育新的业务增长点。支持保险公司积极运用网络、云计算、大数据、移动互联网等新技术促进保险业销售渠道和服务模式创新。大力推进条款通俗化和服务标准化，鼓励保险公司提供个性化、定制化产品服务，减少同质低效竞争。推动保险公司转变发展方式，提高服务质量，努力降低经营成本，提供质优价廉、诚信规范的保险产品和服务。

（二十）加快发展再保险市场。增加再保险市场主体。发展区域性再保险中心。加大再保险产品和技术创新力度。加大再保险对农业、交通、能源、化工、水利、地铁、航空航天、核电及其他国家重点项目的大型风险、特殊风险的保险保障力度。增强再保险分散自然灾害风险的能力。强化再保险对我国海外企业的支持保障功能，提升我国在全球再保险市场的定价权、话语权。

（二十一）充分发挥保险中介市场作用。不断提升保险中介机构的专业技术能力，发挥中介机构在风险定价、防灾防损、风险顾问、损失评估、理赔服务等方面的积极作用，更好地为保险消费者提供增值服务。优化保险中介市场结构，规范市场秩序。稳步推进保险营销体制改革。

八、加强和改进保险监管，防范化解风险

（二十二）推进监管体系和监管能力现代化。坚持机构监管与功能监管相统一，宏观审慎监管与微观审慎监管相统一，加快建设以风险为导向的保险监管制度。加强保险公司治理和内控监管，改进市场行为监管，加快建设第二代偿付能力监管制度。完善保险法规体系，提高监管法制化水平。积极推进监管信息化建设。充分发挥保险行业协会等自律组织的作用。充分利用保险监管派出机构资源，加强基层保险监管工作。

（二十三）加强保险消费者合法权益保护。推动完善保险消费者合法权益保护法律法规和规章制度。探索建立保险消费纠纷多元化解决机制，建立健全保险纠纷诉讼、仲裁与调解对接机制。加大保险监管力度，监督保险机构全面履行对保险消费者的各项义务，严肃查处各类损害保险消费者合法权益的行为。

（二十四）守住不发生系统性区域性金融风险的底线。加强保险业全面风险管理，建立健全风险监测预警机制，完善风险应急预案，优化风险处置流程和制度，提高风险处置能力。强化责任追究，增强市场约束，防止风险积累。加强金融监管协调，防范风险跨行业传递。完善保险监管与地方人民政府以及公安、司法、新闻宣传等部门的合作机制。健全保险保障基金管理制度和运行机制。

九、加强基础建设，优化保险业发展环境

（二十五）全面推进保险业信用体系建设。加强保险信用信息基础设施建设，扩大信用记录覆盖面，构建信用信息共享机制。引导保险机构采取差别化保险费率等手段，对守信者予以激励，对失信者进行约束。完善保险从业人员信用档案制

度、保险机构信用评价体系和失信惩戒机制。

（二十六）加强保险业基础设施建设。加快建立保险业各类风险数据库，修订行业经验生命表、疾病发生率表等。组建全行业的资产托管中心、保险资产交易平台、再保险交易所、防灾防损中心等基础平台，加快中国保险信息技术管理有限责任公司发展，为提升保险业风险管理水平、促进行业转型升级提供支持。

（二十七）提升全社会保险意识。发挥新闻媒体的正面宣传和引导作用，鼓励广播电视、平面媒体及互联网等开办专门的保险频道或节目栏目，在全社会形成学保险、懂保险、用保险的氛围。加强中小学、职业院校学生保险意识教育。

十、完善现代保险服务业发展的支持政策

（二十八）建立保险监管协调机制。加强保险监管跨部门沟通协调和配合，促进商业保险与社会保障有效衔接、保险服务与社会治理相互融合、商业机制与政府管理密切结合。建立信息共享机制，逐步实现数据共享，提升有关部门的风险甄别水平和风险管理能力。建立保险数据库公安、司法、审计查询机制。

（二十九）鼓励政府通过多种方式购买保险服务。鼓励各地结合实际，积极探索运用保险的风险管理功能及保险机构的网络、专业技术等优势，通过运用市场化机制，降低公共服务运行成本。对于商业保险机构运营效率更高的公共服务，政府可以委托保险机构经办，也可以直接购买保险产品和服务；对于具有较强公益性，但市场化运作无法实现盈亏平衡的保险服务，可以由政府给予一定支持。

（三十）研究完善加快现代保险服务业发展的税收政策。完善健康保险有关税收政策。适时开展个人税收递延型商业养老保险试点。落实和完善企业为职工支付的补充养老保险费和

补充医疗保险费有关企业所得税政策。落实农业保险税收优惠政策。结合完善企业研发费用所得税加计扣除政策，统筹研究科技研发保险费用支出税前扣除政策问题。

（三十一）加强养老产业和健康服务业用地保障。各级人民政府要在土地利用总体规划中统筹考虑养老产业、健康服务业发展需要，扩大养老服务设施、健康服务业用地供给，优先保障供应。加强对养老、健康服务设施用地监管，严禁改变土地用途。鼓励符合条件的保险机构等投资兴办养老产业和健康服务业机构。

（三十二）完善对农业保险的财政补贴政策。加大农业保险支持力度，提高中央、省级财政对主要粮食作物的保费补贴，减少或取消产粮大县三大粮食作物保险县级财政保费补贴。建立财政支持的农业保险大灾风险分散机制。

各地区、各部门要充分认识加快现代保险服务业发展的重要意义，把发展现代保险服务业作为促进经济转型、转变政府职能、带动扩大就业、完善社会治理、保障改善民生的重要抓手，加强沟通协调，形成工作合力。有关部门要根据本意见要求，按照职责分工抓紧制定相关配套措施，确保各项政策落实到位。省级人民政府要结合实际制定具体方案，促进本地区现代保险服务业有序健康发展。

国务院
2014 年 8 月 10 日

国务院关于进一步加强新时期
爱国卫生工作的意见

国发〔2014〕66号

各省、自治区、直辖市人民政府，国务院各部委、各直属机构：

党的十八大明确提出，开展爱国卫生运动，促进人民身心健康。党的十八届三中、四中全会作出全面深化改革、全面推进依法治国的重大战略部署，对深化医药卫生体制改革、创新社会治理、促进人的全面发展提出明确要求。国务院强调把爱国卫生工作深入持久地开展下去，进一步提高群众的健康意识和健康水平。为贯彻落实党的十八大、十八届三中、四中全会精神和国务院决策部署，进一步加强新时期爱国卫生工作，不断改善城乡环境，提高人民健康水平，推动经济社会协调发展，现提出以下意见：

一、深刻认识新时期爱国卫生工作的重要意义

爱国卫生运动是党和政府把群众路线运用于卫生防病工作的伟大创举和成功实践，是中国特色社会主义事业的重要组成部分。长期以来，在党和政府的坚强领导下，爱国卫生工作始终以解决人民群众生产生活中的突出卫生问题为主要内容，将我国的政治优势、组织优势、文化优势转化为不断增进人民群众健康福祉的具体行动，有力推动了全民族文明卫生素质的提高，不断满足了人民群众日益增长的身心健康需求，赢得了广大群众和国际社会的高度评价。

随着我国经济社会快速发展，爱国卫生工作面临一些新情况、新问题。一是健康影响因素日益复杂。我国地区、城乡之间发展不平衡，一些地方卫生基础设施不健全、环境卫生脏乱差的问题仍然比较突出。同时，随着工业化进程加快，环境污染日益严重，食品、饮水安全问题时有发生，群众生产生活方式发生了很大变化，影响健康的因素日益增多。二是城市卫生管理面临严峻挑战。随着城镇化快速发展，大中城市人口过快增加、交通堵塞、公共服务不足、居民精神压力大等威胁健康的"城市病"逐渐凸显，城市卫生综合管理和服务能力难以适应发展需要，寓健康于所有公共政策的社会大卫生工作格局尚未形成。三是群众健康素养有待提升。随着生活水平显著提升，人民群众对身心健康有了更高期待，但权威、科学、准确的健康知识获取途径尚不通畅，健康教育的针对性和有效性不强，吸烟、过量饮酒、缺乏运动、膳食不合理等不健康生活方式较为普遍。四是爱国卫生工作方式亟需改进。随着社会结构变动和利益格局调整，人们的价值观念、行为方式发生巨大变化，给传统爱国卫生工作方式带来很大挑战。与新时期的要求相比，爱国卫生工作还存在法制化水平不高、协调功能不充分、群众工作方法有待创新、基层能力弱化等薄弱环节。

做好新时期的爱国卫生工作，是坚持以人为本、解决当前影响人民群众健康突出问题的有效途径，是改善环境、加强生态文明建设的重要内容，是建设健康中国、全面建成小康社会的必然要求。各地区、各部门要进一步提高对爱国卫生工作重要性的认识，继承和发扬爱国卫生运动优良传统，适应新形势新任务，不断丰富工作内涵，完善工作机制，创新工作方法，以改革创新的精神切实加强新时期爱国卫生工作。

二、新时期爱国卫生工作的指导思想和总体目标

（一）指导思想。以邓小平理论、"三个代表"重要思想、

科学发展观为指导，深入贯彻落实党的十八大和十八届三中、四中全会精神，结合深化医药卫生体制改革，坚持政府领导、部门协作、群众动手、社会参与、依法治理、科学指导，全面推进改革创新，充分发挥群众运动的优势，着力治理影响群众健康的危害因素，不断改善城乡环境，切实维护人民群众健康权益，为经济社会协调发展提供有力保障。

（二）总体目标。通过广泛开展爱国卫生运动，城乡环境卫生条件明显改善，影响健康的主要环境危害因素得到有效治理；人民群众文明卫生素质显著提升，健康生活方式广泛普及；有利于健康的社会环境和政策环境进一步改善，重点传染病、慢性病、地方病和精神疾病等公共卫生问题防控干预取得明显成效，城乡居民健康水平明显提高。

三、努力创造促进健康的良好环境

（一）深入开展城乡环境卫生整洁行动。结合社会主义新农村建设、美丽乡村建设、改善农村人居环境和农村社区建设试点工作，以农村垃圾污水处理和城市环境卫生薄弱地段整治为重点，持续深入开展整洁行动，统筹治理城乡环境卫生问题。推行县域城乡生活垃圾和污水统筹治理，实施统一规划、统一建设、统一管理、统一运行，有条件的地方推进城镇垃圾污水处理设施和服务向农村延伸，不断提高对生活垃圾和污水进行处理的行政村比例。推行垃圾分类收集处理和资源回收利用，逐步实现垃圾处理减量化、资源化、无害化。防治畜禽养殖污染，推进畜禽粪污综合治理利用，加强病死畜禽无害化收集处理，规范农药包装物、农膜等废弃物处置，大力推广秸秆综合利用，严禁秸秆随意焚烧。严格活禽市场准入，监督规范活禽经营市场秩序，逐步推行"禽类定点屠宰、白条禽上市"制度。开展生态清洁型小流域治理，改善农村河道水环境。以雾霾频发地区为重点，坚持源头管控，狠抓细颗粒物和可吸入颗粒物综合治理。制订或修订村规民约，落实清扫保洁制度，组织开展义务劳动，清理乱堆乱放，拆除违章建筑，疏浚坑塘河道，营造清洁有序、健康宜居的生产生活环境。

（二）切实保障饮用水安全。建立从水源地保护、自来水生产到安全供水的全程监管体系，强化水质检测监测，确保饮用水安全。加强饮用水水源保护和管理，开展饮用水水源地规范化建设，实施水源保护区污染综合整治。加快全国城镇供水设施改造和建设，加强农村特别是重点寄生虫病流行区和地方病病区饮水安全工程建设，建立健全供水设施维护的长效机制，进一步提高供水水质。在有条件的地方，优先采取城镇供水管网向农村延伸或建设跨村、跨乡镇连片集中供水工程等方式，大力发展规模化集中供水，统筹解决农村学校的饮水安全问题。加强饮用水卫生监测能力建设，抓紧建立覆盖城乡的饮用水卫生监测网络，逐步实现地市级地区具备《生活饮用水卫生标准》（GB 5749-2006）规定的全部106项水质指标检测能力，县级地区具备水质常规指标的检测能力。

（三）加快农村改厕步伐。坚持因地制宜、集中连片、整村推进，加快农村无害化卫生厕所建设进程，力争到2020年东部地区和有条件的中西部地区基本完成农村户厕无害化建设改造，有效预防控制肠道传染病、寄生虫病的发生流行。农村新建住房和保障性安居工程等项目要配套建设无害化卫生厕所，中小学校、乡镇卫生院、社区综合服务中心、集贸市场、乡镇政府机关等公共场所和旅游景点、铁路公路沿线要建设无害化卫生公厕。加强改厕后续服务和管理，教育和引导农民使用卫生厕所，建立卫生厕所建、管、用并重的长效管理机制。加强改厕适宜技术研究，在有条件的农村地区推广粪便统一收集、集中处理的"四格式生态厕所"等新技术。发挥财政资金的引导作用，合理整合项目资源，有效调动社会力量参与，形成多方投入的改厕筹资模式。

（四）科学预防控制病媒生物。建立健全病媒生物监测网络，定期开展监测调查，有针对性地组织开展"除四害"活动。实施以环境治理为主的综合预防控制策略，清除病媒生物孳生地，防止登革热、流行性出血热等病媒生物传播疾病的发生流行。加强边境口岸病媒生物监测与预防控制，最大限度防止病媒生物跨境传播。加强病媒生物预防控制药物、器械和技术研究，完善管理规范和技术标准，提高预防控制效果，减少环境污染。病媒生物预防控制使用的药物、器械必须符合国家的相关规定，严禁使用违禁药物。推进病媒生物预防控制服务市场化发展，规范服务行为。

四、全面提高群众文明卫生素质

（一）加强健康教育和健康促进。培育和践行社会主义核心价值观，大力开展讲卫生、树新风、除陋习活动，摒弃乱扔、乱吐、乱贴、乱行等不文明行为，提高群众文明卫生意识，营造社会和谐、精神文明的社会新风尚。加大新闻媒体无偿开展卫生防病知识公益宣传力度，将健康教育纳入国民教育体系，结合各类健康主题日，组织开展经常性宣传教育活动。创新健康教育的方式和载体，充分利用互联网、移动客户端等新媒体传播健康知识，提高健康教育的针对性、精准性和实效性。加强健康教育的内容建设，组织发布科学防病知识，及时监测纠正虚假错误信息，坚决取缔虚假药品等广告、打击不实和牟利性误导宣传行为。继续实施健康中国行、全民健康素养促进行动、全民健康生活方式行动、全民健康科技行动等活动，打造一批健康教育的品牌活动。医疗卫生机构在提供诊疗服务时要积极开展健康教育，推动重点人群改变不良生活习惯，形成健康生活方式。

（二）推进全民健身活动。建设健康步道、健康主题公园等支持性环境，改善城乡居民运动健身条件，提高公共体育设施的开放率和利用率，形成覆盖城乡比较健全的全民健身公共服务体系。加强青少年体育工作，着力提高青少年体质，在政策、措施上加大对青少年体质健康的扶持力度，学生在校期间每天至少参加1小时的体育锻炼活动。加强职工体育，推动机关、企事业单位落实工间操制度，建立职工健身团队，开展符合单位特点的健身和竞赛活动。加强全民健身科学研究，推广体质监测和科学健身方法，指导个人根据体质和健康状况开展适合的健身活动，提高群众科学健身水平。开展形式多样的社区健身活动，建立激励机制，引导和鼓励群众经常、持久地参加健身活动。发挥中医治未病优势，大力推广和规范传统养生健身活动。

（三）落实控烟各项措施。积极开展控烟宣传教育，研究改进烟盒健康警语和标识，提高公众对烟草危害的正确认识，促进形成不吸烟、不敬烟、不劝烟的社会风气。各级领导干部要主动发挥带头表率作用，模范遵守公共场所禁烟规定。严格落实不向未成年人售烟的有关法律规定，将青少年作为吸烟预防干预的重点人群，努力减少新增吸烟人群。开展戒烟咨询热线和戒烟门诊等服务，提高戒烟干预能力。认真履行《烟草控制框架公约》，全面推行公共场所禁烟，创建无烟医疗卫生机构、无烟学校、无烟单位，努力建设无烟环境。

五、积极推进社会卫生综合治理

（一）深入推进卫生城镇创建。将卫生城镇创建作为提高城镇卫生管理水平的有效载体，推动形成卫生计生、城建、环保、交通、农业、工商、食品药品监管等部门齐抓共管、全社会广泛参与的工作格局，加快卫生基础设施建设，健全卫生管理长效机制，有效破解城镇卫生管理难题。各地要根据实际情况，制定科学合理的创建目标和实施方案，量力而行开展创建工作，提高卫生城镇创建质量，避免"形象工程"等问题。加强对卫生城镇创建的技术指导和监督管理，改进评价标准和办法，完善退出机制，对卫生城镇实行动态管理。发挥卫生城镇创建的典型示范作用，带动城乡人居环境质量的整体提升。争取到2020年，国家卫生城市数量提高到全国城市总数的40%，国家卫生乡镇（县城）数量提高到全国乡镇（县城）总数的5%。

（二）探索开展健康城市建设。结合推进新型城镇化建设，鼓励和支持开展健康城市建设，努力打造卫生城镇升级版，促进城市建设与人的健康协调发展。根据城市发展实际，编制健康城市发展规划，围绕营造健康环境、构建健康社会、培育健康人群等重点，将健康政策相关内容纳入城市规划、市政建设、道路交通、社会保障等各项公共政策并保障落实。紧密结合深化医改，不断优化健康服务，大力推进基本公共卫生服务均等化，促进卫生服务模式从疾病管理向健康管理转变。推动健康城市理念进社区、进学校、进企业、进机关、进营院，提高社会参与程度。借鉴国际经验，建立适合我国国情的健康城市建设指标和评价体系，组织第三方专业机构开展建设效果评价，研究推广健康城市建设的有效模式。

六、提高爱国卫生工作水平

（一）积极发挥爱国卫生运动在疾病防控中的统筹协调作用。在传染病、地方病、慢性病、精神疾病等疾病防控工作中，要充分发挥各级爱国卫生运动委员会的组织协调作用，推动相关部门各负其责、协作配合，共同落实传染源管理、危险因素控制、防病知识普及、社会心理支持等综合防控措施。落实预防为主的方针，根据疾病流行规律和研判情况，发挥爱国卫生工作的独特优势，及早动员部署，调动各方力量，从源头上控制疾病的发生与传播。坚持群防群控，发挥乡镇（街道）、城乡社区、机关、企事业单位等基层爱国卫生机构队伍的群众工作优势，强化专业防控和群众参与的协作配合，形成共同防治疾病、促进健康的工作格局。协调做好突发公共卫生事件处置、重大疫情防控、大型活动卫生防疫保障等工作。在重大自然灾害应对中组织开展环境和饮用水消毒、食品安全保障、病媒生物预防控制和垃圾粪便收集处理等工作，确保大灾之后无大疫。

（二）提高爱国卫生工作依法科学治理水平。深入开展政策研究，注重经验总结，提炼工作规律，形成可推广的爱国卫生理论成果。适应新的形势需要，研究推进爱国卫生相关立法工作，将实践证明行之有效的经验和好的做法及时上升为法律，进一步完善法律法规制度和标准体系。贯彻实施传染病防治法等法律法规，切实采取措施将各项法律制度落到实处，提高依法行政、依法治理水平。加强爱国卫生相关法律法规普法教育，推动领导干部、工作人员和广大群众自觉守法。加强信息化建设，推进爱国卫生相关基础数据在部门间信息共享，强化信息资源开发利用。开展国际交流与合作，学习借鉴健康管理、健康促进等方面的先进理念和技术，推介我国爱国卫生运动取得的成绩。

（三）改革创新动员群众的方式方法。建立政府和市场有机结合的机制，通过政府转移职能和购买服务等方式，鼓励和吸引社会力量参与环境整治、改水改厕、病媒生物预防控制、健康教育等工作。改进爱国卫生活动形式和内容，动员单位、社会组织和个人通过捐赠、创办服务机构、提供志愿服务、参加义务劳动等方式，参与爱国卫生公益活动。探索推广居民健康自我管理小组、病友互助小组、健身小组、社区健康讲堂等有效形式，发挥群众组织在自我教育、自我管理、自我服务等方面的积极作用，为广大群众开展自我健康管理搭建平台、提供便利。大力宣传典型事迹和先进经验，按照国家有关规定对作出突出贡献的单位和个人予以表彰奖励，营造良好社会氛围。坚持开展爱国卫生月活动，每年确定一个主题，推动解决1-2个社会关注、群众关心的突出卫生问题。

（四）加强组织领导。各级人民政府要将爱国卫生工作作为一项重要民生工程，纳入经济社会发展规划，列入政府重要议事日程，定期研究解决爱国卫生工作中的重大问题。各级爱国卫生运动委员会要研究制订爱国卫生工作规划，每年召开会议，制订年度工作计划，研究部署重要工作任务。各成员单位要加强部门联动，按照职责分工落实年度工作计划和重点工作任务，形成推进工作的整体合力。各地要加强爱国卫生运动委员会建设，健全爱国卫生组织体系，特别要加强基层工作能力建设，确保事有人干、责有人负。中央财政继续通过现行专项转移支付方式给予必要支持。加强人员培训和队伍建设，推进目标管理和责任制考核，不断提高工作水平。

全国爱国卫生运动委员会办公室要会同有关部门加强督导检查，掌握工作进展，定期交流信息，督促各项工作落到实处。对工作突出、成效明显的，要给予表扬；对工作不力的，要及时督促整改。各地要加强对爱国卫生工作的考核，考核结果作为综合考核评价领导班子和有关领导干部的重要依据。要畅通监督渠道，主动接受社会和公众监督，认真梳理、整改群众反映的问题，不断提高群众对爱国卫生工作的满意度。

国务院

2014年12月23日

国务院关于机关事业单位工作人员养老保险制度改革的决定

国发〔2015〕2号

各省、自治区、直辖市人民政府，国务院各部委、各直属机构：

按照党的十八大和十八届三中、四中全会精神，根据《中华人民共和国社会保险法》等相关规定，为统筹城乡社会保障体系建设，建立更加公平、可持续的养老保险制度，国务院决定改革机关事业单位工作人员养老保险制度。

一、改革的目标和基本原则。以邓小平理论、"三个代表"重要思想、科学发展观为指导，深入贯彻党的十八大、十八届三中、四中全会精神和党中央、国务院决策部署，坚持全覆盖、保基本、多层次、可持续方针，以增强公平性、适应流动性、保证可持续性为重点，改革现行机关事业单位工作人员退休保障制度，逐步建立独立于机关事业单位之外、资金来源多渠道、保障方式多层次、管理服务社会化的养老保险体系。改革应遵循以下基本原则：

（一）公平与效率相结合。既体现国民收入再分配更加注重公平的要求，又体现工作人员之间贡献大小差别，建立待遇与缴费挂钩机制，多缴多得、长缴多得，提高单位和职工参保缴费的积极性。

（二）权利与义务相对应。机关事业单位工作人员要按照国家规定切实履行缴费义务，享受相应的养老保险待遇，形成责任共担、统筹互济的养老保险筹资和分配机制。

（三）保障水平与经济发展水平相适应。立足社会主义初级阶段基本国情，合理确定基本养老保险筹资和待遇水平，切实保障退休人员基本生活，促进基本养老保险制度可持续发展。

（四）改革前与改革后待遇水平相衔接。立足增量改革，实现平稳过渡。对改革前已退休人员，保持现有待遇并参加今后的待遇调整；对改革后参加工作的人员，通过建立新机制，实现待遇的合理衔接；对改革前参加工作、改革后退休的人员，通过实行过渡性措施，保持待遇水平不降低。

（五）解决突出矛盾与保证可持续发展相促进。统筹规划、合理安排、量力而行，准确把握改革的节奏和力度，先行解决目前城镇职工基本养老保险制度不统一的突出矛盾，再结合养老保险顶层设计，坚持精算平衡，逐步完善相关制度和政策。

二、改革的范围。本决定适用于按照公务员法管理的单位、参照公务员法管理的机关（单位）、事业单位及其编制内的工作人员。

三、实行社会统筹与个人账户相结合的基本养老保险制度。基本养老保险费由单位和个人共同负担。单位缴纳基本养老保险费（以下简称单位缴费）的比例为本单位工资总额的20%，个人缴纳基本养老保险费（以下简称个人缴费）的比例为本人缴费工资的8%，由单位代扣。按本人缴费工资8%的数额建立基本养老保险个人账户，全部由个人缴费形成。个人工资超过当地上年度在岗职工平均工资300%以上的部分，不计入个人缴费工资基数；低于当地上年度在岗职工平均工资60%的，按当地在岗职工平均工资的60%计算个人缴费工资基数。

个人账户储存额只用于工作人员养老，不得提前支取，每年按照国家统一公布的记账利率计算利息，免征利息税。参保人员死亡的，个人账户余额可以依法继承。

四、改革基本养老金计发办法。本决定实施后参加工作、个人缴费年限累计满15年的人员，退休后按月发给基本养老金。基本养老金由基础养老金和个人账户养老金组成。退休时的基础养老金月标准以当地上年度在岗职工月平均工资和本人指数化月平均缴费工资的平均值为基数，缴费每满1年发给1%。个人账户养老金月标准为个人账户储存额除以计发月数，计发月数根据本人退休时城镇人口平均预期寿命、本人退休年龄、利息等因素确定（详见附件）。

本决定实施前参加工作、实施后退休且缴费年限（含视同缴费年限，下同）累计满15年的人员，按照合理衔接、平稳过渡的原则，在发给基础养老金和个人账户养老金的基础上，再依据视同缴费年限长短发给过渡性养老金。具体办法由人力资源社会保障部会同有关部门制定并指导实施。

本决定实施后达到退休年龄但个人缴费年限累计不满15年的人员，其基本养老保险关系处理和基本养老金计发比照《实施〈中华人民共和国社会保险法〉若干规定》（人力资源社会保障部令第13号）执行。

本决定实施前已经退休的人员，继续按照国家规定的原待遇标准发放基本养老金，同时执行基本养老金调整办法。

机关事业单位离休人员仍按照国家统一规定发给离休费，并调整相关待遇。

五、建立基本养老金正常调整机制。根据职工工资增长和物价变动等情况，统筹安排机关事业单位和企业退休人员的基本养老金调整，逐步建立兼顾各类人员的养老保险待遇正常调整机制，分享经济社会发展成果，保障退休人员基本生活。

六、加强基金管理和监督。建立健全基本养老保险基金省级统筹；暂不具备条件的，可先实行省级基金调剂制度，明确各级人民政府征收、管理和支付的责任。机关事业单位基本养老保险基金单独建账，与企业职工基本养老保险基金分别管理使用。基金实行严格的预算管理，纳入社会保障基金财政专户，实行收支两条线管理，专款专用。依法加强基金监管，确保基金安全。

七、做好养老保险关系转移接续工作。参保人员在同一统筹范围内的机关事业单位之间流动，只转移养老保险关系，不转移基金。参保人员跨统筹范围流动或在机关事业单位与企业之间流动，在转移养老保险关系的同时，基本养老保险个人账户储存额随同转移，并以本人改革后各年度实际缴费工资为基数，按12%的总和转移基金，参保缴费不足1年的，按实际缴费月数计算转移基金。转移后基本养老保险缴费年限（含视同缴费年限）、个人账户储存额累计计算。

八、建立职业年金制度。机关事业单位在参加基本养老保险的基础上，应当为其工作人员建立职业年金。单位按本单位工资总额的8%缴费，个人按本人缴费工资的4%缴费。工作人员退休后，按月领取职业年金待遇。职业年金的具体办法由人力资源社会保障部、财政部制定。

九、建立健全确保养老金发放的筹资机制。机关事业单位及其工作人员应按规定及时足额缴纳养老保险费。各级社会保险征缴机构应切实加强基金征缴，做到应收尽收。各级政府应积极调整和优化财政支出结构，加大社会保障资金投入，确保基本养老金按时足额发放，同时为建立职业年金制度提供相应的经费保障，确保机关事业单位养老保险制度改革平稳推进。

十、逐步实行社会化管理服务。提高机关事业单位社会保险社会化管理服务水平，普遍发放全国统一的社会保障卡，实行基本养老金社会化发放。加强街道、社区人力资源社会保障工作平台建设，加快老年服务设施和服务网络建设，为退休人员提供方便快捷的服务。

十一、提高社会保险经办管理水平。各地要根据机关事业单位工作人员养老保险制度改革的实际需要，加强社会保险经办机构能力建设，适当充实工作人员，提供必要的经费和服务设施。人力资源社会保障部负责在京中央国家机关及所属事业单位基本养老保险的管理工作，同时集中受托管理其职业年金基金。中央国家机关所属京外单位的基本养老保险实行属地化管理。社会保险经办机构应做好机关事业单位养老保险参保登记、缴费申报、关系转移、待遇核定和支付等工作。要按照国家统一制定的业务经办流程和信息管理系统建设要求，建立健全管理制度，由省级统一集中管理数据资源，实现规范化、信息化和专业化管理，不断提高工作效率和服务质量。

十二、加强组织领导。改革机关事业单位工作人员养老保险制度，直接关系广大机关事业单位工作人员的切身利益，是一项涉及面广、政策性强的工作。各地区、各部门要充分认识改革工作的重大意义，切实加强领导，精心组织实施，向机关事业单位工作人员和社会各界准确解读改革的目标和政策，正确引导舆论，确保此项改革顺利进行。各地区、各部门要按照本决定制定具体的实施意见和办法，报人力资源社会保障部、财政部备案后实施。人力资源社会保障部要会同有关部门制定贯彻本决定的实施意见，加强对改革工作的协调和指导，及时研究解决改革中遇到的问题，确保本决定的贯彻实施。

本决定自2014年10月1日起实施，已有规定与本决定不一致的，按照本决定执行。

国务院

2015年1月3日

个人账户养老金计发月数表

退休年龄	计发月数	退休年龄	计发月数
40	233	56	164
41	230	57	158
42	226	58	152
43	223	59	145
44	220	60	139
45	216	61	132
46	212	62	125
47	207	63	117
48	204	64	109
49	199	65	101
50	195	66	93
51	190	67	84
52	185	68	75
53	180	69	65
54	175	70	56
55	170		

国务院办公厅关于加快发展
商业健康保险的若干意见

国办发〔2014〕50号

各省、自治区、直辖市人民政府，国务院各部委、各直属机构：

为贯彻落实《中共中央　国务院关于深化医药卫生体制改革的意见》、《国务院关于促进健康服务业发展的若干意见》（国发〔2013〕40号）、《国务院关于加快发展现代保险服务业的若干意见》（国发〔2014〕29号）等有关文件要求，加快发展商业健康保险，经国务院同意，现提出以下意见：

一、充分认识加快发展商业健康保险的重要意义

商业健康保险是由商业保险机构对因健康原因和医疗行为导致的损失给付保险金的保险，主要包括医疗保险、疾病保险、失能收入损失保险、护理保险以及相关的医疗意外保险、医疗责任保险等。

加快发展商业健康保险，有利于与基本医疗保险衔接互补、形成合力，夯实多层次医疗保障体系，满足人民群众多样化的健康保障需求；有利于促进健康服务业发展，增加医疗卫生服务资源供给，推动健全医疗卫生服务体系；有利于处理好政府和市场的关系，提升医疗保障服务效率和质量；有利于创新医疗卫生治理体制，提升医疗卫生治理能力现代化水平；有利于稳增长、促改革、调结构、惠民生。

二、加快发展商业健康保险的总体要求

（一）指导思想和目标。加快发展商业健康保险要以邓小平理论、"三个代表"重要思想、科学发展观为指导，深入贯彻党的十八大和十八届三中全会精神，认真落实党中央、国务院决策部署，充分发挥市场机制作用和商业健康保险专业优势，扩大健康保险产品供给，丰富健康保险服务，使商业健康保险在深化医药卫生体制改革、发展健康服务业、促进经济提质增效升级中发挥"生力军"作用。

到2020年，基本建立市场体系完备、产品形态丰富、经营诚信规范的现代商业健康保险服务业。实现商业健康保险运行机制较为完善、服务能力明显提升、服务领域更加广泛、投保人数大幅增加，商业健康保险赔付支出占卫生总费用的比重显著提高。

（二）基本原则。坚持以人为本，丰富健康保障。把提升人民群众健康素质和保障水平作为发展商业健康保险的根本出发点、落脚点，充分发挥商业健康保险在满足多样化健康保障和服务方面的功能，建设符合国情、结构合理、高效运行的多层次医疗保障体系。

坚持政府引导，发挥市场作用。强化政府的制度建设、政策规划和市场监管等职责，通过财税、产业等政策引导，发挥市场在资源配置中的决定性作用，鼓励商业保险机构不断增加健康保障供给，提高服务质量和效率。

坚持改革创新，突出专业服务。深化商业健康保险体制机制改革，运用现代科技，创新管理服务，拓宽服务领域，延长服务链条，推进健康保险同医疗服务、健康管理与促进等相关产业融合发展。

三、扩大商业健康保险供给

（一）丰富商业健康保险产品。大力发展与基本医疗保险有机衔接的商业健康保险。鼓励企业和个人通过参加商业保险及多种形式的补充保险解决基本医保之外的需求。鼓励商业保险机构积极开发与健康管理服务相关的健康保险产品，加强健康风险评估和干预，提供疾病预防、健康体检、健康咨询、健康维护、慢性病管理、养生保健等服务，降低健康风险，减少疾病损失。支持商业保险机构针对不同的市场设计不同的健康保险产品。根据多元化医疗服务需求，探索开发针对特需医疗、药品、医疗器械和检查检验服务的健康保险产品。开发药品不良反应保险。发展失能收入损失保险，补偿在职人员因疾病或意外伤害导致的收入损失。适应人口老龄化、家庭结构变化、慢性病治疗等需求，大力开展长期护理保险制度试点，加快发展多种形式的长期商业护理保险。开发中医药养生保健、治未病保险产品，满足社会对中医药服务多元化、多层次的需求。积极开发满足老年人保障需求的健康养老产品，实现医疗、护理、康复、养老等保障与服务的有机结合。鼓励开设残疾人康复、托养、照料和心智障碍者家庭财产信托等商业保险。

（二）提高医疗执业保险覆盖面。加快发展医疗责任保险、医疗意外保险，探索发展多种形式的医疗执业保险，分担医疗执业风险，促进化解医疗纠纷，保障医患双方合法权益，推动建立平等和谐医患关系。支持医疗机构和医师个人购买医疗执业保险，医师个人购买的医疗执业保险适用于任一执业地点。鼓励通过商业保险等方式提高医务人员的医疗、养老保障水平以及解决医疗职业伤害保障和损害赔偿问题。

（三）支持健康产业科技创新。促进医药、医疗器械、医疗技术的创新发展，在商业健康保险的费用支付比例等方面给予倾斜支持，加快形成战略性新兴产业。探索建立医药高新技术和创新型健康服务企业的风险分散和保险保障机制，帮助企业解决融资难题，化解投融资和技术创新风险。

四、推动完善医疗保障服务体系

（一）全面推进并规范商业保险机构承办城乡居民大病保险。认真总结试点经验，从城镇居民医保基金、新农合基金中划出一定比例或额度作为大病保险资金，在全国推行城乡居民大病保险制度。遵循收支平衡、保本微利的原则，全面推进商业保险机构受托承办城乡居民大病保险，发挥市场机制作用，提高大病保险的运行效率、服务水平和质量。规范商业保险机构承办服务，规范招投标流程和保险合同，明确结余率和盈利率控制标准，与基本医保和医疗救助相衔接，提供"一站式"服务。逐步提高城乡居民大病保险统筹层次，建立健全独立核算、医疗费用控制等管理办法，增强抗风险能力。

（二）稳步推进商业保险机构参与各类医疗保险经办服务。加大政府购买服务力度，按照管办分开、政事分开要求，引入竞争机制，通过招标等方式，鼓励有资质的商业保险机构参与各类医疗保险经办服务，降低运行成本，提升管理效率和服务质量。规范经办服务协议，建立激励和约束相结合的评价机制。要综合考虑基金规模、参保人数、服务内容等因素，科学确定商业保险机构经办基本医保费用标准，并建立与人力成本、物价涨跌等因素相挂钩的动态调整机制。

（三）完善商业保险机构和医疗卫生机构合作机制。鼓励各类医疗机构与商业保险机构合作，成为商业保险机构定点医疗机构。利用商业健康保险公司的专业知识，发挥其第三方购买者的作用，帮助缓解医患信息不对称和医患矛盾问题。发挥商业健康保险费率调节机制对医疗费用和风险管控的正向激励作用，有效降低不合理的医疗费用支出。在开展城乡居民大病保险和各类医疗保险经办服务的地区，强化商业保险机构对定点医疗机构医疗费用的监督控制和评价，增强医保基金使用的科学性和合理性。

五、提升管理和服务水平

（一）加强管理制度建设。完善健康保险单独核算、精算、风险管理、核保、理赔和数据管理等制度。商业保险机构要建立独立的收入账户和赔付支出账户，加强独立核算，确保资金安全。加强行业服务评价体系建设，规范健康保险服务标准，尽快建立以保障水平和参保群众满意度为核心的考核评价制度，建立健全商业保险机构诚信记录制度，加强信用体系建设。

（二）切实提升专业服务能力。商业保险机构要加强健康保险管理和专业技术人才队伍建设，强化从业人员职业教育，持续提升专业能力。根据经办基本医疗保险和承办城乡居民大病保险的管理和服务要求，按照长期健康保险的经营标准，完善组织架构，健全规章制度，加强人员配备，提升专业经营和服务水平。

（三）努力提供优质服务。商业保险机构要精心做好参保群众就诊信息和医药费用审核、报销、结算、支付等工作，提供即时结算服务，简化理赔手续，确保参保群众及时、方便享受医疗保障待遇。发挥统一法人管理和机构网络优势，开展异地转诊、就医结算服务。通过电话、网络等多种方式，提供全方位的咨询、查询和投诉服务。运用现代技术手段，发挥远程医疗和健康服务平台优势，共享优质医疗资源，不断创新和丰富健康服务方式。

（四）提升信息化建设水平。鼓励商业保险机构参与人口健康数据应用业务平台建设。支持商业健康保险信息系统与基本医疗保险信息系统、医疗机构信息系统进行必要的信息共享。政府相关部门和商业保险机构要切实加强参保人员个人信息安全保障，防止信息外泄和滥用。支持商业保险机构开发功能完整、安全高效、相对独立的全国性或区域性健康保险信息系统，运用大数据、互联网等现代信息技术，提高人口健康数据分析应用能力和业务智能处理水平。

（五）加强监督管理。完善多部门监管合作机制，按照职责分工加强对商业保险机构的监督检查，依法及时处理处罚有关违法违规行为，确保有序竞争。保险监管机构要不断健全商业健康保险经营管理法规制度，完善专业监管体系。加大商业健康保险监督检查力度，强化销售、承保、理赔和服务等环节的监管，严肃查处销售误导、非理性竞争等行为，规范商业健康保险市场秩序。完善城乡居民大病保险和各类医疗保障经办业务市场准入退出、招投标、理赔服务等制度。商业保险机构要主动接受和配合政府有关职能部门的监督。加大对泄露参保人员隐私、基金数据等违法违规行为的处罚力度，情节严重的取消经办资格，在全国范围内通报。涉嫌构成犯罪、依法需要追究刑事责任的，移送司法机关查处。

六、完善发展商业健康保险的支持政策

（一）加强组织领导和部门协同。各地区、各有关部门要提高认识，统筹谋划，将加快发展商业健康保险纳入深化医药卫生体制改革和促进健康服务业发展的总体部署，在国务院和地方各级深化医药卫生体制改革领导小组的统筹协调下，加强沟通和配合，完善政策，创新机制，协调解决商业健康保险发展中的重大问题。有关部门要根据本意见要求，及时制定配套措施。各省（区、市）人民政府要结合实际制定具体实施意见，促进本地区商业健康保险服务业持续健康发展。

（二）引导投资健康服务产业。发挥商业健康保险资金长期投资优势，鼓励商业保险机构遵循依法、稳健、安全原则，以出资新建等方式新办医疗、社区养老、健康体检等服务机构，承接商业保险有关服务。各地区要统筹健康服务业发展需要，加强对具有社会公益性的商业健康保险用地保障工作。

（三）完善财政税收等支持政策。借鉴国外经验并结合我国国情，完善健康保险有关税收政策。研究完善城乡居民大病保险业务保险保障基金政策。落实和完善企业为职工支付的补充医疗保险费有关企业所得税政策。坚持市场配置资源，鼓励健康服务产业资本、外资健康保险公司等社会资本投资设立专业健康保险公司，支持各种类型的专业健康保险机构发展。

（四）营造良好社会氛围。大力普及商业健康保险知识，增强人民群众的健康保险意识。以商业健康保险满足人民群众非基本医疗卫生服务需求为重点，加大宣传力度，积极推广成功经验。完善商业健康保险信息公开渠道和机制，建立社会多

方参与的监督制度，自觉接受社会监督。加强行业自律，倡导公平竞争与合作，共同营造发展商业健康保险的良好氛围。

国务院办公厅

2014年10月27日

国务院办公厅关于印发
国家贫困地区儿童发展规划
（2014-2020年）的通知

国办发〔2014〕67号

各省、自治区、直辖市人民政府，国务院各部委、各直属机构：

《国家贫困地区儿童发展规划（2014-2020年）》已经国务院同意，现印发给你们，请结合实际认真贯彻执行。

国务院办公厅

2014年12月25日

国家贫困地区儿童发展规划

（2014-2020年）

儿童发展关系国家未来和民族希望，关系社会公平公正，关系亿万家庭的幸福。改革开放特别是进入21世纪以来，我国儿童健康、教育水平明显提高，儿童生存、发展和受保护的权利得到有力保障，提前实现了联合国千年发展目标。但总体上看，我国儿童事业发展还不平衡，特别是集中连片特殊困难地区的4000万儿童，在健康和教育等方面的发展水平明显低于全国平均水平。进一步采取措施，促进贫困地区儿童发展是切断贫困代际传递的根本途径，是全面建成小康社会的客观要求，也是政府提供基本公共服务的重要内容。为进一步促进贫困地区儿童发展，编制本规划。

一、总体要求

（一）指导思想。以邓小平理论、"三个代表"重要思想、科学发展观为指导，深入贯彻党的十八大和十八届二中、三中、四中全会精神，认真落实党中央、国务院决策部署，坚持儿童优先原则，坚持儿童成长早期干预基本方针，以健康和教育为战略重点，以困难家庭为主要扶持对象，加大统筹协调、资源整合和推进发展力度，实行政府直接提供服务和向社会力量购买服务相结合的工作机制，切实保障贫困地区儿童生存和发展权益，实现政府、家庭和社会对贫困地区儿童健康成长的全程关怀和全面保障。

（二）实施范围。集中连片特殊困难地区680个县从出生到义务教育阶段结束的农村儿童。

（三）总体目标。到2020年，集中连片特殊困难地区儿童发展整体水平基本达到或接近全国平均水平。

——保障母婴安全。孕产妇死亡率下降到30/10万，婴儿和5岁以下儿童死亡率分别下降到12‰和15‰。出生人口素质显著提高。

——保障儿童健康。5岁以下儿童生长迟缓率降低到10%以下，低体重率降低到5%以下，贫血患病率降低到12%以下。以乡镇为单位适龄儿童国家免疫规划疫苗接种率达到并保持在90%以上。中小学生体质基本达到《国家学生体质健康标准》。特殊困难儿童的福利、关爱体系更加健全。

——保障儿童教育。学前三年毛入园率达到75%。义务教育巩固率达到93%，教育总体质量、均衡发展水平显著提高。视力、听力、智力残疾儿童少年义务教育入学率达到90%。

二、主要任务

（一）新生儿出生健康。

1. 加强出生缺陷综合防治。落实出生缺陷综合防治措施，实施国家免费孕前优生健康检查项目，推进增补叶酸预防神经管缺陷等项目，做好孕期产期保健，逐步开展相关的免费筛查、诊断试点项目，提高出生人口素质。开展新生儿先天性甲状腺功能减低症、苯丙酮尿症、听力障碍等疾病筛查服务，加强儿童残疾筛查与康复的衔接，提高筛查确诊病例救治康复水平。

2. 加强孕产妇营养补充。开展孕前、孕产期和哺乳期妇女营养指导，制定孕产期妇女营养素补充标准，预防和治疗孕产妇贫血等疾病，减少低出生体重儿。

3. 加强孕产妇和新生儿健康管理。加强高危孕妇的识别与管理、早产儿的预防与干预，提高孕产妇和儿童系统管理率。继续实施农村孕产妇住院分娩补助项目，做好与新型农村合作医疗和医疗救助制度的有效衔接，加大贫困地区孕产妇住院分娩保障力度。建立危重孕产妇和新生儿急救绿色通道及网络。

4. 加强优生优育宣传教育。通过广播电视、公益广告、集中教育等多种方式，深入开展"婚育新风进万家活动"、"关爱女孩行动"、"新农村新家庭计划"等宣传活动。结合基本公共卫生和计划生育服务，针对贫困地区儿童发展特点，设计开发优生优育等方面的出版物和宣传品。教育、卫生计生部门要共同组织开展学生青春期教育。残联、卫生计生部门要共同组织开展残疾预防宣传活动。通过现场专题讲座、远程教育和多媒体专题辅导等方式，向育龄群众和孕产妇传授优生优育专业知识。

（二）儿童营养改善。

1. 改善婴幼儿营养状况。倡导0-6个月婴儿纯母乳喂养，加强母乳喂养宣传及相关知识培训。扩大贫困地区困难家庭婴幼儿营养改善试点范围，以低保家庭、低保边缘家庭为重点，逐步覆盖到集中连片特殊困难地区的680个县，预防儿童营养不良和贫血。

2. 完善农村义务教育学生营养改善工作机制。各地要进一步落实农村义务教育学生营养改善计划管理责任和配套政策，切实加强资金使用和食品安全管理。因地制宜新建或改扩建农村义务教育学校伙房或食堂等设施，逐步以学校供餐替代校外供餐。继续支持各地开展义务教育阶段学生营养改善试点。有条件的地方可结合实际，以多种方式做好学前教育阶段儿童营养改善工作。

3. 提高儿童营养改善保障能力。建立儿童营养健康状况监测评估制度。加强对各级妇幼保健机构、计划生育服务机构、疾病预防控制机构和基层医疗卫生机构人员的营养改善技能培训，提高预防儿童营养性疾病指导能力。加强对中小学幼儿园教师、食堂从业人员及学生家长的营养知识宣传教育，引导学生及其家庭形成健康饮食习惯。鼓励社会团体和公益组织积极参与儿童营养改善行动。

（三）儿童医疗卫生保健。

1. 完善儿童健康检查制度。对儿童生理状况、营养状况和常见病进行常规检查，建立儿童体检档案，定期对身高、体重、贫血状况等进行监测分析。将入学前儿童健康体检纳入基本公共卫生服务，由基层医疗卫生机构免费提供；义务教育阶段学生按中小学生健康检查基本标准进行体检，所需费用纳入学校公用经费开支范围。

2. 加强儿童疾病预防控制。切实落实国家免疫规划，为适龄儿童免费提供国家免疫规划疫苗接种服务，开展针对重点地区重点人群脊髓灰质炎、麻疹等国家免疫规划疫苗补充免疫或查漏补种工作。落实碘缺乏病、地方性氟中毒、大骨节病防治措施，有效控制地方病对儿童健康的危害。各级妇幼保健机构要加强新生儿健康和儿童疾病预防服务，加强儿童视力、听力和口腔保健工作，预防和控制视力不良、听力损失、龋齿等疾病发生。

3. 提高儿童基本医疗保障水平。完善城乡居民基本医疗保险制度，通过全民参保登记等措施，使制度覆盖全体儿童。全面推进城乡居民大病保险，逐步提高儿童大病保障水平。完善城乡医疗救助制度，加大儿童医疗救助力度，做好与大病保险制度、疾病应急救助制度的衔接，进一步提高儿童先天性心脏病、白血病、唇腭裂、尿道下裂、苯丙酮尿症、血友病等重大疾病救治费用保障水平。

4. 加强儿童医疗卫生服务能力建设。加强妇幼保健机构、妇产医院、儿童医院、综合性医院妇产科儿科和计划生育服务体系建设，提高基层医疗卫生机构孕产期保健、儿童保健、儿童常见病诊治、现场急救、危急重症患儿救治和转诊能力。加强助产技术、儿童疾病综合管理、新生儿复苏等适宜技术培训和儿童临床疾病诊治及护理培训，提高妇幼保健人员、计划生育技术人员和医护人员服务能力和水平。寄宿制学校或者600人以上的非寄宿制学校要设立卫生室（保健室），配备人员器材。县级政府要建立健全学校突发公共卫生事件应急管理机制。

5. 保障学生饮水安全和学校环境卫生。结合实施国家农村饮水安全工程，多渠道加大投入，统筹考虑和优先解决集中连片特殊困难地区农村学校饮水问题，实现供水入校。对无法接入公共供水管网的学校，就近寻找安全水源或实行自备水井供水。定期检测学校饮用水，保障水质达标。加强农村学校卫生厕所、浴室等生活设施建设，为学生提供健康生活环境，从小培养文明生活习惯。

6. 加强体育和心理健康教育。加强学校体育设施建设和体育器材配备，在基层公共体育设施建设中统筹规划学校体育设施。切实加强学校体育工作，严格落实每天锻炼一小时的要求，大力开展符合农村特点的体育活动和群众性体育项目竞赛。建立健全儿童心理健康教育制度，重点加强对留守儿童和孤儿、残疾儿童、自闭症儿童的心理辅导。加强班主任和专业教师心理健康教育能力建设，使每一所学校都有专职或兼职的心理健康教育教师。在农村义务教育学校教师特设岗位计划和中小学教师国家级培训计划中加大对体育和心理健康教育骨干教师的补充和培训力度。

（四）儿童教育保障。

1. 开展婴幼儿早期保教。依托幼儿园和支教点，为3岁以下儿童及其家庭提供早期保育和教育指导服务。采取多种形式宣传普及早期保教知识，鼓励媒体开办公益性早教节目（栏目）。建立城乡幼儿园对口帮扶机制，组织专家和有经验的志愿者到边远地区开展科学早教服务。

2. 推进学前教育。坚持政府主导、社会参与、公办民办并举，多种形式扩大贫困地区普惠性学前教育资源。加大中央财政学前教育发展重大项目、农村学前教育推进工程和省级学前教育项目对集中连片特殊困难地区的倾斜支持力度。扩大实施中西部农村偏远地区学前教育巡回支教试点，在人口分散的山区、牧区设立支教点，通过政府购买服务和动员社会力量招募大中专毕业生志愿者开展巡回支教，中央财政予以适当补助。在需要的民族地区加强学前双语教育。地方政府要依法落实相关政策，稳定贫困地区幼儿园教职工队伍。完善学前教育资助制度，帮助家庭经济困难儿童、孤儿和残疾儿童接受普惠性学前教育。

3. 办好农村义务教育。明确各地巩固义务教育目标，将义务教育控辍保学责任分解落实到地方各级政府、有关部门和学校，并作为教育督导重点内容。推动各地制定义务教育阶段学校标准化的时间表、路线图，解决农村义务教育中寄宿条件不足、大班额、上下学交通困难、基本教学仪器和图书不达标等突出问题。支持各地制定实施贫困地区教师队伍建设规划，统筹教师聘任（聘用）制度改革、农村义务教育学校教师特设岗位计划、中小学教师国家级培训计划、教师合理流动、对口支援等政策，系统解决贫困地区合格教师缺乏问题。对已实施集中连片特殊困难地区乡、村学校和教学点教师生活补助政策的地方，中央财政予以奖补。综合考虑提高教育质量、物价上涨、信息化教育和学生体检等需要，适时提高农村义务教育学校生均公用经费标准。

4. 推进农村学校信息化建设。大力推进宽带网络校校通、优质资源班班通、网络学习空间人人通。各地要结合实施"宽带中国"战略和贫困村信息化工作，积极推动为贫困地区中小学接入宽带网络。将校内信息基础设施建设列入学校新建、改扩建和薄弱学校改造等项目建设内容。加强教师信息技术应用能力培训，建立面向农村的数字教育资源应用平台，扩大优质数字教育资源共享范围，提升农村学校教学质量。

5. 保障学生安全成长。学校要建立面向全体学生和家长的安全教育制度、安全管理制度和应急信息通报报告制度，落实校园安全责任制。改善学校安全条件，建设符合安全标准的校舍、围墙、栅栏等设施，加强视频监控、报警设施和安全防护设备的配备，落实专门人员做好相关工作。寄宿制学校要完善教师值班制度，配备必要的生活管理教师，落实学生宿舍安全管理责任。预防和控制儿童意外伤害。对儿童人身伤害案件依法从重查处。采取就近入学、建设寄宿制学校、发展公共交通、提供校车服务等措施，方便学生安全上下学。净化校园及周边治安环境，维护学生安全和校园稳定。

（五）特殊困难儿童教育和关爱。

1. 完善特殊困难儿童福利制度。重点支持在人口较多和孤儿数量多的县（市）建设一批儿童福利院或社会福利机构儿童部。探索适合孤儿身心发育的养育模式，鼓励家庭收养、寄养和社会助养。落实好为孤儿、艾滋病病毒感染儿童发放基本生活费的政策，探索建立其他困境儿童基本生活保障制度。为0-6岁残疾儿童提供康复补贴。保证适龄孤儿进入相应的学校就读，将义务教育阶段的孤儿寄宿生全面纳入生活补助范围。推进残疾人康复和托养设施建设，基本实现每个地级城市都建有一所专业化残疾人康复机构，并配备儿童听力语言康复、智力康复、孤独症康复、脑瘫康复等设施。

2. 保证残疾儿童受教育权利。逐步提高特殊教育学校生均公用经费标准，对残疾学生实行免学杂费、免费提供教科书、补助家庭经济困难寄宿生生活费等政策，进一步加大残疾学生资助力度。按实际需求配足配齐特殊教育教师，落实特殊教育教师倾斜政策，逐步提高工资待遇水平。加强特殊教育教师培养培训，提高专业化水平。积极创造条件，扩大普通学校随班就读规模，鼓励农村残疾儿童就近接受教育。积极推进全纳教育，使每个残疾儿童都能接受合适的教育。学校和医疗机构要相互配合推进医教结合，实施有针对性的教育、康复和保健。建立和完善服务机制，统筹学校、社区和家庭资源，在有条件的地区为不能进校就读的重度残疾儿童少年提供送教上门服务。支持和指导儿童福利机构特教班建设，落实儿童福利机构特殊教育教师的相应待遇。

3. 完善儿童社会保护服务体系。充分发挥现有流浪儿童救助保护制度的作用，探索建立儿童社会保护"监测预防、发现报告、帮扶干预"反应机制，推动建立以家庭监护为基础、社会监督为保障、国家监护为补充的监护制度。将儿童保护纳入社区管理和服务职能，动员社区学校、幼儿园、医院及其他社会组织参与儿童保护工作。各地可结合实际，依托城乡社区现有公共服务设施建立儿童活动场所。建立儿童社会保护工作机制和服务网络，将救助保护机构扩展为社会保护转介平台，面向社会开展儿童权益保护服务，最大限度改善困境儿童生存状况。进一步加大劳动保障监察执法力度，努力消除使用童工等违法行为。

4. 健全留守儿童关爱服务体系。加强农村寄宿制学校建设，优先满足留守儿童就学、生活和安全需要。学校对留守儿童受教育实施全程管理，注重留守儿童心理健康教育和亲情关爱，及早发现和纠正个别留守儿童的不良行为。强化父母和其他监护人的监护责任并提高其监护能力，加强家庭教育指导服务，引导外出务工家长以各种方式关心留守儿童。依托现有机构和设施，健全留守儿童关爱服务体系，组织乡村干部和农村党员对留守儿童进行结对关爱服务。开展城乡少年手拉手等活动，支持为农村学校捐建手拉手红领巾书屋，建设流动少年宫，丰富留守儿童精神文化生活。

三、保障措施

（一）加强整体规划和资源整合。在与现有规划、政策、项目等充分衔接基础上，按照整合资源、集中财力、聚焦重点的原则，统筹规划贫困地区儿童发展政策，充分利用一般性转移支付、现有项目资金、对口支援项目等，按照规划目标集中调配资源，支持贫困地区儿童发展。各有关部门要按照统一部署，把规划主要任务和重点工程纳入本部门发展规划、年度计划，并给予优先安排。

（二）落实经费投入和管理。建立健全以财政投入为主、社会力量参与、家庭合理分担的贫困地区儿童发展经费投入机制。中央和地方财政进一步加大儿童发展投入力度。对支持儿童发展的社会公益项目，有关部门和地方政府要加强协调支持，依法落实税收优惠政策。建立健全管理制度，确保用于贫困地区儿童发展的各项资金使用安全、规范和有效。审计部门要加强对贫困地区儿童发展专项资金和政府购买服务经费的审计。财政部门要加强经费监管和绩效考评。加大资金管理使用公开力度，接受社会监督。对管理中出现的问题，要依法追究相关责任人的责任。

（三）创新公共服务提供方式。鼓励采取政府向社会力量购买服务的方式实施儿童发展项目，对适合市场化方式提供的事项，交由具备条件、信誉良好的群团组织、社会组织和企业等承担，并和社会公益项目有机结合，扩大公共服务供给。规范政府购买服务程序，按照公开、公正、公平的原则，以竞争择优的方式确定承接主体，并通过委托、承包、采购等方式购买儿童健康、教育、福利、安全等领域的公共服务。严格政府购买服务资金管理，在既有预算中统筹安排，以事定费，规范透明。

（四）发挥社会力量作用。积极引导各类公益组织、社会团体、企业和有关国际组织参与支持贫困地区儿童发展。鼓励志愿者到贫困地区开展支教、医疗服务和宣传教育工作。加强政府相关部门、学校、公共卫生和医疗机构与家庭、社区的沟通，鼓励家长参与儿童发展项目的实施。

四、组织实施

（一）落实地方政府责任。贫困地区儿童发展工作在国务院统一领导下，实行地方为主、分级负责、各部门协同推进的管理体制。省级政府负责统筹组织，制订实施工作方案和推进计划。地市级政府要加强协调指导，督促县级政府和有关部门明确责任分工，细化政策措施。县级政府要统筹整合各方面资源，落实各项具体政策和工作任务，创新管理和运行方式，切实提高支持政策和项目的执行效率。

（二）明确部门职责分工。发展改革部门要将贫困地区儿童发展纳入国民经济和社会发展总体规划，完善贫困地区妇幼保健和儿童医疗、教育、福利服务等基础设施建设。财政部门要统筹安排财政资金，加强经费监管。教育、卫生计生、民政、公安、工业和信息化、水利、扶贫、妇儿工委等部门要切实履行职责，并加强协调和指导。妇联、共青团、残联等单位要积极参与做好促进儿童发展各项工作。

（三）开展监测评估。各级政府对规划实施进展、质量和成效进行动态监测评估，将规划重点任务落实情况作为政府督查督办重要事项，并将结果作为下一级政府绩效考核重要内容。建立健全评估机制，开展第三方评估。充分发挥卫生计生、教育和社会政策等领域专家作用，开展贫困地区儿童发展重大问题决策咨询。

（四）营造良好氛围。广泛宣传促进贫困地区儿童发展的重要性和政策措施，做好政策解读、回应群众关切，宣传先进典型、推广经验做法，动员全社会关心支持贫困地区儿童发展，为规划实施创造良好社会环境。

国务院办公厅关于完善公立医院药品集中采购工作的指导意见

国办发〔2015〕7号

各省、自治区、直辖市人民政府，国务院各部委、各直属机构：

完善公立医院药品集中采购工作是深化医药卫生体制改革的重要内容和关键环节，对于加快公立医院改革，规范药品流通秩序，建立健全以基本药物制度为基础的药品供应保障体系具有重要意义。经国务院同意，现就完善公立医院药品集中采购工作提出以下指导意见。

一、总体思路

全面贯彻落实党的十八大和十八届二中、三中、四中全会精神，按照市场在资源配置中起决定性作用和更好发挥政府作用的总要求，借鉴国际药品采购通行做法，充分吸收基本药物采购经验，坚持以省（区、市）为单位的网上药品集中采购方向，实行一个平台、上下联动、公开透明、分类采购，采取招生产企业、招采合一、量价挂钩、双信封制、全程监控等措施，加强药品采购全过程综合监管，切实保障药品质量和供应。鼓励地方结合实际探索创新，进一步提高医院在药品采购中的参与度。

药品集中采购要有利于破除以药补医机制，加快公立医院特别是县级公立医院改革；有利于降低药品虚高价格，减轻人民群众用药负担；有利于预防和遏制药品购销领域腐败行为，抵制商业贿赂；有利于推动药品生产流通企业整合重组、公平竞争，促进医药产业健康发展。

二、实行药品分类采购

（一）对临床用量大、采购金额高、多家企业生产的基本药物和非专利药品，发挥省级集中批量采购优势，由省级药品采购机构采取双信封制公开招标采购，医院作为采购主体，按中标价格采购药品。

落实带量采购。医院按照不低于上年度药品实际使用量的80%制定采购计划和预算，并具体到品种、剂型和规格，每种药品采购的剂型原则上不超过3种，每种剂型对应的规格原则上不超过2种，兼顾成人和儿童用药需要。省级药品采购机构应根据医院用药需求汇总情况，编制公开招标采购的药品清单，合理确定每个竞价分组的药品采购数量，并向社会公布。

进一步完善双信封评价办法。投标的药品生产企业须同时编制经济技术标书和商务标书。经济技术标书主要对企业的药品生产质量管理规范（GMP）资质认证、药品质量抽验抽查情况、生产规模、配送能力、销售额、市场信誉、电子监管能力等指标进行评审，并将通过《药品生产质量管理规范（2010年修订）》认证情况，在欧盟、美国、日本等发达国家（地区）上市销售情况，标准化的剂型、规格、包装等作为重要指标。通过经济技术标书评审的企业方可进入商务标书评审。在商务标书评审中，同一个竞价分组按报价由低到高选择中标企业和候选中标企业。对竞标价格明显偏低、可能存在质量和供应风险的药品，必须进行综合评估，避免恶性竞争。优先采购达到国际水平的仿制药。

在公立医院改革试点城市，允许以市为单位在省级药品集中采购平台上自行采购。试点城市成交价格不得高于省级中标价格。试点城市成交价格明显低于省级中标价格的，省级中标价格应按试点城市成交价格进行调整，具体办法由各省（区、市）制定。

（二）对部分专利药品、独家生产药品，建立公开透明、多方参与的价格谈判机制。谈判结果在国家药品供应保障综合管理信息平台上公布，医院按谈判结果采购药品。

（三）对妇儿专科非专利药品、急（抢）救药品、基础输液、临床用量小的药品（上述药品的具体范围由各省区市确定）和常用低价药品，实行集中挂网，由医院直接采购。

（四）对临床必需、用量小、市场供应短缺的药品，由国家招标定点生产、议价采购。

（五）对麻醉药品、精神药品、防治传染病和寄生虫病的免费用药、国家免疫规划疫苗、计划生育药品及中药饮片，按国家现行规定采购，确保公开透明。

医院使用的所有药品（不含中药饮片）均应通过省级药品集中采购平台采购。省级药品采购机构应汇总医院上报的采购计划和预算，依据国家基本药物目录、医疗保险药品报销目录、基本药物临床应用指南和处方集等，按照上述原则合理编制本行政区域医院药品采购目录，分类列明招标采购药品、谈判采购药品、医院直接采购药品、定点生产药品等。鼓励省际跨区域、专科医院等联合采购。采购周期原则上一年一次。对采购周期内新批准上市的药品，各地可根据疾病防治需要，经过药物经济学和循证医学评价，另行组织以省（区、市）为单位的集中采购。

三、改进药款结算方式

（一）加强药品购销合同管理。医院签订药品采购合同时应当明确采购品种、剂型、规格、价格、数量、配送批量和时限、结算方式和结算时间等内容。合同约定的采购数量应是采购计划申报的一个采购周期的全部采购量。

（二）规范药品货款支付。医院应将药品收支纳入预算管理，严格按照合同约定的时间支付货款，从交货验收合格到付款不得超过30天。依托和发挥省级药品集中采购平台集中支付结算的优势，鼓励医院与药品生产企业直接结算药品货款、药品生产企业与配送企业结算配送费用。

四、加强药品配送管理

（一）药品生产企业是保障药品质量和供应的第一责任人。药品可由中标生产企业直接配送或委托有配送能力的药品经营企业配送到指定医院。药品生产企业委托的药品经营企业应在省级药品集中采购平台上备案，备案情况向社会公开。省级药品采购机构应及时公布每家医院的配送企业名单，接受社会监督。

（二）对偏远、交通不便地区的药品配送，各级卫生计生部门要加强组织协调，按照远近结合、城乡联动的原则，提高采购、配送集中度，统筹做好医院与基层医疗卫生机构的药品供应配送管理工作。鼓励各地结合实际探索县乡村一体化配送。发挥邮政等物流行业服务网络优势，支持其在符合规定的条件下参与药品配送。

（三）对因配送不及时影响临床用药或拒绝提供偏远地区配送服务的企业，省级药品采购机构应及时纠正，并督促其限期整改。对逾期不改的企业取消其中标资格，医院因此被迫使用其他企业药品替代的，超支费用由原中标企业承担，具体办法由各省（区、市）制定。

五、规范采购平台建设

（一）省级药品采购机构负责省级药品集中采购平台的使用、管理和维护，省（区、市）人民政府要给予必要的人力、财力、物力支持，保证其工作正常运行。

（二）建立药品采购数据共享机制，统一省级药品集中采购平台规范化建设标准，推动药品采购编码标准化，实现国家药品供应保障综合管理信息平台、省级药品集中采购平台、医院、医保经办机构、价格主管部门等信息数据互联互通、资源共享。

（三）省级药品集中采购平台要面向各级医院和药品生产经营企业提供服务，提高药品招标采购、配送管理、评价、统计分析、动态监管等能力，及时收集分析医院药品采购价格、数量、回款时间及药品生产经营企业配送到位率、不良记录等情况，定期向社会公布。鼓励有条件的地方开展电子交易，采取通过药品集中采购平台签订电子合同、在线支付等多种方式，节约交易成本，提高交易透明度。

六、强化综合监督管理

（一）加强医务人员合理用药培训和考核，发挥药师的用药指导作用，规范医生处方行为，切实减少不合理用药。建立处方点评和医师约谈制度，重点跟踪监控辅助用药、医院超常使用的药品。建立健全以基本药物为重点的临床用药综合评价体系，推进药品剂型、规格、包装标准化。

（二）以省（区、市）为单位，选择若干医院和基层医疗卫生机构作为短缺药品监测点，及时收集分析药品供求信息，强化短缺药品监测和预警。

（三）将药品集中采购情况作为医院及其负责人的重要考核内容，纳入目标管理及医院评审评价工作。对违规网下采购、拖延货款的医院，视情节轻重给予通报批评、限期整改、责令支付违约金、降低等级等处理。涉及商业贿赂等腐败行为的，依法严肃查处。

（四）加强对药品价格执行情况的监督检查，强化药品成本调查和市场购销价格监测，规范价格行为，保护患者合法权益。依法严肃查处价格违法和垄断行为，以及伪造或虚开发票、挂靠经营、"走票"等违法行为。强化重点药品质量追踪和全程质量监管，严厉打击制售假冒伪劣药品行为。

（五）严格执行诚信记录和市场清退制度。各省（区、市）要建立健全检查督导制度，建立药品生产经营企业诚信记录并及时向社会公布。对列入不良记录名单的企业，医院两年内不得购入其药品。加强对医院、药品生产经营企业履行《医疗卫生机构医药产品廉洁购销合同》情况的监督。

（六）全面推进信息公开，确保药品采购各环节在阳光下运行。建立有奖举报制度，自觉接受人大、政协和社会各界监督。坚持全国统一市场，维护公平竞争环境，反对各种形式的地方保护。

七、切实加强组织领导

（一）落实各方责任。各省（区、市）人民政府要加强组织领导和督导评估，及时研究解决药品集中采购工作中的重大问题。卫生计生、发展改革、人力资源社会保障、财政、商务、工业和信息化、工商、食品药品监管、保险监管等有关部门要各司其职，密切配合，形成工作合力。医保经办机构、商业保险机构要按规定与医疗机构及时、足额结算医疗费用。

（二）精心组织实施。各省（区、市）要按照本意见精神，抓紧研究制定本地公立医院药品集中采购实施方案，2015年全面启动新一轮药品采购。省级药品采购机构要切实做好本地药品集中采购的组织管理和具体实施。地方可结合实际，按照本意见总体思路中明确的"四个有利于"原则，探索跨区域联合采购的多种形式。军队医院药品集中采购办法由军队卫生主管部门研究制定。

（三）加强廉政风险防范。加强对省级药品采购机构的监管，健全省级药品采购机构内部制约和外部监督机制，坚持用制度管权管事管人，加强廉洁从业教育，不断提高业务能力和廉洁意识。建立权力运行监控机制，实现权力的相互制约与协调，实行重要岗位人员定期轮岗制度。

（四）做好舆论宣传引导。药品集中采购工作涉及多方利益调整，各地区、各有关部门要坚持正确导向，加强政策解读和舆论引导，充分宣传药品集中采购工作的政策方向、意义、措施和成效，妥善回应社会关切，营造良好社会氛围。

国务院办公厅

2015年2月9日

国务院办公厅关于进一步加强乡村医生队伍建设的实施意见

国办发〔2015〕13号

各省、自治区、直辖市人民政府，国务院各部委、各直属机构：

乡村医生是我国医疗卫生服务队伍的重要组成部分，是最贴近亿万农村居民的健康"守护人"，是发展农村医疗卫生事业、保障农村居民健康的重要力量。近年来特别是新一轮医药卫生体制改革实施以来，乡村医生整体素质稳步提高，服务条件显著改善，农村居民基本医疗卫生服务的公平性、可及性不断提升。但也要看到，乡村医生队伍仍是农村医疗卫生服务体系的薄弱环节，难以适应农村居民日益增长的医疗卫生服务需求。按照深化医药卫生体制改革的总体要求，为进一步加强乡村医生队伍建设，切实筑牢农村医疗卫生服务网底，经国务院同意，现提出以下意见。

一、总体要求和主要目标

（一）总体要求。坚持保基本、强基层、建机制，从我国国情和基本医疗卫生制度长远建设出发，改革乡村医生服务模式和激励机制，落实和完善乡村医生补偿、养老和培养培训政策，加强医疗卫生服务监管，稳定和优化乡村医生队伍，全面提升村级医疗卫生服务水平。

（二）主要目标。通过10年左右的努力，力争使乡村医生总体具备中专及以上学历，逐步具备执业助理医师及以上资格，乡村医生各方面合理待遇得到较好保障，基本建成一支素质较高、适应需要的乡村医生队伍，促进基层首诊、分级诊疗制度的建立，更好保障农村居民享受均等化的基本公共卫生服务和安全、有效、方便、价廉的基本医疗服务。

二、明确乡村医生功能任务

（三）明确乡村医生职责。乡村医生（包括在村卫生室执业的执业医师、执业助理医师，下同）主要负责向农村居民提供公共卫生和基本医疗服务，并承担卫生计生行政部门委托的其他医疗卫生服务相关工作。

（四）合理配置乡村医生。随着基本公共卫生服务的深入开展和基层首诊、分级诊疗制度的逐步建立，各地要综合考虑辖区服务人口、服务现状和预期需求以及地理条件等因素，合理配置乡村医生，原则上按照每千服务人口不少于1名的标准配备乡村医生。

三、加强乡村医生管理

（五）严格乡村医生执业准入。在村卫生室执业的医护人员必须具备相应的资格并按规定进行注册。新进入村卫生室从事预防、保健和医疗服务的人员，应当具备执业医师或执业助理医师资格。条件不具备的地区，要严格按照《乡村医生从业管理条例》要求，由省级人民政府制订具有中等医学专业学历的人员或者经培训达到中等医学专业水平的人员进入村卫生室执业的具体办法。

（六）规范乡村医生业务管理。县级卫生计生行政部门按照《中华人民共和国执业医师法》、《乡村医生从业管理条例》等有关规定，切实加强乡村医生执业管理和服务质量监管，促进合理用药，提高医疗卫生服务的安全性和有效性。

（七）规范开展乡村医生考核。在县级卫生计生行政部门的统一组织下，由乡镇卫生院定期对乡村医生开展考核。考核内容包括乡村医生提供的基本医疗和基本公共卫生服务的数量、质量和群众满意度，乡村医生学习培训情况以及医德医风等情况。考核结果作为乡村医生执业注册和财政补助的主要依据。

四、优化乡村医生学历结构

（八）加强继续教育。各地要按照《全国乡村医生教育规划（2011–2020年）》要求，切实加强乡村医生教育和培养工作。鼓励符合条件的在岗乡村医生进入中、高等医学（卫生）院校（含中医药院校）接受医学学历教育，提高整体学历层次。对于按规定参加学历教育并取得医学相应学历的在岗乡村医生，政府对其学费可予以适当补助。

（九）实施订单定向培养。加强农村订单定向医学生免费培养工作，重点实施面向村卫生室的3年制中、高职免费医学生培养。免费医学生主要招收农村生源。

五、提高乡村医生岗位吸引力

（十）拓宽乡村医生发展空间。在同等条件下，乡镇卫生院优先聘用获得执业医师、执业助理医师资格的乡村医生，进一步吸引执业医师、执业助理医师和医学院校毕业生到村卫生室工作。鼓励各地结合实际开展乡村一体化管理试点，按照国家政策规定的程序和要求聘用具有执业医师、执业助理医师资格的乡村医生。

（十一）规范开展乡村医生岗位培训。各地要依托县级医疗卫生机构或有条件的中心乡镇卫生院，开展乡村医生岗位培训。乡村医生每年接受免费培训不少于2次，累计培训时间不少于2周；各地可选派具有执业医师或执业助理医师资格的优秀乡村医生到省、市级医院接受免费培训；乡村医生每3-5年免费到县级医疗卫生机构或有条件的中心乡镇卫生院脱产进修，进修时间原则上不少于1个月。乡村医生应学习中医药知识，运用中医药技能防治疾病。到村卫生室工作的医学院校本科毕业生优先参加住院医师规范化培训。

六、转变乡村医生服务模式

（十二）开展契约式服务。各地要结合实际，探索开展乡村医生和农村居民的签约服务。乡村医生或由乡镇卫生院业务骨干（含全科医生）和乡村医生组成团队与农村居民签订一定期限的服务协议，建立相对稳定的契约服务关系，提供约定的基本医疗卫生服务，并按规定收取服务费。服务费由医保基金、基本公共卫生服务经费和签约居民分担，具体标准和保障范围由各地根据当地医疗卫生服务水平、签约人群结构以及医保基金和基本公共卫生服务经费承受能力等因素确定。乡村医生提供签约服务，除按规定收取服务费外，不得另行收取其他费用。加大适宜技术的推广力度，鼓励乡村医生提供个性化的健康服务，并按有关规定收取费用。

（十三）建立乡村全科执业助理医师制度。做好乡村医生队伍建设和全科医生队伍建设的衔接。在现行的执业助理医师资格考试中增设乡村全科执业助理医师资格考试。乡村全科执业助理医师资格考试按照国家医师资格考试相关规定，由国家行业主管部门制定考试大纲，统一组织，单独命题，考试合格的发放乡村全科执业助理医师资格证书，限定在乡镇卫生院或村卫生室执业。取得乡村全科执业助理医师资格的人员可以按规定参加医师资格考试。

七、保障乡村医生合理收入

（十四）切实落实乡村医生多渠道补偿政策。各地要综合考虑乡村医生工作的实际情况、服务能力和服务成本，采取购买服务的方式，保障乡村医生合理的收入水平。

对于乡村医生提供的基本公共卫生服务，通过政府购买服务的方式，根据核定的任务量和考核结果，将相应的基本公共卫生服务经费拨付给乡村医生。在2014年和2015年将农村地区新增的人均5元基本公共卫生服务补助资金全部用于乡村医生的基础上，未来新增的基本公共卫生服务补助资金继续重点向乡村医生倾斜，用于加强村级基本公共卫生服务工作。

未开展乡村医生和农村居民签约服务的地方，对于乡村医生提供的基本医疗服务，要通过设立一般诊疗费等措施，由医保基金和个人分担。在综合考虑乡村医生服务水平、医保基金承受能力和不增加群众个人负担的前提下，科学测算确定村卫生室一般诊疗费标准，原则上不高于基层医疗卫生机构一般诊疗费标准，并由医保基金按规定支付。各地要将符合条件的村卫生室和个体诊所等纳入医保定点医疗机构管理。

对于在实施基本药物制度的村卫生室执业的乡村医生，要综合考虑基本医疗和基本公共卫生服务补偿情况，给予定额补助。定额补助标准由各省（区、市）人民政府按照服务人口数量或乡村医生人数核定。

随着经济社会的发展，动态调整乡村医生各渠道补助标准，逐步提高乡村医生的待遇水平。

（十五）提高艰苦边远地区乡村医生待遇。对在国家有关部门规定的艰苦边远地区和连片特困地区服务的乡村医生，地方财政要适当增加补助。

八、建立健全乡村医生养老和退出政策

（十六）完善乡村医生养老政策。各地要支持和引导符合条件的乡村医生按规定参加职工基本养老保险。不属于职工基本养老保险覆盖范围的乡村医生，可在户籍地参加城乡居民基本养老保险。

对于年满60周岁的乡村医生，各地要结合实际，采取补助等多种形式，进一步提高乡村医生养老待遇。

（十七）建立乡村医生退出机制。各地要结合实际，建立乡村医生退出机制。确有需要的，村卫生室可以返聘乡村医生继续执业。

九、改善乡村医生工作条件和执业环境

（十八）加强村卫生室建设。各地要依托农村公共服务平台建设等项目，采取公建民营、政府补助等方式，进一步支持村卫生室房屋建设和设备购置。加快信息化建设，运用移动互联网技术，建立以农村居民健康档案和基本诊疗为核心的信息系统并延伸至村卫生室，支持新型农村合作医疗即时结算管理、健康档案和基本诊疗信息联动、绩效考核以及远程培训、远程医疗等。

（十九）建立乡村医生执业风险化解机制。建立适合乡村医生特点的医疗风险分担机制，可采取县域内医疗卫生机构整体参加医疗责任保险等多种方式有效化解乡村医生的执业风险，不断改善乡村医生执业环境。

十、加强组织领导

（二十）制定实施方案。各地、各有关部门要将加强乡村医生队伍建设纳入深化医药卫生体制改革中统筹考虑。各省（区、市）要在2015年3月底前制订出台具体实施方案，并报国务院医改办公室、卫生计生委、发展改革委、教育部、财政部、人力资源社会保障部备案。

（二十一）落实资金投入。县级人民政府要将乡村医生队伍建设相关经费纳入财政预算。中央财政和省级人民政府对乡村医生队伍建设予以支持，进一步加大对困难地区的补助力度。各级财政要及时足额下拨乡村医生队伍建设相关经费，确保专款专用，不得截留、挪用、挤占。

（二十二）开展督导检查。各地要切实维护乡村医生的合法权益，严禁以任何名义向乡村医生收取、摊派国家规定之外的费用。对在农村预防保健、医疗服务和突发事件应急处理工作中作出突出成绩的乡村医生，可按照国家有关规定给予表彰。各地和有关部门要建立督查和通报机制，确保乡村医生相关政策得到落实。

国务院办公厅

2015年3月6日

国务院办公厅关于印发
全国医疗卫生服务体系规划纲要
（2015-2020年）的通知

国办发〔2015〕14号

各省、自治区、直辖市人民政府，国务院各部委、各直属机构：

《全国医疗卫生服务体系规划纲要（2015-2020年）》已经国务院同意，现印发给你们，请认真贯彻执行。

国务院办公厅
2015年3月6日

全国医疗卫生服务体系规划纲要

（2015-2020年）

为贯彻落实《中共中央关于全面深化改革若干重大问题的决定》、《中共中央　国务院关于深化医药卫生体制改革的意见》、《国务院关于促进健康服务业发展的若干意见》（国发〔2013〕40号）精神，促进我国医疗卫生资源进一步优化配置，提高服务可及性、能力和资源利用效率，指导各地科学、合理地制订实施区域卫生规划和医疗机构设置规划，制定本规划纲要。

第一章　规划背景

第一节　现　状

经过长期发展，我国已经建立了由医院、基层医疗卫生机构、专业公共卫生机构等组成的覆盖城乡的医疗卫生服务体系。截至2013年底，我国有医疗卫生机构97.44万个，其中医院2.47万个，基层医疗卫生机构91.54万个，专业公共卫生机构3.12万个；卫生人员979万名，其中卫生技术人员721万名；床位618万张。每千常住人口拥有医疗卫生机构床位4.55张、执业（助理）医师2.06名、注册护士2.05名。2004—2013年，全国医疗卫生机构总诊疗人次由每年39.91亿人次增加到73.14亿人次，年均增长6.96%，住院人数由每年6657万人增加到1.91亿人，年均增长12.42%。

但是，医疗卫生资源总量不足、质量不高、结构与布局不合理、服务体系碎片化、部分公立医院单体规模不合理扩张等问题依然突出。

一是与经济社会发展和人民群众日益增长的服务需求相比，医疗卫生资源总量相对不足，质量有待提高。每千人口执业（助理）医师数、护士数、床位数相对较低。执业（助理）医师中，大学本科及以上学历者占比仅为45%；注册护士中，大学本科及以上学历者占比仅为10%。

二是资源布局结构不合理，影响医疗卫生服务提供的公平与效率。西部地区医疗卫生资源质量较低。基层医疗卫生机构服务能力不足，利用效率不高。中西医发展不协调，中医药（含民族医药，下同）特色优势尚未得到充分发挥。公共卫生服务体系发展相对滞后。公立医疗机构所占比重过大，床位占比近90%。资源要素之间配置结构失衡，医护比仅为1∶1，护士配备严重不足。专科医院发展相对较慢，儿科、精神卫生、康复、老年护理等领域服务能力较为薄弱。

三是医疗卫生服务体系碎片化的问题比较突出。公共卫生机构、医疗机构分工协作机制不健全、缺乏联通共享，各级各类医疗卫生机构合作不够、协同性不强，服务体系难以有效应对日益严重的慢性病高发等健康问题。

四是公立医院改革还不到位，以药补医机制尚未有效破除，科学的补偿机制尚未建立，普遍存在追求床位规模、竞相购置大型设备、忽视医院内部机制建设等粗放式发展问题，部分公立医院单体规模过大，挤压了基层医疗卫生机构与社会办医院的发展空间，影响了医疗卫生服务体系整体效率的提升。

五是政府对医疗卫生资源配置的宏观管理能力不强，资源配置需要进一步优化。区域卫生规划实施过程中存在权威性与约束性不足、科学性和前瞻性不够等问题，规划的统筹作用和调控效力有待增强。

第二节　形势与挑战

党的十八大提出了2020年全面建成小康社会的宏伟目标，医疗卫生服务体系的发展面临新的历史任务，要在"病有所医"上持续取得新进展，实现人人享有基本医疗卫生服务。

我国经济社会转型中居民生活方式的快速变化，使慢性病成为主要疾病负担。预计到2020年我国人口规模将超过14亿人，随着医疗保障制度逐步完善，保障水平不断提高，医疗服务需求将进一步释放，医疗卫生资源供给约束与卫生需求不断增长之间的矛盾将持续存在。

改革开放以来，我国城镇化率不断提高，2013年达到53.73%，户籍人口与外来人口公共服务二元结构矛盾日益凸显。2013年我国流动人口数量达2.45亿人。被纳入城镇人口统计的2亿多农民工及其随迁家属尚未与城镇居民平等享受医疗、养老等基本公共服务。同时，随着中小城镇快速发展，人口加速聚集，到2020年要推动1亿左右农业转移人口和其他常住人口在城镇落户，完成约1亿人居住的城镇棚户区和城中村改造，引导约1亿人在中西部地区就近城镇化，部分地区医疗卫生资源供需矛盾将更加突出，医疗卫生资源布局调整面临更大挑战。

截至2013年底，我国60周岁以上老年人口达2.02亿人，占总人口的14.90%，老年人口快速增加。老年人生活照料、康复护理、医疗保健、精神文化等需求日益增长。同时，随着近年来工业化和城镇化的加速推进，大量青壮年劳动人口从农村流入城市，提高了农村实际老龄化程度。老龄化进程与家庭小型化、空巢化相伴随，与经济社会转型期各类矛盾相交织，医疗服务需求将急剧增加。老年人口医养结合需要更多卫生资源支撑，康复、老年护理等薄弱环节更为凸显。实施单独两孩生育政策后，新增出生人口将持续增加，对包括医疗卫生机构在内的公共资源造成压力，特别是大中城市妇产、儿童、生殖健康等相关医疗保健服务的供需矛盾将更加突出。

同时，云计算、物联网、移动互联网、大数据等信息化技术的快速发展，为优化医疗卫生业务流程、提高服务效率提供了条件，必将推动医疗卫生服务模式和管理模式的深刻转变。医改的不断深化也对公立医院数量规模和资源优化配置提出了新的要求。

第二章　规划目标和原则

第一节　目　标

优化医疗卫生资源配置，构建与国民经济和社会发展水平相适应、与居民健康需求相匹配、体系完整、分工明确、功能互补、密切协作的整合型医疗卫生服务体系，为实现2020年基本建立覆盖城乡居民的基本医疗卫生制度和人民健康水平持续提升奠定坚实的医疗卫生资源基础。

2020年全国医疗卫生服务体系资源要素配置主要指标

主要指标	2020年目标	2013年现状	指标性质
每千常住人口医疗卫生机构床位数（张）	6	4.55	指导性
医院	4.8	3.56	指导性
公立医院	3.3	3.04	指导性
其中：省办及以上医院	0.45	0.39	指导性
市办医院	0.9	0.79	指导性
县办医院	1.8	1.26	指导性
其他公立医院	0.15	0.60	指导性
社会办医院	1.5	0.52	指导性
基层医疗卫生机构	1.2	0.99	指导性
每千常住人口执业（助理）医师数（人）	2.5	2.06	指导性
每千常住人口注册护士数（人）	3.14	2.05	指导性
每千常住人口公共卫生人员数（人）	0.83	0.61	指导性
每万常住人口全科医生数（人）	2	1.07	约束性
医护比	1：1.25	1：1	指导性
市办及以上医院床护比	1：0.6	1：0.45	指导性
县办综合性医院适宜床位规模（张）	500	–	指导性
市办综合性医院适宜床位规模（张）	800	–	指导性
省办及以上综合性医院适宜床位规模（张）	1000	–	指导性

注：省办包括省、自治区、直辖市举办；市办包括地级市、地区、州、盟举办；县办包括县、县级市、市辖区、旗举办，下同。

第二节　原　则

一、坚持健康需求导向。以健康需求和解决人民群众主要健康问题为导向，以调整布局结构、提升能级为主线，适度有序发展，强化薄弱环节，科学合理确定各级各类医疗卫生机构的数量、规模及布局。

二、坚持公平与效率统一。优先保障基本医疗卫生服务的可及性，促进公平公正。同时，注重医疗卫生资源配置与使用的科学性与协调性，提高效率，降低成本，实现公平与效率的统一。

三、坚持政府主导与市场机制相结合。切实落实政府在制度、规划、筹资、服务、监管等方面的责任，维护公共医疗卫生的公益性。大力发挥市场机制在配置资源方面的作用，充分调动社会力量的积极性和创造性，满足人民群众多层次、多元化医疗卫生服务需求。

四、坚持系统整合。加强全行业监管与属地化管理，统筹城乡、区域资源配置，统筹当前与长远，统筹预防、医疗和康复，中西医并重，注重发挥医疗卫生服务体系的整体功能，促进均衡发展。

五、坚持分级分类管理。充分考虑经济社会发展水平和医疗卫生资源现状，统筹不同区域、类型、层级的医疗卫生资源的数量和布局，分类制订配置标准。促进基层医疗卫生机构发展，着力提升服务能力和质量；合理控制公立医院资源规模，推动发展方式转变；提高专业公共卫生机构的服务能力和水平。

第三章　总体布局

在不同的属地层级实行资源梯度配置。地市级及以下，基本医疗服务和公共卫生资源按照常住人口规模和服务半径合理布局；省部级及以上，分区域统筹考虑，重点布局。

第一节　机构设置

医疗卫生服务体系主要包括医院、基层医疗卫生机构和专业公共卫生机构等（见图示）。医院分为公立医院和社会办医院。其中，公立医院分为政府办医院（根据功能定位主要划分为县办医院、市办医院、省办医院、部门办医院）和其他公立医院（主要包括军队医院、国有和集体企事业单位等举办的医院）。县级以下为基层医疗卫生机构，分为公立和社会办两类。专业公共卫生机构分为政府办专业公共卫生机构和其他专业公共卫生机构（主要包括国有和集体企事业单位等举办的专业公共卫生机构）。根据属地层级的不同，政府办专业公共卫生机构划分为县办、市办、省办及部门办四类。

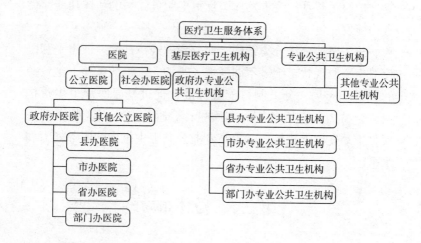

第二节　床位配置

到2020年，每千常住人口医疗卫生机构床位数控制在6张，其中，医院床位数4.8张，基层医疗卫生机构床位数1.2张。在医院床位中，公立医院床位数3.3张，按照每千常住人口不低于1.5张为社会办医院预留规划空间。

分区域制定床位配置原则。根据各省份经济、社会、人口、卫生等方面的实际状况，考虑各地资源差异，在现有基础上，按照鼓励发展、平稳发展、控制发展等策略对各省份区别制定床位发展目标。

第三节　信息资源配置

开展健康中国云服务计划，积极应用移动互联网、物联网、云计算、可穿戴设备等新技术，推动惠及全民的健康信息服务和智慧医疗服务，推动健康大数据的应用，逐步转变服务模式，提高服务能力和管理水平。加强人口健康信息化建设，到2020年，实现全员人口信息、电子健康档案和电子病历三大数据库基本覆盖全国人口并信息动态更新。全面建成互联互通的国家、省、市、县四级人口健康信息平台，实现公共卫生、计划生育、医疗服务、医疗保障、药品供应、综合管理等六大业务应用系统的互联互通和业务协同。积极推动移动互联网、远程医疗服务等发展。普及应用居民健康卡，积极推进居民健康卡与社会保障卡、金融IC卡、市民服务卡等公共服务卡的应用集成，实现就医"一卡通"。依托国家电子政务网，构建与互联网安全隔离，联通各级平台和各级各类卫生计生机构，高效、安全、稳定的信息网络。建立完善人口健康信息化标准规范体系。加强信息安全防护体系建设。实现各级医疗服务、医疗保障与公共卫生服务的信息共享与业务协同。

第四节 其他资源配置

一、设备配置

根据功能定位、医疗技术水平、学科发展和群众健康需求，坚持资源共享和阶梯配置，引导医疗机构合理配置适宜设备，逐步提高国产医用设备配置水平，降低医疗成本。加强大型医用设备配置规划和准入管理，严控公立医院超常装备。支持发展专业的医学检验机构和影像机构，逐步建立大型设备共用、共享、共管机制。建立区域医学影像中心，推动建立"基层医疗卫生机构检查、医院诊断"的服务模式，提高基层医学影像服务能力。按照统一规范的标准体系，二级以上医疗机构检验对所有医疗机构开放，推进有条件的地区开展集中检查检验和检查检验结果互认。大型医用设备按照品目分为甲类和乙类，由国家卫生计生委会同国家发展改革委、财政部、人力资源社会保障部、国家中医药局制定配置规划，并分别由国家和省级卫生计生行政部门组织实施，管理品目实行动态调整。

二、技术配置

健全医疗技术临床应用准入和管理制度，对医疗技术临床应用实行分类、分级管理。加强国家临床医学研究中心和协同研究网络建设，围绕常见疾病和健康问题，加快推进适宜卫生技术的研究开发与推广应用。加强对临床专科建设发展的规划引导和支持，以发展优质医疗资源为目标，发挥其示范、引领、带动和辐射作用，提高基层和区域的专科水平，逐步缓解地域、城乡、学科之间发展不平衡，促进医疗服务体系协调发展。注重中医临床专科的建设，强化中医药技术推广应用。

第四章　各级各类医疗卫生机构

第一节　医　院

一、公立医院

（一）功能定位。

公立医院是我国医疗服务体系的主体，应当坚持维护公益性，充分发挥其在基本医疗服务提供、急危重症和疑难病症诊疗等方面的骨干作用，承担医疗卫生机构人才培养、医学科研、医疗教学等任务，承担法定和政府指定的公共卫生服务、突发事件紧急医疗救援、援外、国防卫生动员、支农、支边和支援社区等任务。

县办医院主要承担县级区域内居民的常见病、多发病诊疗，急危重症抢救与疑难病转诊，培训和指导基层医疗卫生机构人员，相应公共卫生服务职能以及突发事件紧急医疗救援等工作，是政府向县级区域内居民提供基本医疗卫生服务的重要载体。

市办医院主要向地市级区域内居民提供代表本区域高水平的综合性或专科医疗服务，接受下级医院转诊，并承担人才培养和一定的科研任务以及相应公共卫生和突发事件紧急医疗救援任务。

省办医院主要向省级区域内若干个地市提供急危重症、疑难病症诊疗和专科医疗服务，接受下级医院转诊，并承担人才培养、医学科研及相应公共卫生和突发事件紧急医疗救援任务。

部门办医院主要向跨省份区域提供疑难危重症诊疗和专科医疗服务，接受下级医院转诊，并承担人才培养、医学科研及相应公共卫生和突发事件紧急医疗救援等任务和技术支撑，带动医疗服务的区域发展和整体水平提升。

（二）机构设置。

各级各类公立医院的规划设置要根据地域实际，综合考虑城镇化、人口分布、地理交通环境、疾病谱等因素合理布局。合理控制公立综合性医院的数量和规模，对于需求量大的专科医疗服务，可以根据具体情况设立相应的专科医院。在京津冀、长三角、珠三角等具备一体化发展条件的区域，可以探索打破行政区划的限制，跨区域统筹设置医疗卫生机构，推动资源优化调整，实现大区域范围内资源共享，提高配置效率。

在县级区域依据常住人口数，原则上设置1个县办综合医院和1个县办中医类医院（含中医、中西医结合、民族医等，下同）。中医类资源缺乏，难以设置中医类医院的县可在县办综合医院设置中医科或民族医科室。民族地区、民族自治地方的县级区域优先设立民族医医院。50万人口以上的县可适当增加公立医院数量。

在地市级区域依据常住人口数，每100万–200万人口设置1–2个市办综合性医院（含中医类医院，下同），服务半径一般为50公里左右。地广人稀的地区人口规模可以适当放宽。其中，每个地市级区域原则上至少设置1个市办中医类医院，暂不具备条件的，可在市办综合医院设置中医科或民族医科室。在地市级区域应根据需要规划设置儿童、精神、妇产、肿瘤、传染病、康复等市办专科医院（含中医类专科医院）。

在省级区域划分片区，依据常住人口数，每1000万人口规划设置1–2个省办综合性医院，同时可以根据需要规划设置儿童、妇产、肿瘤、精神、传染病、职业病以及口腔、康复等省办专科医院（含中医类专科医院）。在省级区域内形成功能比较齐全的医疗服务体系。

按照统筹规划、提升能级、辐射带动的原则，在全国规划布局设置若干部门办医院。

（三）床位配置。

根据常住人口规模合理配置公立医院床位规模，重在控制床位的过快增长。各地应结合当地实际情况，参考以下指标研究制定本地区公立医院床位层级设置：每千常住人口公立医院床位数3.3张（含妇幼保健院床位）。其中，县办医院床位数1.8张，市办医院床位数0.9张，省办及以上医院床位数0.45张，国有和集体企事业单位等举办的其他公立医院床位数调减至0.15张。实行分类指导，每千常住人口公立医院床位数超过3.3张的，原则上不再扩大公立医院规模，鼓励有条件的地区对过多的存量资源进行优化调整。对医疗卫生服务资源短缺、社会资本投入不足的地区和领域，政府要加大投入，满足群众基本医疗卫生服务需求。中医类医院床位数可以按照每千常住人口0.55张配置。同时，可以按照15%的公立医院床位比例设置公立专科医院。

（四）单体规模。

严格控制公立医院单体（单个执业点）床位规模的不合理增长，县办综合性医院床位数一般以500张左右为宜，50万人口以上的县可适当增加，100万人口以上的县原则上不超过1000张；市办综合性医院床位数一般以800张左右为宜，500万人口以上的地市可适当增加，原则上不超过1200张；省办及以上综合性医院床位数一般以1000张左右为宜，原则上不超过1500张。专科医院的床位规模要根据实际需要合理设置。

二、社会办医院

社会办医院是医疗卫生服务体系不可或缺的重要组成部分，是满足人民群众多层次、多元化医疗服务需求的有效途径。社会办医院可以提供基本医疗服务，与公立医院形成有序竞争；可以提供高端服务，满足非基本需求；可以提供康复、老年护理等紧缺服务，对公立医院形成补充。

到2020年，按照每千常住人口不低于1.5张床位为社会办医院预留规划空间，同步预留诊疗科目设置和大型医用设备配置空间。放宽举办主体要求，进一步放宽中外合资、合作办医条件，逐步扩大具备条件的境外资本设立独资医疗机构试点。放宽服务领域要求，凡是法律法规没有明令禁入的领域，都要向社会资本开放。优先支持举办非营利性医疗机构。引导社会办医院向高水平、规模化方向发展，发展专业性医院管理集团。支持社会办医院合理配备大型医用设备。加快办理审批手续，对具备相应资质的社会办医院，应按照规定予以批准，简化审批流程，提高审批效率。

完善配套支持政策，支持社会办医院纳入医保定点范围，完善规划布局和用地保障，优化投融资引导政策，完善财税价格政策，社会办医院医疗服务价格实行市场调节价。鼓励政府购买社会办医院提供的服务。加强行业监管，保障医疗质量和安全。

第二节　基层医疗卫生机构

一、功能定位

基层医疗卫生机构的主要职责是提供预防、保健、健康教育、计划生育等基本公共卫生服务和常见病、多发病的诊疗服务以及部分疾病的康复、护理服务，向医院转诊超出自身服务能力的常见病、多发病及危急和疑难重症病人。基层医疗卫生机构主要包括乡镇卫生院、社区卫生服务中心（站）、村卫生室、医务室、门诊部（所）和军队基层卫生机构等。

乡镇卫生院和社区卫生服务中心负责提供基本公共卫生服

务，以及常见病、多发病的诊疗、护理、康复等综合服务，并受县级卫生计生行政部门委托，承担辖区内的公共卫生管理工作，负责对村卫生室、社区卫生服务站的综合管理、技术指导和乡村医生的培训等。乡镇卫生院分为中心乡镇卫生院和一般乡镇卫生院，中心乡镇卫生院除具备一般乡镇卫生院的服务功能外，还应开展普通常见手术等，着重强化医疗服务能力并承担对周边区域内一般乡镇卫生院的技术指导工作。

村卫生室、社区卫生服务站在乡镇卫生院和社区卫生服务中心的统一管理和指导下，承担行政村、居委会范围内人群的基本公共卫生服务和普通常见病、多发病的初级诊治、康复等工作。

单位内部的医务室和门诊部等基层医疗卫生机构负责本单位或本功能社区的基本公共卫生和基本医疗服务。

其他门诊部、诊所等基层医疗卫生机构根据居民健康需求，提供相关医疗卫生服务。政府可以通过购买服务的方式对其提供的服务予以补助。

二、机构设置

乡镇卫生院、社区卫生服务中心按照乡镇、街道办事处行政区划或一定服务人口进行设置。到2020年，实现政府在每个乡镇办好1所标准化建设的乡镇卫生院，在每个街道办事处范围或每3万–10万居民规划设置1所社区卫生服务中心。全面提升乡镇卫生院服务能力和水平，综合考虑城镇化、地理位置、人口聚集程度等因素，可以选择1/3左右的乡镇卫生院提升服务能力和水平，建设中心乡镇卫生院。有条件的中心乡镇卫生院可以建设成为县办医院分院。城市地区一级和部分二级公立医院可以根据需要，通过结构和功能改造转为社区卫生服务中心。

合理确定村卫生室和社区卫生服务站的配置数量和布局，根据乡镇卫生院、社区卫生服务中心覆盖情况以及服务半径、服务人口等因素合理设置。原则上每个行政村应当设置1个村卫生室。

个体诊所等其他基层医疗卫生机构的设置，不受规划布局限制，实行市场调节的管理方式。

三、床位配置

按照所承担的基本任务和功能合理确定基层医疗卫生机构床位规模，重在提升床位质量，提高使用效率。到2020年，每千常住人口基层医疗卫生机构床位数达到1.2张，重点加强护理、康复病床的设置。

第三节　专业公共卫生机构

一、功能定位

专业公共卫生机构是向辖区内提供专业公共卫生服务（主要包括疾病预防控制、健康教育、妇幼保健、精神卫生、急救、采供血、综合监督执法、食品安全风险监测评估与标准管理、计划生育、出生缺陷防治等），并承担相应管理工作的机构。专业公共卫生机构主要包括疾病预防控制机构、综合监督执法机构、妇幼保健计划生育服务机构、急救中心（站）、血站等，原则上由政府举办。

县办专业公共卫生机构的主要职责是，完成上级下达的指令性任务，承担辖区内专业公共卫生任务以及相应的业务管理、信息报送等工作，并对辖区内医疗卫生机构相关公共卫生工作进行技术指导、人员培训、监督考核等。

市办专业公共卫生机构的主要职责是，完成上级下达的指令性任务，承担辖区内的专业公共卫生任务以及相应的信息管理等工作，并对下级专业公共卫生机构开展业务指导、人员培训、监督考核等。

省办专业公共卫生机构的主要职责是，完成上级下达的指令性任务，承担辖区内的专业公共卫生任务，开展区域业务规划、科研培训、信息管理、技术支撑以及对下级专业公共卫生机构的业务指导、人员培训、监督考核等。

部门办专业公共卫生机构的主要职责是，实施全国各专业公共卫生工作规划或计划，建立和管理相关公共卫生信息网络，参与重特大突发事件卫生应急处置；加强对下级专业公共卫生机构的业务管理、技术指导、人员培训和监督考核；开展公共卫生发展规律、策略和应用性科学研究，拟定国家公共卫生相关标准和规范。

二、机构设置

专业公共卫生机构要按照辖区常住人口数、服务范围、工作量等因素合理设置。加强区域公共卫生服务资源整合，鼓励组建综合性公共卫生服务中心，10万人口以下的县原则上只设1所公共卫生服务机构。专业公共卫生机构实行按行政区划、分级设置，县级及以上每个行政区划内同类专业公共卫生机构原则上只设一个。县级以下由社区卫生服务中心（站）、乡镇卫生院（妇幼保健计划生育服务站）和村卫生室、计划生育服务室承担相关工作。

县级及以上每个行政区划内原则上只设1个疾病预防控制中心，不再单设其他专病预防控制机构，目前部分地区单设的专病预防控制机构，要逐步整合到疾病预防控制中心。

县级及以上政府要根据工作职责，规范卫生计生综合监督执法机构的设置，由其承担卫生计生综合监督执法任务。

省级可以分设或整合妇幼保健机构和计划生育科研机构。市办和县办妇幼保健机构与计划生育技术服务机构原则上应当予以整合，分别成立市办、县办妇幼保健计划生育服务中心。

整合乡办计划生育技术服务机构与乡（镇）卫生院的妇幼保健职能。村级保留村卫生室和村计划生育服务室，共享共用。

省级人民政府根据国家有关规定，结合本行政区域人口、医疗资源、临床用血需求等情况规划血站设置，1个城市内不得重复设置血液中心、中心血站。血液中心和中心血站难以覆盖的县可以依托县办综合医院规划设置1个中心血库。

以专业精神卫生机构为主体、综合性医院精神科为辅助、基层医疗卫生机构和精神疾病社区康复机构为基础，建立健全精神卫生服务体系和网络。

以市办急救中心为龙头，县急救中心和院前急救网络医院共同建成比较完善的急救网络，每个地市必须设置1个急救中心（站），在有核电站、核设施、大型核辐射装置的重点省份可以建设核辐射应急救治基地。

第五章　卫生人才队伍

第一节　人员配备

到2020年，每千常住人口执业（助理）医师数达到2.5人，注册护士数达到3.14人，医护比达到1：1.25，市办及以上医院床护比不低于1：0.6，公共卫生人员数达到0.83人，人才规模与我国人民群众健康服务需求相适应，城乡和区域医药卫生人才分布趋于合理，各类人才队伍统筹协调发展。加强全科医生和住院医师规范化培训，逐步建立和完善全科医生制度。促进医务人员合理流动，使其在流动中优化配置，充分发挥作用。加强公共卫生人员的专项能力建设。

一、医院

以执业（助理）医师和注册护士配置为重点，以居民卫生服务需求量和医师标准工作量为依据，结合服务人口、经济状况、自然条件等因素配置医生和护士的数量，合理确定医护人员比例。按照医院级别与功能任务的需要确定床位与人员配比，承担临床教学、带教实习、支援基层、援外医疗、应急救援、医学科研等任务的医疗卫生机构可以适当增加人员配置。未达到床护比标准的，原则上不允许扩大床位规模。

二、基层医疗卫生机构

到2020年，每千常住人口基层卫生人员数达到3.5人以上，在我国初步建立起充满生机和活力的全科医生制度，基本形成统一规范的全科医生培养模式和"首诊在基层"的服务模式，全科医生与城乡居民基本建立比较稳定的服务关系，基本实现城乡每万名居民有2-3名合格的全科医生，全科医生服务水平全面提高，基本适应人民群众基本医疗卫生服务需求。原则上按照每千服务人口不少于1名的标准配备乡村医生。每所村卫生室至少有1名乡村医生执业。

三、专业公共卫生机构

到2020年，每千常住人口公共卫生人员数达到0.83人，各级各类公共卫生人才满足工作需要。

疾病预防控制中心人员原则上按照各省、自治区、直辖市常住人口1.75/万人的比例核定；地域面积在50万平方公里以上且人口密度小于25人/平方公里的省、自治区，可以按照不高于本地区常住人口3/万人的比例核定。其中，专业技术人员占编制总额的比例不得低于85%，卫生技术人员不得低于70%。

专业精神卫生机构应当按照区域内人口数及承担的精神卫生防治任务配置公共卫生人员。

妇幼保健计划生育机构应当根据当地服务人口、社会需求、交通状况、区域卫生和计划生育事业发展规划以及承担的功能任务等合理配备人员。市、县、乡级妇幼保健计划生育服务机构中卫生技术人员比例应当不低于总人数的80%。

血站卫生技术人员数量应当根据年采供血等业务量进行配备。

急救中心人员数量应当根据服务人口、年业务量等进行配备。

第二节 人才培养

加强卫生人才队伍建设，注重医疗、公共卫生、中医药以及卫生管理人才的培养，制订有利于卫生人才培养使用的政策措施。切实加强医教协同工作，深化院校教育改革，推进院校医学教育与卫生计生行业需求的紧密衔接，加强人才培养的针对性和适应性，提高人才培养质量。建立住院医师和专科医师规范化培训制度，开展助理全科医生培训，推动完善毕业后医学教育体系，培养合格临床医师。以卫生计生人员需求为导向，改革完善继续医学教育制度，提升卫生计生人才队伍整体素质。到2020年，基本建成院校教育、毕业后教育、继续教育三阶段有机衔接的具有中国特色的标准化、规范化临床医学人才培养体系。院校教育质量显著提高，毕业后教育得到普及，继续教育实现全覆盖。近期，要加快构建以"5+3"（5年临床医学本科教育+3年住院医师规范化培训或3年临床医学硕士专业学位研究生教育）为主体、以"3+2"（3年临床医学专科教育+2年助理全科医生培训）为补充的临床医学人才培养体系。

加强以全科医生为重点的基层医疗卫生队伍建设，健全在岗培训制度，鼓励乡村医生参加学历教育。加强政府对医药卫生人才流动的政策引导，推动医药卫生人才向基层流动，加大西部地区人才培养与引进力度。制订优惠政策，为农村订单定向免费培养医学生，研究实施基层医疗卫生机构全科医生及县办医院专科特设岗位计划。创造良好的职业发展条件，鼓励和吸引医务人员到基层工作。加强公共卫生人才队伍建设，加强高层次医药卫生人才队伍建设，大力开发护理、儿科、精神科等急需紧缺专门人才。大力支持中医类人才培养。加大对中西部地区高等医学院校的支持，缩小区域、院校和学科专业之间培养水平的差距。

第三节　人才使用

健全以聘用制度和岗位管理制度为主要内容的事业单位用人机制，完善岗位设置管理，保证专业技术岗位占主体（原则上不低于80%），推行公开招聘和竞聘上岗。健全以岗位职责要求为基础，以品德、能力、业绩为导向，符合卫生人才特点的科学化、社会化评价机制，完善专业技术职称评定制度，促进人才成长发展和合理流动。深化收入分配制度改革，建立以服务质量、服务数量和服务对象满意度为核心、以岗位职责和绩效为基础的考核和激励机制，坚持多劳多得、优绩优酬，人员收入分配重点向关键岗位、业务骨干和作出突出成绩的医药卫生人才倾斜。建立以政府投入为主、用人单位和社会资助为辅的卫生人才队伍建设投入机制，优先保证对人才发展的投入，为医药卫生人才发展提供必要的经费保障。创新公立医院机构编制管理，合理核定公立医院编制总量，并进行动态调整，逐步实行编制备案制，探索多种形式用人机制和政府购买服务方式。

第六章 功能整合与分工协作

建立和完善公立医院、专业公共卫生机构、基层医疗卫生机构以及社会办医院之间的分工协作关系，整合各级各类医疗卫生机构的服务功能，为群众提供系统、连续、全方位的医疗卫生服务。

第一节 防治结合

专业公共卫生机构要对公立医院、基层医疗卫生机构和社会办医院开展公共卫生服务加强指导、培训和考核，建立信息共享与互联互通等协作机制。

进一步明确专业公共卫生机构和医疗机构的职责，着力做好高血压、糖尿病、肿瘤等慢性病的联防联控工作，将结核病、艾滋病等重点传染病以及职业病、精神疾病等病人的治疗交综合性医院或者专科医院开展，强化专业公共卫生机构对医疗机构公共卫生工作的技术指导和考核，监督部门加强对医疗机构的监督检查。

综合性医院及相关专科医院要依托相关科室，与专业公共卫生机构密切合作，承担辖区内一定的公共卫生任务和对基层医疗卫生机构的业务指导。建立医疗机构承担公共卫生任务的补偿机制和服务购买机制。进一步加强基层医疗卫生机构队伍建设，拓展基层医疗卫生机构的功能，确保各项公共卫生任务落实到位。充分发挥中医药在公共卫生中的作用，积极发展中医预防保健服务。

第二节 上下联动

建立并完善分级诊疗模式，建立不同级别医院之间，医院与基层医疗卫生机构、接续性医疗机构之间的分工协作机制，健全网络化城乡基层医疗卫生服务运行机制，逐步实现基层首诊、双向转诊、上下联动、急慢分治。以形成分级诊疗秩序为目标，积极探索科学有效的医联体和远程医疗等多种方式。充分利用信息化手段，促进优质医疗资源纵向流动，建立医院与基层医疗卫生机构之间共享诊疗信息、开展远程医疗服务和教学培训的信息渠道。

控制公立医院普通门诊规模，支持和引导病人优先到基层医疗卫生机构就诊，由基层医疗卫生机构逐步承担公立医院的普通门诊、康复和护理等服务。推动全科医生、家庭医生责任制，逐步实现签约服务。鼓励有条件的地区通过合作、托管、重组等多种方式，促进医疗资源合理配置。探索县域一体化管理。推进乡镇卫生院和村卫生室一体化。

公立医院要通过技术支持、人员培训、管理指导等多种方式，帮扶和指导与之建立分工协作关系的基层医疗卫生机构，提高其服务能力和水平。允许公立医院医师多点执业，探索建立医师执业信息数据库并向公众提供在线查询服务，促进优质医疗资源下沉到基层。建立区域在线预约挂号平台，公立医院向基层医疗卫生机构提供转诊预约挂号服务，对基层医疗卫生机构转诊病人优先安排诊疗和住院；将恢复期需要康复的病人或慢性病病人转诊到病人就近的基层医疗卫生机构。

完善治疗—康复—长期护理服务链，发展和加强康复、老年、长期护理、慢性病管理、临终关怀等接续性医疗机构，建立急慢分治的制度，提高公立医院医疗资源利用效率。

第三节　中西医并重

坚持中西医并重方针，以积极、科学、合理、高效为原则，做好中医医疗服务资源配置。充分发挥中医医疗预防保健特色优势，不断完善中医医疗机构、基层中医药服务提供机构和其他中医药服务提供机构共同组成的中医医疗服务体系，加快中医医疗机构建设与发展，加强综合医院、专科医院中医临床科室和中药房设置，增强中医科室服务能力。加强中西医临床协作，整合资源，强强联合，优势互补，协同协作，提高重大疑难病、急危重症临床疗效。统筹用好中西医两方面资源，提升基层西医和中医两种手段综合服务能力，到2020年，力争使所有社区卫生服务机构、乡镇卫生院和70%的村卫生室具备与其功能相适应的中医药服务能力。

第四节　多元发展

加强社会办医疗机构与公立医疗卫生机构的协同发展，提高医疗卫生资源的整体效率。社会力量可以直接投向资源稀缺及满足多元需求的服务领域，也可以多种形式参与国有企业所办医疗机构等部分公立医院改制重组。鼓励公立医院与社会力量以合资合作的方式共同举办新的非营利性医疗机构，满足群众多层次医疗服务需求。探索公立医院有形资产和无形资产科学评估办法，防止国有资产流失。鼓励社会力量举办中医类专科医院、康复医院、护理院（站）以及口腔疾病、老年病和慢性病等诊疗机构。鼓励药品经营企业举办中医坐堂医诊所，鼓励有资质的中医专业技术人员特别是名老中医开办中医诊所。允许医师多点执业。支持社会办医疗机构加强重点专科建设，引进和培养人才，提升学术地位，加快实现与医疗保障机构、公立医疗机构等信息系统的互联互通。

建立社会力量参与公共卫生工作的机制。政府通过购买服务等方式，鼓励和支持社会力量参与公共卫生工作，并加强技术指导和监督管理。社会力量要加强自身管理，不断强化自身能力，与专业公共卫生机构密切合作，确保公共卫生工作顺利开展。

第五节　医养结合

推进医疗机构与养老机构等加强合作。推动中医药与养老结合，充分发挥中医药"治未病"和养生保健优势。建立健全医疗机构与养老机构之间的业务协作机制，鼓励开通养老机构与医疗机构的预约就诊绿色通道，协同做好老年人慢性病管理和康复护理。增强医疗机构为老年人提供便捷、优先优惠医疗服务的能力。支持有条件的医疗机构设置养老床位。推动二级以上医院与老年病医院、老年护理院、康复疗养机构、养老机构内设医疗机构等之间的转诊与合作。在养老服务中充分融入健康理念，加强医疗卫生服务支撑。支持有条件的养老机构设置医疗机构。统筹医疗服务与养老服务资源，合理布局养老机构与老年病医院、老年护理院、康复疗养机构等，研究制订老年康复、护理服务体系专项规划，形成规模适宜、功能互补、安全便捷的健康养老服务网络。

发展社区健康养老服务。提高社区卫生服务机构为老年人提供日常护理、慢性病管理、康复、健康教育和咨询、中医养生保健等服务的能力，鼓励医疗机构将护理服务延伸至居民家庭。推动开展远程服务和移动医疗，逐步丰富和完善服务内容及方式，做好上门巡诊等健康延伸服务。

第七章　实施保障与监督评价

第一节　加强组织领导

一、加强领导

区域卫生规划是政府对卫生事业进行宏观调控的重要手

段。要切实加强对区域卫生规划工作的领导，把区域卫生规划工作提上重要议事日程，列入政府的工作目标和考核目标，建立问责制。各级政府要在土地利用总体规划和城乡规划中统筹考虑医疗卫生机构发展需要，合理安排用地供给，优先保障非营利性医疗机构用地。

二、合理划分各级政府责任

国家卫生计生委会同国家中医药局在各地资源配置的基础上，统筹规划跨省份的资源配置，并纳入所在地市的区域卫生规划。成立专家委员会，建立对各省份资源配置标准和直辖市、计划单列市、省会城市等特殊地区规划的论证机制。根据需要制定分领域专项规划，修订完善医疗机构基本建设标准和设备配置标准。

省级政府负责制订医疗卫生资源配置标准和医疗机构设置规划，将床位配置标准细化到各地市，组织各地市编制区域卫生规划，并根据人口分布、医疗卫生服务需求和交通状况等重点规划各类省办医院与专业公共卫生机构的设置，纳入所在地市的区域卫生规划。

地市级政府负责研究编制区域卫生规划和医疗机构设置规划并组织实施，要重点规划市办及以下医院和专业公共卫生机构，将床位配置标准细化到各县，并按照属地化原则，对本地市范围内的各级各类医疗卫生机构的设置进行统筹规划。

直辖市政府同时承担省、市两级政府职责，负责制定本市医疗卫生资源配置标准，研究编制全市区域卫生规划并组织实施。

县级政府应当按照所在地市的区域卫生规划和医疗机构设置规划要求，负责辖区内县办医院、专业公共卫生机构及基层医疗卫生机构的设置。

三、明确相关部门职责

卫生计生、发展改革、财政、城乡规划、人力资源社会保障、机构编制和中医药等部门要认真履行职责，协调一致地推进区域卫生规划工作。在卫生计生方面，要制订区域卫生规划和医疗机构设置规划并适时进行动态调整；在发展改革方面，要将区域卫生规划和医疗机构设置规划纳入国民经济和社会发展总体规划安排，依据规划对新改扩建项目进行基本建设管理，推进医疗服务价格改革；在财政方面，要按照政府卫生投入政策落实相关经费；在城乡规划管理方面，要依据依法批准的城乡规划审批建设用地；在机构编制方面，要依据有关规定和标准统筹公立医疗卫生机构编制；在社会保障方面，要加快医保支付制度改革；其他相关部门要各司其职，做好相关工作。

第二节　创新体制机制

深化医药卫生体制改革，为区域卫生规划的实施创造有利条件。本规划主要内容是医疗卫生资源配置，"十三五"期间深化医改的总体部署将由医改规划作出安排，在实施推进过程中，要做好与相关规划的衔接。要建立和完善政府卫生投入机制，明确政府在提供公共卫生和基本医疗服务中的主导地位。切实落实对公立和社会办非营利性医疗卫生机构的投入政策。合理划分中央政府和地方政府的医疗卫生投入责任。深化基层医疗卫生机构综合改革，健全网络化城乡基层医疗卫生服务运行机制，提高服务质量和效率；加快公立医院改革，建立合理的补偿机制、科学的绩效评价机制和适应行业特点的人事薪酬制度，推进管办分开、政事分开，实行医药分开。加快发展城乡居民大病保险、商业健康保险，建立完善以基本医保为主体的多层次医疗保障体系。改革医保支付方式，建立更加合理的医保付费机制。加强医疗卫生全行业监管。推行医疗责任保险、医疗意外保险等多种形式的医疗执业保险，加快发展医疗纠纷人民调解等第三方调解机制，完善医疗纠纷处理机制。

第三节　加大资源调整力度

按照严格规划增量、科学调整存量的原则，合理确定区域内公立医院的数量和布局，采取多种措施推动公立医院布局和结构的优化调整。要合理把控公立医院床位规模、建设标准和大型设备配置，禁止举债建设和装备。对新建城区、郊区、卫星城区等薄弱区域，政府要有计划、有步骤建设公立医疗卫生机构，满足群众基本医疗卫生需求。重点加强中医、儿科、妇产、精神卫生、传染病、老年护理、口腔、康复等薄弱领域服务能力的建设。优先加强县办医院服务能力，提高县域医疗能力和水平。支持村卫生室、乡镇卫生院、社区卫生服务机构标准化建设，2020年达标率达到95%以上。加大对老少边穷地区医疗卫生服务体系发展和人才定向培养的支持力度。新建居住区和社区要按照相关规定保障基本医疗卫生设施配套。公立医院资源过剩的地区，要优化结构和布局，从实际出发，根据需要积极稳妥地将部分公立医院转为康复、老年护理等接续性医疗机构或社区卫生服务机构。对超出规模标准的公立医院，要采取综合措施，逐步压缩床位，并选择部分单体规模过大的国家卫生计生委预算管理医院和公立医院改革试点城市的公立医院开展拆分试点。

第四节　强化监督评价

一、规范规划编制流程

各地在编制医疗卫生资源配置标准和区域卫生规划工作

中，要根据群众健康需求，合理确定各类医疗卫生资源的配置目标。要综合考虑包括军队医疗机构、复员退伍军人医疗机构等在内的各方医疗资源，充分征求有关部门和社会各界的意见。要与新型城镇化以及区域发展布局相结合，做好与本规划纲要以及当地经济社会发展规划、城乡规划、土地利用总体规划、国防卫生动员需求等的衔接，合理控制资源总量标准及公立医院单体规模，各地可以在强基层的基础上，根据实际需要对不同级别、类型机构床位的比例关系进行适当调整。各地市区域卫生规划起草和论证完成后，须经省级卫生计生行政部门同意并报本地市人民政府审批，确保规划的可行性、可操作性和权威性。区域卫生规划的周期一般为5年。

二、严格规划实施

及时发布机构设置和规划布局调整等信息，鼓励有条件的地方采取招标等方式确定举办或运行主体。将纳入规划作为建设项目立项的前提条件。所有新增医疗卫生资源，特别是公立医院的设置和改扩建、病床规模的扩大、大型医疗设备的购置，无论何种资金渠道，必须按照区域卫生规划的要求和程序，严格管理。建立公立医院床位规模分级备案和公示制度，新增床位后达到或超过1500张床以上公立医院，其床位增加须报国家卫生计生委备案（中医类医院同时报国家中医药管理局备案）。对严重超出规定床位数标准、未经批准开展项目建设、擅自扩大建设规模和提高建设标准等的公立医院，要进行通报批评，暂停大型医用设备配置许可、等级评审等审批和财政资金安排。

三、建立规划实施的监督评价机制

各省（区、市）人民政府要强化规划实施监督和评价，建立区域卫生规划和资源配置监督评价机制，成立专门的评价工作小组，组织开展区域卫生规划实施进度和效果评价，及时发现实施中存在的问题，并研究解决对策。评价过程中要实行公开评议、公平竞争，运用法律、经济和行政手段规范、管理和保障区域卫生规划的有效实施。国务院有关部门要根据职责分工，开展规划实施进度和效果评价，必要时开展联合督查，以推动规划落实，实现医疗卫生资源有序发展、合理配置、结构优化。

国务院办公厅关于转发工业和信息化部等部门中药材保护和发展规划（2015－2020年）的通知

国办发〔2015〕27号

各省、自治区、直辖市人民政府，国务院各部委、各直属机构：

工业和信息化部、中医药局、发展改革委、科技部、财政部、环境保护部、农业部、商务部、卫生计生委、食品药品监管总局、林业局、保监会《中药材保护和发展规划（2015－2020年）》已经国务院同意，现转发给你们，请结合实际认真贯彻执行。

国务院办公厅
2015年4月14日

中药材保护和发展规划
（2015－2020年）

工业和信息化部　中医药局　发展改革委　科技部　财政部
环境保护部　农业部　商务部　卫生计生委
食品药品监管总局　林业局　保监会

中药材是中医药事业传承和发展的物质基础，是关系国计民生的战略性资源。保护和发展中药材，对于深化医药卫生体制改革、提高人民健康水平，对于发展战略性新兴产业、增加农民收入、促进生态文明建设，具有十分重要的意义。为加强中药材保护、促进中药产业科学发展，按照国务院决策部署，制定本规划。

一、发展形势

（一）中药材保护和发展具有扎实基础。党和国家一贯重视中药材的保护和发展。在各方面的共同努力下，中药材生产研究应用专业队伍初步建立，生产技术不断进步，标准体系逐步完善，市场监管不断加强，50余种濒危野生中药材实现了种植养殖或替代，200余种常用大宗中药材实现了规模化种植养殖，基本满足了中医药临床用药、中药产业和健康服务业快速发展的需要。

（二）中药材保护和发展具备有利条件。随着全民健康意识不断增强，食品药品安全特别是原料质量保障问题受到全社会高度关注，中药材在中医药事业和健康服务业发展中的基础地位更加突出。大力推进生态文明建设及相关配套政策的实施，对中药材资源保护和绿色生产提出了新的更高要求。现代农业技术、生物技术、信息技术的快速发展和应用，为创新中药材生产和流通方式提供了有力的科技支撑。全面深化农村土地制度和集体林权制度改革，为中药材规模化生产、集约化经营创造了更大的发展空间。

（三）中药材保护和发展仍然面临严峻挑战。一方面，由于土地资源减少、生态环境恶化，部分野生中药材资源流失、枯竭，中药材供应短缺的问题日益突出。另一方面，中药材生产技术相对落后，重产量轻质量，滥用化肥、农药、生长调节剂现象较为普遍，导致中药材品质下降，影响中药质量和临床疗效，损害了中医药信誉。此外，中药材生产经营管理较为粗放，供需信息交流不畅，价格起伏幅度过大，也阻碍了中药产业健康发展。

二、指导思想、基本原则和发展目标

（一）指导思想。

以邓小平理论、"三个代表"重要思想、科学发展观为指导，深入贯彻党的十八大和十八届二中、三中、四中全会精神，按照"四个全面"战略布局，坚持以发展促保护、以保护谋发展，依靠科技支撑，科学发展中药材种植养殖，保护野生中药材资源，推动生产流通现代化和信息化，努力实现中药材优质安全、供应充足、价格平稳，促进中药产业持续健康发展，满足人民群众日益增长的健康需求。

（二）基本原则。

1. 坚持市场主导与政府引导相结合。以市场为导向，整合社会资源，突出企业在中药材保护和发展中的主体作用。发挥政府规划引导、政策激励和组织协调作用，营造规范有序的市场竞争环境。

2. 坚持资源保护与产业发展相结合。大力推动传统技术挖掘、科技创新和转化应用，促进中药材科学种植养殖，切实加强中药材资源保护，减少对野生中药材资源的依赖，实现中药产业持续发展与生态环境保护相协调。

3. 坚持提高产量与提升质量相结合。强化质量优先意识，完善中药材标准体系，提高中药材生产规范化、规模化、产业化水平，确保中药材市场供应和质量。

（三）发展目标。

到2020年，中药材资源保护与监测体系基本完善，濒危中药材供需矛盾有效缓解，常用中药材生产稳步发展；中药材科技水平大幅提升，质量持续提高；中药材现代生产流通体系初步建成，产品供应充足，市场价格稳定，中药材保护和发展水平显著提高。

具体指标为：

——中药材资源监测站点和技术信息服务网络覆盖80%以上的县级中药材产区；

——100种《中华人民共和国药典》收载的野生中药材实现种植养殖；

——种植养殖中药材产量年均增长10%；

——中药生产企业使用产地确定的中药材原料比例达到50%，百强中药生产企业主要中药材原料基地化率达到60%；

——流通环节中药材规范化集中仓储率达到70%；

——100种中药材质量标准显著提高；

——全国中药材质量监督抽检覆盖率达到100%。

三、主要任务

（一）实施野生中药材资源保护工程。

开展第四次全国中药资源普查。在全国中药资源普查试点工作基础上，开展第四次全国中药资源普查工作，摸清中药资源家底。

建立全国中药资源动态监测网络。建立覆盖全国中药材主要产区的资源监测网络，掌握资源动态变化，及时提供预警信息。

建立中药种质资源保护体系。建设濒危野生药用动植物保护区、药用动植物园、药用动植物种质资源库，保护药用种质资源及生物多样性。

专栏1　野生中药材资源保护专项

1. 第四次全国中药资源普查。推进31个省（区、市）约1000个县的中药资源普查试点工作，启动并完成第四次全国中药资源普查工作，建立国家、省（区、市）、县（市）三级中药资源普查数据库。

2. 全国中药资源动态监测网络建设。每个省（区、市）建设2-3个中药资源动态监测和信息服务站，逐步在资源集中的市（地）、县（市）建设监测和信息服务站点。

3. 全国中药种质资源保护体系建设。建设濒危野生药用动植物保护区10个，药用动植物园15个，药用动植物种质资源库3个。原生境保护药用物种5000种以上，迁地保护药用物种6500种以上，离体保存药用物种质7000种、共10万份。

（二）实施优质中药材生产工程。

建设濒危稀缺中药材种植养殖基地。重点针对资源紧缺、濒危野生中药材，按照相关物种采种规范，加快人工繁育，降低对野生资源的依赖程度。

建设大宗优质中药材生产基地。建设常用大宗中药材规范化、规模化、产业化基地，鼓励野生抚育和利用山地、林地、荒地、沙漠建设中药材种植养殖生态基地，保障中成药大品种和中药饮片的原料供应。

建设中药材良种繁育基地。推广使用优良品种，推动制订中药材种子种苗标准，在适宜产区开展标准化、规模化、产业化的种子种苗繁育，从源头保证优质中药材生产。

发展中药材产区经济。推进中药材产地初加工标准化、规模化、集约化，鼓励中药生产企业向中药材产地延伸产业链，开展趁鲜切制和精深加工。提高中药材资源综合利用水平，发展中药材绿色循环经济。突出区域特色，打造品牌中药材。

专栏2　中药材生产基地建设专项

　　1．濒危稀缺中药材种植养殖基地建设。建设100种中药材野生抚育、野生变种植养殖基地，重点建设麝香、人参、羚羊角、川贝母、穿山甲、沉香、冬虫夏草、石斛等濒危稀缺中药材基地。

　　2．大宗优质中药材生产基地建设。重点建设中药基本药物、中药注射剂、创新中药、特色民族药等方面100种常用中药材规范化、规模化、产业化生产基地；结合国家林下经济示范基地建设、防沙治沙工程和天然林保护工程等，建设50种中药材生态基地。

　　3．中药材良种繁育基地建设。选用优良品种，建设50种中药材种子种苗专业化、规模化繁育基地。

　　4．中药材产区经济发展。培育150家具有符合《中药材生产质量管理规范（试行）》（GAP）种植基地的中药材产地初加工企业，培育50家中药材产地精深加工企业。

（三）实施中药材技术创新行动。

强化中药材基础研究。开展中药材生长发育特性、药效成分形成及其与环境条件的关联性研究，深入分析中药材道地性成因，完善中药材生产的基础理论，指导中药材科学生产。

继承创新传统中药材生产技术。挖掘和继承道地中药材生产和产地加工技术，结合现代农业生物技术创新提升，形成优质中药材标准化生产和产地加工技术规范，加大在适宜地区推广应用的力度。

突破濒危稀缺中药材繁育技术。综合运用传统繁育方法与现代生物技术，突破一批濒危稀缺中药材的繁育瓶颈，支撑濒危稀缺中药材种植养殖基地建设。

发展中药材现代化生产技术。选育优良品种，研发病虫草害绿色防治技术，发展中药材精准作业、生态种植养殖、机械化生产和现代加工等技术，提升中药材现代化生产水平。

促进中药材综合开发利用。充分发挥中药现代化科技产业基地优势，加强协同创新，积极开展中药材功效的科学内涵研究，为开发相关健康产品提供技术支撑。

专栏3 中药材技术创新重点

1. 中药材基础研究。系统掌握50种中药材生长发育特性和药效成分形成规律，以及环境和投入品使用对中药材产量和品质的影响，形成理论体系。
2. 传统中药材生产技术继承创新。建立100种道地中药材种植养殖和产地加工标准化技术规范。
3. 濒危稀缺中药材繁育技术突破。开发20种濒危稀缺中药材经济适用、品质优良的大规模繁育技术。
4. 中药材现代化生产技术发展。选育100个优良中药材品种，开发50种中药材的病虫草害绿色防治技术，突破人参、三七等中药材的连作障碍，开发50项中药材测土配方施肥、硫磺熏蒸替代、机械化生产加工技术。

（四）实施中药材生产组织创新工程。

培育现代中药材生产企业。支持发达地区资本、技术、市场等资源与中药材产区自然禀赋、劳动力等优势有机结合，输入现代生产要素和经营模式，发展中药材产业化生产经营，推动现代中药材生产企业逐步成为市场供应主体。

推进中药材基地共建共享。支持中药生产流通企业、中药材生产企业强强联合，因地制宜，共建跨省（区、市）的集中连片中药材生产基地。

提高中药材生产组织化水平。推动专业大户、家庭农场、合作社发展，实现中药材从分散生产向组织化生产转变。支持中药企业和社会资本积极参与、联合发展，进一步优化组织结构，提高产业化水平。

专栏4 中药材生产组织创新专项

1. 现代中药材生产企业培育。培育发展50家年销售收入超过1亿元的现代中药材生产骨干企业，重点扶持10家年销售收入超过5亿元的现代中药材生产领军企业。
2. 中药材基地共建共享。支持建立50个跨省（区、市）的中药材规模化共建共享基地。

（五）构建中药材质量保障体系。

提高和完善中药材标准。结合药品标准提高及《中华人民共和国药典》编制工作，规范中药材名称和基原，完善中药材性状、鉴别、检查、含量测定等项目，建立较完善的中药材外源性有害残留物限量标准，健全以药效为核心的中药材整体控制模式，提升中药材质量控制水平。

完善中药材生产、经营质量管理规范。修订《中药材生产质量管理规范（试行）》，完善相关配套措施，提升中药材生产质量管理水平。严格实施《药品经营质量管理规范》（GSP），提高中药材经营、仓储、养护、运输等流通环节质量保障水平。

建立覆盖主要中药材品种的全过程追溯体系。建立中药材从种植养殖、加工、收购、储存、运输、销售到使用全过程追溯体系，实现来源可查、去向可追、责任可究。推动中药生产企业使用源头明确的中药材原料。

完善中药材质量检验检测体系。加强药品检验机构人才队伍、设备、设施建设，加大对中药材专业市场经销的中药材、中药生产企业使用的原料中药材、中药饮片的抽样检验力度，鼓励第三方检验检测机构发展。

专栏5　中药材质量保障体系建设专项

1. 中药材标准提高和完善。制修订120种中药材国家标准；完善农药、重金属及有害元素、真菌毒素等安全性检测方法和指标，建立中药材外源性有害物质残留数据库，建立50种药食两用中药材的安全性质量控制标准；完成10种野生变种植养殖大宗中药材的安全性和质量一致性评价。建设可供社会共享的国家中药材标准信息化管理平台。

2. 中药材全过程追溯体系建设。采用现代信息技术，建立常用大宗中药材的全过程追溯体系。

3. 中药材质量检验检测体系建设。进一步提升现有药品检验机构的中药材检验检测能力，在中药材主要产区和集散地重点支持建设20家第三方检验检测机构。

（六）构建中药材生产服务体系。

建设生产技术服务网络。发挥农业技术推广体系作用，依托科研机构，构建全国性中药材生产技术服务网络，加强中药材生产先进适用技术转化和推广应用，促进中药材基地建设整体水平提高。

建设生产信息服务平台。建设全国性中药材生产信息采集网络，提供全面、准确、及时的中药材生产信息及趋势预测，促进产需有效衔接，防止生产大起大落和价格暴涨暴跌。

加强中药材供应保障。依托中药生产流通企业和中药材生产企业，完善国家中药材应急储备，确保应对重大灾情、疫情及突发事件的用药需求。

专栏6　中药材生产服务体系建设专项

1. 中药材生产技术服务网络建设。建设由1个国家级中心、50个区域中心、300个工作站组成的中药材生产技术服务网络，推进技术共享。

2. 中药材生产信息服务平台建设。建设由1000个信息站点组成的中药材生产信息服务网络。

3. 中药材供应保障。提高国家应急储备能力，建立100种常用中药材的国家储备。

（七）构建中药材现代流通体系。

完善中药材流通行业规范。完善常用中药材商品规格等级，建立中药材包装、仓储、养护、运输行业标准，为中药材流通健康发展夯实基础。

建设中药材现代物流体系。规划和建设现代化中药材仓储物流中心，配套建设电子商务交易平台及现代物流配送系统，引导产销双方无缝对接，推进中药材流通体系标准化、现代化发展，初步形成从中药材种植养殖到中药材初加工、包装、仓储和运输一体化的现代物流体系。

专栏7　中药材现代流通体系建设专项

1. 完善中药材流通行业规范。健全200种常用中药材商品规格等级，建立包装、仓储、养护、运输行业标准。

2. 现代中药材仓储物流中心建设。在中药材主要产区、专业市场及重要集散地，建设25个集初加工、包装、仓储、质量检验、追溯管理、电子商务、现代物流配送于一体的中药材仓储物流中心，开展社会化服务。

四、保障措施

（一）完善相关法律法规制度。

推动完善中药材相关法律法规，强化濒危野生中药材资源管理，规范种植养殖中药材的生产和使用。完善药品注册管理制度，中药、天然药物注册应明确中药材原料产地，使用濒危野生中药材的，必须评估其资源保障情况；鼓励原料来源基地化，保障中药材资源可持续发展和中药质量安全。

（二）完善价格形成机制。

坚持质量优先、价格合理的原则，建立反映生产经营成本、市场供求关系和资源稀缺程度的中药材价格形成机制，完善药品集中采购评价指标和办法，引导中药生产企业建设优质中药材原料生产基地。

（三）加强行业监管工作。

加强中药材质量监管，规范中药材种植养殖种源及过程管理。强化中药材生产投入品管理，严禁滥用农药、化肥、生长调节剂，严厉打击掺杂使假、染色增重等不法行为。维护中药材流通秩序，加大力度查处中药材市场的不正当竞争行为。健全交易管理和质量管理机构，加强中药材专业市场管理，严禁销售假劣中药材，建立长效追责制度。

（四）加大财政金融扶持力度。

加大对中药材保护和发展的扶持力度，加强项目绩效评价，充分发挥财政资金的支持作用。将中药材生产和配套基础设施建设纳入中央和地方相关支农政策支持范围。鼓励发展中药材生产保险，构建市场化的中药材生产风险分散和损失补偿机制。鼓励金融机构改善金融服务，在风险可控和商业可持续的前提下，加大对中药材生产的信贷投放，为集仓储、贸易于一体的中药材供应链提供金融服务。

（五）加快专业人才培养。

加强基层中药材生产流通从业人员培训，提升业务素质和专业水平。培养一支强有力的中药材资源保护、种植养殖、加工、鉴定技术和信息服务队伍。加强中药材高层次和国际化专业技术人才培养，鼓励科技创业，推动中药材技术创新和成果转化。

（六）发挥行业组织作用。

发挥行业组织的桥梁纽带和行业自律作用，宣传贯彻国家法律法规、政策、规划和标准，发布行业信息，推动企业合作，促进市场稳定，按规定开展中药材生产质量管理规范基地、道地中药材基地和物流管理认证。弘扬中医药文化，提高优质中药材的社会认知度，培育中药材知名品牌，推动建立现代中药材生产经营体系和服务网络。

（七）营造良好国际环境。

加强与国际社会的沟通交流，做好中药材保护和发展的宣传工作，按照国际公约主动开展和参与濒危动植物、生物多样性保护活动，合法利用药用动植物资源，促进中药材种植养殖。进一步开展国际合作，推动建立多方认可的中药材标准，促进中药材国际贸易便利化，鼓励优势企业"走出去"建立中药材基地。

（八）加强规划组织实施。

各地区、各有关部门要充分认识中药材保护和发展的重大意义，加强组织领导，完善协调机制，结合实际抓紧制定具体落实方案，确保本规划顺利实施。

国务院办公厅关于印发
中医药健康服务发展规划
（2015－2020年）的通知

国办发〔2015〕32号

各省、自治区、直辖市人民政府，国务院各部委、各直属机构：

《中医药健康服务发展规划（2015-2020年）》已经国务院同意，现印发给你们，请认真贯彻执行。

国务院办公厅

2015年4月24日

中医药健康服务发展规划
（2015－2020年）

中医药（含民族医药）强调整体把握健康状态，注重个体化，突出治未病，临床疗效确切，治疗方式灵活，养生保健作用突出，是我国独具特色的健康服务资源。中医药健康服务是运用中医药理念、方法、技术维护和增进人民群众身心健康的活动，主要包括中医药养生、保健、医疗、康复服务，涉及健康养老、中医药文化、健康旅游等相关服务。充分发挥中医药特色优势，加快发展中医药健康服务，是全面发展中医药事业的必然要求，是促进健康服务业发展的重要任务，对于深化医药卫生体制改革、提升全民健康素质、转变经济发展方式具有重要意义。为贯彻落实《中共中央国务院关于深化医药卫生体制改革的意见》、《国务院关于扶持和促进中医药事业发展的若干意见》（国发〔2009〕22号）和《国务院关于促进健康服务业发展的若干意见》（国发〔2013〕40号），促进中医药健康服务发展，制定本规划。

一、总体要求

（一）指导思想。

以邓小平理论、"三个代表"重要思想、科学发展观为指导，深入贯彻党的十八大和十八届二中、三中、四中全会精神，按照党中央、国务院决策部署，在切实保障人民群众基本医疗卫生服务需求的基础上，全面深化改革，创新服务模式，鼓励多元投资，加快市场培育，充分释放中医药健康服务潜力和活力，充分激发并满足人民群众多层次多样化中医药健康服务需求，推动构建中国特色健康服务体系，提升中医药对国民经济和社会发展的贡献率。

（二）基本原则。

以人为本，服务群众。把提升全民健康素质作为中医药健康服务发展的出发点和落脚点，区分基本和非基本中医药健康服务，实现两者协调发展，切实维护人民群众健康权益。

政府引导，市场驱动。强化政府在制度建设、政策引导及行业监管等方面的职责。发挥市场在资源配置中的决定性作用，充分调动社会力量的积极性和创造性，不断增加中医药健康服务供给，提高服务质量和效率。

中医为体，弘扬特色。坚持中医药原创思维，积极应用现代技术方法，提升中医药健康服务能力，彰显中医药特色优势。

深化改革，创新发展。加快科技转化，拓展服务范围，创新服务模式，建立可持续发展的中医药健康服务发展体制机制。

（三）发展目标。

到2020年，基本建立中医药健康服务体系，中医药健康服务加快发展，成为我国健康服务业的重要力量和国际竞争力的重要体现，成为推动经济社会转型发展的重要力量。

——中医药健康服务提供能力大幅提升。中医医疗和养生保健服务网络基本健全，中医药健康服务人员素质明显提高，中医药健康服务领域不断拓展，基本适应全社会中医药健康服务需求。

——中医药健康服务技术手段不断创新。以中医药学为主体，融合现代医学及其他学科的技术方法，创新中医药健康服务模式，丰富和发展服务技术。

——中医药健康服务产品种类更加丰富。中医药健康服务相关产品研发、制造与流通规模不断壮大。中药材种植业绿色发展和相关制造产业转型升级明显加快，形成一批具有国际竞争力的中医药企业和产品。

——中医药健康服务发展环境优化完善。中医药健康服务政策基本健全，行业规范与标准体系不断完善，政府监管和行业自律机制更加有效，形成全社会积极支持中医药健康服务发展的良好氛围。

二、重点任务

（一）大力发展中医养生保健服务。

支持中医养生保健机构发展。支持社会力量举办规范的中医养生保健机构，培育一批技术成熟、信誉良好的知名中医养生保健服务集团或连锁机构。鼓励中医医疗机构发挥自身技术人才等资源优势，为中医养生保健机构规范发展提供支持。

规范中医养生保健服务。加快制定中医养生保健服务类规范和标准，推进各类机构根据规范和标准提供服务，形成针对不同健康状态人群的中医健康干预方案或指南（服务包）。建立中医健康状态评估方法，丰富中医健康体检服务。推广太极拳、健身气功、导引等中医传统运动，开展药膳食疗。运用云计算、移动互联网、物联网等信息技术开发智能化中医健康服务产品。为居民提供融中医健康监测、咨询评估、养生调理、跟踪管理于一体，高水平、个性化、便捷化的中医养生保健服务。

开展中医特色健康管理。将中医药优势与健康管理结合，以慢性病管理为重点，以治未病理念为核心，探索融健康文化、健康管理、健康保险为一体的中医健康保障模式。加强中医养生保健宣传引导，积极利用新媒体传播中医药养生保健知识，引导人民群众更全面地认识健康，自觉培养健康生活习惯和精神追求。加快制定信息共享和交换的相关规范及标准。鼓励保险公司开发中医药养生保健、治未病保险以及各类医疗保险、疾病保险、护理保险和失能收入损失保险等商业健康保险产品，通过中医健康风险评估、风险干预等方式，提供与商业健康保险产品相结合的疾病预防、健康维护、慢性病管理等中医特色健康管理服务。指导健康体检机构规范开展中医特色健康管理业务。

专栏1　中医养生保健服务建设项目

治未病服务能力建设

在中医医院及有条件的综合医院、妇幼保健院设立治未病中心，开展中医健康体检，提供规范的中医健康干预服务。

中医特色健康管理合作试点

建立健康管理组织与中医医疗、体检、护理等机构合作机制，在社区开展试点，形成中医特色健康管理组织、社区卫生服务中心与家庭、个人多种形式的协调互动。

中医养生保健服务规范建设

加强中医养生保健机构、人员、技术、服务、产品等规范管理，提升服务质量和水平。

（二）加快发展中医医疗服务。

鼓励社会力量提供中医医疗服务。建立公立中医医疗机构为主导、非公立中医医疗机构共同发展，基层中医药服务能力突出的中医医疗服务体系。通过加强重点专科建设和人才培养、规范和推进中医师多点执业等措施，支持社会资本举办中医医院、疗养院和中医诊所。鼓励有资质的中医专业技术人员特别是名老中医开办中医诊所，允许药品经营企业举办中医坐堂医诊所。鼓励社会资本举办传统中医诊所。

创新中医医疗机构服务模式。转变中医医院服务模式，推进多种方法综合干预，推动医疗服务从注重疾病治疗转向注重健康维护，发展治未病、康复等服务。支持中医医院输出管理、技术、标准和服务产品，与基层医疗卫生机构组建医疗联合体，鼓励县级中医医院探索开展县乡一体化服务，力争使所有社区卫生服务机构、乡镇卫生院和70%的村卫生室具备中医药服务能力。推动中医门诊部、中医诊所和中医坐堂医诊所规范建设和连锁发展。

专栏2　中医医疗服务体系建设项目

中医专科专病防治体系建设

建立由国家、区域和基层中医专科专病诊疗中心三个层次构成的中医专科专病防治体系。优化诊疗环境，提高服务质量，开展科学研究，发挥技术辐射作用。

基层中医药服务能力建设

在乡镇卫生院、社区卫生服务中心建设中医临床科室集中设置、多种中医药方法和手段综合使用的中医药特色诊疗区，规范中医诊疗设备配备。加强基层医疗卫生机构非中医类医生、乡村医生中医药适宜技术培训。针对部分基层常见病种，推广实施中药验方，规范中药饮片的使用和管理。

非营利性民营中医医院建设

鼓励社会资本举办肛肠、骨伤、妇科、儿科等非营利性中医医院；发展中医特色突出的康复医院、老年病医院、护理院、临终关怀医院等医疗机构。

民族医药特色健康服务发展

支持发展民族医特色专科。支持具备条件的县级以上藏、蒙、维、傣、朝、壮、哈萨克等民族自治地方设置本民族医医院。规范发展民族医药健康服务技术，在基层医疗卫生服务机构推广应用。

（三）支持发展中医特色康复服务。

促进中医特色康复服务机构发展。各地根据康复服务资源配置需求，设立中医特色康复医院和疗养院，加强中医医院康复科建设。鼓励社会资本举办中医特色康复服务机构。

拓展中医特色康复服务能力。促进中医技术与康复医学融合，完善康复服务标准及规范。推动各级各类医疗机构开展中医特色康复医疗、训练指导、知识普及、康复护理、辅具服务。建立县级中医医院与社区康复机构双向转诊机制，在社区康复机构推广适宜中医康复技术，提升社区康复服务能力和水平，让群众就近享有规范、便捷、有效的中医特色康复服务。

专栏3　中医特色康复服务能力建设项目

中医特色康复服务能力建设
　　根据区域卫生规划，加强中医特色康复医院和中医医院康复科服务能力建设。支持县级中医医院指导社区卫生服务中心、乡镇卫生院、残疾人康复中心、工伤康复中心、民政康复机构、特殊教育学校等机构，开展具有中医特色的社区康复服务。

（四）积极发展中医药健康养老服务。

发展中医药特色养老机构。鼓励新建以中医药健康养老为主的护理院、疗养院。有条件的养老机构设置以老年病、慢性病防治为主的中医诊室。推动中医医院与老年护理院、康复疗养机构等开展合作。

促进中医药与养老服务结合。二级以上中医医院开设老年病科，增加老年病床数量，开展老年病、慢性病防治和康复护理，为老年人就医提供优先优惠服务。支持养老机构开展融合中医特色健康管理的老年人养生保健、医疗、康复、护理服务。有条件的中医医院开展社区和居家中医药健康养老服务，为老年人建立健康档案，建立医疗契约服务关系，开展上门诊视、健康查体、保健咨询等服务。

专栏4　中医药健康养老服务试点项目

中医药与养老服务结合试点

开展中医药与养老服务结合试点，探索形成中医药与养老服务结合的主要模式和内容。包括：发展中医药健康养老新机构，以改建转型和社会资本投入新建为主，设立以中医药健康养老为主的护理院、疗养院；探索中医医院与养老机构合作新模式，延伸提供社区和居家中医药健康养老服务；创新老年人中医特色健康管理，研究开发多元化多层次的中医药健康管理服务包，发展养老服务新业态；培育中医药健康养老型人才，依托院校、中医医疗预防保健机构建立中医药健康养老服务实训基地，加强老年家政护理人员中医药相关技能培训。

（五）培育发展中医药文化和健康旅游产业。

发展中医药文化产业。发掘中医药文化资源，优化中医药文化产业结构。创作科学准确、通俗易懂、贴近生活的中医药文化科普创意产品和文化精品。发展数字出版、移动多媒体、动漫等新兴文化业态，培育知名品牌和企业，逐步形成中医药文化产业链。依据《中国公民中医养生保健素养》开展健康教育。将中医药知识纳入基础教育。借助海外中国文化中心、中医孔子学院等平台，推动中医药文化国际传播。

专栏5　中医药文化和健康旅游产业发展项目

中医药文化公共设施建设

加强中医药文化全媒体传播与监管评估。建设一批中医药文化科普宣传教育基地。依托现有公园设施，引入中医药健康理念，推出一批融健康养生知识普及、养生保健体验、健康娱乐于一体的中医药文化主题园区。

中医药文化大众传播工程

推进中医中药中国行活动。通过中医药科普宣传周、主题文化节、知识技能竞赛、中医药文化科普巡讲等多种形式，提高公众中医养生保健素养。建设中医药文化科普队伍，深入研究、挖掘、创作中医文化艺术作品，开展中医药非物质文化遗产传承与传播。

中医药健康旅游示范区建设

发挥中医药健康旅游资源优势，整合区域内医疗机构、中医养生保健机构、养生保健产品生产企业等资源，引入社会力量，打造以中医养生保健服务为核心，融中药材种植、中医医疗服务、中医药健康养老服务为一体的中医药健康旅游示范区。

发展中医药健康旅游。利用中医药文化元素突出的中医医疗机构、中药企业、名胜古迹、博物馆、中华老字号名店以及中药材种植基地、药用植物园、药膳食疗馆等资源，开发中医药特色旅游路线。建设一批中医药特色旅游城镇、度假区、文化街、主题酒店，形成一批与中药科技农业、名贵中药材种植、田园风情生态休闲旅游结合的养生体验和观赏基地。开发中医药特色旅游商品，打造中医药健康旅游品牌。支持举办代表性强、发展潜力大、符合人民群众健康需求的中医药健康服务展览和会议。

（六）积极促进中医药健康服务相关支撑产业发展。

支持相关健康产品研发、制造和应用。鼓励研制便于操作使用、适于家庭或个人的健康检测、监测产品以及自我保健、功能康复等器械产品。通过对接研发与使用需求，加强产学研医深度协作，提高国际竞争力。发展中医药健康服务产业集群，形成一批具有国际影响力的知名品牌。

促进中药资源可持续发展。大力实施中药材生产质量管理规范（GAP），扩大中药材种植和贸易。促进中药材种植业绿色发展，加快推动中药材优良品种筛选和无公害规范种植，健全中药材行业规范，加强中药资源动态监测与保护，建设中药材追溯系统，打造精品中药材。开展中药资源出口贸易状况监测与调查，保护重要中药资源和生物多样性。

大力发展第三方服务。开展第三方质量和安全检验、检测、认证、评估等服务，培育和发展第三方医疗服务认证、医疗管理服务认证等服务评价模式，建立和完善中医药检验检测体系。发展研发设计服务和成果转化服务。发挥省级药品集中采购平台作用，探索发展中医药电子商务。

专栏6　中医药健康服务相关支撑产业重点项目
协同创新能力建设 　以高新技术企业为依托，建设一批中医药健康服务产品研发创新平台，促进产品的研发及转化。

中医药健康产品开发

加强中医诊疗设备、中医健身产品、中药、保健食品研发，重点研发中医健康识别系统、智能中医体检系统、经络健康辨识仪等中医健康辨识、干预设备；探索发展用于中医诊疗的便携式健康数据采集设备，与物联网、移动互联网融合，发展自动化、智能化的中医药健康信息服务。

第三方平台建设

扶持发展第三方检验、检测、认证、评估及相应的咨询服务机构，开展质量检测、服务认证、健康市场调查和咨询服务。支持中医药技术转移机构开展科技成果转化。

中药资源动态监测信息化建设

提供中药资源和中药材市场动态监测信息。

（七）大力推进中医药服务贸易。

吸引境外来华消费。鼓励有条件的非公立中医医院成立国际医疗部或外宾服务部，鼓励社会资本提供多样化服务模式，为境外消费者提供高端中医医疗保健服务。全面推进多层次的中医药国际教育合作，吸引更多海外留学生来华接受学历教育、非学历教育、短期培训和临床实习。整合中医药科研优势资源，为境外机构提供科研外包服务。

推动中医药健康服务走出去。扶持优秀中医药企业和医疗机构到境外开办中医医院、连锁诊所等中医药服务机构，建立和完善境外营销网络。培育一批国际市场开拓能力强的中医药服务企业或企业集团。鼓励中医药院校赴境外办学。鼓励援外项目与中医药健康服务相结合。

专栏7　中医药服务贸易重点项目

中医药服务贸易先行先试

扶持一批市场优势明显、具有发展前景的中医药服务贸易重点项目，建设一批特色突出、能够发挥引领辐射作用的中医药服务贸易骨干企业（机构），创建若干个综合实力强、国际影响力突出的中医药服务贸易重点区域。发展中医药医疗保健、教育培训、科技研发等服务贸易，开发国际市场。

中医药参与"一带一路"建设

遴选可持续发展项目，与丝绸之路经济带、21世纪海上丝绸之路沿线国家开展中医药交流与合作，提升中医药健康服务国际影响力。

民族医药健康产业区

以丝绸之路经济带、中国—东盟（10+1）、澜沧江—湄公河对话合作机制、大湄公河次区域等区域次区域合作机制为平台，在边境地区建设民族医药产业区，提升民族医疗、保健、健康旅游、服务贸易等服务能力，提高民族医药及相关产品研发、制造能力。

三、完善政策

（一）放宽市场准入。凡是法律法规没有明令禁入的中医药健康服务领域，都要向社会资本开放，并不断扩大开放领域；凡是对本地资本开放的中医药健康服务领域，都要向外地资本开放。对于社会资本举办仅提供传统中医药服务的传统中医诊所、门诊部，医疗机构设置规划、区域卫生发展规划不作布局限制。允许取得乡村医生执业证书的中医药一技之长人员，在乡镇和村开办只提供经核准的传统中医诊疗服务的传统中医诊所。

（二）加强用地保障。各地依据土地利用总体规划和城乡规划，统筹考虑中医药健康服务发展需要，扩大中医药健康服务用地供给，优先保障非营利性中医药健康服务机构用地。在城镇化建设中，优先安排土地满足中医药健康服务机构的发展需求。按相关规定配置中医药健康服务场所和设施。支持利用以划拨方式取得的存量房产和原有土地兴办中医药健康服务机构，对连续经营1年以上、符合划拨用地目录的中医药健康服务项目，可根据规定划拨土地办理用地手续；对不符合划拨用地条件的，可采取协议出让方式办理用地手续。

（三）加大投融资引导力度。政府引导、推动设立由金融和产业资本共同筹资的健康产业投资基金，统筹支持中医药健康服务项目。拓宽中医药健康服务机构及相关产业发展融资渠道，鼓励社会资本投资和运营中医药健康服务项目，新增项目优先考虑社会资本。鼓励中医药企业通过在银行间市场交易商协会注册发行非金融企业债务融资工具融资。积极支持符合条件的中医药健康服务企业上市融资和发行债券。扶持发展中医药健康服务创业投资企业，规范发展股权投资企业。加大对中医药服务贸易的外汇管理支持力度，促进海关通关便利化。鼓励各类创业投资机构和融资担保机构对中医药健康服务领域创新型新业态、小微企业开展业务。

（四）完善财税价格政策。符合条件、提供基本医疗卫生服务的非公立中医医疗机构承担公共卫生服务任务，可以按规定获得财政补助，其专科建设、设备购置、人员培训可由同级政府给予支持。加大科技支持力度，引导关键技术开发及产业化。对参加相关职业培训和职业技能鉴定的人员，符合条件的按规定给予补贴。企业、个人通过公益性社会团体或者县级以上人民政府及其部门向非营利性中医医疗机构的捐赠，按照税法及相关税收政策的规定在税前扣除。完善中医药价格形成机制，非公立中医医疗机构医疗服务价格实行市场调节价。

四、保障措施

（一）加强组织实施。各地区、各有关部门要高度重视，把发展中医药健康服务摆在重要位置，统筹协调，加大投入，创造良好的发展环境。中医药局要发挥牵头作用，制定本规划实施方案，会同各有关部门及时研究解决规划实施中的重要问题，加强规划实施监测评估。发展改革、财政、民政、人力资源社会保障、商务、文化、卫生计生、旅游等部门要各司其职，扎实推动落实本规划。各地区要依据本规划，结合实际，制定本地区中医药健康服务发展规划，细化政策措施，认真抓好落实。

（二）发挥行业组织作用。各地区、各有关部门要支持建立中医药健康服务行业组织，通过行政授权、购买服务等方式，将适宜行业组织行使的职责委托或转移给行业组织，强化服务监管。发挥行业组织在行业咨询、标准制定、行业自律、人才培养和第三方评价等方面的重要作用。

（三）完善标准和监管。以规范服务行为、提高服务质量、提升服务水平为核心，推进中医药健康服务规范和标准制修订工作。对暂不能实行标准化的领域，制定并落实服务承诺、公约、规范。建立标准网上公告制度，发挥标准在发展中医药健康服务中的引领和支撑作用。

建立健全中医药健康服务监管机制，推行属地化管理，重点监管服务质量，严肃查处违法行为。建立不良执业记录制度，将中医药健康服务机构及其从业人员诚信经营和执业情况纳入统一信用信息平台，引导行业自律。在中医药健康服务领域引入认证制度，通过发展规范化、专业化的第三方认证，推进中医药健康服务标准应用，为政府监管提供技术保障和支撑。

专栏8　中医药健康服务标准化项目

中医药健康服务标准制定

制定中医药健康服务机构、人员、服务、技术产品标准，完善中医药健康服务标准体系。推进中医药健康服务标准国际化进程。建立中医药健康服务标准公告制度，加强监测信息定期报告、评价和发布。

中医药健康服务标准应用推广

依托中医药机构，加强中医药健康服务标准应用推广。发挥中医药学术组织、行业协会等社会组织的作用，采取多种形式开展面向专业技术人员的中医药标准应用推广培训，推动中医药标准的有效实施。

中医药服务贸易统计体系建设

制订符合中医药特点的统计方式和统计体系，完善统计信息报送和发布机制。

（四）加快人才培养。推动高校设立健康管理等中医药健康服务相关专业，拓宽中医药健康服务技术技能人才岗位设置，逐步健全中医药健康服务领域相关职业（工种）。促进校

企合作办学，着力培养中医临床紧缺人才和中医养生保健等中医药技术技能人才。规范并加快培养具有中医药知识和技能的健康服务从业人员，探索培养中医药健康旅游、中医药科普宣传、中医药服务贸易等复合型人才，促进发展中医药健康服务与落实就业创业相关扶持政策紧密衔接。

改革中医药健康服务技能人员职业资格认证管理方式，推动行业协会、学会有序承接中医药健康服务水平评价类职业资格认定具体工作，建立适应中医药健康服务发展的职业技能鉴定体系。推进职业教育学历证书和职业资格证书"双证书"制度，在符合条件的职业院校设立职业技能鉴定所（站）。

专栏9　中医药健康服务人力资源建设项目

中医药优势特色教育培训

依托现有中医药教育资源，加强中医药健康服务教育培训，培养一批中医药健康服务相关领域领军（后备）人才、骨干人才和师资。

中医药职业技能培训鉴定体系建设

拓宽中医药健康服务技术技能型人才岗位设置，制定中医药行业特有工种培训职业技能标准，加强中医药行业特有工种培训，推动行业协会、学会有序承接中医药健康服务水平评价类职业资格认定具体工作。

（五）营造良好氛围。加强舆论引导，营造全社会尊重和保护中医药传统知识、重视和促进健康的社会风气。支持广播、电视、报刊、网络等媒体开办专门的节目栏目和版面，开展中医药文化宣传和知识普及活动。弘扬大医精诚理念，加强职业道德建设，不断提升从业人员的职业素质。开展中医药养生保健知识宣传，应当聘请中医药专业人员，遵守国家有关规定，坚持科学精神，任何组织、个人不得对中医药作虚假、夸大宣传，不得以中医药名义谋取不正当利益。依法严厉打击非法行医和虚假宣传中药、保健食品、医疗机构等违法违规行为。

国务院办公厅关于全面推开
县级公立医院综合改革的实施意见

国办发〔2015〕33号

各省、自治区、直辖市人民政府，国务院各部委、各直属机构：

县级公立医院（含中医医院，下同）是农村三级医疗卫生服务网络的龙头和城乡医疗卫生服务体系的纽带，推进县级公立医院综合改革是深化医药卫生体制改革、切实缓解群众"看病难、看病贵"问题的关键环节。2012年县级公立医院综合改革试点启动以来，各试点县（市）积极探索，改革取得了明显进展。但县级公立医院综合改革仍是一项长期艰巨的任务，破除以药补医成果尚需巩固，管理体制和人事薪酬制度改革有待深化，医疗服务能力有待提高，改革的综合性和联动性有待增强，需要以问题为导向，进一步细化完善政策措施，持续拓展深化改革。为贯彻落实《中共中央关于全面深化改革若干重大问题的决定》、《中共中央 国务院关于深化医药卫生体制改革的意见》及《国务院关于印发"十二五"期间深化医药卫生体制改革规划暨实施方案的通知》（国发〔2012〕11号）精神，全面推开县级公立医院综合改革，巩固和扩大改革成效，经国务院同意，现提出如下意见。

一、总体要求和主要目标

（一）总体要求。深入贯彻落实党的十八大和十八届二中、三中、四中全会精神，按照党中央、国务院决策部署，把深化公立医院改革作为保障和改善民生的重要举措，全面推开县级公立医院综合改革。将公平可及、群众受益作为改革出发点和立足点，坚持保基本、强基层、建机制，更加注重改革的系统性、整体性和协同性，统筹推进医疗、医保、医药改革，着力解决群众看病就医问题。国家和省级相关部门加强分类指导，下放相关权限，给予政策支持。鼓励地方因地制宜，探索创新，力争尽快取得实质性突破。

（二）主要目标。坚持公立医院公益性的基本定位，落实政府的领导责任、保障责任、管理责任、监督责任，充分发挥市场机制作用，建立维护公益性、调动积极性、保障可持续的运行新机制。2015年，在全国所有县（市）的县级公立医院破除以药补医，以管理体制、运行机制、服务价格调整、人事薪酬、医保支付等为重点，全面推开县级公立医院综合改革。2017年，现代医院管理制度基本建立，县域医疗卫生服务体系进一步完善，县级公立医院看大病、解难症水平明显提升，基本实现大病不出县，努力让群众就地就医。

二、优化县域医疗资源配置

（三）明确县级公立医院功能定位。县级公立医院主要承担县域居民的常见病、多发病诊疗，急危重症抢救与疑难病转诊，负责基层医疗卫生机构人员培训指导，开展传染病防控等公共卫生服务、自然灾害和突发事件紧急医疗救援等工作。各省（区、市）要明确县域内各级各类医疗机构在提供基本医疗服务方面的责任。

（四）编制县域医疗卫生服务体系规划。各县（市）要根据《国务院办公厅关于印发全国医疗卫生服务体系规划纲要（2015-2020年）的通知》（国办发〔2015〕14号），依据各省（区、市）制定的医疗卫生服务体系规划以及卫生资源配置标准，编制县域医疗卫生服务体系规划，合理确定县域内医疗卫生机构的数量、布局、功能、规模和标准。县级人民政府是举办县级公立医院的主体，每个县（市）要办好1-2所县级公立医院。在此基础上，鼓励采取迁建、整合、转型等多种途径将其他公立医院改造为基层医疗卫生机构、专科医院、老年护理和康复等机构，也可探索公立医院改制重组。强化规划的刚性约束力，定期向社会公示规划执行情况，对未按规划要求落实政府办医责任或超规划建设的，追究相关人员责任。

（五）明确县级公立医院床位规模、建设标准和设备配置标准。床位规模按照功能定位、当地医疗服务需求等情况予以核定。严禁县级公立医院自行举债建设和举债购置大型医用设备，鼓励县级公立医院使用国产设备和器械。省级卫生计生行政部门和中医药管理部门要筛选包括中医中药技术在内的一批适宜医疗技术在县级公立医院推广应用。严格控制超越县级公立医院功能定位或疗效不明确、费用高昂的医疗技术、大型医用设备的引进和应用。

（六）落实支持和引导社会资本办医政策。完善社会办医在土地、投融资、财税、价格、产业政策等方面的鼓励政策，优先支持举办非营利性医疗机构，支持社会资本投向资源稀缺及满足多元需求服务领域。放宽社会资本办医准入范围，清理取消不合理的规定，加快落实在市场准入、社会保险定点、重点专科建设、职称评定、学术地位、医院评审、技术准入等方面对非公立医疗机构和公立医疗机构实行同等对待政策。支持社会资本举办的医疗机构提升服务能力。非公立医疗机构医疗服务价格实行市场调节价。研究公立医院资源丰富的县（市）推进公立医院改制政策，鼓励有条件的地方探索多种方式引进社会资本。

三、改革管理体制

（七）建立统一高效、权责一致的政府办医体制。各县

（市）可组建由政府负责同志牵头，政府有关部门、部分人大代表和政协委员，以及其他利益相关方组成的县级公立医院管理委员会，履行政府办医职能，负责医院发展规划、章程制定、重大项目实施、财政投入、院长选聘、运行监管、绩效考核等。鼓励地方按照加快转变政府职能的总体要求，积极探索公立医院管办分开的多种有效实现形式。各级行政主管部门要创新管理方式，从直接管理公立医院转为行业管理，强化政策法规、行业规划、标准规范的制定和监督指导职责。

（八）落实县级公立医院独立法人地位和经营管理自主权。实行政事分开，合理界定政府作为出资人的举办监督职责和公立医院作为事业单位的自主运营管理权限。县级公立医院执行县级公立医院管理委员会等政府办医机构的决策，具有人事管理权、副职推荐权、绩效工资内部分配权、年度预算执行权等经营管理自主权。推进县级公立医院去行政化，逐步取消医院的行政级别。完善县级公立医院院长选拔任用制度，推进院长职业化、专业化建设。各省（区、市）要明确院长任职资格条件，开展管理干部专业化培训，培训情况作为任职和晋升的重要依据。

（九）建立科学的县级公立医院绩效考核制度。根据国家关于医疗卫生机构绩效评价的指导性文件，以公益性质和运行绩效为核心，突出功能定位、公益性职责履行、合理用药、费用控制、运行效率和社会满意度等考核指标，开展县级公立医院绩效考核。引入第三方评估，提升考核的客观公正性。考核结果及时向社会公开，并与财政补助、医保支付、工资总额以及院长薪酬、任免、奖惩等挂钩。强化县级公立医院管理委员会等政府办医机构对院长的激励约束，强化院长年度和任期目标管理，建立问责机制，严禁将院长收入与医院的经济收入直接挂钩。

（十）健全县级公立医院内部管理制度。探索现代医院管理制度。完善医院内部决策和制约机制，实行重大决策、重要干部任免、重大项目实施、大额资金使用集体讨论并按规定程序执行，发挥党委的政治核心作用和职工代表大会的民主监督作用。加强医院财务会计管理，实行规范化的成本核算和成本管理。加强医疗质量管理与控制，规范临床检查、诊断、治疗、使用药物和植（介）入类医疗器械行为，落实医疗质量安全的核心制度和基本规范，重点管理好病历书写、查房、疑难病例和死亡病例讨论、手术安全管理和急诊抢救等工作。改善医院服务，积极推行预约诊疗服务，开展优质护理服务，加强便民门诊，积极配合做好基本医疗保障费用即时结算，完善收费项目公示和费用查询等制度。县级公立医院要开展患者满意度调查和出院患者回访活动，认真倾听群众意见，及时解决群众反映的突出问题。健全调解机制，鼓励医疗机构和医师个人购买医疗责任保险等医疗执业保险，构建和谐医患关系。

四、建立县级公立医院运行新机制

（十一）破除以药补医机制。所有县级公立医院推进医药分开，积极探索多种有效方式改革以药补医机制，取消药品加成（中药饮片除外）。县级公立医院补偿由服务收费、药品加成收入和政府补助三个渠道改为服务收费和政府补助两个渠道。医院由此减少的合理收入，通过调整医疗技术服务价格和增加政府补助，以及医院加强核算、节约运行成本等多方共担。各省（区、市）制订具体的补偿办法，明确分担比例。中央财政给予补助，地方财政要调整支出结构，切实加大投入，增加的政府投入要纳入财政预算。将医院的药品贮藏、保管、损耗等费用列入医院运行成本予以补偿。

（十二）理顺医疗服务价格。在保证医保基金可承受、总体上群众负担不增加的前提下，将通过推进药品和耗材招标采购、流通、使用等方面改革降低的费用，主要用于调整医疗服务价格，不得直接返还医院。按照"总量控制、结构调整、有升有降、逐步到位"的原则，合理调整医疗服务价格。降低大型医用设备检查治疗、检验价格，合理调整提升体现医务人员技术劳务价值的医疗服务价格，特别是诊疗、手术、护理、床位、中医等服务项目价格。建立以成本和收入结构变化为基础的价格动态调整机制。价格调整政策与医保支付政策相互衔接。根据需要可将价格调整权限下放到县（市），省级相关部门要加强指导。

（十三）落实政府投入责任。全面落实政府对县级公立医院符合规划的基本建设和设备购置、重点学科发展、人才培养、符合国家规定的离退休人员费用、政策性亏损，以及承担公共卫生任务和紧急救治、支农、支边公共服务等投入政策。中央财政和省级财政给予适当补助。改革财政补助方式，加强预算绩效管理，强化财政补助与医院绩效考核结果挂钩。完善政府购买服务机制。落实政府对县级公立中医院的投入倾斜政策。对位于地广人稀和边远地区的县级公立医院，可探索实行收支两条线，政府给予必要保障。

五、完善药品供应保障制度

（十四）降低药品和高值医用耗材费用。全面落实《国务院办公厅关于完善公立医院药品集中采购工作的指导意见》（国办发〔2015〕7号）。县级公立医院使用的药品，要依托省级药品集中采购平台，以省（区、市）为单位，实行分类采购，采取招采合一、量价挂钩、双信封制等办法开展集中招标采购。地方可结合实际，按照有利于破除以药补医机制、降低药品虚高价格、预防和遏制腐败行为、推动药品生产流通企业整合重组的原则，探索药品集中采购的多种形式，进一步提高医院在药品采购中的参与度。允许公立医院改革试点城市所辖县（市）与试点城市一道，在省级药品集中采购平台上自行采购。高值医用耗材应通过省级集中采购平台进行阳光采购，网上公开交易。鼓励各地对高值医用耗材采取招采合一、量价挂钩等办法实行集中招标采购。在质优价廉的前提下鼓励购买国产创新药和医用耗材。采取多种形式推进医药分开，鼓励患者自主选择在医院门诊药房或凭处方到零售药店购药。县级公立医院要重点围绕辅助性、高回扣的药品和高值医用耗材，加强对医务人员处方行为的监控，推行电子处方，按照规范建立系统化、标准化和持续改进的处方点评制度，促进合理用药。

（十五）加强药品配送管理。药品可由中标生产企业直接配送或委托有配送能力的药品经营企业配送到指定医院。对偏远、交通不便地区的药品配送，各级卫生计生行政部门要加强组织协调，按照远近结合、城乡联动的原则，提高采购、配送集中度，鼓励各地结合实际探索县乡村一体化配送。

（十六）加强药品采购全过程监管。将药品集中采购情况作为对医院及其负责人的重要考核内容，纳入目标管理及医院评审评价工作。对违规网下采购、拖延货款的医院，视情节轻重给予通报批评、限期整改、责令支付违约金、降低等级等处理。涉及商业贿赂等腐败行为的，依法严肃查处。严格执行诚信记录和市场清退制度。建立健全检查督导制度，建立药品生产经营企业诚信记录并及时向社会公布。加强对药品价格执行情况的监督检查，规范价格行为，保护患者合法权益。

六、改革医保支付制度

（十七）深化医保支付方式改革。充分发挥基本医保的基础性作用，强化医保基金收支预算。2015年底前，医保支付方式改革要覆盖县域内所有公立医院，覆盖30%以上的县级公立医院出院病例数。到2017年，全面实行以按病种付费为主，按人头付费、按床日付费等复合型付费方式。加强临床路径管理，各省（区、市）要根据县级公立医院功能定位和实际技术能力等，明确诊疗病种范围，建立适宜的临床路径、处方集和诊疗规范，规范处方行为，控制过度检查、过度治疗。强化激励约束，调动医院和医务人员积极性。医保经办机构要根据协议约定按时足额结算并拨付资金。在规范中医非药物诊疗技术的基础上，逐步扩大纳入医保支付的医疗机构中药制剂、针灸、治疗性推拿等中医非药物诊疗技术范围，鼓励提供和使用适宜的中医药服务。

（十八）总结推广支付方式改革经验。总结梳理试点地区典型经验，向全国推广。地方要根据实际情况选择支付方式，每年对支付方式改革所覆盖的病例比例提出明确要求。实行按病种付费的，要制定临床路径，规范操作方式，根据前三年病种实际费用和临床路径实施情况，兼顾费用增长因素，合理确定病种付费标准。实行按人头和按床日付费的，要在科学测算的基础上合理确定付费标准，加强出入院管理。

（十九）充分发挥各类医疗保险对医疗服务行为和费用的调控引导与监督制约作用。加快推进医保对医务人员医疗服务行为的监管，加强对基本医保目录外药品使用率、药占比、次均费用、参保人员负担水平、住院率、平均住院日、复诊率、人次人头比、转诊转院率、手术和择期手术率等指标的监控，定期对定点医疗机构医疗服务质量、均次（病种）费用、参保（合）患者医疗费用实际补偿比等进行公示，提升基本医保基金的使用效率。加强部门间的沟通衔接和部门间、地区间的数据共享，探索建立全国异地协查机制，加大对骗保欺诈行为的处罚力度。

（二十）逐步提高保障绩效。逐步提升医保保障水平，逐步缩小政策范围内住院费用支付比例与实际住院费用支付比例间的差距。2015年所有县（市）全面实施城乡居民大病保险制度和疾病应急救助制度。加强基本医保、城乡居民大病保险、疾病应急救助、医疗救助和商业保险等多种保障制度的衔接，进一步减轻群众医药费用负担。

七、建立符合行业特点的人事薪酬制度

（二十一）完善编制管理办法。要在地方现有编制总量内，合理核定县级公立医院编制总量，创新县级公立医院机构编制管理方式，逐步实行编制备案制，建立动态调整机制。在岗位聘用、收入分配、职称评定、管理使用等方面，对编制内外人员统筹考虑，按照国家规定推进养老保险制度改革。

（二十二）改革人事制度。全面推行聘用制度、岗位管理制度和公开招聘制度。以核定的人员总量为基础设置岗位。坚持按需设岗、竞聘上岗、按岗聘用、合同管理，变固定用人为合同用人，变身份管理为岗位管理。结合实际妥善安置未聘人员。落实医院用人自主权。条件具备的地方新进人员可由医院根据有关规定和核定的人员总量公开招聘，招聘结果报相关部门备案，卫生计生、机构编制、人力资源社会保障、纪检监察等部门要发挥监督职能。

（二十三）合理确定医务人员薪酬水平。根据医疗行业培养周期长、职业风险高、技术难度大、责任担当重等特点，国家有关部门要加快研究制定符合医疗卫生行业特点的薪酬改革方案。在方案出台前，各县（市）可先行探索制定县级公立医院绩效工资总量核定办法，着力体现医务人员技术劳务价值，合理确定医务人员收入水平，并建立动态调整机制。完善绩效工资制度，医院通过科学的绩效考核自主进行收入分配，做到多劳多得、优绩优酬，重点向临床和公共卫生一线、业务骨干、关键岗位和有突出贡献的人员倾斜，合理拉开收入差距。严禁给医务人员设定创收指标，严禁将医务人员收入与医院的药品、检查、治疗等收入挂钩。

（二十四）完善医务人员评价制度。完善县级卫生人才职称评价标准，突出技能和服务质量考核，淡化论文和外语要求。县级公立医院负责内部考核，重点考核工作绩效，突出岗位职责履行、工作量、服务质量、行为规范、技术能力、成本控制、医德医风和患者满意度等情况，将考核结果与医务人员的岗位聘用、职称晋升、个人薪酬挂钩。各省（区、市）要及时总结县级公立医院开展医务人员考核的经验，指导医院完善考核制度。建立健全医务人员管理信息系统和考核档案，记录医务人员基本信息、年度考核结果以及违规情况等，完善医师医疗服务不良记录登记制度。加强医德医风建设和思想政治工作，重视医务人员人文素质培养和职业素质教育，大力弘扬救死扶伤的人道主义精神。优化执业环境，尊重医务人员劳动，维护医务人员合法权益。

八、提升县级公立医院服务能力

（二十五）加强县级公立医院能力建设。按照填平补齐原则，继续推进县级公立医院建设。各县（市）要围绕近三年县外转出率靠前的5-10个病种确定需要重点加强建设的相关临床和辅助科室，提出人才、技术、学科和管理能力提升需求，省级、地市级和县级政府相关部门采取多种方式加大支持力度，在对口支援、人才引进、骨干培养等方面形成政策叠加效应。深化城市三级医院对口支援工作，鼓励采取专家团队支援的方式，提高支援效果。提升县级公立医院管理能力和学科建设水平，从城市三级医院选聘一批管理人员和业务骨干前往县级公立医院担任院长或业务副院长、科主任。

（二十六）加强信息化建设。积极推进以医院管理和电子病历为重点的医院信息系统建设，2015年底前基本完成，逐步实现医院基本业务信息系统的数据交换和共享。加强县级公立医院信息系统标准化建设，完善信息安全保护体系。加强县级人口健康信息平台（数据中心）建设，实现上联下通，对上与对口支援的大型医院相连，对下连接区域内各级各类医疗卫生机构。2017年底前实现居民电子健康档案、电子病历、公共卫生、新农合等系统的互联互通和信息共享，积极推进区域内医疗卫生信息资源整合和业务协同。积极推动远程医疗系统建设，提高优质医疗资源可及性。

九、加强上下联动

（二十七）推动医疗资源集约化配置。依托县级公立医院建立检查检验、病理诊断、医学影像等中心，有条件的地方可探索单独设立，降低医疗成本。推进县域内检查检验结果互认。

（二十八）建立上下联动的分工协作机制。加强县级公立医院对乡镇卫生院的支持指导，在县级公立医院设立全科医学科。以提升基层医疗卫生服务能力为导向，以业务、技术、管理、资产等为纽带，探索构建包括医疗联合体在内的各种分工协作模式，完善管理运行机制，引导开展有序竞争。探索建立县级公立医院和基层医疗卫生机构医务人员定期交流轮岗的工作机制，实行统一招聘、统一管理、统一使用、统一培养的人员管理体制。加强县级公立医院、基层医疗卫生机构等医疗机构的纵向协作，整体提升基层慢性病诊疗服务能力，提供便民惠民服务。

（二十九）推动建立分级诊疗制度。按照国家建立分级诊疗制度的政策要求，构建基层首诊、双向转诊、急慢分治、上下联动的分级诊疗模式。落实基层首诊，基层医疗卫生机构提供基本医疗和转诊服务，加强全科医生队伍建设，推进全科医生签约服务。建立县级公立医院与基层医疗卫生机构之间的便捷转诊通道，县级公立医院要为基层转诊患者提供优先就诊、优先检查、优先住院等便利。围绕县、乡、村医疗卫生机构功能定位和服务能力，确定各级医疗卫生机构诊疗的主要病种，明确出入院和转诊标准。对原则上基层医疗卫生机构能够诊疗的病种，综合考虑基层医疗卫生机构平均费用等因素，制定付费标准，实行按病种付费。医疗机构对确因病情原因需要上转的患者开具证明，作为办理上级医院入院手续和医保支付的凭证。

十、强化服务监管

（三十）强化卫生计生行政部门（含中医药管理部门）医疗服务监管职能。加强监督体系建设，增强医疗监管能力，完善机构、人员、技术、设备的准入和退出机制。加强县级公立医院医疗质量安全、费用控制、财务运行等监管。

（三十一）强化对医务人员执业行为的监管。执行抗菌药物分级管理制度，对抗菌药物用药量靠前的品规及处方医生进行公示，运用处方负面清单、处方点评等形式控制抗菌药物不合理使用。严格控制高值医用耗材的不合理使用，加大回溯检查力度，及时查处为追求经济利益的不合理用药、用材和检查检验等行为。

（三十二）严格控制医药费用不合理增长。加强医药费用监管控制，重点监控门诊和住院次均费用、医疗总费用、收支结构、大型设备检查阳性率，以及检查检验、自费药品、医用耗材等占医疗收入比例等情况。加强对医药费用增长速度较快疾病的诊疗行为监管。到2016年，实现县级公立医院门诊、住院患者人均费用和总收入增幅下降，医疗服务收入（不含药品、耗材和大型设备检查收入）占业务收入比重提升，自付医疗费用占总医疗费用比例下降。到2017年，县级公立医院医药费用不合理增长的趋势得到有效遏制。

（三十三）发挥社会监督和行业自律作用。加强信息公开，建立定期公示制度，运用信息系统采集数据，重点公开财务状况、绩效考核、质量安全、价格和医疗费用等信息。县级公立医院相关信息每年向社会公布。加强行业协会、学会等社会组织在行业自律、监督和职业道德建设中的作用，引导县级公立医院依法经营、严格自律。改革完善医疗质量、技术、安全和服务评估认证制度。探索建立第三方评价机制。

十一、强化组织实施

（三十四）加强组织领导。各地区、各部门要充分认识县级公立医院综合改革的重要性、艰巨性和复杂性，建立健全推进改革的领导体制和工作机制，明确责任分工。各有关部门要按照职责分工密切配合，及时出台相关配套措施，给予地方一定自主权，强化政策保障。省级政府要切实负起责任，加强分类指导，出台具体实施方案，并确保按规定落实政府投入。地市级政府切实履行职责，统筹推动行政区域内县级公立医院综合改革。各县（市）主要负责同志要亲自抓、负总责，分管负责同志要具体抓，切实做好实施工作。

（三十五）加强督导考核。地方各级政府要层层分解任务，明确进度安排。各省（区、市）要建立督促检查、考核问责机制，将县级公立医院综合改革推进情况纳入对各级政府的绩效考核，确保综合改革各项举措落到实处。卫生计生委、财政部要会同有关部门加强督促检查和跟踪评估，总结推广改革经验，重大情况和问题及时向国务院报告。国务院医改办要加强统筹协调，组织开展专项督查，依据改革效果评价指标体系定期开展考核，适时通报。县级公立医院综合改革考核结果与中央财政补助资金挂钩。各有关部门要加强对地方工作的督导，及时总结经验，切实帮助地方解决实际问题。

（三十六）做好宣传培训。坚持正确的舆论导向，做好县级公立医院综合改革相关政策的宣传解读，大力宣传改革典型经验和进展成效，及时回应社会关切，合理引导社会舆论和群众预期，营造改革的良好氛围。制定改革工作手册，细化操作办法，积极开展政策培训，提升各级干部和医院管理者的政策水平和执行力。深入细致做好医务人员宣传动员工作，引导广大医务人员支持和参与改革，充分发挥改革主力军作用。

附件：重点任务分工及进度安排表

国务院办公厅
2015年4月23日

附件

重点任务分工及进度安排表

工作任务	任务分工	时间进度
一、重点任务部门分工		
1．制订县级公立医院管理体制改革指导性文件	卫生计生委、中央编办、人力资源社会保障部、财政部、中医药局负责	2015年12月底前完成
2．总结推广医保支付方式改革经验	人力资源社会保障部、卫生计生委分别负责	2015年6月底前完成
3．制订公立医院薪酬制度改革试点方案，并选择部分地区或医院开展试点	人力资源社会保障部、卫生计生委、财政部、中医药局负责	2015-2016年持续推进
二、重点任务地方政府分工		
1．编制县域医疗卫生服务体系规划	省级人民政府、地市级人民政府、县级人民政府按照职责分工负责	2015年12月底前完成
2．组建县级公立医院管理委员会	县级人民政府负责	2015年12月底前完成
3．落实县级公立医院经营管理自主权	县级人民政府负责	2015年12月底前完成
4．制定县级公立医院绩效考核办法	县级人民政府负责	2015年12月底前完成
5．破除以药补医，取消药品加成	省级人民政府、县级人民政府按照职责分工负责	2015年12月底前取消药品加成

工作任务	任务分工	时间进度
6. 调整医疗服务价格	省级人民政府、地市级人民政府、县级人民政府按照职责分工负责	2015年启动，2016年12月底前完成并建立动态调整机制
7. 落实政府投入责任	省级人民政府、地市级人民政府、县级人民政府按照职责分工负责	2017年12月底前完成
8. 完善公立医院药品集中采购工作	省级人民政府负责	2015年12月底前完成
9. 实行高值医用耗材阳光采购	省级人民政府、地市级人民政府、县级人民政府按照职责分工负责	2015年12月底前完成
10. 深化医保支付方式改革	县级人民政府负责	2015−2017年持续推进
11. 制订县级公立医院人员配备标准，合理确定人员总量	省级人民政府、县级人民政府按照职责分工负责	2015年12月底前完成
12. 落实医院用人自主权	省级人民政府、县级人民政府按照职责分工负责	2015年12月底前完成
13. 合理核定绩效工资总量	省级人民政府、县级人民政府按照职责分工负责	2015−2017年持续实施
14. 确定县级公立医院重点科室建设需求	县级人民政府负责	2015年12月底前完成
15. 公布县级公立医院相关信息	县级人民政府负责	2015年12月底前建立制度，每年公布
三、县级公立医院重点任务		
1. 根据有关规定和核定的人员总量公开招聘	县级公立医院负责	2015年12月底前启动
2. 完善县级公立医院内部决策和制约机制	县级公立医院负责	2015−2017年持续推进
3. 实行规范化的成本核算和成本管理	县级公立医院负责	2015−2017年持续推进
4. 加强医疗质量管理与控制	县级公立医院负责	2015−2017年持续推进
5. 改善医疗服务	县级公立医院负责	2015−2017年持续推进
6. 完善县级公立医院内部绩效考核制度	县级公立医院负责	2015年12月底前完成
7. 制订重点科室建设计划，明确人才、技术和管理能力提升需求	县级公立医院负责	2015年12月底前完成

工作任务	任务分工	时间进度
8. 加强对乡镇卫生院的支持指导	县级公立医院负责	2015-2017年持续推进
9. 建立与基层医疗卫生机构之间的便捷转诊通道	县级公立医院负责	2015年12月底前完成
10. 加强对医务人员执业行为的管理	县级公立医院负责	2015-2017年持续推进

国务院办公厅关于印发深化医药卫生体制改革2014年工作总结和2015年重点工作任务的通知

国办发〔2015〕34号

各省、自治区、直辖市人民政府，国务院有关部门：

《深化医药卫生体制改革2014年工作总结和2015年重点工作任务》已经国务院同意，现印发给你们，请结合实际，认真组织实施。

国务院办公厅

2015年4月26日

深化医药卫生体制改革2014年
工作总结和2015年重点工作任务

一、深化医药卫生体制改革2014年工作总结

2014年是贯彻落实党的十八届三中全会精神、全面深化改革的开局之年，也是深化医药卫生体制改革的关键之年。各地区、各有关部门坚决贯彻落实党中央、国务院的决策部署，坚持保基本、强基层、建机制，突出医疗、医保、医药三医联动，上下联动，内外联动，区域联动，统筹推进相关领域改革，着力用中国式办法破解医改这个世界性难题，取得新的进展和成效。

（一）综合施力，多方保障，形成医改工作合力。党中央、国务院高度重视医改工作。习近平总书记要求立足中国实际，借鉴国际先进经验，努力破解医改难题，强调没有全民健康，就没有全面小康，指出要推动医疗卫生工作重心下移、医疗卫生资源下沉，为群众提供安全有效方便价廉的公共卫生和基本医疗服务。李克强总理多次主持召开国务院常务会议研究医改工作，并多次作出重要指示批示，强调要进一步树立基本医疗卫生制度是公共产品的理念，切实履行政府办医责任，注重发挥市场作用，有序放宽社会力量办医准入，推动医改向纵深发展，使人民群众得实惠、医务人员受鼓舞、资金保障可持续。刘延东副总理主持国务院深化医药卫生体制改革领导小组会议及专题会议研究部署医改重点工作。

1. 加强医改组织领导。国家层面强化顶层设计，加强与省级深化医药卫生体制改革领导小组、国务院深化医药卫生体制改革领导小组各成员单位的统筹协调。医改领导体制进一步理顺，各地医改机构和人员调整逐步到位，各成员单位各司其职，协作配合，加大了对医改工作的协调推进力度。地方各级

党委、政府将医改作为一项重要的民生工程，建立健全领导决策、统筹协调、督查督办等机制，层层分解任务，传导责任和压力，保障了医改扎实有序推进。

2. 加大规划引导和投入力度。国家高度重视医改资金保障工作，结合国民经济和社会发展第十二个五年规划纲要（以下简称"十二五"规划）卫生领域重点工程专项建设任务和"十二五"期间深化医药卫生体制改革规划暨实施方案（以下简称"十二五"医改规划）要求，进一步加大医改资金投入力度，落实各项卫生投入政策。2014年，全国财政医疗卫生（含计划生育）支出预算安排10071亿元，比上年增长9.62%，比同期全国财政支出增幅高出0.47个百分点。其中，中央财政医疗卫生支出3038亿元，比上年增长14.34%，比同期中央财政支出增幅高出5.74个百分点。

3. 强化体制机制改革。把建机制放到更加突出的位置，着重强调破除公立医院以药补医机制，建立健全科学补偿机制和公益性运行机制；着重强调进一步深化基层综合改革，巩固完善基层医疗卫生机构运行新机制，提升基层服务能力，调动基层医疗卫生机构和人员积极性；着重强调完善全民医保体系，做好基本医保、城乡居民大病保险、医疗救助和疾病应急救助等制度的衔接，形成政策合力。建立健全重特大疾病保障机制。

4. 注重宣传引导。中央和各地新闻媒体把握主旋律，增强主动性，继续把医改宣传作为重要任务，结合医改重要政策文件发布等时机，做好政策宣传解读，凝聚社会共识。大力宣传各地在医改重点领域探索出的典型做法和经验，坚定社会各界推进医改的决心和信心。同时，加强对医改舆情的分析研判，及时回应社会关切，为医改顺利推进营造平稳、有序的社会氛围。

（二）统筹谋划，重点突破，各项改革任务有效推进。以公立医院改革为重点，以群众反映的突出问题为导向，深入推进社会办医、全民医保体系建设、巩固完善基本药物制度和基层医疗卫生机构运行新机制、规范药品流通秩序等重点任务，统筹推进相关领域改革。

1. 加快推进公立医院综合改革，推动建立运行新机制。突出抓好县级公立医院综合改革。召开县级公立医院综合改革电视电话会议，李克强总理作出重要批示，刘延东副总理出席会议并讲话。卫生计生委等5部门印发《关于推进县级公立医院综合改革的意见》，配套出台《县级公立医院综合改革效果评价实施方案》。启动第二批县级公立医院综合改革试点，试点县（市）扩大到1300多个，河北、上海、江苏、浙江、福建、安徽、江西、河南、湖南、四川、陕西、青海12个省份实现改革全覆盖。卫生计生委举办24期县级公立医院综合改革培训班，各地4400余人参加了培训。在各地自查基础上，2014年底，国务院医改办会同有关部门组成12个督查组，对29个省份进行了现场督查。从督查情况看，各地对县级公立医院综合改革的组织领导更加有力，政策体系更加完备，政府责任进一步落实，以取消以药补医机制为关键环节的综合改革不断深化，县域医疗服务体系能力明显提高，人民群众开始感受到改革带来的实惠，试点地区县域内就诊率达到85%以上。截至2014年底，全国66%的县（市）取消了药品加成，医疗服务价格进一步理顺，医院收支结构得到优化，经济运行正在步入良性轨道。问卷调查显示，医务人员对改革的认同度达到82%，群众对医改和就诊体验的满意度达到96%。

扩大城市公立医院综合改革试点。新增17个国家联系试点城市，实现每个省份（西藏除外）至少有1个试点城市。研究制定了关于城市公立医院综合改革试点的指导意见和城市公立医院综合改革效果评价实施方案。卫生计生委、财政部在福建省三明市召开了城市公立医院综合改革试点座谈会。2014

年6-7月，卫生计生委、财政部、国务院医改办会同有关部门及专家对第一批17个试点城市和福建省三明市公立医院改革情况进行了评估。从评估情况看，改革试点总体方向正确，各地对推动改革的认识不断深化，试点城市公立医院收支结构日趋合理，医务人员收入水平稳步提升，医药费用过快上涨的势头得到初步遏制。试点城市三级公立医院次均诊疗费用和人均住院费用增长率得到有效控制，分别从改革前的9.14%和12.71%下降到5.34%和3.95%，群众医疗费用自付比较改革前降低了10个百分点左右。

2. 大力推进社会办医，加快形成多元办医格局。全面贯彻落实《国务院关于促进健康服务业发展的若干意见》（国发〔2013〕40号）精神，加大对社会办医的支持力度，重点发展非营利性非公立医疗机构，着力构建非营利性医疗机构为主体、营利性医疗机构为补充，公立医疗机构为主导、非公立医疗机构共同发展的多元化办医格局。一是放宽市场准入限制。推动各地在区域卫生规划和医疗机构设置规划中为非公立医疗机构留出空间。卫生计生委、商务部印发《关于开展设立外资独资医院试点工作的通知》，允许境外投资者通过新设或并购的方式在试点地区设立外资独资医院。目前，非公立医疗卫生机构数达到43.9万所，占全国医疗卫生机构总数的45%，非公立医疗机构门诊量占全国门诊总量的22.3%。进一步放宽大型医用设备配置要求，2014年批准9家非公立医院配置甲类大型医用设备。将港澳台投资者在内地设置独资医院的审批权下放至省级卫生计生行政部门；外国医疗团体来华短期行医的审批权下放至设区的市级卫生计生行政部门，营利性医疗机构设置审批由工商登记前置审批事项改为后置审批。二是放开非公立医疗机构医疗服务价格。发展改革委等3部门印发《关于非公立医疗机构医疗服务价格实行市场调节价有关问题的通知》，规定非公立医疗机构提供的所有医疗服务价格实行市场调节；非公立医疗机构可根据自身特点提供个性化医疗服务；非公立医疗机构执行与公立医疗机构相同的报销支付政策。三是清理取消不合理规定。梳理妨碍社会办医的不合理规定，提出了清理清单和建议，推动有关部门按时限完成清理工作。地方出台了一批专项配套文件和细化措施，在土地使用规划、大型设备购置、医保定点、职称评定等方面保障非公立医疗机构与公立医疗机构同等待遇。四是推进医师多点执业。卫生计生委等5部门印发《关于推进和规范医师多点执业的若干意见》，确定了医师多点执业的资格条件、注册管理、人事（劳动）管理和医疗责任；发挥政策导向作用，鼓励医师到基层、边远地区、医疗资源稀缺地区和其他有需求的医疗机构多点执业。据统计，已有累计近17万名城市医院医生到县乡医疗机构执业。五是推进社会办医国家联系点和公立医院改制试点工作。发展改革委会同有关部门督促地方开展社会办医政策落实情况自查，对13个社会办医国家联系点所在省份进行抽查。卫生计生委会同国资委积极研究推进国有企业所办医疗机构改制试点。六是按照中央有关改革部署要求，发展改革委加快研究起草进一步促进社会办医加快发展的指导性文件。

3. 扎实推进全民医保体系建设，筑牢群众看病就医保障网。城镇居民医保和新农合人均政府补助标准提高到320元，个人缴费标准提高到人均90元。保障水平稳步提高，职工医保、城镇居民医保和新农合政策范围内住院费用支付比例分别达到80%、70%和75%。一是推进实施城乡居民大病保险。国务院医改办印发《关于加快推进城乡居民大病保险工作的通知》，要求各地加快启动试点工作。截至2014年底，城乡居民大病保险试点扩大到所有省份，有16家保险公司在27个省份承办大病保险，覆盖约7亿人口，大病保险患者实际报销比例在基本医保报销的基础上提高了10-15个百分点，患者就医负担进一步减轻，基本医保制度的保障效应进一步放大。国务院办公厅组织有关部门对部分省份城乡居民大病保险开展情况进行了督查，人力资源社会保障部和卫生计生委分别对城镇居民和新农合大病保险作了评估。在此基础上，加快研究制订全面实施城乡居民大病保险制度的指导性文件。二是深化医保支付制度改革，加强医疗保险监督管理，推进异地就医结算管理和服务。指导各地在加强基金预算管理的基础上，推进医保付费总额控制工作，普遍开展按人头、按病种等多种付费方式相结合的复合付费方式改革。推进医保实时监控，确定45个地区开展医疗服务监控试点，有效遏制了不规范医疗服务行为和欺诈骗保案件的发生。大力推进异地就医结算，城镇基本医疗保险基本实现市级统筹，北京、天津、上海、海南、重庆、西藏6个省份实现了省级统筹，28个省份建立了省内异地就医结算系统或利用省级大集中系统支持省内异地就医结算；90%的新农合统筹地区实现了省内异地就医即时结算。人力资源社会保障部、卫生计生委分别会同有关部门印发文件，推进跨省异地就医结算工作。三是健全重特大疾病保障机制。卫生计生委会同有关部门推动各地贯彻落实《国务院办公厅关于建立疾病应急救助制度的指导意见》（国办发〔2013〕15号），30个省份建立了疾病应急救助制度，设立了救助基金，全年已有33万人获得救助。医疗救助制度进一步完善，14个省份已全面推开重特大疾病医疗救助试点。四是加快发展商业健康保险。制定出台《国务院办公厅关于加快发展商业健康保险的若干意见》（国办发〔2014〕50号），明确了促进商业健康保险加快发展和参与医改的系列政策措施。保险公司积极开展重大疾病保险，探索开展长期护理保险、失能收入损失保险，努力满足人民群众多样化、多层次的健康保障需求。2014年，商业健康保险保持较快增长，保费收入1587.2亿元，同比增长41.3%；100多家保险公司开展了商业健康保险业务，备案销售的健康保险产品共有2300多种。

4. 深化基层医疗卫生机构综合改革，巩固完善基本药物制度和基层运行新机制。全面贯彻落实《国务院办公厅关于巩固完善基本药物制度和基层运行新机制的意见》（国办发〔2013〕14号）。一是巩固完善基本药物制度。30个省份（西藏除外）和军队系统建立了省级（全军级）药品集中采购平台，落实招生产企业、招采合一、量价挂钩、双信封制、全程监控等制度，完成了以省（区、市）、军队为单位的网上集中采购。政府办基层医疗卫生机构全部配备使用基本药物。推动县级公立医院和城市公立医院优先使用基本药物，逐步实现各级各类医疗卫生机构配备并优先使用基本药物。加强基本药物生产和质量监督，确保基本药物质量安全。二是建立短缺药品供应保障机制。已完成第一批4个用量小、临床必需的基本药物品种的定点生产招标工作。卫生计生委等8部门印发《关于做好常用低价药品供应保障工作的意见》，保障常用低价药品供应。发展改革委印发《关于改进低价药品价格管理有关问题的通知》，对政府定价范围内的低价药品，由控制最高零售限价改为控制日平均使用费用上限标准，具体价格通过市场竞争形成，鼓励低价药品的生产供应；发布了530种低价药品清单。在国家公布的低价药品清单的基础上，已有30个省份公布了省级低价药品清单，平均每个省份新增213个品种。卫生计生委等6部门印发《关于保障儿童用药的若干意见》。三是进一步深化基层综合改革。卫生计生委和财政部确定17个省份34个县（区）为基层综合改革重点联系点，推进完善绩效工资和考核制度等改革措施。进一步改革人事分配制度，推动包括基层医疗卫生机构在内的各级医疗卫生事业单位逐步建立按需设岗、竞聘上岗、按岗聘用、合同管理的灵活用人机制。四是稳定乡村医生队伍。国务院医改办组织开展了对12个省份乡村医生政策落实情况的专项督导，推动地方采取多种方式妥善解决老年乡村医生的养老保障和生活困难问题，同步建立乡村医生退出机制。制定关于进一步加强乡村医生队伍建设的实施意见。推动开展全科医生和乡村医生签约服务试点，转变服务模式和执业方式。

5. 深化药品流通领域改革，规范药品流通秩序。一是完善公立医院药品采购机制。借鉴国际药品采购通行做法，充分吸收基本药物采购经验，研究制订完善公立医院药品集中采购工作的指导性文件。二是推进药品价格改革。按照中央关于推进价格改革和深化医改的部署要求，研究制订推进药品价格改革的指导性文件。三是规范药品流通经营行为。食品药品监管总局组织对8个省份10个药品批发企业开展飞行检查，依法查处违法违规行为。实施医药购销领域商业贿赂不良记录制度。四是提升药品流通服务水平和效率。清理和废止阻碍药品流通行业公平竞争的政策规定，努力构建全国统一市场，推进医药分开，鼓励零售药店和连锁经营发展。提升药品流通行业的组织化、现代化水平，增强基层和边远地区药品供应保障能力。

6. 统筹推进相关改革工作，发挥政策叠加效应。一是积极推进卫生立法工作。全国人大教科文卫委员会组织启动基本医疗卫生法立法工作。国务院修订了医疗器械监督管理条例。积极推进中医药法立法进程。二是优化医疗卫生资源布局。组织编制全国医疗卫生服务体系规划纲要（2015-2020年），促进资源合理配置。三是继续实施基本公共卫生服务项目。人均基本公共卫生服务经费标准提高到35元，中央财政补助资金260亿元全部下拨至地方。研究制订人均基本公共卫生服务经费增加后的服务内容和相关效果保障措施。推动整合妇幼保健和计划生育服务资源。国家免费孕前优生健康检查项目实现全国所有县（市）全覆盖。以乡（镇）为单位，全国适龄儿童国家免疫规划疫苗接种率总体保持在90%以上。高血压、糖尿病患者规范化管理人数分别达到8503万和2466万，严重精神障碍患者管理率达到65%以上。艾滋病防治、妇幼卫生等重大公共卫生服务项目深入实施。四是加强医药卫生信息化建设。加快推进全民健康保障信息化工程，促进公共卫生、计划生育、医疗服务、医疗保障、药品管理和综合管理6个业务系统互联互通、数据共享。加快实施信息惠民工程，制定推进远程医疗服务的政策措施。五是加强卫生人才队伍建设。继续实施农村订单定向医学生免费培养工作，完善免费医学生就业政策，为2015年第一届免费医学生毕业就业做好准备。推进落实卫生计生委等7部门《关于建立住院医师规范化培训制度的指导意见》，组织遴选了559个培训基地，招收5万名住院医师参加培训，中央财政投入33亿元予以支持，基本形成"5+3"的人才培养新模式。教育部、卫生计生委等6部门印发《关于医教协同深化临床医学人才培养改革的意见》，大力推进医学教育体制改革。研究建立符合医疗行业特点的人事薪酬制度。六是加强医疗卫生全行业监管，加大执法检查力度。落实医疗卫生行风建设"九不准"。启动修订医疗事故处理条例。研究制订控制医疗费用不合理过快增长的指导性文件。七是注重发挥中医药的作用。在公立医院改革、发展社会办医、推进基本公共卫生服务均等化等方面充分发挥中医药的特色和优势。深入实施基层中医药服务能力提升工程。组织研究制订中医药发展战略规划和中医药健康服务发展规划。八是强化科技支撑。打造了一批跨学科、跨地域的新型协同研究网络，攻克了一批重大疾病防控关键技术。继续强化新药创制和医疗器械国产化科技投入，研究促进医疗器械国产化的政策措施。加快推进"数字化医疗工程技术开发"项目，有力支撑医疗信息化建设。九是建立健全考核评估机制，开展"十二五"医改规划中期评估和医改监测，研究第三方参与医改评估机制。在推进落实各项医改任务的同时，为进一步增强改革的系统性、整体性和协同性，加大改革探索力度，在地方主动申请的基础上，国务院深化医药卫生体制改革领导小组决定选择江苏、安徽、福建、青海4省开展综合医改试点，力争在重点领域和关键环节取得突破，为全国医改积累经验、提供借鉴。

总的看，2014年深化医改形势是好的。但也要清醒认识到，医改是一项长期艰巨复杂的系统工程，特别是随着改革向纵深推进，面临一些较为突出的困难和问题。主要表现在：一是体制机制创新有待进一步强化。如，一些地方的改革仅聚焦于医保扩面提标、医院内部管理和发展等方面，深层次体制机制改革相对滞后；符合行业特点的人事薪酬制度尚未建立，基层卫生人才服务模式和激励机制改革有待拓展深化，人才队伍建设滞后等问题对改革的制约较为突出；有序的就诊秩序尚未建立，医疗资源浪费与不足并存。二是改革协调联动需进一步增强。如，一些地方公立医院改革仅取消了药品加成，其他方面改革推进缓慢；各项医疗保障制度尚未形成无缝衔接，重特大疾病保障机制有待进一步建立健全；药价虚高现象仍不同程度地存在，综合施策控制医药费用不合理过快增长的机制尚待建立。三是改革推进力度有待进一步加大。一些地方医改重点工作任务推进缓慢，没有解决好政策落实"最后一公里"的问题。2014年国家出台了一系列医改政策文件，有关部门开展了多次督导检查，发现仍有些政策停留在文件上，没有落地。四是改革的外部因素对深化医改带来深刻影响。随着工业化、城镇化、人口老龄化进程加快，经济发展进入新常态，经济下行压力加大与群众健康需求日益增长的矛盾不断凸显，医疗资源总量不足和结构性矛盾等问题更加突出，这些都对深化医改提出了新的严峻挑战。

二、深化医药卫生体制改革2015年重点工作任务

2015年是全面深化改革的关键之年，是全面推进依法治国的开局之年，也是全面完成"十二五"规划的收官之年。要全面贯彻党的十八大和十八届二中、三中、四中全会精神，

认真落实党中央、国务院决策部署，坚持保基本、强基层、建机制，充分发挥政府职能和市场机制作用，推进医疗、医保、医药三医联动，上下联动，内外联动，区域联动，全面完成"十二五"医改规划目标，不断提高医疗卫生服务水平，加快健全基本医疗卫生制度，努力打造健康中国。

（一）全面深化公立医院改革。在全国所有县（市）全面推开县级公立医院综合改革。在100个地级以上城市推行公立医院综合改革试点。重点任务是：

1. 破除以药补医，推动建立科学补偿机制。所有县级公立医院和试点城市公立医院全部取消药品加成（中药饮片除外），降低虚高药价。对公立医院补偿由服务收费、药品加成收入和政府补助三个渠道改为服务收费和政府补助两个渠道，通过合理调整医疗服务价格、加大政府投入、改革医保支付方式、降低医院运行成本等建立科学合理的补偿机制。对医院的药品贮藏、保管、损耗等费用列入医院运行成本予以补偿。各级政府要按规定落实对公立医院的投入责任。中央财政对县（市）和新增试点城市给予补助，地方财政要调整支出结构，切实加大投入，增加的政府投入纳入财政预算。（卫生计生委、财政部、发展改革委、人力资源社会保障部、中医药局分别负责。排在第一位的部门为牵头部门，分别负责为各部门按职责分别牵头，下同）

2. 进一步理顺医疗服务价格。研究制订开展医疗服务价格形成机制改革试点的指导性文件。在保证公立医院良性运行、医保基金可承受、群众负担不增加的前提下，坚持"总量控制、结构调整、有升有降、逐步到位"的原则，降低药品、耗材、大型设备检查等价格，提高体现医务人员劳务价值的医疗服务价格。逐步理顺不同级别医疗机构间和医疗服务项目的比价关系，建立以成本和收入结构变化为基础的价格动态调整机制。医疗服务价格、医保支付、分级诊疗等政策要相互

衔接。（发展改革委、人力资源社会保障部、卫生计生委、中医药局负责）

3. 深化编制人事制度改革。在地方现有编制总量内合理核定公立医院编制总量，建立动态调整机制，创新机构编制管理方式，逐步实行编制备案制。在岗位设置、收入分配、职称评定、管理使用等方面，对编制内外人员待遇统筹考虑，按照国家规定推进养老保险制度改革。实行聘用制度和岗位管理制度，人员逐步由固定用人向合同用人转变、由身份管理向岗位管理转变。落实公立医院用人自主权，对医院紧缺、高层次人才，可按规定由医院采取考察的方式招聘，结果公开。（中央编办、人力资源社会保障部、卫生计生委、财政部、教育部分别负责）

4. 建立符合医疗卫生行业特点的薪酬制度。国家有关部门加快研究拟订符合医疗卫生行业特点的薪酬制度改革方案，选择部分地区或公立医院开展公立医院薪酬制度改革试点工作。未列入公立医院薪酬制度改革试点范围的试点城市和各县（市）可先行探索制订公立医院绩效工资总量核定办法。完善绩效工资制度，体现多劳多得、优绩优酬，合理拉开收入差距。严禁给医务人员设定创收指标，医务人员薪酬不得与药品、耗材、医学检查等业务收入挂钩。（人力资源社会保障部、财政部、卫生计生委、中医药局负责）

5. 优化医疗卫生资源结构布局。各省（区、市）按照《国务院办公厅关于印发全国医疗卫生服务体系规划纲要（2015-2020年）的通知》（国办发〔2015〕14号）要求，制定完善本省份医疗卫生资源配置标准，并向社会公布。从严控制公立医院床位规模、建设标准和大型医用设备配备。公立医院优先配置使用国产医用设备和器械。严禁公立医院举债建设、超标准装修和超规划配置大型医用设备。（卫生计生委、发展改革委、财政部、人力资源社会保障部、中医药局负责）

6. 加快建立和完善现代医院管理制度。各地要积极探索公立医院管办分开的多种有效实现形式。各级卫生计生行政部门要创新管理方式，从直接管理公立医院转为行业管理。落实公立医院人事管理、绩效工资内部分配、运营管理等自主权。逐步取消公立医院的行政级别。健全院长选拔任用制度，鼓励实行院长聘任制。（卫生计生委、中央编办、人力资源社会保障部、教育部负责）

7. 加强绩效考核和评估。各地要按照国家制定的城市和县级公立医院综合改革效果评价实施方案和指标体系，强化对公立医院改革效果的考核评估。将公立医院改革工作纳入试点城市和县级人民政府绩效考核内容。国家有关部门制订关于加强公立医疗卫生机构绩效评价的指导意见，各地结合实际制订具体实施办法。（卫生计生委、人力资源社会保障部、中医药局负责）

（二）健全全民医保体系。2015年基本医疗保险参保率稳定在95%以上，城镇居民医保和新农合人均政府补助标准提高到380元，城镇居民个人缴费达到人均不低于120元，新农合个人缴费达到人均120元左右。城镇居民医保和新农合政策范围内门诊费用支付比例达到50%，政策范围内住院费用支付比例达到75%左右。重点任务是：

1. 完善筹资机制和管理服务。建立健全与经济发展水平和居民收入状况相适应的可持续筹资机制。加快推进和完善基本医保市级统筹，鼓励实行省级统筹。基本实现省内异地就医费用直接结算，稳步推行跨省异地安置退休人员住院医疗费用直接结算。选择部分统筹地区和定点医疗机构开展新农合跨省就医费用核查和结报试点。制订整合城乡居民基本医疗保险管理体制改革方案和试点实施意见。（国务院医改办、人力资源社会保障部、卫生计生委分别负责，财政部参与）

2. 全面实施城乡居民大病保险制度，健全重特大疾病保障机制。制订全面实施城乡居民大病保险制度的指导性文件。各地结合当地经济社会发展水平、医保筹资能力、患大病发生高额医疗费用情况等因素确定筹资标准和支付比例。大病保险对患者经基本医保支付后需个人负担的合规医疗费用实际支付比例达到50%以上。完善职工补充医疗保险措施。整合城乡医疗救助制度，健全"一站式"即时结算机制。到2015年底，重点救助对象年度救助限额内住院自负费用救助比例不低于70%。全面开展重特大疾病医疗救助工作。全面建立疾病应急救助制度，切实发挥托底救急作用。做好各项制度的有效衔接，筑牢重特大疾病保障网。（国务院医改办、卫生计生委、人力资源社会保障部、民政部、保监会分别负责，全国总工会、中国残联参与）

3. 深化医保支付制度改革。充分发挥基本医保的基础性作用，强化医保基金收支预算。因地制宜选择与当地医疗保险和卫生管理现状相匹配的付费方式，不断提高医疗保险付费方式的科学性，提高基金绩效和管理效率。推行以按病种付费为主，按人头付费、按服务单元付费等复合型付费方式。支付方式改革要覆盖县域内和试点城市区域内所有公立医院，并逐步覆盖所有医疗服务。建立和完善医保经办机构和定点医疗机构之间的谈判协商机制与风险分担机制。研究完善深化医保支付方式改革的政策措施。出台药品医保支付标准制订的程序、依据、办法等规则。逐步将医保对医疗机构服务监管延伸到对医务人员服务行为的监管。（人力资源社会保障部、卫生计生委分别负责，保监会、中医药局参与）

4. 大力发展商业健康保险。贯彻落实《国务院办公厅关于加快发展商业健康保险的若干意见》。鼓励商业保险机构参与各类医疗保险经办服务。大力发展与基本医疗保险有机衔接的商业健康保险，加快发展医疗执业保险。加强监管，规范商业健康保险市场秩序，确保有序竞争。（保监会、人力资源社

会保障部、卫生计生委负责）

（三）大力发展社会办医。优先支持举办非营利性非公立医疗机构，加快推进非公立医疗机构成规模、上水平发展。2015年非公立医疗机构床位数和服务量达到总量的20%左右。重点任务是：

1. 进一步完善社会办医政策。进一步清理妨碍社会办医发展的制约因素，出台促进社会办医加快发展的政策措施。落实社会办医在土地、投融资、价格、财税等方面的扶持政策，切实保障非公立医疗机构与公立医疗机构在医保定点、职称评定、等级评审、技术准入、科研立项等方面享受同等待遇。各地在编制区域卫生规划和医疗机构设置规划时为社会办医留出足够空间。规范政府办公立医院改制试点，推进国有企业所办医疗机构改制试点，完善外资办医政策。推进社会办中医试点工作。（发展改革委、卫生计生委、财政部、人力资源社会保障部、商务部、国资委、中医药局负责）

2. 加强监督管理，规范服务行为。加强并完善对非公立医疗机构的行业监管。将非公立医疗机构纳入统一的医疗质量控制与评价范围，与公立医疗机构一视同仁。依法严厉打击非法行医，严肃查处违法违规行为，规范和促进非公立医疗机构诚信经营。（卫生计生委、发展改革委、中医药局负责）

（四）健全药品供应保障机制。进一步保障药品供应和质量安全，推进药品价格改革。重点任务是：

1. 落实公立医院药品集中采购办法。各地要按照《国务院办公厅关于完善公立医院药品集中采购工作的指导意见》（国办发〔2015〕7号），抓紧制订本省（区、市）公立医院药品集中采购实施方案，全面启动新一轮药品采购。允许公立医院改革试点城市以市为单位在省级药品采购平台上自行采购。高值医用耗材必须通过省级集中采购平台进行阳光采购，网上公开交易。在保证质量的前提下鼓励采购国产高值医用耗材。

加强药品供应保障信息系统建设，全面启动药品集中采购平台规范化建设，实现互联互通。（卫生计生委、人力资源社会保障部、工业和信息化部、食品药品监管总局负责）

2. 深化药品生产流通领域改革。推动医药企业提高自主创新能力和医药产业结构优化升级。鼓励药品零售企业连锁经营。采取多种方式推动医药分开。制订出台推进药品流通领域改革的指导性文件，推动形成全国统一市场，进一步提升服务水平和流通效率，努力构建经营规范、竞争有序、服务高效的药品流通新秩序。（商务部、工业和信息化部、卫生计生委、发展改革委、人力资源社会保障部、食品药品监管总局分别负责）

3. 积极推进药品价格改革。制订推进药品价格改革的指导性文件。药品实际交易价格主要由市场竞争形成，并与药品集中采购、医保支付方式等改革政策衔接。对部分药品建立价格谈判机制，参考香港、澳门、台湾等地药品价格，通过谈判降低部分专利药品、独家生产药品价格。（发展改革委、卫生计生委、人力资源社会保障部负责）

4. 保障药品供应配送。提高基层特别是农村和边远地区药品配送能力，鼓励各地结合实际推进县乡村一体化配送，提高采购配送集中度。对配送不及时、影响临床用药和拒绝提供偏远地区配送服务的企业限期整改，逾期不改的取消其中标资格。组织做好定点生产药品的使用工作。进一步完善短缺药品供应保障和预警机制。加快制订儿童用药的鼓励扶持政策，探索部分罕见病用药供应保障措施。推进医疗信息系统与国家药品电子监管系统对接。（卫生计生委、工业和信息化部、发展改革委、食品药品监管总局、中医药局分别负责）

5. 完善创新药和医疗器械评审制度。完善优先评审技术要求，实施有利于创新的药品、医疗器械特殊审批程序。加强技术审评能力建设，提高审评审批透明度。控制供大于求药品审批。推进仿制药质量一致性评价，提高仿制药质量。推动实施药品上市许可持有人制度试点。鼓励创新药和临床急需品种的上市。根据医疗器械监管情况，借鉴国际监管经验，完善医疗器械分类工作和注册审评审批要求。（食品药品监管总局、卫生计生委负责）

（五）完善分级诊疗体系。按照"基层首诊、双向转诊、急慢分治、上下联动"的要求，2015年所有公立医院改革试点城市和综合医改试点省都要开展分级诊疗试点。重点任务是：

1. 提升基层服务能力。按照填平补齐的原则，继续支持村卫生室、乡镇卫生院、社区卫生服务机构建设。切实抓好县医院和县中医院综合能力全面提升工作。完成基层中医药服务能力提升工程各项目标任务。（卫生计生委、发展改革委、财政部、中医药局分别负责，中国残联参与）

2. 加快建立基层首诊、双向转诊制度。落实基层首诊。总结经验，扩大全科医生执业方式和服务模式改革试点。逐步完善双向转诊程序，重点畅通慢性期、恢复期患者向下转诊渠道，推进急慢分治格局的形成。探索建立高血压、糖尿病等慢性病诊疗服务和结核病综合防治管理模式。研究制订不同级别和类别的医疗机构疾病诊疗范围，形成急性病、亚急性病、慢性病分级分类就诊模式。实施改善医疗服务行动计划。提高基层医疗卫生机构门急诊量占门急诊总量的比例。（卫生计生委、中医药局负责）

（六）深化基层医疗卫生机构综合改革。巩固完善基层医疗卫生机构运行新机制，有序推进村卫生室、非政府办基层医疗卫生机构实施基本药物制度。重点任务是：

1. 调动基层积极性。进一步改革人事分配制度，落实基层用人自主权。落实对基层医疗卫生机构的补助政策，完善绩效考核分配办法，加强量化考核和效果考核，考核结果与绩效工资总量、财政补助、医保支付等挂钩。启动实施社区卫生服务提升工程，扎实开展"建设群众满意的乡镇卫生院"活动。继续开展基层综合改革重点联系点工作。（卫生计生委、人力资源社会保障部、财政部、中医药局负责）

2. 加强乡村医生队伍建设。贯彻落实《国务院办公厅关于进一步加强乡村医生队伍建设的实施意见》（国办发〔2015〕13号），加强农村订单定向医学生免费培养工作，重点实施面向村卫生室的3年制中、高职免费医学生培养。建立乡村全科执业助理医师制度。落实乡村医生多渠道补偿政策，提高乡村医生收入。对艰苦边远地区乡村医生加大补助力度。完善乡村医生养老政策，建立乡村医生退出机制。（卫生计生委、教育部、人力资源社会保障部、财政部、中医药局负责）

3. 加快促进基本公共卫生服务均等化。人均基本公共卫生服务经费标准提高到40元，农村地区增量资金全部用于支付乡村医生的基本公共卫生服务，方便农民就地就近看病就医。调整完善基本公共卫生服务项目。加强资金管理和项目进展监测，完善项目绩效考核机制。抓好电子健康档案的规范使用和动态管理。加强重大疾病防控，进一步拓展重大公共卫生服务项目。全面推进流动人口基本公共卫生计生服务均等化工作。（卫生计生委、财政部、中医药局负责，中国残联参与）

（七）统筹推进各项配套改革。重点任务是：

1. 推进卫生信息化建设。加快建设国家人口健康信息平台，以省为单位统筹建设省、市、县级人口健康信息平台。逐步实现公共卫生、计划生育、医疗服务、医疗保障、药品管理、综合管理6大应用系统业务协同，促进数据整合和信息共享。研究制订"十三五"人口健康信息化建设规划，深入推进健康医疗信息惠民行动计划。（卫生计生委、发展改革委、

工业和信息化部、中医药局负责）

2. 加强卫生人才队伍建设。加强全科医生制度建设。全面实施住院医师规范化培训，落实新增5万名住院医师规范化培训任务。加强以全科医生为重点的基层卫生人才培养。简化农村订单定向免费医学毕业生定向到基层医疗卫生机构就业的相关手续。做好第一批全科医生特岗计划试点工作的跟踪评估，及时总结经验，扩大试点。稳步开展医师多点执业，鼓励医生到基层多点执业。加大急需紧缺人才和高层次人才培养培训力度。加强医院院长职业化培训。（卫生计生委、人力资源社会保障部、教育部、财政部、中医药局负责）

3. 健全医药卫生监管体制。积极推动制定基本医疗卫生法。加强监督管理体系建设，提升监管和执法能力，将区域内所有医疗机构纳入所在地卫生计生行政部门的统一规划、统一监管。建立信息公开、社会多方参与的第三方监督评价体系。公立医院每年向社会公布财务状况、绩效考核、质量安全、价格和医疗费用等信息。落实医疗卫生行风建设"九不准"。依法严肃查处药品招标采购、医保支付等关键环节的违法违规行为。加快建立医疗纠纷预防调解机制，依法保护医患双方合法权益。（卫生计生委、法制办、人力资源社会保障部、财政部、中医药局负责）

4. 加强组织领导等有关工作。在江苏、安徽、福建、青海开展综合医改试点工作。各地要加强对医改的组织领导，主要领导对医改工作负总责，分管领导具体抓，逐级分解任务。要将医改工作推进情况纳入当地政府考核内容，建立省、市、县三级统筹协调的工作推进机制，进一步加强医改监测和评估。抓紧研究制订"十三五"期间深化医药卫生体制改革规划。积极发展中医药和民族医药事业。探索建立军队医院参与公立医院改革的途径和模式。强化医改科技支撑，进一步完善国家临床医学研究中心布局，加强疾病协同研究网络和体系化、机制化的临床转化推广体系建设，加快推进重大新药创制和医疗器械国产化工作。加强医改正面宣传，主动回应社会关切，引导群众合理预期，营造良好舆论氛围。（卫生计生委、发展改革委、财政部、人力资源社会保障部、中医药局、中央宣传部、科技部、总后勤部卫生部负责）

附件：部分重点工作任务分工及进度安排表

附件

部分重点工作任务分工及进度安排表

序号	工作任务	牵头部门	时间进度
1	制订关于全面推开县级公立医院综合改革的实施意见	卫生计生委	2015年4月底前完成
2	研究制订开展医疗服务价格形成机制改革试点的指导性文件	发展改革委	2015年12月底前完成
3	研究拟订公立医院薪酬制度改革试点方案	人力资源社会保障部、财政部	2015年9月底前完成
4	研究制订整合城乡居民基本医疗保险管理体制改革方案和试点实施意见	国务院医改办、人力资源社会保障部、卫生计生委	2015年11月底前完成
5	制订全面实施城乡居民大病保险制度的指导性文件	国务院医改办、人力资源社会保障部、卫生计生委、保监会	2015年6月底前完成
6	制订促进社会办医加快发展的政策措施	发展改革委	2015年12月底前完成
7	制订推进药品价格改革的指导性文件	发展改革委	2015年6月底前完成
8	制订药品医保支付标准管理办法	人力资源社会保障部、卫生计生委	2015年9月底前完成

国务院办公厅关于城市公立医院
综合改革试点的指导意见

国办发〔2015〕38号

各省、自治区、直辖市人民政府，国务院各部委、各直属机构：

城市公立医院综合改革是深化医药卫生体制改革的一项重要任务。2010年国家联系试点城市公立医院改革启动以来，各试点城市积极探索，改革取得明显进展，积累了宝贵经验，奠定了拓展深化改革试点的基础。但是公立医院改革是一项长期艰巨复杂的系统工程，当前还存在一些比较突出的矛盾和问题，公立医院逐利机制有待破除，外部治理和内部管理水平有待提升，符合行业特点的人事薪酬制度有待健全，结构布局有待优化，合理的就医秩序还未形成，人民群众就医负担依然较重等，迫切需要通过体制机制改革逐步加以解决。根据党的十八大、十八届二中、三中、四中全会精神和《中共中央国务院关于深化医药卫生体制改革的意见》、《国务院关于印发"十二五"期间深化医药卫生体制改革规划暨实施方案的通知》（国发〔2012〕11号）要求，为加强对城市公立医院（地级市辖区及以上城市公立医院）综合改革试点的指导，经国务院同意，现提出如下意见。

一、总体要求

（一）指导思想。深入贯彻落实党的十八大和十八届二中、三中、四中全会精神，按照党中央、国务院决策部署，着力解决群众看病就医问题，把深化医改作为保障和改善民生的重要举措，将公平可及、群众受益作为改革出发点和立足点，加快推进城市公立医院改革。充分发挥公立医院公益性质和主体作用，切实落实政府办医责任，着力推进管理体制、补偿机制、价格机制、人事编制、收入分配、医疗监管等体制机制改革。统筹优化医疗资源布局、构建合理就医秩序、推动社会办医、加强人才培养等各项工作，为持续深化公立医院改革形成可复制、可推广的实践经验。

（二）基本原则。

坚持改革联动。推进医疗、医保、医药联动，促进区域内公立医疗机构同步改革，强化公立医院与基层医疗卫生机构分工协作，与社会办医协调发展，营造良好的公立医院改革环境，增强改革的系统性、整体性和协同性。

坚持分类指导。明确城市公立医院功能定位，充分发挥其在基本医疗服务提供、急危重症和疑难病症诊疗等方面的骨干作用。从实际出发，针对不同地区、不同层级、不同类型的公立医院，在医保支付、价格调整、绩效考评等方面实行差别化的改革政策。

坚持探索创新。在中央确定的改革方向和原则下，鼓励地方发扬首创精神，大胆探索、锐意创新，突破政策障碍和利益藩篱，建立符合实际的体制机制。

（三）基本目标。破除公立医院逐利机制，落实政府的领导责任、保障责任、管理责任、监督责任，充分发挥市场机制作用，建立起维护公益性、调动积极性、保障可持续的运行新机制；构建起布局合理、分工协作的医疗服务体系和分级诊疗就医格局，有效缓解群众看病难、看病贵问题。2015年进一步扩大城市公立医院综合改革试点。到2017年，城市公立医院综合改革试点全面推开，现代医院管理制度初步建立，医疗服务体系能力明显提升，就医秩序得到改善，城市三级医院普通门诊就诊人次占医疗卫生机构总诊疗人次的比重明显降低；医药费用不合理增长得到有效控制，卫生总费用增幅与本地区生产总值的增幅相协调；群众满意度明显提升，就医费用负担明显减轻，总体上个人卫生支出占卫生总费用的比例降低到30%以下。

（四）基本路径。建立现代医院管理制度，加快政府职能转变，推进管办分开，完善法人治理结构和治理机制，合理界定政府、公立医院、社会、患者的责权利关系。建立公立医院科学补偿机制，以破除以药补医机制为关键环节，通过降低药品耗材费用、取消药品加成、深化医保支付方式改革、规范药品使用和医疗行为等措施，留出空间，同步理顺公立医院医疗服务价格，建立符合医疗行业特点的薪酬制度。构建协同发展的服务体系，以基层服务能力建设为基础，以分工协作机制为支撑，综合运用法律、社保、行政和市场手段，优化资源配置，引导合理就医。

将管理体制、运行机制、服务价格调整、医保支付、人事管理、收入分配等改革作为重点任务，国家、省级相关部门要加强指导，给予政策支持，并将相关权限下放给试点城市。

二、改革公立医院管理体制

（五）建立高效的政府办医体制。实行政事分开，合理界定政府作为出资人的举办监督职责和公立医院作为事业单位的自主运营管理权限。积极探索公立医院管办分开的多种有效实现形式，明确政府及相关部门的管理权力和职责，构建决策、执行、监督相互分工、相互制衡的权力运行机制。建立协调、统一、高效的办医体制，各试点城市可组建由政府负责同志牵头，政府有关部门、部分人大代表和政协委员，以及其他利益相关方组成的管理委员会，履行政府办医职能，负责公立医院的发展规划、章程制定、重大项目实施、财政投入、运行监管、绩效考核等，并明确办事机构，承担管理委员会日常工作。各级行政主管部门要创新管理方式，从直接管理公立医院转为行业管理，强化政策法规、行业规划、标准规范的制定和监督指导职责。卫生计生、教育等部门要积极研究探索高校附属医院管理体制改革。

（六）落实公立医院自主权。完善公立医院法人治理结构和治理机制，落实公立医院人事管理、内部分配、运营管理等自主权。采取有效形式建立公立医院内部决策和制约机制，实行重大决策、重要干部任免、重大项目实施、大额资金使用集体讨论并按规定程序执行，落实院务公开，发挥职工代表大会职能，强化民主管理。健全院长选拔任用制度，鼓励实行院长聘任制，突出专业化管理能力，推进职业化建设。实行院长任期目标责任考核和问责制。逐步取消公立医院的行政级别，各级卫生计生行政部门负责人一律不得兼任公立医院领导职务。对于资产多元化、实行托管的公立医院以及医疗联合体等可在医院层面成立理事会。

（七）建立以公益性为导向的考核评价机制。卫生计生行政部门或专门的公立医院管理机构制定绩效评价指标体系，突出功能定位、职责履行、费用控制、运行绩效、财务管理、成本控制和社会满意度等考核指标，定期组织公立医院绩效考核以及院长年度和任期目标责任考核，考核结果向社会公开，并与医院财政补助、医保支付、工资总额以及院长薪酬、任免、奖惩等挂钩，建立激励约束机制。

（八）强化公立医院精细化管理。加强医院财务会计管理，强化成本核算与控制，落实三级公立医院总会计师制度。推进公立医院后勤服务社会化。加强医疗质量管理与控制，规范临床检查、诊断、治疗、使用药物和植（介）入类医疗器械行为。全面开展便民惠民服务，加强预约和分诊管理，不断优化医疗服务流程，改善患者就医环境和就医体验。深入开展优质护理服务。优化执业环境，尊重医务人员劳动，维护医务人员合法权益。健全调解机制，鼓励医疗机构和医师个人购买医疗责任保险等医疗执业保险，构建和谐医患关系。

（九）完善多方监管机制。强化卫生计生行政部门（含中医药管理部门）医疗服务监管职能，统一规划、统一准入、统一监管，建立属地化、全行业管理体制。强化对医院经济运行和财务活动的会计监督，加强审计监督。加强医院信息公开，建立定期公示制度，运用信息系统采集数据，重点公开财务状况、绩效考核、质量安全、价格和医疗费用等信息。二级以上公立医院相关信息每年向社会公布。充分发挥医疗行业协会、学会等社会组织作用，加强行业自律、监督和职业道德建设，引导医疗机构依法经营、严格自律。发挥人大、监察、审计机关以及社会层面的监督作用。探索对公立医院进行第三方专业机构评价，强化社会监督。

三、建立公立医院运行新机制

（十）破除以药补医机制。试点城市所有公立医院推进医药分开，积极探索多种有效方式改革以药补医机制，取消药品加成（中药饮片除外）。将公立医院补偿由服务收费、药品加成收入和政府补助三个渠道改为服务收费和政府补助两个渠道。通过调整医疗服务价格、加大政府投入、改革支付方式、降低医院运行成本等，建立科学合理的补偿机制。对医院的药品贮藏、保管、损耗等费用列入医院运行成本予以补偿。采取综合措施切断医院和医务人员与药品间的利益链，完善医药费用管控制度，严格控制医药费用不合理增长。按照总量控制、结构调整的办法，改变公立医院收入结构，提高业务收入中技术劳务性收入的比重，降低药品和卫生材料收入的比重，确保公立医院良性运行和发展。力争到2017年试点城市公立医院药占比（不含中药饮片）总体降到30%左右；百元医疗收入

（不含药品收入）中消耗的卫生材料降到20元以下。

（十一）降低药品和医用耗材费用。改革药品价格监管方式，规范高值医用耗材的价格行为。减少药品和医用耗材流通环节，规范流通经营和企业自主定价行为。全面落实《国务院办公厅关于完善公立医院药品集中采购工作的指导意见》（国办发〔2015〕7号），允许试点城市以市为单位，按照有利于破除以药补医机制、降低药品虚高价格、预防和遏制腐败行为、推动药品生产流通企业整合重组的原则，在省级药品集中采购平台上自行采购。试点城市成交价格不得高于省级中标价格。如果试点城市成交价格明显低于省级中标价格，省级中标价格应按试点城市成交价格调整。可结合实际鼓励省际跨区域、专科医院等联合采购。高值医用耗材必须通过省级集中采购平台进行阳光采购，网上公开交易。在保证质量的前提下鼓励采购国产高值医用耗材。加强药品质量安全监管，严格市场准入和药品注册审批，保障药品的供应配送和质量安全。采取多种形式推进医药分开，患者可自主选择在医院门诊药房或凭处方到零售药店购药。加强合理用药和处方监管，采取处方负面清单管理、处方点评等形式控制抗菌药物不合理使用，强化激素类药物、抗肿瘤药物、辅助用药的临床使用干预。

（十二）理顺医疗服务价格。在保证公立医院良性运行、医保基金可承受、群众整体负担不增加的前提下，试点城市要在2015年制定出台公立医院医疗服务价格改革方案。经科学测算，在降低药品、医用耗材费用和取消药品加成的同时，降低大型医用设备检查治疗价格，合理调整提升体现医务人员技术劳务价值的医疗服务价格，特别是诊疗、手术、护理、床位、中医等服务项目价格。改革价格形成机制，逐步减少按项目定价的医疗服务项目数量，积极探索按病种、按服务单元定价。逐步理顺不同级别医疗机构间和医疗服务项目的比价关系，建立以成本和收入结构变化为基础的价格动态调整机制。

公立医院由政府投资购置的大型设备，按扣除折旧后的成本制定检查价格；对符合规划及相关政策规定的贷款或集资购置的大型设备，由政府按扣除折旧后的价格回购，回购有困难的限期降低检查价格。医疗服务价格、医保支付、分级诊疗等政策要相互衔接。加强医药价格监管，建立价格监测和预警机制，及时防范价格异动。加大对价格垄断和欺诈等违法行为的查处力度。

（十三）落实政府投入责任。各级政府要落实符合区域卫生规划的公立医院基本建设和设备购置、重点学科发展、人才培养、符合国家规定的离退休人员费用和政策性亏损补贴等投入，对公立医院承担的公共卫生任务给予专项补助，保障政府指定的紧急救治、救灾、援外、支农、支边和城乡医院对口支援等公共服务经费。落实对中医院（民族医院）、传染病院、精神病院、职业病防治院、妇产医院、儿童医院以及康复医院等专科医院的投入倾斜政策。改革财政补助方式，强化财政补助与公立医院的绩效考核结果挂钩关系。完善政府购买服务机制。

四、强化医保支付和监控作用

（十四）深化医保支付方式改革。充分发挥基本医保的基础性作用，强化医保基金收支预算，建立以按病种付费为主，按人头付费、按服务单元付费等复合型付费方式，逐步减少按项目付费。鼓励推行按疾病诊断相关组（DRGs）付费方式。2015年医保支付方式改革要覆盖区域内所有公立医院，并逐步覆盖所有医疗服务。综合考虑医疗服务质量安全、基本医疗需求等因素制定临床路径，加快推进临床路径管理。到2015年底，试点城市实施临床路径管理的病例数要达到公立医院出院病例数的30%，同步扩大按病种付费的病种数和住院患者按病种付费的覆盖面，实行按病种付费的病种不少于100个。加快建立各类医疗保险经办机构和定点医疗机构之间公开、平等的谈判协商机制和风险分担机制。充分发挥各类医疗保险对医疗服务行为和费用的调控引导与监督制约作用，有效控制医疗成本，逐步将医保对医疗机构服务监管延伸到对医务人员医疗服务行为的监管。利用商业健康保险公司的专业知识，发挥其第三方购买者的作用，帮助缓解医患信息不对称和医患矛盾问题。

（十五）逐步提高保障绩效。逐步提升医保保障水平，逐步缩小政策范围内住院费用支付比例与实际住院费用支付比例间的差距。在规范日间手术和中医非药物诊疗技术的基础上，逐步扩大纳入医保支付的日间手术和医疗机构中药制剂、针灸、治疗性推拿等中医非药物诊疗技术范围，鼓励提供和使用适宜的中医药服务。建立疾病应急救助制度。全面实施城乡居民大病保险。推进商业健康保险发展。加强基本医保、城乡居民大病保险、职工补充医疗保险、医疗救助、商业健康保险等多种保障制度的衔接，进一步减轻群众医药费用负担。

五、建立符合医疗行业特点的人事薪酬制度

（十六）深化编制人事制度改革。在地方现有编制总量内，合理核定公立医院编制总量，创新公立医院机构编制管理方式，逐步实行编制备案制，建立动态调整机制。在岗位设置、收入分配、职称评定、管理使用等方面，对编制内外人员待遇统筹考虑，按照国家规定推进养老保险制度改革。实行聘用制度和岗位管理制度，人员由身份管理向岗位管理转变，定编定岗不固定人员，形成能进能出、能上能下的灵活用人机制。落实公立医院用人自主权，对医院紧缺、高层次人才，可按规定由医院采取考察的方式予以招聘，结果公开。

（十七）合理确定医务人员薪酬水平。根据医疗行业培养周期长、职业风险高、技术难度大、责任担当重等特点，国家

有关部门要加快研究制定符合医疗卫生行业特点的薪酬改革方案。在方案出台前，试点城市可先行探索制定公立医院绩效工资总量核定办法，着力体现医务人员技术劳务价值，合理确定医务人员收入水平，并建立动态调整机制。完善绩效工资制度，公立医院通过科学的绩效考核自主进行收入分配，做到多劳多得、优绩优酬，重点向临床一线、业务骨干、关键岗位以及支援基层和有突出贡献的人员倾斜，合理拉开收入差距。

（十八）强化医务人员绩效考核。公立医院负责内部考核与奖惩，突出岗位工作量、服务质量、行为规范、技术能力、医德医风和患者满意度，将考核结果与医务人员的岗位聘用、职称晋升、个人薪酬挂钩。完善公立医院用药管理，严格控制高值医用耗材的不合理使用。严禁给医务人员设定创收指标，医务人员个人薪酬不得与医院的药品、耗材、大型医学检查等业务收入挂钩。

六、构建各类医疗机构协同发展的服务体系

（十九）优化城市公立医院规划布局。按照《国务院办公厅关于印发全国医疗卫生服务体系规划纲要（2015-2020年）的通知》（国办发〔2015〕14号）要求以及本省（区、市）卫生资源配置标准，并结合服务人口与服务半径、城镇化发展水平和群众医疗需求变化，制定区域卫生规划、人才队伍规划和医疗机构设置规划。国家、省级卫生计生部门及相关部门要加强指导和协调，将区域内各方面、各层次医疗卫生资源纳入规划统筹考虑。要把落实规划情况作为医院建设、财政投入、绩效考核、医保支付、人员配置、床位设置等的依据，增强规划的约束力，定期向社会公示规划执行情况。从严控制公立医院床位规模、建设标准和大型医用设备配备，对超出规模标准的公立医院，要采取综合措施，逐步压缩床位。公立医院优先配置国产医用设备。严禁公立医院举债建设和超标准装修。控制公

立医院特需服务规模，提供特需服务的比例不超过全部医疗服务的10%。

（二十）推进社会力量参与公立医院改革。按照区域卫生规划和医疗机构设置规划，合理把控公立医院数量、布局和结构，鼓励企业、慈善机构、基金会、商业保险机构等社会力量办医，扩大卫生资源总量。鼓励采取迁建、整合、转型等多种途径将部分城市二级医院改造为社区卫生服务机构、专科医院、老年护理和康复等机构。鼓励社会力量以出资新建、参与改制等多种形式投资医疗，优先支持举办非营利性医疗机构。公立医院资源丰富的城市，可选择部分公立医院引入社会资本进行改制试点，加强有形资产和无形资产的评估，防止国有资产流失，要坚持规范有序、监管有力，确保公开公平公正，维护职工合法权益。

（二十一）强化分工协作机制。引导各级公立医院与基层医疗卫生机构建立目标明确、权责清晰的分工协作机制，加强公立医院与专业公共卫生机构的沟通与协作。以提升基层医疗卫生服务能力为导向，以业务、技术、管理、资产等为纽带，探索构建包括医疗联合体在内的各种分工协作模式，完善管理运行机制，并引导开展有序竞争。在统一质量控制标准前提下，实行同级医疗机构医学检查检验结果互认。可探索整合和利用现有资源，设置专门的医学影像、病理学诊断和医学检验医疗机构，促进医疗机构之间大型医用设备共享使用。

（二十二）加强人才队伍培养和提升服务能力。推进医教研协同发展。2015年，试点城市要实施住院医师规范化培训，原则上所有城市公立医院新进医疗岗位的本科及以上学历临床医师均应接受住院医师规范化培训。积极扩大全科及儿科、精神科等急需紧缺专业的培训规模。推动三级综合医院设立全科医学科。推动建立专科医师规范化培训制度，加强公立医院骨干医生培养和临床重点专科建设。加强继续教育的针对性和有效性，创新教育模式及管理方法，强化职业综合素质教育和业务技术培训。加强公立医院院长职业培训。探索建立以需求为导向，以医德、能力、业绩为重点的人才评价体系。

七、推动建立分级诊疗制度

（二十三）构建分级诊疗服务模式。推动医疗卫生工作重心下移，医疗卫生资源下沉。按照国家建立分级诊疗制度的政策要求，在试点城市构建基层首诊、双向转诊、急慢分治、上下联动的分级诊疗模式。落实基层首诊，基层医疗卫生机构提供基本医疗和转诊服务，注重发挥全科医生作用，推进全科医生签约服务。逐步增加城市公立医院通过基层医疗卫生机构和全科医生预约挂号和转诊服务号源，上级医院对经基层和全科医生预约或转诊的患者提供优先接诊、优先检查、优先住院等服务。到2015年底，预约转诊占公立医院门诊就诊量的比例要提高到20%以上，减少三级医院普通门诊就诊人次。完善双向转诊程序，各地要制定常见病种出入院标准和双向转诊标准，实现不同级别和类别医疗机构之间有序转诊，重点畅通患者向下转诊渠道，鼓励上级医院出具治疗方案，在下级医院或基层医疗卫生机构实施治疗。推进急慢分治格局的形成，在医院、基层医疗卫生机构和慢性病长期照护机构之间建立起科学合理的分工协作机制，加强基层医疗卫生机构与公立医院药品采购和使用的衔接。可由三级医院专科医师与基层全科医生、护理人员组成医疗团队，对下转慢性病和康复期患者进行管理和指导。推进和规范医师多点执业，促进优质医疗资源下沉到基层。

（二十四）完善与分级诊疗相适应的医保政策。2015年底前，试点城市要结合分级诊疗工作推进情况，明确促进分级诊疗的医保支付政策。对没有按照转诊程序就医的，降低医保支付比例或按规定不予支付。完善不同级别医疗机构医保差异化支付政策。适当拉开不同级别医疗机构的起付线和支付比例差距，对符合规定的转诊住院患者可以连续计算起付线。

八、加快推进医疗卫生信息化建设

（二十五）加强区域医疗卫生信息平台建设。构建完善的区域人口健康信息平台，建立动态更新的标准化电子健康档案和电子病历数据库，完善技术标准和安全防护体系，逐步实现居民基本健康信息和公共卫生、医疗服务、医疗保障、药品管理、综合管理等应用系统业务协同，促进医疗卫生、医保和药品管理等系统对接、信息共享，推动建立综合监管、科学决策、精细服务的新模式。2015年底前，实现行政区域内所有二级以上公立医院和80%以上的基层医疗卫生机构与区域平台对接。

（二十六）推进医疗信息系统建设与应用。加强医疗卫生机构信息化建设，强化信息技术标准应用和数据安全管理。全面实施健康医疗信息惠民行动计划，方便居民预约诊疗、分时段就诊、共享检验检查结果、诊间付费以及医保费用的即时结算，为药品零售企业通过网上信息系统核实患者提供的医师处方提供便利。依靠大数据支撑，强化对医疗卫生服务的绩效考核和质量监管。加强远程医疗系统建设，强化远程会诊、教育等服务功能，促进优质医疗资源共享。2015年底前，实现与国家药品电子监管系统对接，积极开展药品电子监管码核注核销；各试点城市基本完成所有二级以上医院信息化标准建设，60%的基层医疗卫生机构与上级医院建立远程医疗信息系统。

九、强化组织实施

（二十七）明确进度安排。试点地区政府要结合实际，及时出台改革的具体实施方案。明确改革的路线图、时间表，把握好改革重点任务、优先顺序、推进方式，做到科学测算、分类施策、务实操作、务求突破。建立试点地区的国家、省、市公立医院改革联动机制，确保试点区域内所有公立医院均纳入改革范围整体推进。所辖县及县级市要按照国家关于县级公立医院综合改革的政策要求推进改革。综合医改试点省份要将城市公立医院改革作为改革重中之重，加强组织领导、政策指导和督促推进，在体制机制创新方面取得新突破，并统筹推进医疗保障、医疗服务、药品供应、公共卫生、监管体制等综合改革，率先实现医改总体目标。

（二十八）强化组织保障。各地区要将公立医院改革作为当地全面深化改革的重要内容，试点城市主要领导负总责，分管领导具体负责，围绕公立医院改革政策，分解工作任务，明确各部门职责，责任到人，确保落实。国家和省级层面也要明确任务分工，卫生计生、财政、发展改革、价格、编制、人力资源社会保障、中医药、教育等相关部门各司其职，进一步解放思想，强化对地方试点的支持和指导，完善配套改革措施，密切配合，综合推进。

（二十九）加强督导评价。各省（区、市）要建立督导、考核、评估、问责机制，督促试点城市整体推进改革任务，并将公立医院改革工作纳入试点城市政府绩效考核内容。相关部门要加强对城市公立医院改革试点工作的指导，制定改革效果评价指标体系。探索对试点城市改革效果进行第三方评估。建立试点城市改革推进情况定期通报和退出机制，对改革进展滞后的地区向省级人民政府通报并实行问责，收回有关补助资金。

（三十）及时总结宣传。各有关部门要密切跟踪工作进展，及时总结经验，研究解决改革中出现的问题。对于相对成熟的改革经验，要加快推广应用。大力宣传和解读改革的政策措施，加大正面宣传力度，合理引导社会舆论和群众预期，凝聚共识、增强信心，营造改革的良好氛围。做好医务人员的宣传动员工作，发掘和宣传先进典型，调动广大医务人员参与改革的积极性、主动性。开展对地方各级政府、相关部门领导干部和公立医院管理者的政策培训，提高政策水平和执行力，确保改革顺利推进。

国务院办公厅

2015年5月6日

国务院办公厅印发关于促进社会办医加快发展若干政策措施的通知

国办发〔2015〕45号

各省、自治区、直辖市人民政府，国务院各部委、各直属机构：

《关于促进社会办医加快发展的若干政策措施》已经国务院同意，现印发给你们，请认真贯彻执行。

国务院办公厅

2015年6月11日

关于促进社会办医加快发展的若干政策措施

新一轮医药卫生体制改革实施以来，国家出台多项措施促进社会办医发展，政策效应持续显现，但与形成多元办医格局的目标仍有不小差距，还有一些体制机制障碍和政策束缚需要破除。为加快推进社会办医疗机构成规模、上水平发展，不断满足人民群众多样化、多层次医疗卫生服务需求，为经济社会转型发展注入新的动力，各地区、各有关部门要在深入贯彻落实《国务院关于促进健康服务业发展的若干意见》（国发〔2013〕40号）和《国务院办公厅转发发展改革委卫生部等部门关于进一步鼓励和引导社会资本举办医疗机构意见的通知》（国办发〔2010〕58号）的基础上，进一步实施以下政策措施。

一、进一步放宽准入

（一）清理规范医疗机构设立审批。明确并向社会公开公布举办医疗机构审批程序、审批主体和审批时限。各级相关行政部门要按照"非禁即入"原则，全面清理、取消不合理的前置审批事项，整合社会办医疗机构设置、执业许可等审批环节，进一步明确并缩短审批时限，不得新设前置审批事项或提高审批条件，不得限制社会办医疗机构的经营性质，鼓励有条件的地方为申办医疗机构相关手续提供一站式服务。完善社会办医疗机构设立审批的属地化管理，进一步促进社会办医，具体床位规模审批权限由各省（区、市）按照《医疗机构管理条例》自行确定。鼓励社会力量举办中医类专科医院和只提供传统中医药服务的中医门诊部、中医诊所，加快社会办中医类机构发展。

（二）公开区域医疗资源规划情况。各地要定期公开公布区域内医疗机构数量、布局以及床位、大型设备等资源配置情况，并将社会办医纳入相关规划，按照一定比例为社会办医预留床位和大型设备等资源配置空间，在符合规划总量和结构的前提下，取消对社会办医疗机构的具体数量和地点限制。出台或调整区域卫生规划和医疗机构设置规划，须及时向社会公开公布，并详细说明本区域可新增或拟调整的医疗资源的规模和布局。对涉及新增或调整医疗资源的，包括新建城区等，政府必须落实保基本的责任，同时支持由社会力量举办和运营医疗机构。未公开公布规划的，不得以规划为由拒绝社会力量举办医疗机构或配置医疗设备。

（三）减少运行审批限制。不将社会办医疗机构等级、床位规模等作为确定配置大型设备的必要前置条件，重点考核机构人员资质与技术服务能力等指标。优化大型设备配置使用程序，简化流程。严控公立医院超常配置大型医用设备；社会办医疗机构配置大型医用设备，凡符合规划条件和准入资质的，不得以任何理由加以限制。

（四）控制公立医院规模，规范公立医院改制。按照总量控制、结构调整、规模适度的原则，合理控制公立医疗机构数量和规模，拓展社会办医发展空间。总结地方实践经验，引导和规范公立医院改制，避免国有资产流失。各地要结合区域卫生规划和医疗机构设置规划制订工作，明确政府办医的范围和数量，落实政府投入责任，严格限制公立医院特需服务规模。在县域内，社会办医要和县级公立医院改革相结合，发挥公立医院主体作用和社会办医补充作用，相辅相成。在此基础上，在公立医疗资源丰富的地区，有序引导和规范包括国有企业办医院在内的部分公立医院改制。推动国有企业办医院分离移交或改制试点，建立现代法人治理结构。积极引入社会力量参与国有企业办医疗机构重组改制。

二、拓宽投融资渠道

（五）加强财政资金扶持。将提供基本医疗卫生服务的社会办非营利性医疗机构纳入政府补助范围，在临床重点专科建设、人才培养等方面，执行与公立医疗机构同等补助政策。通过政府购买服务方式，支持符合条件的社会办医疗机构承接当地公共卫生和基本医疗服务以及政府下达的相关任务，并逐步扩大购买范围。将符合条件的社会办医疗机构纳入急救网络，执行政府下达的指令性任务，并按与公立医疗机构同等待遇获得政府补偿。鼓励地方探索建立对社会办非营利性医疗机构举办者的激励机制。

（六）丰富筹资渠道。通过特许经营、公建民营、民办公助等模式，支持社会力量举办非营利性医疗机构，健全法人治理结构，建立现代医院管理制度。鼓励地方通过设立健康产业投资基金等方式，为社会办医疗机构提供建设资金和贴息补助。鼓励社会办医疗机构以股权融资、项目融资等方式筹集开办费和发展资金。支持符合条件的社会办营利性医疗机构上市融资或发行债券，对接多层次资本市场，利用多种融资工具进行融资。

（七）优化融资政策。鼓励金融机构根据医疗机构特点创新金融产品和服务方式，扩大业务规模。拓宽信贷抵押担保物范围，探索允许社会办医疗机构利用有偿取得的用于非医疗用途的土地使用权和产权明晰的房产等固定资产办理抵押贷款。鼓励社会办医疗机构在银行间债券市场注册发行非金融企业债务融资工具筹集资金，鼓励各类创业投资机构和融资担保机构对医疗领域创新型业态、小微企业开展业务。

三、促进资源流动和共享

（八）促进大型设备共建共享。探索以公建民营或民办公助等多种方式，建立区域性检验检查中心，面向所有医疗机构开放。大型设备配置饱和的区域不允许包括公立医疗机构在内的所有医疗机构新增大型设备，鼓励地方通过各种方式整合现有大型设备资源，提高使用效率。鼓励公立医疗机构与社会办医疗机构开展合作，在确保医疗安全和满足医疗核心功能前提下，实现医学影像、医学检验等结果互认和医疗机构消毒供应中心（室）等资源共享。

（九）推进医师多点执业。加快推进和规范医师多点执业，鼓励和规范医师在不同类型、不同层级的医疗机构之间流动，鼓励医师到基层、边远山区、医疗资源稀缺地区和其他有需求的医疗机构多点执业，医务人员在学术地位、职称晋升、职业技能鉴定、专业技术和职业技能培训等方面不因多点执业受影响。各地要根据实际，对开展医师多点执业涉及的人事管理、收入分配、社会保险等工作尽快研究制订试点方案，取得经验后逐步推开。鼓励探索区域注册和多点执业备案管理试点。

（十）加强业务合作。鼓励地方探索公立医疗机构与社会办医疗机构加强业务合作的有效形式和具体途径。鼓励公立医疗机构为社会办医疗机构培养医务人员，提高技术水平，并探索开展多种形式的人才交流与技术合作。鼓励具备医疗机构管理经验的社会力量通过医院管理集团等多种形式，在明确责权关系的前提下，参与公立医疗机构管理。

四、优化发展环境

（十一）落实医疗机构税收政策。积极落实社会办医疗机构各项税收政策。对社会办医疗机构提供的医疗服务，免征营业税；对符合规定的社会办非营利性医疗机构自用的房产、土地，免征房产税、城镇土地使用税；对符合规定的社会办营利性医疗机构自用的房产、土地，自其取得执业登记之日起，3年内免征房产税、城镇土地使用税。社会办医疗机构按照企业所得税法规定，经认定为非营利组织的，对其提供的医疗服务等符合条件的收入免征企业所得税。企业、个人通过公益性社会团体或者县级以上人民政府及其部门对社会办非营利性医疗机构的捐赠，按照税法规定予以税前扣除。

（十二）将社会办医纳入医保定点范围。将符合条件的社会办医疗机构纳入医保定点范围，执行与公立医疗机构同等政策。不得将医疗机构所有制性质作为医保定点的前置性条件，不得以医保定点机构数量已满等非医疗服务能力方面的因素为由，拒绝将社会办医疗机构纳入医保定点。规范各类医疗收费票据，非营利性医疗机构使用统一的医疗收费票据，营利性医疗机构使用符合规定的发票，均可作为医疗保险基金支付凭证，细化不同性质医疗机构收费和票据使用与医保基金的结算办法。

（十三）提升临床水平和学术地位。鼓励社会办医疗机构引进新技术、开展新项目，提供特色诊疗服务。支持社会办医疗机构积极引进中高端人才，组织开展多方面的科技交流与合作。社会办医在职称评定、科研课题招标和成果评价等方面与公立医疗机构享有同等待遇。鼓励符合条件的社会办医疗机构申报认定住院医师规范化培训基地、医师定期考核机构、医学高（中）等院校临床教学基地等。支持社会办医疗机构参与各医学类行业协会、学术组织、职称评定和医疗机构评审委员会，在符合标准的条件下，不断提高其人员所占比例，进一步保障社会办医疗机构医务人员享有担任与其学术水平和专业能力相适应的职务的机会。

（十四）规范收费政策。坚决执行国家行政事业收费相关政策，对社会办非营利性医疗机构免征行政事业性收费，对营利性医疗机构减半征收行政事业性收费。进一步清理和取消对社会办医疗机构不合理、不合法的收费项目，在接受政府管理的各类收费项目方面，对社会办非营利性医疗机构执行与公立医疗机构相同的收费政策和标准。

（十五）完善监管机制。加强对社会办医疗机构负责人及有关管理人员的培训，促进规范管理，提高经营水平。加大医疗机构信息公开力度，各级卫生计生行政部门定期公开公布区域内医疗机构服务情况及日常监督、处罚信息，接受社会监督。加强监管体系和能力建设，严厉打击非法行医，严肃查处租借执业证照开设医疗机构和出租承包科室等行为，严惩经查实的恶性医疗事故、骗取医保资金、虚假广告宣传、过度医疗、推诿患者等行为，探索建立医疗机构及其从业人员退出机制。建立健全医疗机构及其从业人员信用记录，依法推进信息公开并纳入国家统一的信用信息共享交换平台，对严重违规失信者依法采取一定期限内行业禁入等惩戒措施。加强医疗安全管理，引导参加医疗责任险。完善医疗机构分类管理政策，出台非营利性医疗机构管理细则，明确对经营性质、资金结余使用等的监管办法。

（十六）营造良好氛围。充分利用报纸、广播、电视、网络等媒体，大力宣传各地鼓励、引导社会办医疗机构发展的方针政策，宣传社会办医疗机构在医疗服务体系中的重要地位和作用，宣传和表彰社会办医疗机构中涌现出的先进典型，扩大社会办医疗机构的影响，形成有利于社会办医疗机构发展的良好社会氛围。

各地区、各有关部门要高度重视，把发展社会办医放在重要位置，加强沟通协调，密切协作配合，形成工作合力。各有关部门要根据本通知要求，及时制订或完善配套措施，同时为地方开展差别化、多样化改革探索留出空间。各省级人民政府要结合实际制定具体工作方案，细化政策措施，确保落到实处。各级发展改革委、卫生计生委等部门要对政策落实情况进行监督检查和跟踪分析，建立重点工作跟踪机制和定期督导制度，确保促进社会办医加快发展取得成效。

国务院办公厅关于进一步加强食品药品监管体系建设有关事项的通知

国办发明电〔2014〕17号

各省、自治区、直辖市人民政府：

2013年3月以来，各地区按照党中央、国务院关于改革完善食品药品监管体制的决策部署，坚持机构改革和强化监管"两手抓"，促进了食品药品安全形势稳定向好。但一些地方机构改革进展缓慢、力量配备不足，个别地方监管工作出现断档脱节，食品药品安全风险加大、问题时有发生。近期，"上海福喜事件"引发社会广泛关注，国务院领导同志高度重视，要求充分认识食品安全问题的复杂性、长期性、艰巨性，举一反三，完善监管体制，切实管住管好。为保障人民群众饮食用药安全，维护社会和谐稳定大局，经国务院同意，现就进一步加强食品药品监管体系建设有关事项通知如下：

一、坚决贯彻落实党的十八届二中、三中全会和党中央、国务院关于地方政府职能转变和机构改革的有关文件、《国务院关于地方改革完善食品药品监督管理体制的指导意见》（国发〔2013〕18号）精神以及2014年《政府工作报告》等有关要求，健全从中央到地方直至基层的食品药品监管体制，建立覆盖从生产加工到流通消费全过程的最严格监管制度，确保中央政令畅通，执行不搞变通、不打折扣。

二、食品药品监管体制改革进度缓慢的地方要制定时间表、拿出硬措施，按照党中央、国务院有关文件要求，抓紧完成地方各级食品药品监管机构组建工作，加强基层监管执法和技术力量，健全食品药品风险预警、检验检测、产品追溯等技术支撑体系，确保各级食品药品监管机构有足够力量和资源有效履行职责。要把监管触角延伸到基层和乡镇（社区），尽量缩短改革过渡期，打通监管执法的"最后一公里"，消除监管死角盲区，着力防范区域性、系统性风险。

三、按照党的十八届三中全会关于完善统一权威的食品药品监管机构和国发〔2013〕18号文件关于省、市、县三级组建食品药品监管机构、对食品药品实行集中统一监管的要求，充分考虑食品药品监管的专业性、技术性和特殊重要性，保持食品药品监管体系的系统性。已经组建食品药品监管局的市（地、州）、县（市、区），要加强监管人员业务培训，提高人员素质，规范执法行为，提高监管水平，尽快让机构正常运转起来；进行综合设置市场监管机构改革的县（市、区）要确保食品药品监管能力在监管资源整合中得到强化，可根据工作需要，加挂食品药品监管机构的牌子，方便群众办事，接受群众监督。

四、切实抓好改革过渡期食品药品安全工作。认真落实《国务院办公厅关于印发2014年食品安全重点工作安排的通知》（国办发〔2014〕20号），深刻吸取"上海福喜事件"的教训，督促生产经营者落实主体责任。机构改革尚未到位的地方，要保持部门间协调配合、上下贯通，按原渠道部署和落实相关工作，保证工作不断、运转顺畅。各级食品安全委员会要发挥统筹协调、督促指导作用，落实地方政府属地管理责任，明确监管部门职责，推动各方齐抓共管、社会合力共治。

食品药品安全是重大的基本民生问题。各地区要把贯彻落实中央关于加强食品药品监管体系建设的部署精神作为稳增长、调结构、促改革、惠民生的重要任务来抓，切实加强组织领导，狠抓工作落实。有关工作进展情况请于2014年10

月15日前报送食品药品监管总局（国务院食品安全委员会办公室）。

国务院办公厅

2014年9月28日

职业健康检查管理办法

国家卫生和计划生育委员会令

第5号

《职业健康检查管理办法》已于2015年1月23日经国家卫生计生委委主任会议讨论通过，现予公布，自2015年5月1日起施行。

主 任 李 斌

2015年3月26日

职业健康检查管理办法

第一章 总 则

第一条 为加强职业健康检查工作，规范职业健康检查机构管理，保护劳动者健康权益，根据《中华人民共和国职业病防治法》（以下简称《职业病防治法》），制定本办法。

第二条　本办法所称职业健康检查是指医疗卫生机构按照国家有关规定，对从事接触职业病危害作业的劳动者进行的上岗前、在岗期间、离岗时的健康检查。

第三条　国家卫生计生委负责全国范围内职业健康检查工作的监督管理。

县级以上地方卫生计生行政部门负责本辖区职业健康检查工作的监督管理；结合职业病防治工作实际需要，充分利用现有资源，统一规划、合理布局；加强职业健康检查机构能力建设，并提供必要的保障条件。

第二章　职业健康检查机构

第四条　医疗卫生机构开展职业健康检查，应当经省级卫生计生行政部门批准。

省级卫生计生行政部门应当及时向社会公布批准的职业健康检查机构名单、地址、检查类别和项目等相关信息。

第五条　承担职业健康检查的医疗卫生机构（以下简称职业健康检查机构）应当具备以下条件：

（一）持有《医疗机构执业许可证》，涉及放射检查项目的还应当持有《放射诊疗许可证》；

（二）具有相应的职业健康检查场所、候检场所和检验室，建筑总面积不少于400平方米，每个独立的检查室使用面积不少于6平方米；

（三）具有与批准开展的职业健康检查类别和项目相适应的执业医师、护士等医疗卫生技术人员；

（四）至少具有1名取得职业病诊断资格的执业医师；

（五）具有与批准开展的职业健康检查类别和项目相适应的仪器、设备；开展外出职业健康检查，应当具有相应的职业健康检查仪器、设备、专用车辆等条件；

（六）建立职业健康检查质量管理制度。

符合以上条件的医疗卫生机构，由省级卫生计生行政部门颁发《职业健康检查机构资质批准证书》，并注明相应的职业健康检查类别和项目。

第六条 职业健康检查机构具有以下职责：

（一）在批准的职业健康检查类别和项目范围内，依法开展职业健康检查工作，并出具职业健康检查报告；

（二）履行疑似职业病和职业禁忌的告知和报告义务；

（三）定期向卫生计生行政部门报告职业健康检查工作情况，包括外出职业健康检查工作情况；

（四）开展职业病防治知识宣传教育；

（五）承担卫生计生行政部门交办的其他工作。

第七条 职业健康检查机构应当指定主检医师。主检医师应当具备以下条件：

（一）具有执业医师证书；

（二）具有中级以上专业技术职务任职资格；

（三）具有职业病诊断资格；

（四）从事职业健康检查相关工作三年以上，熟悉职业卫生和职业病诊断相关标准。

主检医师负责确定职业健康检查项目和周期，对职业健康检查过程进行质量控制，审核职业健康检查报告。

第八条 职业健康检查机构及其工作人员应当关心、爱护劳动者，尊重和保护劳动者的知情权及个人隐私。

第三章　职业健康检查规范

第九条 按照劳动者接触的职业病危害因素，职业健康检查分为以下六类：

（一）接触粉尘类；

（二）接触化学因素类；

（三）接触物理因素类；

（四）接触生物因素类；

（五）接触放射因素类；

（六）其他类（特殊作业等）。

以上每类中包含不同检查项目。职业健康检查机构应当根据批准的检查类别和项目，开展相应的职业健康检查。

第十条 职业健康检查机构开展职业健康检查应当与用人单位签订委托协议书，由用人单位统一组织劳动者进行职业健康检查；也可以由劳动者持单位介绍信进行职业健康检查。

第十一条 职业健康检查机构应当依据相关技术规范，结合用人单位提交的资料，明确用人单位应当检查的项目和周期。

第十二条 在职业健康检查中，用人单位应当如实提供以下职业健康检查所需的相关资料，并承担检查费用：

（一）用人单位的基本情况；

（二）工作场所职业病危害因素种类及其接触人员名册、岗位（或工种）、接触时间；

（三）工作场所职业病危害因素定期检测等相关资料。

第十三条 职业健康检查的项目、周期按照《职业健康监护技术规范》（GBZ 188）执行，放射工作人员职业健康检查按照《放射工作人员职业健康监护技术规范》（GBZ 235）等规定执行。

第十四条 职业健康检查机构可以在执业登记机关管辖区域内开展外出职业健康检查。外出职业健康检查进行医学影像学检查和实验室检测，必须保证检查质量并满足放射防护和生物安全的管理要求。

第十五条 职业健康检查机构应当在职业健康检查结束之

日起30个工作日内将职业健康检查结果，包括劳动者个人职业健康检查报告和用人单位职业健康检查总结报告，书面告知用人单位，用人单位应当将劳动者个人职业健康检查结果及职业健康检查机构的建议等情况书面告知劳动者。

第十六条　职业健康检查机构发现疑似职业病病人时，应当告知劳动者本人并及时通知用人单位，同时向所在地卫生计生行政部门和安全生产监督管理部门报告。发现职业禁忌的，应当及时告知用人单位和劳动者。

第十七条　职业健康检查机构要依托现有的信息平台，加强职业健康检查的统计报告工作，逐步实现信息的互联互通和共享。

第十八条　职业健康检查机构应当建立职业健康检查档案。职业健康检查档案保存时间应当自劳动者最后一次职业健康检查结束之日起不少于15年。

职业健康检查档案应当包括下列材料：

（一）职业健康检查委托协议书；

（二）用人单位提供的相关资料；

（三）出具的职业健康检查结果总结报告和告知材料；

（四）其他有关材料。

第四章　监督管理

第十九条　县级以上地方卫生计生行政部门应当加强对本辖区职业健康检查机构的监督管理。按照属地化管理原则，制定年度监督检查计划，做好职业健康检查机构的监督检查工作。监督检查主要内容包括：

（一）相关法律法规、标准的执行情况；

（二）按照批准的类别和项目开展职业健康检查工作的情况；

（三）外出职业健康检查工作情况；

（四）职业健康检查质量控制情况；

（五）职业健康检查结果、疑似职业病的报告与告知情况；

（六）职业健康检查档案管理情况等。

第二十条　省级卫生计生行政部门应当对本辖区内的职业健康检查机构进行定期或者不定期抽查；设区的市级卫生计生行政部门每年应当至少组织一次对本辖区内职业健康检查机构的监督检查；县级卫生计生行政部门负责日常监督检查。

第二十一条　县级以上地方卫生计生行政部门监督检查时，有权查阅或者复制有关资料，职业健康检查机构应当予以配合。

第五章　法律责任

第二十二条　无《医疗机构执业许可证》擅自开展职业健康检查的，由县级以上地方卫生计生行政部门依据《医疗机构管理条例》第四十四条的规定进行处理。

第二十三条　对未经批准擅自从事职业健康检查的医疗卫生机构，由县级以上地方卫生计生行政部门依据《职业病防治法》第八十条的规定进行处理。

第二十四条　职业健康检查机构有下列行为之一的，由县级以上地方卫生计生行政部门依据《职业病防治法》第八十一条的规定进行处理：

（一）超出批准范围从事职业健康检查的；

（二）不按照《职业病防治法》规定履行法定职责的；

（三）出具虚假证明文件的。

第二十五条　职业健康检查机构未按照规定报告疑似职业病的，由县级以上地方卫生计生行政部门依据《职业病防治法》第七十五条的规定进行处理。

第二十六条　职业健康检查机构有下列行为之一的，由县级以上地方卫生计生行政部门责令限期改正，并给予警告；逾期不改的，处五千元以上三万元以下罚款：

（一）未指定主检医师或者指定的主检医师未取得职业病诊断资格的；

（二）未建立职业健康检查档案的；

（三）违反本办法其他有关规定的。

第二十七条　职业健康检查机构出租、出借《职业健康检查机构资质批准证书》的，由县级以上地方卫生计生行政部门予以警告，并处三万元以下罚款；伪造、变造或者买卖《职业健康检查机构资质批准证书》的，按照《中华人民共和国治安管理处罚法》的有关规定进行处理；情节严重的，依法对直接负责的主管人员和其他直接责任人员，给予降级、撤职或者开除的处分；构成犯罪的，依法追究刑事责任。

第六章　附　则

第二十八条　本办法自2015年5月1日起施行。2002年3月28日原卫生部公布的《职业健康监护管理办法》同时废止。

国家卫生计生委关于推进医疗机构远程医疗服务的意见

国卫医发〔2014〕51号

各省、自治区、直辖市卫生厅局（卫生计生委），新疆生产建设兵团卫生局：

为推动远程医疗服务持续健康发展，优化医疗资源配置，实现优质医疗资源下沉，提高医疗服务能力和水平，进一步贯彻落实《中共中央　国务院关于深化医药卫生体制改革的意见》，现就推进医疗机构远程医疗服务提出以下意见：

一、加强统筹协调，积极推动远程医疗服务发展

地方各级卫生计生行政部门要将发展远程医疗服务作为优化医疗资源配置、实现优质医疗资源下沉、建立分级诊疗制度和解决群众看病就医问题的重要手段积极推进。将远程医疗服务体系建设纳入区域卫生规划和医疗机构设置规划，积极协调同级财政部门为远程医疗服务的发展提供相应的资金支持和经费保障，协调发展改革、物价、人力资源社会保障等相关部门，为远程医疗服务的发展营造适宜的政策环境。鼓励各地探索建立基于区域人口健康信息平台的远程医疗服务平台。

二、明确服务内容，确保远程医疗服务质量安全

（一）远程医疗服务内容。远程医疗服务是一方医疗机构（以下简称邀请方）邀请其他医疗机构（以下简称受邀方），运用通讯、计算机及网络技术（以下简称信息化技术），为本医疗机构诊疗患者提供技术支持的医疗活动。医疗机构运用信息化技术，向医疗机构外的患者直接提供的诊疗服务，属于远程医疗服务。远程医疗服务项目包括：远程病理诊断、远程医学影像（含影像、超声、核医学、心电图、肌电图、脑电图等）诊断、远程监护、远程会诊、远程门诊、远程病例讨论及省级以上卫生计生行政部门规定的其他项目。

（二）遵守相关管理规范。医疗机构在开展远程医疗服务过程中应当严格遵守相关法律、法规、信息标准和技术规范，建立健全远程医疗服务相关的管理制度，完善医疗质量与医疗安全保障措施，确保医疗质量安全，保护患者隐私，维护患者

合法权益。非医疗机构不得开展远程医疗服务。

三、完善服务流程，保障远程医疗服务优质高效

（一）具备基本条件。医疗机构具备与所开展远程医疗服务相适应的诊疗科目及相应的人员、技术、设备、设施条件，可以开展远程医疗服务，并指定专门部门或者人员负责远程医疗服务仪器、设备、设施、信息系统的定期检测、登记、维护、改造、升级，确保远程医疗服务系统（硬件和软件）处于正常运行状态，符合远程医疗相关卫生信息标准和信息安全的规定，满足医疗机构开展远程医疗服务的需要。

（二）签订合作协议。医疗机构之间开展远程医疗服务的，要签订远程医疗合作协议，约定合作目的、合作条件、合作内容、远程医疗流程、双方权利义务、医疗损害风险和责任分担等事项。

（三）患者知情同意。邀请方应当向患者充分告知并征得其书面同意，不宜向患者说明的，须征得其监护人或者近亲属书面同意。

（四）认真组织实施。邀请方需要与受邀方通过远程医疗服务开展个案病例讨论的，需向受邀方提出邀请，邀请至少应当包括邀请事由、目的、时间安排，患者相关病历摘要及拟邀请医师的专业和技术职务任职资格等。受邀方接到远程医疗服务邀请后，要及时作出是否接受邀请的决定。接受邀请的，须告知邀请方，并做好相关准备工作；不接受邀请的，及时告知邀请方并说明理由。

受邀方应当认真负责地安排具备相应资质和技术能力的医务人员，按照相关法律、法规和诊疗规范的要求，提供远程医疗服务，及时将诊疗意见告知邀请方，并出具由相关医师签名的诊疗意见报告。邀请方具有患者医学处置权，根据患者临床资料，参考受邀方的诊疗意见作出诊断与治疗决定。

（五）妥善保存资料。邀请方和受邀方要按照病历书写及保管有关规定共同完成病历资料，原件由邀请方和受邀方分别归档保存。远程医疗服务相关文书可通过传真、扫描文件及电子签名的电子文件等方式发送。

（六）简化服务流程。邀请方和受邀方建立对口支援或者其他合作关系，由邀请方实施辅助检查，受邀方出具相应辅助检查报告的，远程医疗服务流程由邀请方和受邀方在远程医疗合作协议中约定。

（七）规范人员管理。医务人员向本医疗机构外的患者直接提供远程医疗服务的，应当经其执业注册的医疗机构同意，并使用医疗机构统一建立的信息平台为患者提供诊疗服务。

四、加强监督管理，保证医患双方合法权益

（一）规范机构名称。各级地方卫生计生行政部门要加强对远程医疗服务的监督管理。未经我委核准，任何开展远程医疗服务的医疗机构，不得冠以"中国"、"中华"、"全国"及其他指代、暗含全国或者跨省（自治区、直辖市）含义的名称。

（二）控制安全风险。医疗机构在开展远程医疗服务过程中，主要专业技术人员或者关键设备、设施及其他辅助条件发生变化，不能满足远程医疗服务需要，或者存在医疗质量和医疗安全隐患，以及出现与远程医疗服务直接相关严重不良后果时，须立即停止远程医疗服务，并按照《医疗质量安全事件报告暂行规定》的要求，向核发其《医疗机构执业许可证》的卫生计生行政部门报告。

（三）加强日常监管。地方各级卫生计生行政部门在监督检查过程中发现存在远程医疗服务相关的医疗质量安全隐患或者接到相关报告时，要及时组织对医疗机构远程医疗服务条件的论证，经论证不具备远程医疗服务条件的，要提出整改措

施，在整改措施落实前不得继续开展远程医疗服务。

（四）依法依规处理。在远程医疗服务过程中发生医疗争议时，由邀请方和受邀方按照相关法律、法规和双方达成的协议进行处理，并承担相应的责任。医务人员直接向患者提供远程医疗服务的，由其所在医疗机构按照相关法律、法规规定，承担相应责任。医疗机构和医务人员在开展远程医疗服务过程中，有违反《执业医师法》、《医疗机构管理条例》、《医疗事故处理条例》和《护士条例》等法律、法规行为的，由卫生计生行政部门按照有关法律、法规规定处理。

医疗机构之间运用信息化技术，在一方医疗机构使用相关设备，精确控制另一方医疗机构的仪器设备（如手术机器人）直接为患者进行实时操作性的检查、诊断、治疗、手术、监护等医疗活动，其管理办法和相关标准规范由我委另行制定。医疗机构与境外医疗机构之间开展远程医疗服务的，参照本意见执行。执行过程中有关问题，请及时与我委医政医管局联系。

联 系 人：范晶、焦雅辉
联系电话：010-68792791、68791888

国家卫生计生委
2014年8月21日

关于印发医疗卫生机构开展临床研究项目管理办法的通知

国卫医发〔2014〕80号

各省、自治区、直辖市卫生计生委、食品药品监督管理局、中医药管理局，新疆生产建设兵团卫生局、食品药品监督管理局：

为加强医疗卫生机构临床研究管理，规范临床研究行为，我们组织制定了《医疗卫生机构开展临床研究项目管理办法》（可从国家卫生计生委网站下载）。现印发给你们，请遵照执行。

国家卫生计生委
国家食品药品监督管理总局
国家中医药管理局
2014年10月16日

医疗卫生机构开展临床研究项目管理办法

第一章 总 则

第一条 为加强医疗卫生机构临床研究管理，规范临床研究行为，促进临床研究健康发展，根据《科学技术进步法》、《执业医师法》、《药品管理法》、《医疗机构管理条例》、《医疗器械监督管理条例》《加强医疗卫生行风建设"九不准"》等，制定本办法。

第二条　本办法所称临床研究是指在医疗卫生机构内开展的所有涉及人的药品（含试验药物，下同）和医疗器械（含体外诊断试剂，下同）医学研究及新技术的临床应用观察等。

第三条　医疗卫生机构开展临床研究应当取得法律法规规定的资质，药物和医疗器械临床试验机构应当按相应要求获得资格认定，并具备相应的能力。

第四条　医疗卫生机构应当按照相关法律、法规、部门规章、临床试验管理有关规范性文件及本办法的要求，加强对临床研究的管理。

第二章　组织管理

第五条　开展临床研究的医疗卫生机构应当成立临床研究管理委员会和伦理委员会，设立或者指定专门部门（以下称临床研究管理部门）负责临床研究管理。

第六条　临床研究管理委员会由医疗卫生机构相关负责人、相关职能部门负责人和临床研究专家代表组成，负责医疗机构临床研究的决策、审核、管理和监督。

临床研究管理部门在临床研究管理委员会指导下，负责临床研究的立项审查、实施控制、档案管理等具体管理工作。

第七条　伦理委员会按照相关规定承担所在医疗卫生机构开展临床研究的伦理审查，确保临床研究符合伦理规范。

第八条　药物临床试验研究负责人应当具备法律法规规定的资质。其他临床研究负责人应当为相关专业科室负责人或具有副高级以上职称的卫生专业技术人员。

第三章　立项管理

第九条　临床研究实行医疗卫生机构立项审核制度，经医疗卫生机构批准立项的临床研究方可在该机构内实施。

第十条 临床研究应当由在医疗卫生机构依法执业的医务人员提出立项申请，并向所在医疗卫生机构提交以下申请材料：

（一）立项申请书；

（二）申请者资质证明材料；

（三）项目负责人及主要参与者的科研工作简历；

（四）研究工作基础，包括科学文献总结、实验室工作、动物实验结果和临床前工作总结等；

（五）研究方案；

（六）质量管理方案；

（七）项目风险的预评估及风险处置预案；

（八）知情同意书（样式）；

（九）知识产权归属协议；

（十）项目经费来源证明；

（十一）相关法律法规规定应当具备的资质证明；

（十二）医疗卫生机构规定应当提交的其他材料。

第十一条 医疗卫生机构应当组织伦理委员会遵循伦理审查原则，对临床研究项目进行伦理审查，并形成书面审查记录和审查意见。

参与多中心临床研究的医疗卫生机构不具备成立伦理委员会条件的，可以由发起多中心临床研究的医疗卫生机构伦理委员会出具书面审查意见。

第十二条 临床研究项目经伦理审查通过后，由医疗卫生机构临床研究管理部门提交临床研究管理委员会审核。有以下情形之一的，不得予以立项审核：

（一）违反法律、法规、规章的相关规定；

（二）违背伦理原则或科研诚信原则；

（三）研究前期准备不足，临床研究时机尚不成熟；

（四）相关药品、医疗器械可能存在质量缺陷；

（五）临床研究的安全风险超出可控范围；

（六）研究负责人与研究结果有直接利益关系；

（七）可能存在商业贿赂或其他不当利益关系；

（八）可能侵犯他人知识产权；

（九）依据法律法规和国家有关规定应当禁止研究的其它情形。

第十三条 临床研究项目经医疗卫生机构审核立项的，医疗卫生机构应当与临床研究项目负责人签订临床研究项目任务书。

第十四条 医疗卫生机构受其他机构委托、资助开展临床研究或者参与多中心临床研究的，应当与委托、资助机构或多中心临床研究发起机构签订临床研究协议，明确双方权利、义务及责任分担等，项目资金应当纳入项目负责人所在医疗卫生机构统一管理。

第十五条 医疗机构批准临床研究项目立项后，应当在30日内向核发其医疗机构执业许可证的卫生计生行政部门（含中医药管理部门，下同）进行临床研究项目备案。

第四章　财务管理

第十六条 医疗卫生机构应当建立临床研究经费管理制度，对批准立项的临床研究经费进行统一管理，经费的收取、使用和分配应当遵循财务管理制度，实行单独建账、单独核算、专款专用。

医疗卫生机构内设科室和个人不得私自收受临床研究项目经费及相关设备。

第十七条 临床研究项目的委托方、资助方已经支付临床研究中受试者用药、检查、手术等相关费用的，医疗卫生机构不得向受试者重复收取费用。

第十八条 临床研究项目负责人应当严格按照本机构的规定和临床研究项目经费预算，合理使用研究经费，不得擅自挪作他用。

第五章 实施管理

第十九条 医疗卫生机构应当按照相关法律法规并遵循相关国际规范，制订临床研究项目管理制度和操作规程，加强临床研究项目管理。

第二十条 医疗卫生机构临床研究管理委员会及临床研究管理部门应当对临床研究项目实施全过程监管，定期组织进行伦理、安全性、财务合规性和效果评价，确保临床研究项目的顺利进行。

第二十一条 临床研究项目应当严格按照任务书开展，项目实施过程中应当遵守国家有关知识产权创造、运用、保护管理的法律法规及保密、安全的相关规定。

第二十二条 临床研究项目实施过程中需要对研究方案进行调整的，应当经医疗卫生机构临床研究管理委员会批准，涉及伦理问题的应当重新进行伦理审查。

第二十三条 医疗卫生机构应当加强临床研究项目的安全性评价，制定并落实不良事件记录、报告和处理相关的规章制度和规范标准，根据不良事件的性质和严重程度及时做出继续、暂停或者终止已经批准的临床研究的决定。

第二十四条 临床研究过程中出现如下情形之一的，医疗卫生机构应当暂停或者终止研究项目，并及时报告当地卫生计生行政部门：

（一）存在违反法律法规、规章的行为；

（二）存在违背伦理原则或科研诚信原则的行为；

（三）研究过程中发现相关药品、医疗器械可能存在严重质量缺陷；

（四）发现临床研究存在严重安全风险或者发生严重不良事件；

（五）存在商业贿赂或其他不当利益关系；

（六）违规使用研究经费的行为；

（七）其他应当禁止研究的情形。

第二十五条 医疗卫生机构临床研究管理部门应当加强临床研究项目档案管理，如实记录并妥善保管相关文书档案。

第六章 监督管理

第二十六条 各级卫生计生行政部门应当加强对辖区内医疗卫生机构开展临床研究项目的监督管理。发现医疗卫生机构违反本办法规定的，应当责令其立即停止该研究，并按照相关法律法规给予行政处罚及处分。

第二十七条 未经医疗卫生机构批准，卫生专业技术人员擅自开展临床研究、调整已批准研究方案或者收受临床研究项目经费的，医疗卫生机构应当按照相关规定予以相应处理；医疗卫生机构未履行监督管理职责的，应当依法承担相应的行政责任；构成犯罪的，移交司法机关依法处理。

第七章 附 则

第二十八条 本办法自发布之日起实施。本办法实施前已经开展尚未完成的临床研究，医疗卫生机构应当自本办法实施之日起3个月内完成立项登记等手续。

关于印发推进和规范医师多点执业的若干意见的通知

国卫医发〔2014〕86号

各省、自治区、直辖市卫生计生委、发展改革委、人力资源社会保障厅（局）、中医药管理局，各保监会，新疆生产建设兵团卫生局、发展改革委、人力资源社会保障局：

国家卫生计生委、国家发展改革委、人力资源社会保障部、国家中医药管理局、中国保监会制定了《关于推进和规范医师多点执业的若干意见》，现印发给你们，请结合实际认真贯彻落实。各地在工作中的重要情况和问题，请及时向国家卫生计生委和相关部门报告。

国家卫生计生委　国家发展改革委
人力资源社会保障部　国家中医药管理局
中国保监会
2014年11月5日

关于推进和规范医师多点执业的若干意见

为贯彻落实党的十八大和十八届三中全会精神，深入实施《中共中央　国务院关于深化医药卫生体制改革的意见》（中发〔2009〕6号）和《国务院关于促进健康服务业发展的若干意见》（国发〔2013〕40号），促进优质医疗资源平稳有序流动和科学配置，更好地为人民群众提供医疗卫生服务，经国务院同意，现就推进和规范医师多点执业提出以下意见：

一、总体要求

（一）推进医师合理流动。加快转变政府职能，放宽条件、简化程序，优化医师多点执业政策环境。发挥政策导向作用，鼓励医师到基层、边远地区、医疗资源稀缺地区和其他有需求的医疗机构多点执业。

（二）规范医师多点执业。坚持放管结合，制定完善医师多点执业管理政策，明确相关各方权利义务，促进医师多点执业有序规范开展，逐步建立符合国情的医师执业和管理制度，维护正常工作秩序。

（三）确保医疗质量安全。强化卫生计生行政部门和医疗机构对医师多点执业的监督管理，严格医师岗位管理，加强行业自律和社会监督，确保医疗服务的安全性、有效性和连续性。

二、医师多点执业的资格条件和注册管理

（一）医师多点执业的资格条件。医师多点执业是指医师于有效注册期内在两个或两个以上医疗机构定期从事执业活动的行为。医师参加慈善或公益性巡回医疗、义诊、突发事件或灾害事故医疗救援工作，参与实施基本和重大公共卫生服务项目，不属于本意见规定的医师多点执业。医师外出会诊按照《医师外出会诊管理暂行规定》等有关规定执行。

允许临床、口腔和中医类别医师多点执业。多点执业的医师应当具有中级及以上专业技术职务任职资格，从事同一专业工作满5年；身体健康，能够胜任医师多点执业工作；最近连续两个周期的医师定期考核无不合格记录。

（二）医师多点执业的注册管理。医师多点执业实行注册管理，相应简化注册程序，同时探索实行备案管理的可行性。

条件成熟的地方可以探索实行区域注册，以促进区域医疗卫生人才充分有序流动，具体办法由各省（区、市）卫生计生行政部门制定。

医师在参加城乡医院对口支援、支援基层，或在签订医疗机构帮扶或托管协议、建立医疗集团或医疗联合体的医疗机构间多点执业时，不需办理多点执业相关手续。其中在公立医院担任院级领导职务的，除前述情形外一般不能从事其他形式的多点执业。

医师在第一执业地点医疗机构外的其他医疗机构执业，执业类别应当与第一执业地点医疗机构一致，执业范围涉及的专业应当与第一执业地点医疗机构二级诊疗科目相同。经全科医师培训合格的医师到基层医疗卫生机构多点执业的，在执业类别不变情况下，可增加注册全科医学专业。医师变更执业类别、执业范围，以及变更第一执业地点医疗机构的，应当按照《医师执业注册暂行办法》的规定办理，变更后原多点执业注册同时失效。

三、医师多点执业的人事（劳动）管理和医疗责任

（一）医师多点执业的人事（劳动）关系。医师与第一执业地点医疗机构在协商一致的基础上，签订聘用（劳动）合同，明确人事（劳动）关系和权利义务，并按照国家有关规定参加社会保险；与拟多点执业的其他医疗机构分别签订劳务协议，鼓励通过补充保险或商业保险等方式提高医师的医疗、养老保障水平。

（二）医师多点执业的劳务协议。医师与执业的医疗机构在协议中应当约定执业期限、时间安排、工作任务、医疗责任、薪酬、相关保险等。多点执业医师的薪酬，根据实际工作时间、工作量和工作业绩等因素，由执业地点医疗机构与医师协商确定。其中，医师在第一执业地点医疗机构的工作时间和

工作量未达到全职医师要求的，不能领取全职薪酬。拟多点执业的医师应当获得第一执业地点医疗机构的同意，选择有条件的地方探索医师向第一执业地点医疗机构履行知情报备手续即可开展多点执业试点。

（三）医师多点执业医疗责任承担。医师多点执业过程中发生医疗损害或纠纷，应当由发生医疗损害或纠纷的当事医疗机构和医师按照有关法律法规处理，其他非当事医疗机构均不承担相关的医疗损害或纠纷处理责任。医疗机构和医师应当通过合同或协议明确发生医疗损害或纠纷时各自应当承担的责任及解决方法。支持医疗机构和医师个人购买医疗责任保险等医疗执业保险，医师个人购买的医疗执业保险适用于任一执业地点。

（四）医师多点执业的管理。第一执业地点医疗机构应当支持医师多点执业并完善内部管理。医疗机构同意医师多点执业后，应当及时根据实际合理规定医师岗位职责，完善考核、奖励、处分、竞聘上岗等的具体管理办法，不因医师多点执业而影响其职称晋升、学术地位等。多点执业医师应当根据合同或协议合理安排在各执业地点医疗机构的执业时间，保证履行合同和协议，确保各执业地点医疗质量和医疗安全。在特殊情况下，如处理突发公共卫生事件、紧急医疗救治等，多点执业医师应当服从第一执业地点医疗机构的工作安排。卫生计生行政部门和中医药管理部门及行业协会应当按照《中华人民共和国执业医师法》、《医师定期考核管理办法》等对多点执业医师进行考核。多点执业医师不得为谋取不当利益损害各执业地点医疗机构及患者的合法权益。

医师多点执业过程中出现违反法律、法规、规章等情形的，由卫生计生行政部门及有关部门依法依规处理。第一执业地点医疗机构为公立医院的医师，在其他医疗机构执业过程中出现违规违纪情形的，由当事医疗机构通报第一执业地点医疗机构，由第一执业地点医疗机构或者有关部门和单位按照《事业单位工作人员处分暂行规定》等进行处分。多点执业医师在执业过程中出现违反医疗机构内部规定情形的，由当事医疗机构依据本医疗机构相关规定和合同或协议进行处理。

四、组织实施

（一）加强组织领导。全面推进医师多点执业是优化医疗资源配置、推动医疗卫生事业加快发展的重要举措，事关医药卫生体制改革和事业单位改革的深入推进。各地区、各有关部门要高度重视，进一步解放思想，转变观念，及时完善政策措施，坚决破除阻碍医疗卫生人才合理流动的束缚和障碍，加快推进医师多点执业。有关部门要根据本意见要求，加强沟通协调，密切协作配合，抓紧制订并落实相关配套政策措施。各省（区、市）人民政府要结合实际制订具体实施方案，针对重点难点问题，进一步转变职能，创新管理，加强监管，抓好落实。

（二）推进试点工作。各地要根据实际，对开展医师多点执业涉及的人事管理、收入分配、社会保险等工作尽快研究制订试点方案，积极开展试点，取得经验后逐步推开。国家选择若干重点联系省份，加强跟踪指导。各省（区、市）可结合本地区实际确定省级联系试点城市。

（三）完善政策措施。加强公立医院医师多点执业与事业单位人事制度和社会保障制度改革的衔接。支持各地结合实际改革创新，探索简化注册审批手续，促进人才流动。鼓励支持大医院医师到基层医疗卫生机构、社会办医疗机构多点执业。坚持强化基层，对到基层医疗卫生机构多点执业的，要明确政策给予支持和鼓励。健全医师多点执业的执业风险保险制度。完善多点执业医师职称晋升办法。建立健全医师多点执业监管制度。提高医师执业管理信息化水平，实行医师多点执业信息公开。积极发挥行业协会作用，加强行业自律。及时总结实践经验，完善医师执业管理的政策法规。

（四）创造良好环境。医师多点执业政策性强，社会关注度高，各地区、各有关部门要切实做好政策解读和舆论引导，宣传医师多点执业的重要意义和政策措施，争取广大医务人员、医疗机构和社会各界的理解和支持，努力营造有利于推进改革的良好舆论氛围。

关于印发《村卫生室管理办法（试行）》的通知

国卫基层发〔2014〕33号

各省、自治区、直辖市卫生计生委（卫生厅局、人口计生委）、发展改革委、教育厅（教委）、财政厅局、中医药局：

为贯彻落实深化医药卫生体制改革精神，进一步加强村卫生室管理，更好地为农村居民提供基本医疗卫生服务，我们制定了《村卫生室管理办法（试行）》（可从国家卫生和计划生育委员会网站下载）。现印发给你们，请遵照执行。

国家卫生计生委

国家发展改革委

教育部

财政部

国家中医药管理局

2014年6月3日

村卫生室管理办法（试行）

第一章 总 则

第一条 为加强村卫生室管理，明确村卫生室功能定位和服务范围，保障农村居民获得公共卫生和基本医疗服务，根据《执业医师法》、《医疗机构管理条例》、《乡村医生从业管理条例》、《中医药条例》等有关法律法规，制定本办法。

第二条 本办法适用于经县级卫生计生行政部门设置审批和执业登记，依法取得《医疗机构执业许可证》，并在行政村设置的卫生室（所、站）。

第三条 本办法所指村卫生室人员，包括在村卫生室执业的执业医师、执业助理医师（含乡镇执业助理医师）、乡村医生和护士等人员。

第四条 村卫生室是农村公共服务体系的重要组成部分，是农村医疗卫生服务体系的基础。各地要采取公建民营、政府补助等方式，支持村卫生室房屋建设、设备购置和正常运转。

第五条 国家卫生计生委会同国家发展改革委、财政部指导各地制订村卫生室的设置规划，并负责全国村卫生室的监督管理等工作。

省、市级卫生计生行政部门会同同级发展改革、财政等部门制订本行政区域内村卫生室的设置规划，并负责本行政区域内村卫生室的监督管理等工作。

县级卫生计生行政部门合理规划村卫生室设置，负责本行政区域内村卫生室的设置审批、执业登记、监督管理等工作。

第六条 稳妥推进乡村卫生服务一体化管理，县级以上地方卫生计生行政部门在机构设置规划与建设、人员准入与执业管理、业务、药械和绩效考核等方面加强对村卫生室的规范管理。

第二章　功能任务

第七条　村卫生室承担与其功能相适应的公共卫生服务、基本医疗服务和上级卫生计生行政部门交办的其他工作。

第八条　村卫生室承担行政村的健康教育、预防保健等公共卫生服务，主要包括：

（一）承担、参与或协助开展基本公共卫生服务；

（二）参与或协助专业公共卫生机构落实重大公共卫生服务；

（三）县级以上卫生计生行政部门布置的其他公共卫生任务。

第九条　村卫生室提供的基本医疗服务主要包括：

（一）疾病的初步诊查和常见病、多发病的基本诊疗以及康复指导、护理服务；

（二）危急重症病人的初步现场急救和转诊服务；

（三）传染病和疑似传染病人的转诊；

（四）县级以上卫生计生行政部门规定的其他基本医疗服务。

除为挽救患者生命而实施的急救性外科止血、小伤口处置外，村卫生室原则上不得提供以下服务：

（一）手术、住院和分娩服务；

（二）与其功能不相适应的医疗服务；

（三）县级以上地方卫生计生行政部门明确规定不得从事的其他医疗服务。

第十条　村卫生室承担卫生计生行政部门交办的卫生计生政策和知识宣传，信息收集上报，协助开展新型农村合作医疗政策宣传和筹资等工作。

第十一条　村卫生室应当提供与其功能相适应的中医药（民族医药）服务及计生药具药品服务。

第三章 机构设置与审批

第十二条 村卫生室设置应当遵循以下基本原则：

（一）符合当地区域卫生规划、医疗机构设置规划和新农村建设规划；

（二）统筹考虑当地经济社会发展水平、农村居民卫生服务需求、服务人口、地理交通条件等因素，方便群众就医；

（三）综合利用农村卫生资源，优化卫生资源配置；

（四）符合《医疗机构管理条例》及实施细则的有关规定，达到《医疗机构基本标准》要求。

第十三条 原则上一个行政村设置一所村卫生室，人口较多或者居住分散的行政村可酌情增设；人口较少或面积较小的行政村，可与相邻行政村联合设置村卫生室。乡镇卫生院所在地的行政村原则上可不设村卫生室。

第十四条 县级卫生计生行政部门依据国家有关法律法规办理村卫生室的设置审批和执业登记等有关事项。

第十五条 村卫生室登记的诊疗科目为预防保健科、全科医疗科和中医科（民族医学科）。村卫生室原则上不得登记其他诊疗科目。

第十六条 村卫生室的命名原则是：乡镇名＋行政村名＋卫生室（所、站）。如一个行政村设立多个村卫生室，可在村卫生室前增加识别名。村卫生室不得使用或加挂其他类别医疗机构的名称。

第十七条 村卫生室房屋建设规模不低于60平方米，服务人口多的应当适当调增建筑面积。村卫生室至少设有诊室、治疗室、公共卫生室和药房。经县级卫生计生行政部门核准，开展静脉给药服务项目的增设观察室，根据需要设立值班室，鼓励有条件的设立康复室。

村卫生室不得设置手术室、制剂室、产房和住院病床。

第十八条 村卫生室设备配置要按照满足农村居民基本医疗卫生服务需求的原则，根据省级以上卫生计生行政部门有关规定予以配备。

第十九条 村卫生室应当按照医疗机构校验管理的相关规定定期向登记机关申请校验。

第四章 人员配备与管理

第二十条 根据辖区服务人口、农村居民医疗卫生服务现状和预期需求以及地理条件等因素，原则上按照每千服务人口不低于1名的比例配备村卫生室人员。具体标准由省级卫生计生行政部门制订。

第二十一条 在村卫生室从事预防、保健和医疗服务的人员应当依法取得相应的执业资格。

第二十二条 政府举办的村卫生室要按照公开、公平、择优的原则，聘用职业道德好和业务能力强的人员到村卫生室执业。鼓励有条件的地方由乡镇卫生院派驻医师到村卫生室执业。

第二十三条 建立村卫生室人员培训制度。省级卫生计生行政部门组织制订村卫生室人员培训规划。县级卫生计生行政部门采取临床进修、集中培训、远程教育、对口帮扶等多种方式，保证村卫生室人员每年至少接受两次免费岗位技能培训，累计培训时间不低于两周，培训内容应当与村卫生室日常工作相适应。

第二十四条 鼓励在岗村卫生室人员接受医学学历继续教育，促进乡村医生向执业（助理）医师转化。有条件的地方要制订优惠政策，吸引执业（助理）医师和取得相应执业资格的医学类专业毕业生到村卫生室工作，并对其进行业务培训。

第二十五条　探索乡村医生后备人才培养模式。地方卫生计生、教育行政部门要结合实际，从本地选拔综合素质好、具有培养潜质的青年后备人员到医学院校定向培养，也可选拔、招聘符合条件的医学类专业毕业生直接接受毕业后培训，取得相应执业资格后到村卫生室执业。

第二十六条　村卫生室人员要加强医德医风建设，严格遵守医务人员医德规范和医疗机构从业人员行为规范。

第二十七条　村卫生室要有明显禁烟标识，室内禁止吸烟。服务标识规范、醒目，就医环境美化、绿化、整洁、温馨。村卫生室人员着装规范，主动、热情、周到、文明服务。

第二十八条　县级卫生计生行政部门组织或委托乡镇卫生院对村卫生室实行定期绩效考核。考核结果作为相应的财政补助资金发放、人员奖惩和村卫生室人员执业再注册的依据。

第二十九条　结合养老保险制度的建立健全和村卫生室人员考核工作的开展，地方卫生计生行政部门逐步建立村卫生室人员的到龄退出和考核不合格退出机制。

第五章　业务管理

第三十条　村卫生室及其医务人员应当严格遵守国家有关法律、法规、规章，严格执行诊疗规范、操作规程等技术规范，加强医疗质量与安全管理。

第三十一条　县级卫生计生行政部门建立健全村卫生室的医疗质量管理、医疗安全、人员岗位责任、定期在岗培训、门诊登记、法定传染病疫情报告、食源性疾病或疑似病例信息报告、医疗废物管理、医源性感染管理、免疫规划工作管理、严重精神障碍患者服务管理、妇幼保健工作管理以及财务、药品、档案、信息管理等有关规章制度。

第三十二条　村卫生室在许可的执业范围内，使用适宜技术、适宜设备和按规定配备使用的基本药物为农村居民提供基本医疗卫生服务，不得超范围执业。鼓励村卫生室人员学习中医药知识，运用中医药技术和方法防治疾病。

第三十三条 纳入基本药物制度实施范围内的村卫生室按照规定配备和使用基本药物，实施基本药物集中采购和零差率销售。村卫生室建立真实完整的药品购销、验收记录。

第三十四条 村卫生室必须同时具备以下条件，并经县级卫生计生行政部门核准后方可提供静脉给药服务：

（一）具备独立的静脉给药观察室及观察床；

（二）配备常用的抢救药品、设备及供氧设施；

（三）具备静脉药品配置的条件；

（四）开展静脉给药服务的村卫生室人员应当具备预防和处理输液反应的救护措施和急救能力；

（五）开展抗菌药物静脉给药业务的，应当符合抗菌药物临床应用相关规定。

第三十五条 按照预防接种工作规范和国家有关规定，由县级卫生计生行政部门指定为预防接种单位的村卫生室必须具备以下条件：

（一）村卫生室人员经过县级卫生计生行政部门组织的预防接种专业培训并考核合格；

（二）具有符合疫苗储存、运输管理规范的冷藏设施、设备和冷藏保管制度；

（三）自觉接受所在地县级疾病预防控制机构的技术指导，所在地乡镇卫生院的督导、人员培训和对冷链设备使用管理的指导。

第三十六条 建立健全例会制度，乡镇卫生院每月至少组织辖区内村卫生室人员召开一次例会，包括以下内容：

（一）村卫生室人员汇报本村卫生室上月基本医疗和公共卫生工作情况，报送相关信息报表，提出工作中遇到的问题和合理化建议；

（二）乡镇卫生院汇总各村卫生室工作情况，对村卫生室人员反映的问题予以协调解决，必要时向县级卫生计生行政部门报告；

（三）乡镇卫生院对村卫生室人员开展业务和卫生政策等方面的培训；

（四）乡镇卫生院传达有关卫生政策，并部署当月工作。

第三十七条　村卫生室医疗废物、污水处理设施应当符合《医疗废物管理条例》等有关规定。

第三十八条　加强村卫生室信息化建设，支持村卫生室以信息化技术管理农村居民健康档案、接受远程医学教育、开展远程医疗咨询、进行医院感染暴发信息报告、开展新型农村合作医疗医药费用即时结报、实行乡镇卫生院和村卫生室统一的电子票据和处方笺等工作。

第三十九条　村卫生室与村计生专干、乡镇卫生院、乡镇计生办之间要及时通报人口出生、妊娠、避孕等个案信息。

第六章　财务管理

第四十条　在乡镇卫生院指导下，村卫生室应当做好医疗业务收支记录以及资产登记等工作。

第四十一条　在不增加农村居民个人负担的基础上，省级卫生计生行政部门要会同财政、物价等部门，合理制订村卫生室的一般诊疗费标准以及新型农村合作医疗支付标准和管理办法。

第四十二条　村卫生室要主动公开医疗服务和药品收费项目及价格，并将药品品种和购销价格在村卫生室醒目位置进行公示，做到收费有单据、账目有记录、支出有凭证。

第七章　保障措施

　　第四十三条　不得挤占、截留或挪用村卫生室补偿经费和建设资金，确保专款专用。严禁任何部门以任何名义向村卫生室收取、摊派国家规定之外的费用。

　　第四十四条　建立健全村卫生室补偿机制和绩效考核制度，保证村卫生室人员的合理待遇：

　　（一）县级卫生计生行政部门要明确应当由村卫生室提供的基本公共卫生服务具体内容，并合理核定其任务量，考核后按其实际工作量，通过政府购买服务的方式将相应的基本公共卫生服务经费拨付给村卫生室；

　　（二）将符合条件的村卫生室纳入新型农村合作医疗定点医疗机构管理，并将村卫生室收取的一般诊疗费和使用的基本药物纳入新型农村合作医疗支付范围；

　　（三）村卫生室实行基本药物制度后，各地要采取专项补助的方式对村卫生室人员给予定额补偿，补助水平与对当地村干部的补助水平相衔接，具体补偿政策由各省（区、市）结合实际制订；

　　（四）鼓励各地提高对服务年限长和在偏远、条件艰苦地区执业的村卫生室人员的补助水平。

　　上述经费应当在每年年初预拨一定比例，绩效考核合格后结算。

　　第四十五条　各地应当在房屋建设、设备购置、配套设施等方面对村卫生室建设给予支持。由政府或集体建设的村卫生室，建设用地应当由当地政府无偿划拨，村卫生室建成后由村委会或政府举办的乡镇卫生院管理。

　　第四十六条　支持村卫生室人员按规定参加城乡居民社会养老保险，按规定领取养老金。鼓励有条件的地方采取多种方式适当提高村卫生室人员养老待遇。

第四十七条　各地要将完善村卫生室基础设施建设、公共卫生服务经费和村卫生室人员实施国家基本药物制度补助等方面所需资金纳入财政年度预算，并确保及时足额拨付到位。

第八章　附　则

第四十八条　村卫生室及其医务人员在执业活动中作出突出贡献的，县级及以上卫生计生行政部门应当给予奖励。

第四十九条　村卫生室及其医务人员违反国家法律法规及本办法的，卫生计生行政部门应当依据有关法律法规予以处理。

第五十条　各省、自治区、直辖市卫生计生行政部门根据本办法，制订实施细则。

第五十一条　本办法由国家卫生计生委会同国家发展改革委、教育部、财政部、国家中医药局负责解释。

第五十二条　本办法自印发之日起施行。

关于做好2015年新型农村合作医疗工作的通知

国卫基层发〔2015〕4号

各省、自治区、直辖市卫生计生委、财政厅（局）：

为贯彻落实国务院关于"十二五"期间深化医药卫生体制改革规划的有关要求，巩固完善新型农村合作医疗（以下简称新农合）制度，现就做好2015年新农合工作通知如下：

一、提高筹资水平

2015年，各级财政对新农合的人均补助标准在2014年的基础上提高60元，达到380元，其中：中央财政对120元部分的补助标准不变，对260元部分按照西部地区80%、中部地区60%的比例进行补助，对东部地区各省份分别按一定比例补助。农民个人缴费标准在2014年的基础上提高30元，全国平均个人缴费标准达到每人每年120元左右。积极探索建立与经济发展水平和农民收入状况相适应的筹资机制，逐步缩小城乡基本医保制度筹资水平差距。

二、增强保障能力

合理调整新农合统筹补偿方案，将政策范围内门诊和住院费用报销比例分别提高到50%和75%左右。以省（区、市）为单位统一制订新农合报销药品目录和诊疗项目目录，建立完善目录动态调整机制。严格控制目录外费用占比，缩小政策报销比和实际报销比之间的差距。加强门诊与住院补偿方案的衔接，适当提高门诊手术、日间手术等门诊诊疗报销比例，合理设置住院起付线或低费用段报销政策，控制门诊转住院行为。将符合条件的村卫生室、非公立医疗机构、养老机构内设医疗机构等纳入新农合定点范围，满足参合群众多样化需求。

三、全面实施大病保险制度

2015年，各地要全面推开利用新农合基金购买大病保险工作，尽早启动大病保险补偿兑付。2015年底前，以省（区、市）为单位实现城乡居民大病保险的统一政策，统一组织实施，提高抗风险能力。要建立健全招标机制，以地市或省为单位委托有资质的商业保险机构承办大病保险。要根据新农合基金规模、基本医保保障范围与保障水平、高额医疗费用人群分布等影响因素，科学调整大病保险筹资标准。健全以保障水平和参保人员满意度等为主要内容的商业保险机构考核评价机制，激励商业保险机构发挥专业优势，规范经办服务行为。鼓励各地在委托商业保险机构承办大病保险业务的基础上，将新农合基本保障经办服务工作委托商业保险公司一并负责，打通基本医保和大病保险经办服务通道，实现"一站式"全流程服务。2015年底前，将儿童先天性心脏病等重大疾病以按病种付费方式纳入新农合支付方式改革，先执行新农合报销政策，再按大病保险有关规定予以报销。

四、完善支付方式改革，推动建立分级诊疗制度

全面、系统推进按人头付费、按病种付费和总额预付等多种付费方式相结合的复合支付方式改革，在开展按病种付费方式改革的地区，将病种范围扩大到30-50种。完善相关配套政策措施，建立严格的考核评估和质量监督体系，防止定点医疗机构为降低成本而减少必需的医疗服务或降低服务质量。将考核从定点医疗机构延伸到个人，将医生成本控制和服务质量作为医生个人综合考核的重要内容，并与其个人收入挂钩，充分调动其控费积极性。合理拉开不同级别医疗机构起付线和报销比例的差距，引导参合农民合理就医。逐步探索以各级医疗机构诊疗能力为基础的分级诊疗制度，有条件的地区要结合实际明确基层医疗卫生机构的诊疗病种范围。对于基层医疗卫生机构可以诊治的病种，上转不予报销或大幅降低报销比例；基层医疗卫生机构诊治能力不足的病种，依据相关规定向上级医疗机构转诊的，可按规定比例报销。按规定上转或下转患者的起付线连续计算，不重复收取。支持以医疗联合体为单位实施总额预付，推动医疗联合体内部建立双向转诊机制。

五、规范基金监管，建立健全责任追究制度

完善新农合基金风险预警机制，确保基金既不过度结余，

也不出现超支。加快提高新农合统筹层次，增强基金抗风险能力。以次均费用、住院率、目录内药品使用比例等作为主要考核指标，定期开展对定点医疗机构的考核评价，考核结果与资金拨付挂钩，并定期向社会公布。探索建立定点医疗机构信用等级管理和黑名单管理制度。贯彻落实原卫生部、财政部《关于进一步加强新型农村合作医疗基金管理的意见》（卫农卫发〔2011〕52号）相关要求，加强新农合经办机构内部监督，健全新农合基金监管责任制和责任追究制度。进一步规范管理，加大补偿结果公开力度，大力推进即时结算，既要减少报人情帐，又要最大限度减少推诿扯皮，方便群众报销，使广大群众最大限度地得到实惠。广泛宣传全国人民代表大会常务委员会《关于〈中华人民共和国刑法〉第二百六十六条的解释》，依法加大对骗取新农合基金等违法违规行为的处罚力度。

国家卫生计生委　财政部
2015年1月23日

国家卫生计生委印发《关于加强医疗卫生机构统方管理的规定》的通知

国卫纠发〔2014〕1号

各省、自治区、直辖市卫生计生委、中医药管理局，新疆生产建设兵团卫生局：

为进一步规范医疗卫生服务行为，加强行业作风建设，严禁为不正当商业目的统方，维护正常工作秩序，根据《关于印发加强医疗卫生行风建设"九不准"的通知》（国卫办发〔2013〕49号）及有关法规制度，我们制定了《关于加强医疗卫生机构统方管理的规定》。现印发给你们，请遵照执行。

国家卫生计生委　国家中医药管理局
2014年11月20日

关于加强医疗卫生机构统方管理的规定

第一条　为进一步规范医疗卫生服务行为，加强行业作风建设，严禁为不正当商业目的统方，维护正常工作秩序，根据《关于印发加强医疗卫生行风建设"九不准"的通知》（国卫办发〔2013〕49号）及有关法规制度，制定本规定。

第二条　本规定所指的统方，是指医疗卫生机构及科室或医疗卫生人员根据工作需要，通过一定的方式和途径，统计医疗卫生机构、科室及医疗卫生人员使用药品、医用耗材的用量信息。

为不正当商业目的统方，是指医疗卫生机构及科室或医疗卫生人员出于不正当商业目的，统计、提供医疗卫生机构、科室及医疗卫生人员使用有关药品、医用耗材的用量信息，或为医药营销人员统计提供便利。

第三条　地方各级卫生计生行政部门、中医药管理部门和各级各类医疗卫生机构要建立健全相关工作制度，加强统方管理，严禁为不正当商业目的统方。

第四条　医疗卫生机构主要负责人为本机构统方管理的第一责任人。要加强对医疗卫生人员的法制教育，建立健全风险岗位廉洁监督制度，对涉及统方的关键环节和重点岗位进行重点监督管理，建立重点岗位工作人员定期轮岗制度，建立落实岗位责任制和责任追究制。

第五条　医疗卫生机构应当严格执行《关于建立医药购销领域商业贿赂不良记录的规定》（国卫法制发〔2013〕50号），不得以任何形式向医药营销人员、非行政管理部门或未经行政管理部门授权的行业组织提供医疗卫生人员个人或科室的药品、医用耗材用量信息，并不得为医药营销人员统计提供便利。

第六条　医疗卫生机构向行政管理部门或其授权的行业组织提供的药品、医用耗材用量信息，应当是以机构为单位的信息。医疗卫生机构在提供药品、医用耗材用量信息，以及在日常管理工作中应用相关信息时，应严格执行相关工作制度，确保各个环节的信息安全。

第七条　医疗卫生机构要建立健全信息系统的管理制度，对信息系统中有关药品、医用耗材用量等统计功能实行专人负责、加密管理。

第八条　医疗卫生机构要对通过信息系统查询药品、医用耗材用量等信息的权限实行严格的分级管理和审批程序。信息系统中要设置重要和敏感信息查询留痕功能，建立查询日志，定期分析，及时发现异常情况并进行处理。

第九条　医疗卫生机构要与为信息系统提供常规维护、升级换代，以及安装新系统、新设备的信息技术人员和机构签署信息保密协议，并设置合理的访问权限。外来的信息技术人员和机构完成工作后要履行交接手续，确保密码、设备、技术资料及相关敏感信息等按照规范程序移交。对于获取信息用于不正当商业目的的信息技术人员和机构，按相关的法规、业务合同规定处理，并追究相应责任。

第十条　医疗卫生机构不得将医疗卫生人员收入与药品、医用耗材用量挂钩。医疗卫生人员及科室使用药品、医用耗材用量统计不得用于开单提成。

第十一条　医疗卫生人员不得违规参与统方行为，不得为医药营销人员提供药品、医用耗材的用量及相关信息。严禁医疗卫生人员为医药营销人员提供统方便利，或充当医药营销人员代理人违规统方。

第十二条　各级卫生计生行政部门和中医药管理部门要加强监督检查，同时充分发挥外部监督检查力量的作用。

第十三条　对于违反有关规定为不正当商业目的统方的医疗卫生人员，要依法依纪严肃处理，纳入医师不良执业行为记录记分管理。对于未触犯刑法的人员，由所在单位按照有关规定给予当事人批评教育、取消当年评优评职资格或低聘、缓聘、解职待聘、解聘；对于涉嫌犯罪的，移送司法机关处理。

第十四条　对于违反有关规定为不正当商业目的统方的医疗卫生机构，卫生计生行政部门和中医药管理部门应当按照管辖权限和有关规定，根据统方情节轻重，分别给予通报批评、限期整改、降低等次等处理。

第十五条　各级卫生计生行政部门和中医药管理部门要结合建立医疗卫生人员诚信从业信用管理制度，将医疗卫生机构和医疗卫生人员的违规行为按规定分别纳入医疗机构校验记录和医师执业行为不良记录等。

第十六条　县级以上地方卫生计生行政部门、中医药管理部门和各级各类医疗卫生机构要依据本规定，结合本地区、本单位实际情况，研究制定实施办法。

第十七条　本规定所指的医疗卫生人员，是指医疗卫生机构中的管理人员、医师、护士、药学技术人员、医技人员、信息部门工作人员及其他相关人员。

第十八条　本规定自 2015 年 1 月 1 日起施行。2007 年 9 月 7 日原卫生部办公厅印发的《关于加强医院信息系统药品、高值耗材统计功能管理的通知》（卫办医发〔2007〕163 号）同时废止。

国家卫生计生委办公厅关于抓好2014年县级公立医院综合改革试点工作落实的通知

国卫办体改函〔2014〕504号

各省、自治区、直辖市卫生计生委（卫生厅局），新疆生产建设兵团卫生局：

为贯彻落实党的十八届三中全会精神和2014年政府工作报告提出的任务要求，确保国家卫生计生委等5部门《关于推进县级公立医院综合改革的意见》（国卫体改发〔2014〕12号，以下简称《意见》）明确的各项改革措施落到实处，确保各地、各有关部门推进县级公立医院综合改革有抓手、可监督、易考核，现就有关工作通知如下。

一、2014年完成的改革任务

（一）建立现代医院管理制度，加快推进政府职能转变，完善法人治理结构，落实公立医院法人主体地位。合理界定政府和公立医院在人事、资产、财务等方面的责权关系，逐步建立决策、执行、监督相互分工、相互制衡的权力运行机制。

（二）各省（区、市）研究卫生资源优化配置，制订医疗机构设置规划和卫生资源配置标准，各市（地）研究制订区域卫生规划和医疗机构设置规划，统筹医疗服务资源规划布局。严格控制县级公立医院盲目扩大床位规模和提高建设标准。

（三）督促落实政府对县级公立医院符合规划和医疗资源配置要求的投入政策。禁止公立医院举债新建医院或举债新购置大型医用设备。对已贷款或集资购买的大型医用设备，县级人民政府要制订回购计划或转变负债主体，将负债纳入地方政府负债范围。

（四）破除以药补医机制，所有试点县级公立医院都要取消药品加成政策。

（五）建立科学补偿机制，各省（区、市）制订出台县级公立医院取消药品加成后具体补偿办法，医院实际减少的收入通过价格调整、财政投入和医院加强核算、节约运行成本等多方共担，明确分担比例，原则上医院分担比例不超过10%，确保医院正常运转。

（六）原则上由省（区、市）按照"总量控制、结构调整、有升有降、逐步到位"的原则，制订出台医疗服务价格调整实施细则。在医疗机构总体收入不降低的前提下，价格调整要体现医务人员技术劳务价值，重点提高诊疗、手术、护理、床位和中医服务等项目价格，同时降低大型医用设备检查、治疗价格。价格调整政策与医保支付政策相互衔接，原则上不加大群众费用负担比例。

（七）各省（区、市）要根据国家药品集中采购的有关要求，制订出台公立医院药品集中采购实施方案，启动实施县级公立医院药品集中招标采购，实行招采合一、量价挂钩、双信封制等。

（八）开展高值医用耗材网上阳光采购，县级公立医院和高值医用耗材生产经营企业必须通过省级集中采购平台开展网上交易。有条件的地区可实行跨省联合集中采购高值医用耗材，鼓励采购国产高值医用耗材。

（九）城镇居民医保和新农合政府补助标准提高到人均320元，政府人均新增补助40元。

（十）加强医保对医疗服务监督和制约，所有试点县（市）都要推进医保支付方式改革。

（十一）6月底前启动城乡居民大病保险试点工作，年底前全面推开。规范委托商业保险机构承办。加强城乡医疗救助，推进建立疾病应急救助制度。

（十二）建立院长选拔聘任制度，完善院长激励和约束机制，实行院长任期目标责任制和问责机制。加强院长管理能力培训。

（十三）合理核定县级公立医院人员编制总量，实行动态调整。改革人事制度，实行按需设岗、按岗聘用、合同管理，定编定岗不固定人员，建立能进能出、能上能下的灵活用人机制，妥善安置未聘人员。

（十四）结合医疗行业特点，改革完善医务人员薪酬制度，稳步提高医务人员收入水平。完善收入分配激励约束机制，根据绩效考核结果，合理拉开医务人员收入差距，重点向临床一线、关键岗位、业务骨干和作出突出贡献的人员倾斜，可以探索院长年薪制。严禁给医务人员设定创收指标，严禁将医务人员收入与医院药品、检查、治疗等收入挂钩。

（十五）健全县级公立医院的绩效考核制度，将公益性、运行效率、群众满意度等作为考核的重要指标，考核结果与财政补助、工资水平等挂钩，并向社会公开。

（十六）落实城市三级医院对口支援县级公立医院制度，落实向乡镇卫生院轮换派驻医师制度，明确派驻人员和时限。

（十七）推进分级诊疗，建立县级公立医院与基层医疗卫生机构之间便捷的转诊通道，县级公立医院为基层转诊患者提供优先就诊、优先检查、优先住院等便利。完善县外转诊和备案制度，努力提高县域内就诊率。

（十八）严格控制医药费用不合理过快增长，加强临床路径和诊疗规范管理，加强对高额医疗费用、抗菌药物、贵重药品以及高值医用耗材使用等的回溯检查力度，做好医疗费用增长情况的监测与控制，及时查处为追求经济利益的不合理用药、用材和检查检验等行为。

（十九）积极推进医院信息化建设和信息公开。建立完善医务人员管理信息系统和考核档案，记录医务人员各项基本信息、年度考核结果以及违规情况等。

（二十）促进和谐医患关系。强化医务人员人文素质教育，进一步加强医德医风建设，大力弘扬新风正气，认真贯彻执行医疗卫生行风建设"九不准"，坚决查处违规行为。建立医疗纠纷三调解一保险机制，即完善院内调解，医患纠纷人民调解、司法调解和医疗责任险。严厉打击伤害医务人员和"医闹"等违法犯罪行为。

二、2014年启动的改革任务

（一）研究县级公立医院能力建设标准，加强县级公立医院人才、技术和服务能力建设。加强县中医院和县级医院中医科基本条件和能力建设，鼓励中医药服务提供和使用。开展远程医疗系统建设试点。

（二）建立完善医疗保险经办机构和定点医疗机构之间谈判协商机制和风险分担机制，医保经办机构要根据协议约定按时足额结算并拨付资金。

（三）各省（区、市）研究设定县级公立医院基本医保目录外药品使用率、药占比、次均费用、参保人员负担水平、住院率、平均住院日等指标的上限。

（四）加强院长管理能力培训，探索建立院长任职资格管理制度。

（五）健全医院内部决策执行机制，完善以安全、质量和效率为中心的管理制度。加强医院财务管理，健全财务分析和报告制度。根据医院财务会计制度规定，有计划、有步骤推进县级医院成本核算工作，夯实管理基础，提高经济管理精细化水平。

（六）综合运用医疗、医保、价格等手段，逐步建立基层首诊、分级医疗、双向转诊的就医制度。

（七）研究实施专科特设岗位计划，加强县级公立医院骨干医师培训，推进住院医师规范化培训。

（八）建立健全县域内医疗服务、公共卫生、计划生育、医疗保障、药品供应保障和综合管理信息系统，加快县级人口健康信息数据整合，逐步推进跨机构、跨区域、跨卫生业务的健康信息、就诊信息共享。

（九）研究完善医疗质量、技术、安全和服务的评估监督制度，探索建立社会监督评价体系，改革完善医疗服务的社会评价、监督制度，全面、客观地评价医疗质量、行风建设等。

（十）积极发展医疗责任保险等商业健康保险，探索建立医疗风险共担机制。

三、有关工作要求

（一）加强组织领导。

各地要充分认识县级公立医院综合改革工作的重要性和紧迫性，解放思想，勇于先行先试，敢于突破创新，加快推进县级公立医院综合改革工作取得成效。各级卫生计生行政部门要充分发挥牵头作用，积极主动做好各项改革工作，在各地医改领导小组的领导下，积极协调各有关部门，形成强有力的推动机制；要开展基线调查，做好调查研究，及时发现问题、解决问题，及时总结县级公立医院综合改革的先进典型和经验，发挥典型的辐射、示范和带动作用，推进纵向指导、横向沟通，以点带面，在实践中不断完善政策、推动改革。

（二）抓好责任落实。

各地要根据《意见》要求制订可操作性强的实施方案，确定改革的时间表、路线图，强化改革的系统性、整体性和协同性。按照"分级负责,归口管理"的原则,把各项改革措施细化、实化、具体化,层层分解,打桩定位,分片包干,落实到人。试点县(市)要制订推进县级公立医院综合改革的具体方案。县级人民政府是改革实施主体,主要领导要亲自抓,分管领导要具体抓。严格责任考核,强化责任追究,做到级级有责任,事事有人抓。

(三)强化督促考核。

各地要建立"季调度,年考核"的制度,每季度汇报工作开展情况和下一步打算,总结经验,发现问题,并及时向国家卫生计生委和相关部门报告改革进程中遇到的重要情况和重大问题,取得的重大进展和重要经验。每年要实行量化考核,根据国家制定的县级公立医院综合改革效果评价指标体系进行综合打分,并强化对考核结果的运用。卫生计生行政部门要会同有关部门定期开展督导检查评估,及时掌握各项改革事项的进展情况,确保各项政策落实到位。

(四)做好培训宣传。

在国家组织所有试点县(市)有关人员(主管卫生的政府负责人、卫生计生行政部门负责人、医院院长)全员培训的基础上,各省(区、市)及试点县(市)要通过编辑学习手册、开展集中培训等多种形式开展对相关人员的培训,使各地、各相关部门相关人员正确把握改革政策的内涵实质,切实落实改革的各项要求。要做好医务人员的宣传动员,充分发挥医务人员的主力军作用。加强新闻宣传工作,密切监测舆情,合理引导社会预期,形成全社会支持改革、参与改革的良好氛围。

国家卫生计生委办公厅

2014年6月17日

国家卫生计生委办公厅关于印发中国居民慢性病与营养监测工作方案（试行）的通知

国卫办疾控函〔2014〕814号

各省、自治区、直辖市卫生计生委（卫生厅局），新疆生产建设兵团卫生局：

为建立慢性病与营养监测信息管理制度，完善慢性病与营养监测体系，明确工作职责，规范工作流程，提高公共卫生服务补助资金使用效率，做好中国居民慢性病与营养监测工作，我委组织制定了《中国居民慢性病与营养监测工作方案（试行）》（可从http://www.nhfpc.gov.cn下载）。现印发给你们，请按照要求认真组织实施。

国家卫生计生委办公厅

2014年9月10日

中国居民慢性病与营养监测工作方案

（试行）

为贯彻落实《中国慢性病防治工作规划（2012-2015年）》和《中国食物与营养发展纲要（2014-2020年）》，建立慢性病与营养监测信息管理制度，完善我国慢性病与营养监测体系，特制定本方案。

一、目标

（一）总目标。

通过对现有慢性病及其危险因素监测、营养与健康状况监测进行整合及扩展，建立适合我国国情的慢性病及危险因素和营养监测系统。长期、连续、系统地收集信息，全面掌握我国居民营养状况、主要慢性病患病及相关影响因素的现况和变化趋势。建立慢性病与营养相关数据共享平台与机制，实现数据深入分析与综合利用，及时发布权威信息，为政府制订和调整慢性病防控、营养改善及相关政策，评价防控工作效果提供科学依据。

（二）具体目标。

1. 掌握我国不同地区、不同年龄及不同性别居民主要食物和营养素摄入量、膳食结构现况及变化趋势。了解不同食物营养成分的现况及变化趋势。

2. 掌握我国不同地区、不同年龄及不同性别居民身高、体重、头围、腰围、血压、血糖、血脂等生长发育及健康指标现况和变化趋势。

3. 掌握我国不同地区、不同年龄及不同性别居民烟草使用、饮酒、身体活动不足等慢性病行为危险因素流行现况和变化趋势。

4. 掌握我国不同地区、不同年龄及不同性别居民营养不良、营养素缺乏、肥胖、高血压、糖尿病、血脂异常、慢性阻塞性肺病、脑卒中和急性心梗等主要慢性病的患病或发病现况，居民高血压、糖尿病知晓率、治疗率、控制率及变化趋势。

5. 定期发布慢性病与营养监测报告，对相关防控措施效果进行评估，为制定和调整国家相关政策提供科学依据。

二、监测范围及频率

以全国605个死因监测点为基础，结合当地实际情况及工作延续性确定监测范围。抽取302个点开展中国成人慢性病与营养监测，抽取100个点开展中国居民心脑血管事件报告试点，抽取150个点开展中国儿童与乳母营养健康监测，抽取125个点开展中国居民慢性阻塞性肺病监测试点。抽取50个点开展农村义务教育学生营养健康状况监测。在20个点开展中国食物成分监测。

从2014年开始，每3年完成1轮中国居民慢性病与营养监测工作。第一轮监测工作（2014-2016年）监测点及工作任务分配见表1。

表1 2014-2016年中国居民慢性病与营养监测现场工作任务表

工作任务	监测点（个）	年度			代表性	国家级技术支持机构职责分工
		2014	2015	2016		
中国成人慢性病与营养监测	302	√			全国省级	牵头负责单位：中国疾控中心慢病中心 协同单位：中国疾控中心营养所
中国儿童与乳母营养健康监测	150		√		全国	牵头负责单位：中国疾控中心营养所 协同单位：中国疾控中心慢病中心
中国居民慢性阻塞性肺病监测试点	125	√			全国	牵头负责单位：中国疾控中心慢病中心
中国居民心脑血管事件报告试点	100	√	√	√	全国	牵头负责单位：中国疾控中心慢病中心
农村义务教育学生营养健康状况监测	50	√	√	√	全国	牵头负责单位：中国疾控中心营养所

工作任务	监测点（个）	年度			代表性	国家级技术支持机构职责分工
		2014	2015	2016		
中国食物成分监测	20	√	√	√	全国	牵头负责单位：中国疾控中心营养所

三、抽样方法

（一）以人口特征、社会经济、地理分布等作为样本代表性抽样依据，采用多阶段分层整群抽样方法，抽取监测点开展以下监测。

1. 中国成人慢性病与营养监测。抽取302个具有全国和省级代表性的监测点，每个监测点（区/县）中抽取3个乡镇（街道），每个乡镇（街道）抽取2个村（居）委会，每个村（居）委会抽取45户居民进行调查，其中20户开展连续3天24小时膳食调查。调查对象为在该地区居住6个月以上的18岁及以上居民，全国样本量不低于18万人，其中孕妇样本量不低于9000人。

2. 中国儿童与乳母营养健康监测。抽取150个具有全国代表性的监测点，每个监测点（区/县）中抽取2个乡镇（街道），每个乡镇（街道）抽取2个村（居）委会，每个村（居）委会抽取0-5岁儿童100名，6-17岁儿童青少年60名，2岁以下儿童的母亲25名。其中，对12名0-5岁儿童、18名6-17岁儿童青少年、5名2岁以下儿童的母亲进行膳食调查，样本不足者酌情增加村（居）委会。全国样本量不低于11万人。

3. 中国居民慢性阻塞性肺病监测试点。抽取125个具有全国代表性的监测点，每个监测点（区/县）中抽取3个乡镇（街道），每个乡镇（街道）抽取2个村（居）委会，每个村（居）委会抽取100户居民进行调查。监测对象为在该地区居住6个月以上的40岁及以上居民，全国样本量不低于7万人。

4. 中国居民心脑血管事件报告试点。在中国成人慢性病与营养监测的100个监测点上同时常规开展中国居民心脑血管事件报告试点。监测点内县及县以上综合医院、基层医疗卫生机构，专科医院、企业医院、收治地方病人的部队医院等具有心脑血管病诊断能力的医疗机构均为责任报病单位。监测对象为监测点内具有本地户籍的居民，覆盖人口5500万人。

（二）在全国集中连片特殊困难地区抽取50个监测点（区/县）开展农村义务教育学生营养健康状况监测。分别从学校食堂、企业（单位）和家庭（个人）3种供餐模式的学校中，各随机选择20％的小学和初中，每校各年级抽取1–2个班，每年级40人左右。全国样本量不低于5万人。

（三）在全国19个省份和深圳市开展中国食物成分监测。每省（市）抽取3个点进行采样，每个采样点采集30种食物样品，全国样品量不低于600个。

四、监测内容与方法

（一）中国成人慢性病与营养监测。

1. 询问调查。收集个人及家庭的基本信息、危险因素暴露情况、主要慢性病患病及卫生服务等。

2. 体格测量。测量身高、体重、腰围（孕妇除外）和血压。

3. 生化检测。检测血液中血红蛋白、空腹血糖、糖化血红蛋白、胆固醇、甘油三酯、高密度脂蛋白胆固醇，抽样检测维生素A、维生素D、锌等微量营养素，铁蛋白、C反应蛋白、胰岛素、血尿酸、促甲状腺激素（TSH）、三碘甲状腺原氨酸（T3）、L–甲状腺素（T4）、尿钠、尿碘和可得宁等。

4. 膳食调查。对参加膳食调查的家庭成员实施3天家庭食用油和调味品称重调查以及3天24小时膳食回顾调查。对其余调查对象进行食物消费频率调查。

（二）中国儿童与乳母营养健康监测。

1. 询问调查。收集个人及家庭的基本信息，营养与健康相关行为危险因素暴露情况等。

2. 体格测量。测量身高（身长）、体重，6岁及以上调查对象测量腰围和血压，3岁以下调查对象增加头围测量。

3. 生化检测。

0-5岁儿童：检测血液中血红蛋白、维生素A、维生素D、铁蛋白、转铁蛋白受体、锌、铅等。

6-17岁儿童青少年：检测血液中血红蛋白、空腹血糖、血脂，抽样检测维生素A、维生素D、锌、铅等。

2岁以下儿童母亲：检测血液中血红蛋白、空腹血糖、血脂，抽样检测维生素A、维生素D、铁蛋白、转铁蛋白受体、锌等。

4. 膳食调查。对参加膳食调查的家庭成员实施3天家庭食用油和调味品称重调查以及3天24小时膳食回顾调查。对其余调查对象进行食物消费频率调查。对0-5岁儿童开展喂养行为调查。

（三）中国居民慢性阻塞性肺病监测试点。

1. 询问调查。收集个人及家庭的基本信息、呼吸道症状、病史及危险因素暴露情况等。

2. 体格测量。测量身高、体重、腰围和血压。

3. 肺功能检查。

（四）中国居民心脑血管事件报告试点。

对监测点内所有医疗机构就诊的急性心肌梗死（I21-I22）、心脏性猝死（I46.1）、脑卒中（I60-I64）等心脑血管事件病例进行网络上报，有条件的地区从医院信息系统（HIS）抽取相关信息。

（五）农村义务教育学生营养健康状况监测。

1. 询问调查。收集学校及所在县（区）基本情况，学生个人基本信息和学习成绩、缺课、就餐及健康知识知晓情况等。

2. 体格测量。测量身高和体重。

3. 生化检查。检测血液中血红蛋白、维生素A、维生素D等。

4. 膳食调查。对学校食堂采用食物记账法调查。

（六）中国食物成分监测。

1. 食物样品信息调查。收集食物品种、产地、主要生产过程、采样时间、地点、部位、数量、处理方法等基本信息及图片。

2. 成分测定。必测指标包括能量、蛋白质、脂肪、碳水化合物、水分、灰分、胆固醇、9种矿物质（磷、钾、钠、钙、铁、锌、镁、铜、锰）、6种维生素（A、E、B_1、B_2、C、胡萝卜素）、氨基酸、脂肪酸；选测指标包括膳食纤维、叶酸、尼克酸、生物素、泛酸、硒、碘、反式脂肪酸。

五、职责与分工

（一）国家卫生计生委疾病预防控制局负责中国居民慢性病与营养监测的组织管理工作，会同有关司局落实中央财政支持的监测经费，开展监督指导和效果评价，适时发布中国居民慢性病与营养监测报告。中国疾病预防控制中心负责成立由慢性病、营养、统计、流行病学、临床等领域专家组成的国家级技术专家组，指导调查设计、现场实施、质量控制和数据分析等工作。中国疾病预防控制中心牵头组建由国家心血管病中心、全国脑防办、全国妇幼监测办公室、北京大学等单位参加的国家级工作组，办公室设在中国疾病预防控制中心慢病社区处。国家级工作组负责牵头制订技术方案和工作手册，组织技术培训、现场督导、国家级实验室检测、质量控制、数据收集和结果分析，完成工作报告，提出政策建议。

（二）省级卫生计生行政部门负责本辖区监测工作的组织管理，协调落实配套资金，组织本省相关专业机构制订工作方案，开展督导检查和绩效评估，及时督促完成工作报告并上报国家卫生计生委疾病预防控制局。各省级疾病预防控制中心牵头负责组织技术培训、现场督导、质量控制、数据收集和结果分析，对部分样品进行检测，及时完成技术报告并上报中国疾病预防控制中心。

（三）地市级卫生计生行政部门负责本辖区监测工作的组织实施，组织疾病预防控制中心等相关专业机构开展督导检查和技术支持。

（四）县区级卫生计生行政部门负责辖区内各监测点监测工作的组织实施，以疾病预防控制中心为主体成立现场工作队，开展现场调查、部分样品现场检测，数据录入、审核与上报工作。

六、数据管理

（一）数据收集与录入。按照国家技术方案要求，充分利用现代信息技术，由各监测点负责数据收集、初审与录入工作，逐级上报或直报中国疾病预防控制中心。省级疾病预防控制中心主要负责定期审核各监测点数据质量，发现问题及时解决。中国疾病预防控制中心负责提供技术支持，并对上报数据进行终审和汇总。

（二）数据安全管理。数据的收集、录入和审核部门均应按照国家有关规定加强数据安全管理，及时对数据进行备份，防止意外丢失和泄密。

（三）数据共享与发布。建立数据共享机制，提高数据使用效率，国家卫生计生委和各省级卫生计生行政部门适时发布监测结果。具体数据管理办法参见《中国居民慢性病与营养监测数据管理办法（试行）》。

七、督导与质量控制

国家卫生计生委疾病预防控制局会同有关司局和中国疾病

预防控制中心等单位，对各级监测工作承担单位开展督导和检查，监督和评估工作进度、效果和经费使用情况。地方各级卫生计生行政部门组织对辖区内监测工作的督导评估，发现问题及时协调解决，保证任务如期完成。

每个监测点实验室性能验证合格后方能开展现场调查。国家工作组将对每个省（市、区）第一个启动现场调查工作的监测点进行技术指导和质量控制，本省其他监测点应派人到现场观摩。国家工作组对其余监测点的现场工作进行随机抽查和督导。省级工作组应对本省所有监测点的现场工作进行督导和质量控制。对技术力量较为薄弱的监测点，国家或省级工作组将给予重点技术指导，促进该监测点按时保质完成监测任务。年度监测任务结束后，国家工作组将进行工作考评。

关于保障儿童用药的若干意见

国卫药政发〔2014〕29号

各省、自治区、直辖市人民政府，新疆生产建设兵团：

保障儿童基本用药需求，促进儿童用药安全科学合理使用，对于防治儿童疾病、提升儿童健康水平具有重要意义。当前，我国儿童用药适宜品种少、适宜剂型和规格缺乏、药物临床试验基础薄弱、不规范处方行为和不合理用药等问题仍比较突出，亟待采取措施予以解决。为进一步做好保障儿童用药工作，经国务院同意，现提出以下意见：

一、加快申报审评，促进研发创制

（一）建立申报审评专门通道。针对国外已上市使用但国内缺乏且临床急需的儿童适宜品种、剂型、规格，加快申报审评进度。

（二）建立鼓励研发创新机制。根据我国儿童疾病防治需求，借鉴国际经验，逐步建立鼓励研发的儿童药品目录，并将其纳入国家"重大新药创制"科技重大专项、蛋白类生物药和疫苗重大创新发展工程，整合优势单位协同创新研发，提升产业自主创新能力，引导和鼓励企业优先研发生产。

（三）鼓励开展儿童用药临床试验。加强儿童用药临床试验管理，推动临床试验平台建设和研究团队能力建设，提高受试者参与度。探索建立新药申请时提供相关儿童临床试验数据及用药信息的制度。对已上市品种，要求药品生产企业及时补充完善儿童临床试验数据。

二、加强政策扶持，保障生产供应

（一）对儿童用药价格给予政策扶持，儿童专用剂型可单列代表品，不受成人药品定价水平影响；对儿童适宜剂型，研究规定较为宽松的剂型比价系数。对部分临床必需但尚在专利保护期内的进口儿童用药，探索建立价格谈判机制，推动降低药品价格，满足临床需求。发挥医疗保险对儿童用药的保障功能，按规定及时将儿童适宜剂型、规格纳入基本医疗保险支付范围。

（二）优先支持儿童用药生产企业开展产品升级、生产线技术改造，推动企业完善质量管理体系，提升产品质量水平，保障用药安全。

（三）加强儿童用药供应使用情况监测，对临床必需、易短缺的药品采取价格、采购等扶持政策，调动企业生产和配送积极性；对其中用量小的品种，研究采取定点生产或储备的方式保障供应。

（四）各地要建立健全短缺药品供应保障预警机制，及时掌握短缺儿童用药生产动态，积极协调解决生产企业存在的突出问题和困难，提高生产供应保障能力。

三、完善体系建设，提高临床使用综合评价能力

（一）完善用药指南。发挥专业协会学术优势，组织专家总结临床用药经验及安全用药数据，形成行业共识，推动建立科学规范的儿童用药指南，引导企业研发申报，指导企业组织生产。

（二）加强药品说明书管理。对部分已临床使用多年但药品说明书缺乏儿童用药数据的药品，发挥专业协会作用，组织论证、补充完善儿童用药数据，引导企业修订药品说明书。

（三）开展临床使用综合评价。在全国范围内遴选具有医、教、研、防综合优势的儿童专科医院和儿科中医药诊疗水平较高的中医医院，建立健全儿童临床用药综合评价体系。以基本药物为重点，建立儿童用药临床数据库，整理分析各地儿童用药用法用量、疗效、药代动力学及配伍相互作用数据，定期开展综合评价。

（四）推动人才队伍建设。完善儿科教育培训内容，制订专科培训计划，重点加强基层医务人员儿科专项培训，提高专业水平和服务能力，调动医务人员积极性。

四、强化监督管理，确保质量安全

（一）加强药品质量监管。做好安全性、有效性和质量可控性审核，严格技术要求，完善研发评估标准，严格生产流通和使用全过程监管，严厉打击制售假冒伪劣药品的行为，强化责任追究。不断完善药品不良反应监测和应急机制。

（二）规范处方行为，引导合理使用。各级各类医疗机构要参照国家处方集、基本药物临床应用指南和处方集，规范处

方行为，推进药品使用管理信息化，提高科学诊疗和合理用药水平。发挥药师作用，加强抗菌素等重点药品应用管理和评价，建立用药处方、医嘱点评制度，将点评结果作为医师定期考核和绩效管理依据，确保儿童用药合理使用。

五、坚持中西药并重，发挥中医药特色优势

充分发挥中医药在儿童用药方面的特色优势。总结中医儿科临床用药经验，加大儿科中成药和中药院内制剂研发力度，完善临床评价标准，加快审评进度，推动完善儿科中药安全性、有效性、经济性的再研究、再评价及相应技术标准。逐步规范儿科中药产品的功能主治、用法、用量、配伍及不良反应警示，进一步促进儿科中药临床合理应用，推动中医药事业快速健康发展。

六、加强合理用药宣传，提高全民健康意识

加大新闻宣传和健康教育力度，坚持正确的舆论导向，积极开展形式多样的儿童合理用药宣传和健康教育活动。普及医学科学及安全用药知识，引导公众形成良好用药观念和习惯，提高社会安全用药意识，最大限度保障儿童用药安全，维护儿童健康权益。

各地区各有关部门要充分认识保障儿童用药工作的重要性，统筹推进，抓好落实。有关部门要加强沟通协作、政策衔接和对地方的指导。各地要结合实际细化工作措施，推动各项工作顺利开展。

国家卫生计生委　国家发展改革委
工业和信息化部　人力资源社会保障部
国家食品药品监管总局　国家中医药局
2014 年 5 月 21 日

国家卫生计生委关于进一步加强基层医疗卫生机构药品配备使用管理工作的意见

国卫药政发〔2014〕50号

各省、自治区、直辖市卫生计生委（卫生厅局），新疆生产建设兵团卫生局：

为深化医改，巩固完善基本药物制度和基层运行新机制，满足群众基本用药需求，适应基层医疗卫生机构基本医疗服务新要求、新特点，促进药品合理使用，现提出以下意见：

一、继续巩固和扩大基本药物制度实施成果

坚持政府办基层医疗卫生机构全部配备使用基本药物，所有政府办基层医疗卫生机构应当依据自身功能定位和服务能力，合理选择配备使用基本药物。推进村卫生室实施基本药物制度，采取购买服务的方式将非政府办基层医疗卫生机构纳入基本药物制度实施范围，鼓励县级公立医院和城市公立医院优先使用基本药物，逐步实现各级各类医疗机构全面配备并优先使用基本药物。

二、严格控制和规范药品增补

以省（区、市）为单位增补非目录药品是基本药物制度实施初期的阶段性措施。2012年版国家基本药物目录基本适应基层用药需求，不鼓励进行新的增补。为促进双向转诊、建立分级诊疗，兼顾不同医保支付水平和基层与当地公立医院用药

衔接，城市社区卫生服务中心和农村乡镇卫生院可暂按省级卫生计生行政部门规定和要求，从医保（新农合）药品报销目录中，配备使用一定数量或比例的药品，满足患者用药需求，落实零差率销售。要不断提高基本药物使用量，强化基本药物配备使用的主导地位。

三、加强基层药品配送监管

各级卫生计生行政部门要具体落实组织协调和监督检查责任，强化药品配送服务监管。坚持城乡结合、远近结合，督促供货企业按照药品购销合同规定的时间、地点、数量及时配送，尤其是做好偏远、山区、交通不便地区的药品配送服务，供货企业不得因个别药品用量小、价格低而拒绝配送。建立供货企业不良记录管理制度，对于配送到位率低甚至不配送的，要通过约谈、警告、通报批评等形式限期纠正，拒不纠正的，计入不良记录，两年内不得参与本省（区、市）药品集中采购工作。各地可结合地方实际，探索在本区域内实行医院与基层药品配送一体化，满足各级医疗卫生机构用药需求。

四、加强基层药品合理使用管理

各地要加快建立健全药品使用管理信息系统，将基本药物和其他药品使用情况作为考核医疗卫生机构及其负责人落实基本药物制度相关政策的重要内容和行风建设的评价指标，开展监督检查，对发现的问题及时处理。要加强医疗服务质量管理，强化安全用药、合理用药动态监测和预警机制，完善药品处方审核点评制度，加强廉洁自律，抵制商业贿赂和不正之风。

五、坚持中西药并重

积极发挥中医药的作用和优势，鼓励广泛使用中医药，深入挖掘和总结当地用于防治常见病、多发病、慢性病的中药验方，经过充分论证和安全性评价后加以推广。加强对医务人员中医药知识和技能的培训，开展中医药特色服务。

六、积极推进合理用药宣传培训

巩固基本药物临床应用指南和处方集培训基层全覆盖成果，结合继续医学教育，开展基层医学人才和药学人才培养。以推广基本药物应用为重点，利用多种形式持续深入传播基本药物合理使用理念，引导群众转变不良用药习惯，增强社会对基本药物的认知和信任，营造良好的社会氛围。

各地要按照上述意见要求制订具体实施办法。

国家卫生计生委

2014年8月21日

关于做好常用低价药品
采购管理工作的通知

国卫办药政发〔2014〕36号

各省、自治区、直辖市和新疆生产建设兵团卫生计生委（卫生厅局）：

为贯彻落实国家卫生计生委等8部门《关于做好常用低价药品供应保障工作的意见》（国卫药政发〔2014〕14号），现就做好常用低价药品采购管理工作通知如下：

一、统一思想，提高认识

做好常用低价药品供应保障工作是深化医改、建立健全药品供应保障体系的重要内容，有利于完善药品集中采购政策。要坚持以省（区、市）为单位的药品集中采购，遵循质量优先、价格合理的原则，发挥集中批量采购优势，增强医疗机构在药品采购中的参与度，引导和调动企业生产供应常用低价药品的积极性，进一步减轻群众医药费用负担。

二、加强统筹协调，实行分类采购管理

常用低价药品供应涉及基本药物和非基本药物采购，要做好与现行采购政策的衔接。政府办基层医疗卫生机构使用的常用低价药品，由省级药品采购机构汇总基层医疗卫生机构药品采购需求，实行集中采购、受基层委托签订购销合同、集中支付货款。公立医院使用的常用低价药品，由医院直接与挂网生产企业议定成交、及时结算。医院要优先采购通过新版GMP认证生产企业的药品，并与生产企业或其委托的经营企业签订购销合同，明确付款程序和时间。

鼓励创新和探索保障常用低价药品供应的有效方式和途径，充分发挥各级卫生计生行政部门的组织协调作用，促进医院和基层用药衔接，提高采购、配送集中度，避免药品价格不适当波动。

三、拓展平台功能，提升采购服务水平

推动省级药品集中采购平台规范化建设，提高平台在药品采购、配送、结算、评价、统计分析、动态监管等方面的能力，为医疗卫生机构、药品生产经营企业提供服务。省级药品采购机构要及时将国家和本省（区、市）确定的低价药品、生产经营企业及其相关采购信息挂网，定期公布本地区注册的药品配送企业新版GSP认证、供货能力、配送到位率和信誉度等信息。

四、强化采购供应综合监管，实现阳光采购

严格执行诚信记录和市场清退制度，建立健全省级药品采购机构、药品生产经营企业、医疗卫生机构低价药品网上采购监督和奖惩机制，自觉接受政府、社会、舆论的监督，抵制和反对商业贿赂，纠正医药购销领域不正之风。

五、完善使用政策，促进合理用药

各级卫生计生行政部门要强化医疗机构使用常用低价药品管理，加强医务人员培训，调动医务人员积极性，并将常用低价药品使用情况纳入绩效考核内容，充分发挥医疗机构药师作用，落实处方点评和审核，优化用药结构，逐步提高常用低价药品使用量。对适用于基层医疗卫生机构的常用低价药品中的非基本药物，由省级卫生计生行政部门按照基本药物制度相关政策，规定基层用药具体要求，推动基层首诊、分级医疗、双向转诊。

六、开展常用低价药品供应保障监测与评估

完善短缺药品预警机制，建立健全短缺药品信息逐级报告制度，探索设立短缺药品监测点。国家卫生计生委和各省（区、市）药品集中采购平台定期公布短缺药品具体品种、剂型、规格和用量等信息，对用量小、市场供应短缺的药品试点国家定点生产。

各地要切实加强常用低价药品供应保障工作的组织领导，细化分工，落实责任，形成合力，及时解决常用低价药品供应保障工作中的相关问题。结合"健康中国行——全民健康素养促进活动"，加强政策解读和社会宣传，争取社会各方的理解和支持，营造良好舆论氛围。

国家卫生计生委办公厅

2014年5月28日

关于做好急（抢）救药品
采购供应工作的通知

国卫办药政发〔2015〕3号

各省、自治区、直辖市卫生计生委、中医药局，新疆生产建设兵团卫生局：

近一个时期以来，部分地方急（抢）救药品频频告急，严重影响了临床抢救治疗工作。为加强急（抢）救药品采购供应管理，切实保障患者临床用药需求，现将有关事项通知如下：

一、合理确定急（抢）救药品范围

各省（区、市）卫生计生行政部门、中医药管理部门要加强调查研究，根据本地区临床急（抢）救用药需求现状，按照急（抢）救必需、安全有效、中西药并重、个人和医保可承受等原则，组织专家合理确定本省（区、市）各级医疗机构的急（抢）救药品遴选标准和范围，相关药品具体到通用名称、剂型、规格，并实行动态管理。

二、急（抢）救药品实行直接挂网采购

各省（区、市）药品集中采购管理机构将本省（区、市）确定的急（抢）救药品直接挂网采购。省级药品采购机构将具备相应资质条件的企业集中挂网，公立医院通过省级药品集中采购平台直接与企业议价采购。基层医疗卫生机构需要的急（抢）救药品委托省级药品采购机构集中议价采购。各地要统筹做好公立医院与基层药品供应配送管理工作，提高采购、配送集中度，加强监督检查。

三、完善急（抢）救药品供应保障机制

各地要进一步完善省级药品集中采购平台功能，建立短缺药品信息及时报告制度，通过设立短缺药品监测点，及时发布短缺药品预警信息，做好供需衔接。对用量小、市场供应短缺的急（抢）救药品，可打包定点、定向采购，并探索以省（区、市）为单位招标定点生产。各省（区、市）卫生计生行政部门要主动会同、配合有关部门做好短缺药品常态储备工作。

四、做好组织实施

各地要高度重视急（抢）救药品供应保障工作，把保障群众基本用药、安全用药作为深化医改、维护人民健康权益的一项重要工作，完善保障药品供应的具体实施办法。鼓励地方创新和探索保障急（抢）救药品供应的有效方式和途径。

国家卫生计生委办公厅
国家中医药管理局办公室
2015年1月6日

国家卫生计生委办公厅关于成立国家卫生计生委儿童用药专家委员会的通知

国卫办药政函〔2015〕150号

各省、自治区、直辖市卫生计生委，新疆生产建设兵团卫生局：

为进一步落实国家卫生计生委等6部门《关于保障儿童用药的若干意见》（国卫药政发〔2014〕29号），充分发挥儿科专业学会的学术优势，完善儿童用药数据，促进儿童用药安全科学合理使用，保障儿童基本用药需求，决定组建国家卫生计生委儿童用药专家委员会。

国家卫生计生委儿童用药专家委员会的主要职责为：负责组织相关专家总结儿科临床用药经验及安全用药数据，形成行业共识，推动建立科学规范的儿童用药指南，对部分已临床使用多年但药品说明书缺乏儿童用药数据的药品进行组织论证、补充完善儿童用药数据，对保障儿童用药工作提出建议，开展相关具体指导实施工作。

委员会办公室设在首都医科大学附属北京儿童医院，负责日常管理工作。

联系人：魏京海　范浩信

联系电话：010-59718708 68797753

传真：010-59718708

电子邮箱：ertongyongyao@126.com

联系地址：北京市西城区南礼士路56号

邮编：100045

附件：国家卫生计生委儿童用药专家委员会名单.docx（略）

国家卫生计生委办公厅
2015年3月3日

关于印发戒毒药物维持治疗工作
管理办法的通知

国卫疾控发〔2014〕91号

各省、自治区、直辖市卫生计生委、公安厅局、食品药品监管局，新疆生产建设兵团卫生局、公安局、食品药品监管局：

为贯彻落实《中华人民共和国禁毒法》、《艾滋病防治条例》、《戒毒条例》和《中共中央国务院关于加强禁毒工作的意见》要求，进一步规范戒毒药物维持治疗工作，国家卫生计生委、公安部、国家食品药品监管总局共同制定了《戒毒药物维持治疗工作管理办法》（可从国家卫生计生委网站www.nhfpc.gov.cn下载）。该办法已经国务院防治艾滋病工作委员会第二次全体会议审议通过，现印发给你们，请遵照执行。

国家卫生计生委　公安部
国家食品药品监管总局
2014年12月31日

戒毒药物维持治疗工作管理办法

第一章　总　则

第一条　为减少因滥用阿片类物质造成的艾滋病等疾病传

播和违法犯罪行为，巩固戒毒成效，规范戒毒药物维持治疗工作，根据《中华人民共和国禁毒法》、《中华人民共和国传染病防治法》、《中华人民共和国执业医师法》、《戒毒条例》、《艾滋病防治条例》、《医疗机构管理条例》和《麻醉药品和精神药品管理条例》等有关法律法规，制定本办法。

第二条 本办法所称戒毒药物维持治疗（以下简称维持治疗），是指在符合条件的医疗机构，选用适宜的药品对阿片类物质成瘾者进行长期维持治疗，以减轻他们对阿片类物质的依赖，促进身体康复的戒毒医疗活动。

本办法所称戒毒药物维持治疗机构（以下简称维持治疗机构），是指经省级卫生计生行政部门批准，从事戒毒药物维持治疗工作的医疗机构。

第三条 维持治疗工作是防治艾滋病与禁毒工作的重要组成部分，必须坚持公益性原则，不得以营利为目的。

维持治疗工作应当纳入各级人民政府防治艾滋病与禁毒工作规划，实行政府统一领导，有关部门各负其责，社会广泛参与的工作机制。

第四条 对在维持治疗工作中有显著成绩和作出突出贡献的单位与个人，按照国家有关规定给予表彰、奖励。

第二章 组织管理

第五条 国家卫生计生委会同公安部、国家食品药品监管总局组织协调、监测评估与监督管理全国的维持治疗工作。

国家卫生计生委根据全国艾滋病防治工作需要和各省级卫生计生行政部门上报的维持治疗工作计划，确定各省（区、市）工作任务。

第六条 省级卫生计生行政部门会同同级公安、食品药品监管等有关部门制订本辖区的维持治疗工作规划，开展组织协调、监测评估等工作。

省级卫生计生行政部门负责本辖区维持治疗工作的审批，组织维持治疗机构的专业人员培训，并对维持治疗工作进行监督管理与技术指导。

省级公安机关负责本辖区治疗人员信息的备案登记工作。

省级食品药品监管部门负责辖区内维持治疗药品配制单位的审核和确定，维持治疗药品配制、供应的监督管理工作，对治疗人员开展药物滥用监测工作。

第七条　县级、设区的市级卫生计生行政部门会同同级公安机关、食品药品监管部门建立联席会议机制，协商解决维持治疗工作中存在的问题。

县级、设区的市级卫生计生行政部门负责维持治疗机构内维持治疗药品使用和有关医疗活动的监督管理。

县级、设区的市级公安机关负责依法处理维持治疗工作中的违法犯罪行为。

县级、设区的市级食品药品监管部门负责对维持治疗药品配制、供应等进行日常监督检查。

第八条　维持治疗机构对符合条件的申请维持治疗人员按照规范提供治疗及综合干预服务，并按规定开展实验室检测、信息管理等工作。

维持治疗机构应当与社区戒毒和社区康复工作机构相互配合，对正在执行社区戒毒、社区康复的治疗人员，开展必要的社会心理干预等工作。

第三章　机构人员

第九条　省级卫生计生行政部门会同同级公安机关、食品药品监管部门，根据本辖区内现有阿片类物质成瘾者分布状况和需求，结合辖区内现有医疗卫生资源分布状况，规划维持治疗机构的数量和布局，并可以根据情况变化进行调整。

第十条　医疗机构拟开展维持治疗工作的，应当将书面申请材料提交执业登记机关，由其将书面材料报省级卫生计生行政部门批准。省级卫生计生行政部门应当根据本辖区的维持治疗工作规划、本办法及有关规定进行审查，自受理申请之日起20个工作日内，作出批准或者不予批准的决定，并书面告知申请人。批准前，应当征求同级公安机关及食品药品监管部门意见。

被批准开展维持治疗工作的医疗机构，应当在省级卫生计生行政部门批准后，及时向同级公安机关备案。省级卫生计生行政部门应当将有关信息通报同级公安机关、食品药品监管部门。省级卫生计生、公安、食品药品监管等部门应当分别报上一级行政部门备案。

第十一条 维持治疗机构的名称、场所、主要负责人等发生变化时，应当按照《医疗机构管理条例》及其实施细则等相关规定办理变更登记，并向省级卫生计生行政部门以及同级公安机关备案。

第十二条 申请开展维持治疗工作的机构应当具备以下条件：

（一）具有《医疗机构执业许可证》；

（二）取得麻醉药品和第一类精神药品购用印鉴卡（以下简称印鉴卡）；

（三）具有与开展维持治疗工作相适应的执业医师、护士等专业技术人员和安保人员；

（四）符合维持治疗有关技术规范的相关规定。

具有戒毒医疗服务资质的医疗机构申请开展维持治疗工作的，应当按照本办法第十条的规定办理。

第十三条 从事维持治疗工作的医师应当符合以下条件：

（一）具有执业医师资格并经注册取得《医师执业证书》；

（二）按规定参加维持治疗相关培训；

（三）使用麻醉药品和第一类精神药品的医师应当取得麻

醉药品和第一类精神药品处方权；

（四）省级卫生计生行政部门规定的其他条件。

第十四条 从事维持治疗工作的护士应当符合以下条件：

（一）具有护士执业资格并经注册取得《护士执业证书》；

（二）按规定参加维持治疗工作相关培训；

（三）省级卫生计生行政部门规定的其他条件。

第十五条 从事维持治疗工作的药师应当符合以下条件：

（一）具有药学初级以上专业技术资格；

（二）按规定参加维持治疗工作相关培训；

（三）省级卫生计生行政部门规定的其他条件。

第十六条 维持治疗机构根据实际情况，可以设立延伸服药点，并由省级卫生计生行政部门按照本办法第十二条第一款规定的条件进行审批。维持治疗机构负责延伸服药点的日常管理。

第十七条 维持治疗机构依法对治疗人员的相关信息予以保密。除法律法规规定的情况外，未经本人或者其监护人同意，维持治疗机构不得向任何单位和个人提供治疗人员的相关信息。

第四章　药品管理

第十八条 维持治疗使用的药品为盐酸美沙酮口服溶液（规格：1mg/ml，5000ml/瓶）。

配制盐酸美沙酮口服溶液的原料药实行计划供应，由维持治疗药品配制单位根据实际情况提出需用计划，经国家食品药品监管总局核准后执行。

第十九条 经确定的维持治疗药品配制单位应当按照国家药品标准配制盐酸美沙酮口服溶液，并配送至维持治疗机构。

第二十条 维持治疗机构应当凭印鉴卡从本省（区、市）确定的维持治疗药品配制单位购进盐酸美沙酮口服溶液。跨省购进的，需报相关省级食品药品监管部门备案。

维持治疗机构调配和拆零药品所使用的容器和工具应当定期消毒或者更换，防止污染药品。

第二十一条　维持治疗药品的运输、使用及储存管理等必须严格执行《中华人民共和国药品管理法》和《麻醉药品和精神药品管理条例》的相关规定。

第五章　维持治疗

第二十二条　年龄在18周岁以上、有完全民事行为能力的阿片类物质成瘾者，可以按照自愿的原则申请参加维持治疗。18周岁以下的阿片类物质成瘾者，采取其他戒毒措施无效且经其监护人书面同意，可以申请参加维持治疗。

有治疗禁忌症的，暂不宜接受维持治疗。禁忌症治愈后，可以申请参加维持治疗。

第二十三条　申请参加维持治疗的人员应当向维持治疗机构提供以下资料：

（一）个人身份证复印件；

（二）吸毒经历书面材料；

（三）相关医学检查报告。

维持治疗机构接到申请人提交的合格资料后5个工作日内，书面告知申请人是否可以参加治疗，并将审核结果报维持治疗机构所在地公安机关备案。

第二十四条　申请参加治疗的人员应当承诺治疗期间严格遵守维持治疗机构的各项规章制度，接受维持治疗机构开展的传染病定期检查以及毒品检测，并签订自愿治疗协议书。

第二十五条　维持治疗机构应当为治疗人员建立病历档案，并按规定将治疗人员信息及时报维持治疗机构所在地公安机关登记备案。

第二十六条　符合维持治疗条件的社区戒毒、社区康复人员，经乡（镇）、街道社区戒毒、社区康复工作机构同意，可以向维持治疗机构申请参加维持治疗。

第二十七条　维持治疗机构除为治疗人员提供维持治疗外，还需开展以下工作：

（一）开展禁毒和防治艾滋病法律法规宣传；

（二）开展艾滋病、丙型肝炎、梅毒等传染病防治和禁毒知识宣传；

（三）提供心理咨询、心理康复及行为矫治等工作；

（四）开展艾滋病、丙型肝炎、梅毒和毒品检测；

（五）协助相关部门对艾滋病病毒抗体阳性治疗人员进行随访、治疗和转介；

（六）协助食品药品监管部门开展治疗人员药物滥用的监测工作。

第二十八条　维持治疗机构应当与当地社区戒毒、社区康复工作机构及戒毒康复场所建立衔接机制，加强信息的沟通与交流。

社区戒毒、社区康复工作机构、强制隔离戒毒所和戒毒康复场所应当对正在执行戒毒治疗和康复措施的人员开展维持治疗相关政策和知识的宣传教育，对有意愿参加维持治疗的人员，应当帮助他们与维持治疗机构做好信息沟通。

第二十九条　维持治疗机构发现治疗人员脱失的，应当及时报告当地公安机关；发现正在执行社区戒毒、社区康复治疗人员脱失的，应当同时通报相关社区戒毒、社区康复工作机构。

第三十条　因户籍所在地或者现居住地发生变化，不能在原维持治疗机构接受治疗的，治疗人员应当及时向原维持治疗机构报告，由原维持治疗机构负责治疗人员的转介工作，以继续在异地接受维持治疗服务。

正在执行社区戒毒、社区康复措施的，应当会同社区戒毒、社会康复工作机构一并办理相关手续。

第三十一条 治疗人员在参加维持治疗期间出现违反治疗规定、复吸毒品、严重影响维持治疗机构正常工作秩序或者因违法犯罪行为被羁押而不能继续接受治疗等情形的，维持治疗机构应当终止其治疗，及时报告当地公安机关。

被终止治疗者申请再次参加维持治疗的，维持治疗机构应当进行严格审核，重新开展医学评估，并根据审核和评估结果确定是否接受申请人重新进入维持治疗。维持治疗机构应当将审核结果及时报所在地公安机关备案。

第六章 监督管理

第三十二条 国家卫生计生委、公安部和国家食品药品监管总局定期组织开展全国维持治疗工作的监督管理、督导和考核评估工作。

第三十三条 县级以上地方卫生计生行政部门监督检查的主要内容包括：

（一）维持治疗机构及其工作人员的资质情况；

（二）麻醉药品和第一类精神药品使用资质；

（三）维持治疗机构工作职责落实情况；

（四）维持治疗机构工作人员培训情况；

（五）维持治疗药品使用、存储、销毁和安全管理情况。

第三十四条 县级以上地方公安机关监督检查的主要内容包括：

（一）维持治疗机构治安秩序的维护情况；

（二）治疗人员信息登记备案情况；

（三）治疗人员违法犯罪行为的依法处理情况。

第三十五条 县级以上地方食品药品监管部门监督检查的主要内容包括：

（一）维持治疗药品的配制和质量控制情况；

（二）维持治疗药品的供应情况；

（三）维持治疗药品配制单位药品的安全管理情况。

第三十六条 维持治疗机构应当制订内部监督管理制度，并对工作人员履行职责的情况进行监督管理。

第三十七条 维持治疗机构及工作人员应当自觉接受社会和公民的监督。卫生计生行政部门应当会同公安机关及食品药品监管部门及时处理个人或者组织对违反本办法行为的举报。

第三十八条 开展维持治疗应当遵守国家有关法律法规和规章，执行维持治疗有关技术规范。维持治疗工作中违反本办法规定的，卫生计生行政部门、公安机关及食品药品监管部门将依照国家有关法律法规进行处理。

第七章　保障措施

第三十九条 维持治疗机构提供维持治疗服务的价格执行当地省级价格、卫生计生、人力资源社会保障等部门的有关规定。维持治疗机构按规定收取治疗人员的诊疗费用，可以用于维持治疗药品的配制、运输、配送和维持治疗机构的日常运转、人员培训、延伸服药点的管理等各项开支。

第四十条 符合规划设立的维持治疗机构所需设备购置等必要的工作经费纳入同级财政预算安排，中央财政给予适当补助。

第四十一条 维持治疗机构可以根据当地经济发展状况，为确需治疗且经济困难的治疗人员给予体检、维持治疗费用减免等关怀救助。

第四十二条 维持治疗机构应当对工作人员开展艾滋病等传染病的职业暴露防护培训，并采取有效防护措施。

维持治疗工作中发生艾滋病病毒职业暴露的，按照相关规定执行暴露后预防措施。

第八章 附 则

第四十三条 维持治疗需要使用其他药品时，由国家卫生计生委会同公安部和国家食品药品监管总局确定并公布。

第四十四条 县级以上地方卫生计生行政部门应当在本办法施行之日起6个月内，按照本办法规定对辖区内已经开展维持治疗工作的机构进行审核评估。符合规定的，由省级卫生计生行政部门批准其维持治疗机构资格，同时将情况通报同级公安机关。对不符合规定的，责令其限期整改，整改期满后予以复查。仍不合格的，撤销其开展维持治疗机构资格，并通报同级公安机关。

第四十五条 本办法仅适用于维持治疗工作，其他戒毒医疗服务适用《戒毒医疗服务管理暂行办法》（卫医政发〔2010〕2号）。

第四十六条 本办法自2015年2月1日起施行。《滥用阿片类物质成瘾者社区药物维持治疗工作方案》（卫疾控发〔2006〕256号）同时废止。

关于发布《中国公民中医养生保健素养》的公告

国中医药办发〔2014〕15号

为提高我国公民中医养生保健素养，普及中医养生保健基本理念、知识和技能，提升公民健康水平，国家中医药管理局与国家卫生计生委组织专家制定了《中国公民中医养生保健素养》，现予发布。

特此公告。

国家中医药管理局　国家卫生计生委
2014 年 5 月 16 日

中国公民中医养生保健素养

一、基本理念和知识

（一）中医养生保健，是指在中医理论指导下，通过各种方法达到增强体质、预防疾病、延年益寿目的的保健活动。

（二）中医养生的理念是顺应自然、阴阳平衡、因人而异。

（三）情志、饮食、起居、运动是中医养生的四大基石。

（四）中医养生保健强调全面保养、调理，从青少年做起，持之以恒。

（五）中医治未病思想涵盖健康与疾病的全程，主要包括三个阶段：一是"未病先防"，预防疾病的发生；二是"既病防变"，防止疾病的发展；三是"瘥后防复"，防止疾病的复发。

（六）中药保健是利用中药天然的偏性调理人体气血阴阳的盛衰。服用中药应注意年龄、体质、季节的差异。

（七）药食同源。常用药食两用的中药有：蜂蜜、山药、莲子、大枣、龙眼肉、枸杞子、核桃仁、茯苓、生姜、菊花、绿豆、芝麻、大蒜、花椒、山楂等。

（八）中医保健五大要穴是膻中、三阴交、足三里、涌泉、关元。

（九）自我穴位按压的基本方法有：点压、按揉、掐按、拿捏、搓擦、叩击、捶打。

（十）刮痧可以活血、舒筋、通络、解郁、散邪。

（十一）拔罐可以散寒湿、除瘀滞、止肿痛、祛毒热。

（十二）艾灸可以行气活血、温通经络。

（十三）煎服中药避免使用铝、铁质煎煮容器。

二、健康生活方式与行为

（十四）保持心态平和，适应社会状态，积极乐观地生活与工作。

（十五）起居有常，顺应自然界晨昏昼夜和春夏秋冬的变化规律，并持之以恒。

（十六）四季起居要点：春季、夏季宜晚睡早起，秋季宜早睡早起，冬季宜早睡晚起。

（十七）饮食要注意谷类、蔬菜、水果、禽肉等营养要素的均衡搭配，不要偏食偏嗜。

（十八）饮食宜细嚼慢咽，勿暴饮暴食，用餐时应专心，并保持心情愉快。

（十九）早餐要好，午餐要饱，晚餐要少。

（二十）饭前洗手，饭后漱口。

（二十一）妇女有月经期、妊娠期、哺乳期和更年期等生理周期，养生保健各有特点。

（二十二）不抽烟，慎饮酒，可减少相关疾病的发生。

（二十三）人老脚先老，足浴有较好的养生保健功效。

（二十四）节制房事，欲不可禁，亦不可纵。

（二十五）体质虚弱者可在冬季适当进补。

（二十六）小儿喂养不要过饱。

三、常用养生保健内容

（二十七）情志养生：通过控制和调节情绪以达到身心安

宁、情绪愉快的养生方法。

（二十八）饮食养生：根据个人体质类型，通过改变饮食方式，选择合适的食物，从而获得健康的养生方法。

（二十九）运动养生：通过练习中医传统保健项目的方式来维护健康、增强体质、延长寿命、延缓衰老的养生方法，常见的养生保健项目有太极拳、八段锦、五禽戏、六字诀等。

（三十）时令养生：按照春夏秋冬四时节令的变化，采用相应的养生方法。

（三十一）经穴养生：根据中医经络理论，按照中医经络和腧穴的功效主治，采取针、灸、推拿、按摩、运动等方式，达到疏通经络、调和阴阳的养生方法。

（三十二）体质养生：根据不同体质的特征制定适合自己的日常养生方法，常见的体质类型有平和质、阳虚质、阴虚质、气虚质、痰湿质、湿热质、血瘀质、气郁质、特禀质九种。

四、常用养生保健简易方法

（三十三）叩齿法：每天清晨睡醒之时，把牙齿上下叩合，先叩臼齿30次，再叩前齿30次。有助于牙齿坚固。

（三十四）闭口调息法：经常闭口调整呼吸，保持呼吸的均匀、和缓。

（三十五）咽津法：每日清晨，用舌头抵住上颚，或用舌尖舔动上颚，等唾液满口时，分数次咽下。有助于消化。

（三十六）搓面法：每天清晨，搓热双手，以中指沿鼻部两侧自下而上，到额部两手向两侧分开，经颊而下，可反复10余次，至面部轻轻发热为度。可以使面部红润光泽，消除疲劳。

（三十七）梳发：用双手十指插入发间，用手指梳头，从前到后按搓头部，每次梳头50～100次。有助于疏通气血，清醒头脑。

（三十八）运目法：将眼球自左至右转动10余次，再自右至左转动10余次，然后闭目休息片刻，每日可做4~5次。可以清肝明目。

（三十九）凝耳法：两手掩耳，低头、仰头5~7次。可使头脑清净，驱除杂念。

（四十）提气法：在吸气时，稍用力提肛门连同会阴上升，稍后，在缓缓呼气放下，每日可做5~7次。有利于气的运行。

（四十一）摩腹法：每次饭后，用掌心在以肚脐为中心的腹部顺时针方向按摩30次左右。可帮助消化，消除腹胀。

（四十二）足心按摩法：每日临睡前，以拇指按摩足心，顺时针方向按摩100次。有强腰固肾的作用。

关于印发《国家中医药管理局规范性文件管理办法》的通知

国中医药法监发〔2014〕5号

局机关各部门、局各直属单位：

为了加强对规范性文件的管理，根据有关法律法规的规定，结合规范性文件制定管理工作实践，我局将2003年8月15日发布的《国家中医药管理局规范性文件制定程序规定》修订为《国家中医药管理局规范性文件管理办法》，已经2014年2月20日局长会议审议通过。现印发给你们，请遵照执行。

国家中医药管理局
2014年2月25日

国家中医药管理局规范性文件管理办法

第一章 总 则

第一条 为了加强对国家中医药管理局规范性文件管理，保证规范性文件质量，根据有关法律、行政法规，制定本办法。

第二条 本办法所称规范性文件，是指国家中医药管理局在国务院规定的职责范围内，为执行法律、行政法规、规章和国务院文件所制定的，直接涉及公民、法人和其他组织的权利、义务，具有普遍约束力并可以反复适用的文件。

第三条 有下列情形之一的，可以制定规范性文件：

（一）相关法律、法规、规章和国家政策授权制定相关规范性文件的；

（二）相关法律、法规、规章和国家政策对某一方面的行政工作尚未作出明确规定的；

（三）相关法律、法规、规章和国家政策对某一方面的行政工作虽有规定，但规定不具体、不便操作的；

法律、法规和规章已经明确规定的内容，规范性文件原则上不作重复规定。

第四条 以下文件不属于本办法规定的规范性文件范围：

（一）规定国家中医药管理局机关及所属单位的人事、财务、保密、保卫、外事等内部事务的文件；

（二）国家中医药管理局与所属单位、其他国家机关之间的行文；

（三）行业发展规划、计划；

（四）标准、规范等技术性文件；

（五）对具体情况的通报和对具体事项的处理决定；

（六）指导性质的文件及布置具体工作的文件；

（七）单纯转发的文件；

（八）根据《政府信息公开条例》等规定，属于不予公开或者依申请公开的文件。

第五条　规范性文件的立项、起草、审查、发布、备案、清理、归档，适用本办法。

第六条　规范性文件应当符合法律、行政法规、国务院决定与命令、卫生行政部门规章的规定。

规范性文件的内容应当遵循权利与义务相对应、职权与职责相统一的原则。

第七条　制定规范性文件，应当遵循合法、科学、公开的原则。规范性文件不得设定下列内容：

（一）行政许可事项；

（二）行政处罚事项；

（三）行政强制措施；

（四）行政事业性收费项目；

（五）超越国家中医药管理局职责范围的事项；

（六）其他应当由法律、法规、规章或者上级行政机关规定的事项。

规范性文件对实施法律、法规、规章作出的具体规定，不得增设公民、法人和其他组织的义务，不得限制公民、法人和其他组织的权利。

第八条　国家中医药管理局法制工作部门（以下简称局法制工作部门）负责规范性文件的立项、审查、备案和组织清理。国家中医药管理局机关各部门负责职责范围内规范性文件的起草、发布、解释、实施和清理。

第二章 立 项

第九条 根据国家中医药管理局总体工作部署，各部门依据本部门的职责范围，按照工作实际需要，应当于每年10月31日前向局法制工作部门提出下一年度制定规范性文件的立项申请。

立项申请包括以下内容：

（一）规范性文件名称、制定的依据和必要性；

（二）拟解决的主要问题；

（三）拟确立的主要制度和措施；

（四）起草负责人、组织实施方案、完成时间；

（五）其他需要说明的事项。

第十条 局法制工作部门对各部门提出的立项申请组织论证研究，在此基础上拟订局年度规范性文件制定计划，报局长会议批准立项。

第三章 起 草

第十一条 列入年度计划的规范性文件由承担该项目的部门负责起草；内容涉及两个或两个以上部门管理职能的，可由相关部门协商确定牵头起草部门。

起草规范性文件时，可邀请专家和相关人员参加，也可委托有关组织和专家起草。

第十二条 起草规范性文件，应当开展调查研究，根据实际需要征求有关部门、单位、行政相对人和有关专家的意见。

起草对公民、法人或者其他组织的权利义务产生直接影响的重要的规范性文件以及涉及重大中医药政策的规范性文件，起草部门应当向社会公开征求意见。

征求意见可以采取书面征求意见、网上征求意见或者召开座谈会、论证会等多种形式进行。

第十三条　起草规范性文件，应当注意与相关规范性文件的衔接和协调。新起草的规范性文件取代了原有规范性文件的，应当在新起草的规范性文件中予以明确说明。

法律、行政法规、部门规章以及国家中医药管理局发布的其他规范性文件已经明确规定的内容，拟起草的规范性文件一般不作重复规定；能够统一规定的内容，应当在同一规范性文件中进行规定。

第十四条　规范性文件的名称应当根据具体内容确定，一般使用"规定"、"办法"等名称。规范性文件内容一般以条文形式表达，条下依次分为款、项、目。条文较多时，可分章节。

规范性文件应当结构严谨，条理清楚，文字准确、简洁、规范，无歧义；条文内容应当明确、具体，具有可操作性。

第十五条　起草规范性文件，应当根据内容需要明确制定目的和依据、适用范围、管理主体、管理相对人、权利义务、管理制度和方式、管理程序、施行日期、有效期限等内容。

起草规范性文件应当明确列举因该文件施行而失效或者废止的文件名称、文号，只有部分条款失效或者废止的，还应列明相关条款。

第四章　审　查

第十六条　起草工作完成后，起草部门应当将规范性文件送审稿、起草说明和其他有关材料，报送局法制工作部门审查。

送审稿的起草说明应当包括规范性文件制定的必要性、制定依据、确立的主要制度和措施、起草过程、主要不同意见、协调情况等内容。有关材料主要包括汇总的意见、调研报告、国内外有关法规材料等。

第十七条 报送审查的送审稿，必须由起草部门主要负责人签署；几个部门共同起草的送审稿，必须由主办部门主要负责人签署，会办部门主要负责人会签。

第十八条 局法制工作部门应当从下列方面对规范性文件送审稿进行合法性与合规性审查：

（一）是否符合法律、行政法规、国务院决定和命令以及部门规章的规定；

（二）是否符合国家中医药管理局的职责范围；

（三）是否与其他现行有效规范性文件相协调；

（四）是否就重大问题征求相关方面的意见并协调一致；

（五）是否符合起草规范性文件基本结构及有关技术要求；

（六）报送材料是否符合要求；

（七）其他需要审查的内容。

第十九条 局法制工作部门按照审查内容要求，对送审稿进行审查。发现送审稿不符合本办法第十八条规定的，应当退回起草部门。

被退回的规范性文件送审稿，经起草部门修改补充、符合送审条件的，可以重新送审。

第二十条 送审稿内容涉及重大事项或重大问题的，局法制工作部门应当组织有关部门或者专家召开座谈会、论证会，听取意见。

第二十一条 有关部门对送审稿内容有不同意见的，局法制工作部门应当进行协调，力求达成一致意见；未能达成一致意见的，应当在提请局长会议审议时作出说明。

第二十二条 局法制工作部门在听取各方面意见基础上，提出对规范性文件送审稿的审查意见，起草部门应当根据审查意见进行修改。

第五章 审议与发布

第二十三条 规范性文件送审稿由局长会议审议。

规范性文件送审稿和起草说明由起草部门主要负责人签署，经起草部门主管局领导审阅后，提请局长会议审议。

局长会议审议规范性文件送审稿时，由起草部门汇报有关起草情况，局法制工作部门对审查情况进行简要说明。

未经审查的规范性文件不得报送局长会议审议。

第二十四条 局长会议原则通过规范性文件送审稿后，起草部门应当根据局长会议审议意见进行修改。修改后的送审稿经局法制工作部门审核后，报局长签发。

第二十五条 规范性文件以国家中医药管理局通告形式正式发布。

起草部门应当在规范性文件发布之日起20个工作日内，在国家中医药管理局网站、中国中医药报上全文公布。

局机关各部门及所属单位不得自行发布规范性文件。

第六章 解释与备案

第二十六条 规范性文件有下列情形之一的，应当进行解释：

（一）规范性文件的规定需要进一步明确具体含义的；

（二）规范性文件制定后出现新情况，需要明确适用依据的。

第二十七条 规范性文件的解释由原起草部门提出意见，局法制工作部门审核，经局长会议审定后，报局长签发。

第二十八条　规定性文件发布后3个工作日内，起草部门应当将规范性文件纸质文本5份报局法制工作部门备案。

规范性文件的档案管理，按照有关规定执行。

第七章　实施与清理

第二十九条　规范性文件发布后，由起草部门负责组织实施。

起草部门应当跟踪了解规范性文件的实施情况。对于规范性文件在实施过程中出现的问题，起草部门应当及时进行汇总整理和分析，提出处理意见。

第三十条　规范性文件应当及时进行清理，清理分为定期清理和不定期清理。

定期清理由局法制工作部门负责组织，每三年开展一次。清理结果的公布事宜由局法制工作部门办理。

不定期清理由起草部门根据实际情况自行开展。清理结果的公布事宜由起草部门办理。不定期清理的清理结果应当送局法制工作部门备案。

第三十一条　开展定期清理时，有关业务部门应当根据清理工作要求，提出初步清理意见。

局法制工作部门对初步清理意见进行审核汇总，提出清理意见，报局长会议审议后，公布清理结果。

第三十二条　对在清理工作中发现问题的规范性文件，应当按照下列方式处理：

（一）违反上位法规定或者已被新的规定代替的，有效期已过或者调整对象已经消失的，宣布废止；

（二）与新颁布的法律、行政法规、部门规章的规定不一致，或者与法律、行政法规、部门规章的内容相抵触，以及出现其他需要修订情形的，予以修订。

第八章 附 则

第三十三条 国家中医药管理局起草法律、行政法规、部门规章草案，参照本办法执行。

与国务院其他部门联合制定规范性文件，参照本办法执行。

第三十四条 规范性文件的修订，参照本办法执行。

第三十五条 本办法自发布之日起施行。2003年8月15日发布的《国家中医药管理局规范性文件制定程序规定》同时废止。

国家中医药管理局办公室关于印发
《健康教育中医药基本内容》
的通知

国中医药办新发〔2014〕7号

各省、自治区、直辖市卫生计生委（卫生厅局），中医药管理局，新疆生产建设兵团卫生局：

为进一步规范国家基本公共卫生服务健康教育中医药内容，提升基层中医药服务能力，我局组织制定了《健康教育中医药基本内容》，现印发给你们。请按照有关内容，结合本地区实际，开展形式多样的中医药文化科普活动，切实做好中医药健康教育工作。

国家中医药管理局办公室

2014年3月7日

健康教育中医药基本内容

一、中医药基本知识

（一）中医对生命的认识。

介绍中医学天地生人的观念，即中医学认为人的生命来源于自然，是自然的一种现象，生长壮老死是生命的自然过程的观念。

（二）中医对人与自然、社会关系的认识。

介绍中医学天人合一的整体观念，即人与自然界的运动变化是息息相应的观念。

（三）中医对健康的认识。

介绍中医学天人相应、形神合一、脏腑相关、阴阳平衡的健康观念；介绍法于阴阳，和于术数，食饮有节，起居有常，不妄作劳、恬淡虚无、规避虚邪贼风的健康生活方式。

（四）中医对疾病的认识。

介绍中医学对疾病产生的原因和病理变化的认识；介绍病、证、症的关系及中医学分析疾病的基本方法及特点。

（五）中医的诊治手段。

介绍中医独特的望、闻、问、切四诊合参的诊断方法和辨证原理，中医治疗疾病的基本原则和方法，中医治未病的思想，中医的内治和外治方法以及中医药在养生保健和疾病防治方面一些具有特色的方法，如针灸、推拿、拔罐、足浴、刮痧、膏方等，着重介绍其使用方法、适用范围、注意事项等。介绍中医学对体质的认识和辨识体质的方法；介绍不同体质（平和、阳虚、阴虚、气虚、痰湿、湿热、血瘀、气郁、特禀等）的特征及其相应的日常养生方法。

二、中医养生保健的理念和方法

（一）中医养生保健的理念和基本原则。

介绍中医学的顺应自然、阴阳平衡理念和思想；介绍中医养生保健的基本原则。

（二）中医养生保健常用方法。

介绍中医学常用的养生方法，如时令养生、情志养生、饮食养生、运动养生、经穴养生等。

1.时令养生：介绍中医学按照春夏秋冬四时变化，采用的相应的养生方法。

2.情志养生：介绍中医学对精神情志活动的认识和情志与脏腑的关系以及产生疾病的道理；介绍常用调摄情绪的方法。

3.饮食养生：介绍中医学饮食养生的常用方法，树立正确的饮食养生理念，采取适宜合理的饮食方式，尤其是适合自己的饮食方式。

4.运动养生：介绍中医学对运动养生的认识以及动静结合的养生观念；介绍太极拳、八段锦、五禽戏、六字诀等常用的运动养生方法，分别介绍其特点、作用、操作要领及注意事项。

5.经穴养生：介绍中医学对经络的认识以及经络在人体中的作用；介绍常用穴位的部位、养生保健功效、按压方式以及注意事项。

6.其他养生：介绍中医学有关起居、房事、气功等养生方法。

三、常见疾病的中医药预防和保健

重点介绍中医药对常见病、多发病如冠心病、高血压、高血脂、糖尿病、恶性肿瘤、慢性支气管炎、哮喘、结核病、肝炎、风湿性关节炎、颈椎病、骨质疏松症、流行性感冒、失眠、便秘等疾病的认识和预防保健方法。

四、重点人群的中医药养生保健

（一）老年人的基本特点及中医养生保健。

介绍中医学对老年人的生理特点、病理特点、常见疾病的认识，着重介绍中医学针对老年人（尤其是65岁以上）生理、病理特点所采取的养生保健方法和常见疾病的预防保健方法。

（二）女性的基本特点及中医养生保健。

介绍中医学对女性的生理特点、病理特点、常见疾病的认识，着重介绍中医学针对女性各个生理阶段的生理、病理特点所采取的养生保健方法和常见疾病的预防保健方法。介绍针对孕产妇常用的中医药养生保健方法。

（三）儿童的基本特点及中医养生保健。

介绍中医学对儿童的生理特点、病理特点、常见疾病的认识，着重介绍中医学针对儿童（尤其是0-3岁儿童）生理、病理特点所采取的养生保健方法和常见疾病的预防保健方法。

五、中医药常识

（一）一般常识。

介绍中医诊治疾病的基本特点和找中医看病应注意的基本事项。

（二）中药常识。

介绍中药的基本知识；简要介绍中药炮制方法和目的（炮制减毒增效的知识），介绍中药简单的加工炮制、中药的煎煮方法，服用中药的注意事项以及常用中药的鉴别知识等。

（三）家庭常备中成药

介绍家庭常备中成药的主治、功效、适应症，以及使用方法、注意事项、服用禁忌等。

（四）应急知识

介绍在突发公共卫生事件、自然灾害、疾病爆发流行、家庭急救时，中医药应急处置的知识和技能等。

附　篇

（一）政策法规。

介绍国家有关中医药的法律法规和方针政策、中医药服务体系、中医药工作管理体制以及中医药在国家卫生事业中的地位和作用等。

（二）中医药科学内涵、发展简史、代表人物和代表著作。

介绍中医药的科学内涵、发展简史以及各个历史发展阶段的代表人物和代表著作。

（三）亚健康。

介绍中医学对亚健康状态的认识，着重介绍中医学对亚健康状态预防和养生保健方法。

（四）民族医药。

介绍具有特色、有影响的民族医药。

蛋白同化制剂和肽类激素
进出口管理办法

国家食品药品监督管理总局
海关总署　　　　　　　　　令
国家体育总局

第9号

　　《蛋白同化制剂和肽类激素进出口管理办法》已于2014年6月27日经国家食品药品监督管理总局局务会议审议通过，并经海关总署、国家体育总局同意，现予公布，自2014年12月1日起施行。

食品药品监管总局　局长　张　勇

海关总署　署长　于广洲

国家体育总局　局长　刘　鹏

2014年9月28日

蛋白同化制剂和肽类激素进出口管理办法

　　第一条　为规范蛋白同化制剂、肽类激素的进出口管理，根据《中华人民共和国药品管理法》、《中华人民共和国海关法》、《反兴奋剂条例》等法律、行政法规，制定本办法。

　　第二条　国家对蛋白同化制剂、肽类激素实行进出口准许证管理。

第三条 进口蛋白同化制剂、肽类激素，进口单位应当向所在地省、自治区、直辖市食品药品监督管理部门提出申请。

第四条 进口供医疗使用的蛋白同化制剂、肽类激素，进口单位应当报送以下资料：

（一）药品进口申请表。

（二）购货合同或者订单复印件。

（三）《进口药品注册证》（或者《医药产品注册证》）（正本或者副本）复印件。

（四）进口单位的《药品经营许可证》、《企业法人营业执照》、《进出口企业资格证书》（或者《对外贸易经营者备案登记表》）、《组织代码证书》复印件；药品生产企业进口本企业所需原料药和制剂中间体（包括境内分包装用制剂），应当报送《药品生产许可证》、《企业法人营业执照》、《组织代码证书》复印件。

（五）《进口药品注册证》（或者《医药产品注册证》）持有者如委托其他公司代理出口其药品的，需提供委托出口函。

上述各类复印件应当加盖进口单位公章。

第五条 因教学、科研需要而进口蛋白同化制剂、肽类激素的，进口单位应当报送以下资料：

（一）药品进口申请表；

（二）购货合同或者订单复印件；

（三）国内使用单位合法资质的证明文件、药品使用数量的测算依据以及使用单位出具的合法使用和管理该药品保证函；

（四）相应科研项目的批准文件或者相应主管部门的批准文件；

（五）接受使用单位委托代理进口的，还需提供委托代理协议复印件和进口单位的《企业法人营业执照》、《进出口企业资格证书》（或者《对外贸易经营者备案登记表》）、《组织代码证书》复印件。

上述各类复印件应当加盖进口单位公章。

第六条 境内企业因接受境外企业委托生产而需要进口蛋白同化制剂、肽类激素的，报送本办法第五条第一款第（一）项、第（三）项、第（五）项规定的资料。

上述各类复印件应当加盖进口单位公章。

第七条 省、自治区、直辖市食品药品监督管理部门收到进口申请及有关资料后，应当于15个工作日内作出是否同意进口的决定；对同意进口的，发给药品《进口准许证》；对不同意进口的，应当书面说明理由。

第八条 进口蛋白同化制剂、肽类激素必须经由国务院批准的允许药品进口的口岸进口。进口单位持省、自治区、直辖市食品药品监督管理部门核发的药品《进口准许证》向海关办理报关手续。进口蛋白同化制剂、肽类激素无需办理《进口药品通关单》。

第九条 进口供医疗使用的蛋白同化制剂、肽类激素（包括首次在中国销售的），进口单位应当于进口手续完成后，及时填写《进口药品报验单》，持《进口药品注册证》（或者《医药产品注册证》）原件（正本或者副本）、药品《进口准许证》原件，向进口口岸食品药品监督管理部门报送下列资料一式两份，申请办理《进口药品口岸检验通知书》：

（一）《进口药品注册证》（或者《医药产品注册证》）（正本或者副本）和药品《进口准许证》复印件；

（二）进口单位的《药品生产许可证》或者《药品经营许可证》复印件，《企业法人营业执照》复印件；

（三）原产地证明复印件；

（四）购货合同复印件；

（五）装箱单、提运单和货运发票复印件；

（六）出厂检验报告书复印件；

（七）药品说明书及包装、标签的式样（原料药和制剂中间体除外）。

上述各类复印件应当加盖进口单位公章。

第十条 口岸食品药品监督管理部门接到《进口药品报验单》及相关资料，审查无误后，将《进口药品注册证》（或者《医药产品注册证》）（正本或者副本）原件、药品《进口准许证》原件交还进口单位，并应当于当日向负责检验的口岸药品检验所发出《进口药品口岸检验通知书》，附本办法第九条规定的资料1份。

口岸药品检验所接到《进口药品口岸检验通知书》后，应当在2个工作日内与进口单位联系，到存货地点进行抽样，抽样完成后，应当在药品《进口准许证》原件第一联背面注明"已抽样"字样，并加盖抽样单位的公章。

第十一条 因教学、科研需要而进口的蛋白同化制剂、肽类激素以及境内企业接受境外企业委托生产而需要进口的蛋白同化制剂、肽类激素，予以免检。对免检的进口蛋白同化制剂、肽类激素，其收货人不免除持进口准许证向海关办理手续的义务。

第十二条 有下列情形之一的，口岸食品药品监督管理部门应当及时将有关情况通告发证机关：

（一）口岸食品药品监督管理部门根据《药品进口管理办法》第十七条规定，不予发放《进口药品口岸检验通知书》的；

（二）口岸药品检验所根据《药品进口管理办法》第二十五条规定，不予抽样的。

口岸食品药品监督管理部门对具有当前款情形并已进口的全部药品，应当采取查封、扣押的行政强制措施，并于查封、扣押之日起7日内作出责令复运出境决定，通知进口单位按照本办法规定的蛋白同化制剂、肽类激素出口程序办理药品

《出口准许证》，将进口药品全部退回原出口国。

进口单位收到责令复运出境决定之日起10日内不答复或者未明确表示复运出境的，已查封、扣押的药品由口岸食品药品监督管理部门监督销毁。

第十三条 进口的蛋白同化制剂、肽类激素经口岸药品检验所检验不符合标准规定的，进口单位应当在收到《进口药品检验报告书》后2日内，将全部进口药品流通、使用的详细情况，报告所在地口岸食品药品监督管理部门。

口岸食品药品监督管理部门收到《进口药品检验报告书》后，应当及时采取对全部药品予以查封、扣押的行政强制措施，并在7日内作出是否立案的决定。

进口单位未在规定时间内提出复验或者经复验仍不符合标准规定的，口岸食品药品监督管理部门应当作出责令复运出境决定，通知进口单位按照本办法规定的蛋白同化制剂、肽类激素出口程序办理药品《出口准许证》，将进口药品全部退回原出口国。进口单位收到责令复运出境决定之日起10日内不答复或者未明确表示复运出境的，由口岸食品药品监督管理部门监督销毁。

经复验符合标准规定的，口岸食品药品监督管理部门应当解除查封、扣押的行政强制措施。

口岸食品药品监督管理部门应当将按照本条第二款、第三款、第四款规定处理的情况及时通告发证机关，同时通告各省、自治区、直辖市食品药品监督管理部门和其他口岸食品药品监督管理部门。

第十四条 国内药品生产企业、经营企业以及医疗机构采购进口蛋白同化制剂、肽类激素时，供货单位应当提供《进口药品注册证》（或者《医药产品注册证》）复印件、药品《进口准许证》复印件和《进口药品检验报告书》复印件，并在上述各类复印件上加盖供货单位公章。

第十五条　出口蛋白同化制剂、肽类激素，出口单位应当向所在地省、自治区、直辖市食品药品监督管理部门提出申请，报送下列资料：

（一）药品出口申请表。

（二）进口国家或者地区的药品管理机构提供的进口准许证正本（或者复印件及公证文本）。

如进口国家或者地区对蛋白同化制剂、肽类激素进口尚未实行许可证管理制度，需提供进口国家的药品管理机构提供的该类药品进口无需核发进口准许证的证明文件（正本）以及以下文件之一：

1. 进口国家或者地区的药品管理机构提供的同意进口该药品的证明文件正本（或者复印件及公证文本）；

2. 进口单位合法资质的证明文件和该药品用途合法的证明文件正本（或者复印件及公证文本）。

（三）购货合同或者订单复印件（自营产品出口的生产企业除外）。

（四）外销合同或者订单复印件。

（五）出口药品如为国内药品生产企业经批准生产的品种，须提供该药品生产企业的《药品生产许可证》、《企业法人营业执照》及药品的批准证明文件复印件。

出口药物如为境内企业接受境外企业委托生产的品种，须提供与境外委托企业签订的委托生产合同。委托生产合同应当明确规定双方的权利和义务、法律责任等，产品质量由委托方负责。

（六）出口企业的《企业法人营业执照》、《进出口企业资格证书》（或者《对外贸易经营者备案登记表》）、《组织代码证书》复印件。

上述各类复印件应当加盖出口单位公章。

第十六条　按照本办法第十二条、第十三条规定复运出境的，申请药品《出口准许证》时，应当提供下列资料：

（一）出口国原出口单位申请退货的证明材料；

（二）药品《进口准许证》。

第十七条 省、自治区、直辖市食品药品监督管理部门收到出口申请及有关资料后，应当于15个工作日内作出是否同意出口的决定；对同意出口的，发给药品《出口准许证》；对不同意出口的，应当书面说明理由。

对根据本办法第十六条规定申请办理药品《出口准许证》的，发证机关应当在药品《出口准许证》上注明"原货退回"字样。

第十八条 出口单位持省、自治区、直辖市食品药品监督管理部门核发的药品《出口准许证》向海关办理报关手续。

第十九条 进出口单位在办理报关手续时，应当多提交一联报关单，并向海关申请签退该联报关单。海关凭药品《进口准许证》、《出口准许证》在该联报关单上加盖"验讫章"后退进出口单位。

进出口完成后1个月内，进出口单位应当将药品《进口准许证》、《出口准许证》的第一联、海关签章的报关单退回发证机关。

取得药品进出口准许证后未进行相关进出口贸易的，进出口单位应当于准许证有效期满后1个月内将原准许证退回发证机关。

第二十条 药品《进口准许证》有效期1年。药品《出口准许证》有效期不超过3个月（有效期时限不跨年度）。

药品《进口准许证》、《出口准许证》实行"一证一关"，只能在有效期内一次性使用，证面内容不得更改。因故延期进出口的，可以持原进出口准许证办理一次延期换证手续。

第二十一条 药品《进口准许证》、《出口准许证》如有遗失，进出口单位应当立即向原发证机关书面报告挂失。原发证机关收到挂失报告后，通知口岸海关。原发证机关经核实无不良后果的，予以重新补发。

第二十二条　药品《进口准许证》、《出口准许证》由国家食品药品监督管理总局统一印制。

第二十三条　以加工贸易方式进出口蛋白同化制剂、肽类激素的，海关凭药品《进口准许证》、《出口准许证》办理验放手续并实施监管。确因特殊情况无法出口的，移交货物所在地食品药品监督管理部门按规定处理，海关凭有关证明材料办理核销手续。

第二十四条　海关特殊监管区域和保税监管场所与境外进出及海关特殊监管区域、保税监管场所之间进出的蛋白同化制剂、肽类激素，免予办理药品《进口准许证》、《出口准许证》，由海关实施监管。

从海关特殊监管区域和保税监管场所进入境内区外的蛋白同化制剂、肽类激素，应当办理药品《进口准许证》。

从境内区外进入海关特殊监管区域和保税监管场所的蛋白同化制剂、肽类激素，应当办理药品《出口准许证》。

第二十五条　个人因医疗需要携带或者邮寄进出境自用合理数量范围内的蛋白同化制剂、肽类激素的，海关按照卫生计生部门有关处方的管理规定凭医疗机构处方予以验放。

第二十六条　除本办法另有规定外，供医疗使用的蛋白同化制剂、肽类激素的进口、口岸检验、监督管理等方面，参照《药品进口管理办法》有关药品进口的规定执行。

第二十七条　本办法所称进口供医疗使用的蛋白同化制剂、肽类激素，是指进口的蛋白同化制剂、肽类激素拟用于生产制剂或者拟在中国境内上市销售。

进口单位：是指依照本办法取得的药品《进口准许证》上载明的进口单位。

出口单位：是指依照本办法取得的药品《出口准许证》

上载明的出口单位。

第二十八条 本办法自2014年12月1日起施行。2006年7月28日公布的《蛋白同化制剂、肽类激素进出口管理办法（暂行）》（原国家食品药品监督管理局、海关总署、国家体育总局令第25号）同时废止。

食品药品监督管理统计管理办法

国家食品药品监督管理总局令

第10号

《食品药品监督管理统计管理办法》已于2014年9月29日经国家食品药品监督管理总局局务会议审议通过，现予公布，自2015年2月1日起施行。

局　长　张　勇

2014年12月19日

食品药品监督管理统计管理办法

第一章　总　则

第一条 为科学、有效地组织实施食品药品监督管理统计工作，规范统计活动，保障统计资料的真实性、准确性、完整性和及时性，充分发挥统计在食品药品监督管理工作中的重要作用，根据《中华人民共和国统计法》、《中华人民共和国食品安全法》、《中华人民共和国药品管理法》等有关法律法规，制定本办法。

第二条　本办法适用于各级食品药品监督管理部门及其相关直属单位组织实施的统计活动。

第三条　食品药品监督管理统计的基本任务是对食品（含食品添加剂）、保健食品、药品、化妆品、医疗器械等监督管理工作的基本情况进行统计调查、统计分析，提供统计信息和咨询，实行统计监督。

第四条　食品药品监督管理统计工作实行统一管理、分级负责。

国家食品药品监督管理总局负责全国食品药品监督管理统计工作的监督管理和组织协调。

地方各级食品药品监督管理部门负责本行政区域的食品药品监督管理统计工作。

第五条　各级食品药品监督管理部门应当加强对统计工作的组织领导，健全机构，充实人员，保障工作经费，完善技术装备，确保统计机构和人员有效履行统计职责。

第六条　各级食品药品监督管理部门应当将统计信息化建设纳入信息化建设总体规划，充分应用信息化技术开展统计工作，推进统计信息搜集、处理、传输、共享、存储技术和统计数据库体系的现代化，提高统计工作质量和效率。

国家食品药品监督管理总局加强对统计信息化建设的指导和规范。

第七条　食品药品监督管理统计报表填报单位应当依照有关法律、法规、规章和本办法的规定如实填报，不得拒报、迟报、虚报、瞒报，不得伪造、篡改统计资料。

第八条　各级食品药品监督管理部门的统计机构和统计人员对在食品药品监督管理统计工作中知悉的国家秘密、商业秘密和个人信息应当予以保密。

第二章　统计机构和统计人员

第九条　各级食品药品监督管理部门应当明确承担统计职能的机构，设置统计岗位，配备统计人员，并指定统计工作负责人。

第十条　国家食品药品监督管理总局统计机构履行以下职责：

（一）健全统计工作制度，对全国食品药品监督管理统计工作进行管理、指导和监督；

（二）健全全国食品药品监督管理统计指标体系，组织制定全国食品药品监督管理综合性统计调查计划和统计调查方案等，根据工作需要下达统计任务；

（三）编制、公布全国食品药品监督管理统计年报等统计资料；

（四）管理、协调本局各司局及直属单位的专业统计工作，审核本局内设机构及直属单位拟定的专业统计调查方案；

（五）贯彻执行统计法律法规，实施国家统计标准和补充性的食品药品监督管理统计标准；

（六）采集、汇总、管理全国食品药品监督管理统计资料，开展统计分析和统计预测，实行统计监督，提供统计信息和咨询；

（七）指导省、自治区、直辖市食品药品监督管理统计信息系统的建设；

（八）组织国家和省、自治区、直辖市食品药品监督管理部门统计人员的业务培训，并对省、自治区、直辖市食品药品监督管理部门组织开展的统计业务培训给予必要指导。

第十一条　地方各级食品药品监督管理部门的统计机构承

担本部门统计职能：

（一）组织和管理本行政区域食品药品监督管理统计工作，执行全国食品药品监督管理统计工作制度；

（二）健全本行政区域食品药品监督管理统计工作制度和统计指标体系，制发本行政区域食品药品监督管理综合性统计调查计划和统计调查方案，管理、指导统计调查工作，监督检查统计工作制度的实施；

（三）编制、公布本行政区域食品药品监督管理统计资料；

（四）管理、协调本部门内设机构及直属单位的专业统计工作，审核本部门内设机构及直属单位拟定的专业统计调查方案；

（五）贯彻执行统计法律法规，实施国家统计标准和补充性的食品药品监督管理统计标准；

（六）采集、汇总、管理本行政区域食品药品监督管理统计资料，开展统计分析和统计预测，实行统计监督，提供统计信息和咨询；

（七）组织本行政区域食品药品监督管理统计信息系统的建设和使用；

（八）组织开展本行政区域食品药品监督管理统计人员的业务培训。

第十二条 各级食品药品监督管理部门应当加强对统计人员的业务培训和职业道德教育，提高统计人员的能力和素质。

各级食品药品监督管理部门应当优先从具备统计专业知识的人员中选调和补充统计人员，统计人员上岗前必须参加岗前培训。

第十三条 统计人员应当坚持实事求是，恪守职业道德，对其负责搜集、审核、录入的统计资料与统计调查对象报送的统计资料的一致性负责。

统计人员进行统计调查时，有权就与统计有关的问题询问有关人员，要求其如实提供有关情况、资料并改正不真实、不准确的资料。

第三章　统计调查管理

第十四条　国家食品药品监督管理总局统计机构制定全国食品药品监督管理相关统计调查的指标涵义、计算方法、分类目录、统计编码以及其他方面的统计标准。

第十五条　各级食品药品监督管理部门应当依法有计划地组织开展食品药品监督管理统计调查。

国家食品药品监督管理总局负责统一制定全国食品药品监督管理统计调查项目，报国家统计局备案或者审批。

地方各级食品药品监督管理部门负责统一制定本行政区域食品药品监督管理统计调查项目，报同级人民政府统计机构审批或者备案。

第十六条　各级食品药品监督管理部门的内设机构及直属单位根据工作需要申请立项的统计调查项目，应当有充分的理由、明确的目的和资料使用范围，与本部门的职能相一致，且与本部门统计机构的统计调查分工明确，相互协调，不得交叉重复。

各级食品药品监督管理部门的内设机构及其直属单位开展统计调查（包括一次性调查、经常性调查、普查等），应当自行制定统计调查方案，报本部门统计机构审核同意后，由该内设机构或者直属单位组织实施。调查完成后，相关统计数据和报告应当及时向本部门统计机构备案。

第四章　统计资料的收集、管理和公布

第十七条　地方各级食品药品监督管理部门负责在本行政

区域内依法执行食品药品监督管理统计报表制度。提交上一级食品药品监督管理部门统计机构的统计数据应当严格按照统计报表制度要求逐级生成、填报、审核，并经本单位负责人审定。上一级食品药品监督管理部门统计机构应当对下一级食品药品监督管理部门或者单位提交的统计数据进行审查，确认无误后方可使用；对审查发现的异常数据，应当逐级核实确认。

第十八条　食品药品监督管理统计资料实行分级管理。全国食品药品监督管理统计资料由国家食品药品监督管理总局统计机构统一管理，地方各级食品药品监督管理部门的统计资料由本部门统计机构统一管理。

第十九条　各级食品药品监督管理部门应当按照国家有关规定设置原始记录、统计台账，建立健全统计资料的审核、签署、交接、归档等管理制度。统计资料的审核签署人员应当对其审核、签署的统计资料的真实性、准确性负责。

第二十条　各级食品药品监督管理部门应当按照国家有关规定建立统计资料的保存、管理制度，建立健全统计信息共享机制，强化统计数据整合、数据交换与信息共享。

第二十一条　国家食品药品监督管理总局负责审定、公布和出版全国食品药品监督管理统计资料。

省、自治区、直辖市食品药品监督管理部门负责审定、公布和出版本行政区域食品药品监督管理统计资料。

第二十二条　各级食品药品监督管理部门统计调查取得的统计资料，应当依据法律法规及时公开，供社会公众查询。

第五章　监督检查与法律责任

第二十三条　国家食品药品监督管理总局对本局各司局、直属单位及省、自治区、直辖市食品药品监督管理部门统计工作进行监督检查与年度考核。年度考核工作具体办法由国家食品药品监督管理总局统计机构另行制定。

省、自治区、直辖市食品药品监督管理部门对本行政区域食品药品监督管理统计工作进行监督检查与年度考核。

第二十四条 县级以上食品药品监督管理部门及其直属单位的负责人有下列行为之一的，依照《中华人民共和国统计法》第三十七条规定予以处理：

（一）自行修改统计资料、编造虚假统计数据的；

（二）要求统计机构、统计人员或者其他机构、人员伪造、篡改统计资料的；

（三）对依法履行职责或者拒绝、抵制统计违法行为的统计人员打击报复的；

（四）对本部门、本单位发生的严重统计违法行为失察的。

第二十五条 县级以上食品药品监督管理部门及其直属单位有下列行为之一的，对直接负责的主管人员和其他直接责任人员，依照《中华人民共和国统计法》第三十九条规定予以处理：

（一）违法公布统计资料的；

（二）泄露统计调查对象的商业秘密、个人信息或者提供、泄露在统计调查中获得的能够识别或者推断单个统计调查对象身份的资料的；

（三）违反国家有关规定，造成统计资料毁损、灭失的。

第二十六条 县级以上食品药品监督管理部门及其直属单位有下列行为之一的，对直接负责的主管人员和其他直接责任人员，依照《中华人民共和国统计法》第四十一条规定予以处理：

（一）拒绝提供统计资料或者经催报后仍未按时提供统计资料的；

（二）提供不真实或者不完整的统计资料的；

（三）拒绝答复或者不如实答复统计检查查询书的；

（四）拒绝、阻碍统计调查、统计检查的；

（五）转移、隐匿、篡改、毁弃或者拒绝提供原始记录和凭证、统计台账、统计调查表及其他相关证明和资料的。

第六章 附 则

第二十七条 本办法由国家食品药品监督管理总局负责解释。

第二十八条 本办法自2015年2月1日起施行。2001年3月21日公布的《药品监督管理统计管理办法（试行）》同时废止。

关于公布第一批过度重复药品品种目录的公告

国家食品药品监督管理总局公告

2014年第45号

关于公布第一批过度重复药品品种目录的公告

为更好地引导药品合理申报，避免市场药品同水平重复，防止研发投入风险，促进药品产业健康发展，依据《中华人民共和国药品管理法》、《药品注册管理办法》等有关法律法规，国家食品药品监督管理总局对在国内已上市药品和正在申报注册的药品进行全面调查，选出第一批过度重复的已上市药品品种34个、过度重复申报注册的药品品种16个，现予以公布（见附件）。

国家食品药品监督管理总局提醒相关单位，应充分了解市场供需状况，评估药品研发风险，慎重进行投资经营决策。各省、自治区、直辖市食品药品监督管理部门要加强对相关药品注册申请的受理审查、研制现场核查和生产现场检查，对已经公布的过度重复药品品种，做好宣传引导工作。

特此公告。

附件：1. 过度重复的已上市药品品种目录
　　　2. 过度重复申报注册的药品品种目录

国家食品药品监督管理总局
2014 年 9 月 12 日

附件1

过度重复的已上市药品品种目录

序号	活性成分通用名	给药途径
1	葡萄糖	注射
2	维生素C	口服
3	安乃近	口服
4	对乙酰氨基酚	口服
5	复方磺胺甲噁唑	口服
6	氯化钠/葡萄糖	注射
7	土霉素	口服
8	氯化钠	注射
9	小檗碱	注射
10	诺氟沙星	口服

序号	活性成分通用名	给药途径
11	维生素B₁	口服
12	对乙酰氨基酚/咖啡因/马来酸氯苯那敏/人工牛黄	口服
13	四环素	口服
14	利福平	口服
15	红霉素	口服
16	维生素C	注射
17	乙酰螺旋霉素	口服
18	甲硝唑	口服
19	头孢氨苄	口服
20	西咪替丁	口服
21	氨基比林/非那西丁	口服
22	氯霉素	口服
23	肌苷	口服
24	异烟肼	口服
25	阿司匹林	口服
26	呋喃唑酮	口服
27	布洛芬	口服
28	萘普生	口服
29	吡拉西坦	口服
30	雷尼替丁	口服
31	复方氨基酸	注射
32	甲硝唑	注射
33	左氧氟沙星	注射
34	维生素B₆	口服

注：相同活性成分、相同给药途径药品批准文号数量在500个以上。

附件2

过度重复申报注册的药品品种目录

序号	活性成分通用名	给药途径
1	阿托伐他汀钙	口服
2	头孢地尼	口服
3	氢氯吡格雷	口服

序号	活性成分通用名	给药途径
4	头孢替安	注射
5	喹硫平	口服
6	氨溴索	注射
7	恩替卡韦	口服
8	法舒地尔	注射
9	奥氮平	口服
10	头孢美唑	注射
11	孟鲁司特钠	口服
12	头孢地嗪	注射
13	瑞舒伐他汀	口服
14	瑞格列奈	口服
15	头孢丙烯	口服
16	拉米夫定	口服

注：相同活性成分、相同给药途径药品注册申请数量在50个以上。

关于公布第二批过度重复药品品种目录的公告

国家食品药品监督管理总局公告

2014年第55号

关于公布第二批过度重复药品品种目录的公告

为更好地引导药品合理申报，避免市场药品同水平重复，防止研发投入风险，促进药品产业健康发展，依据《中华人民共和国药品管理法》、《药品注册管理办法》等有关法律法规，国家食品药品监督管理总局对在国内已上市药品和正在申报注册的药品进行全面调查，现选出第二批过度重复的已上市药品品种27个、过度重复申报注册的药品品种17个，予以公布（见附件）。

国家食品药品监督管理总局提醒相关企业和单位，应充分了解市场供需状况，评估药品研发风险，慎重进行投资经营决策。各省、自治区、直辖市食品药品监督管理部门要加强对相关药品注册申请的受理审查、研制现场核查和生产现场检查，对已经公布的过度重复药品品种，做好宣传引导工作。

特此公告。

附件：1. 过度重复的已上市药品品种目录
2. 过度重复申报注册的药品品种目录

国家食品药品监督管理总局
2014 年 11 月 14 日

附件1

过度重复的已上市药品品种目录

序号	活性成分通用名	给药途径
1	维生素 B_{12}	注射
2	庆大霉素	注射
3	维生素 B_2	口服
4	琥乙红霉素	口服
5	马来酸氯苯那敏/双氯芬酸/人工牛黄	口服
6	吡哌酸	口服
7	阿莫西林	口服
8	头孢哌酮钠/舒巴坦钠	注射
9	阿奇霉素	口服
10	小儿氨酚黄那敏	口服
11	林可霉素	口服

序号	活性成分通用名	给药途径
12	利巴韦林	注射
13	维生素B₆	注射
14	利巴韦林	口服
15	头孢拉定	口服
16	马来酸氯苯那敏	口服
17	右旋糖酐40	注射
18	头孢呋辛	注射
19	干酵母	口服
20	硝苯地平	口服
21	阿司匹林/非那西丁/咖啡因	口服
22	卡托普利	口服
23	头孢他啶	注射
24	头孢曲松	注射
25	地塞米松磷酸钠	注射
26	小儿复方磺胺甲噁唑	口服
27	甘露醇	注射

注：相同活性成分、相同给药途径药品批准文号数量在300至500个之间。

附件2

过度重复申报注册的药品品种目录

序号	活性成分通用名	给药途径
1	头孢克肟	口服
2	缬沙坦	口服
3	头孢哌酮钠/他唑巴坦钠	注射
4	氨氯地平	口服
5	兰索拉唑	注射
6	氨溴索	口服
7	奥硝唑	注射
8	美洛西林钠/舒巴坦钠	注射
9	奥硝唑	口服
10	厄贝沙坦/氢氯噻嗪	口服
11	果糖/葡萄糖	注射
12	左旋氨氯地平	口服

序号	活性成分通用名	给药途径
13	兰索拉唑	口服
14	头孢呋辛酯	口服
15	二甲双胍	口服
16	头孢克洛	口服
17	非洛地平	口服

注：相同活性成分、相同给药途径药品注册申请数量在30至50个之间。

关于药品生产经营企业全面实施药品电子监管有关事宜的公告

国家食品药品监督管理总局公告

2015年 第1号

关于药品生产经营企业全面实施药品电子监管有关事宜的公告

为按期完成《国家药品安全"十二五"规划》要求的"完善覆盖全品种、全过程、可追溯的药品电子监管体系"工作任务，在2015年年底前实现全部药品制剂品种、全部生产和流通过程的电子监管，现将药品生产、经营企业和进口药品制药厂商实施药品电子监管有关事宜公告如下：

2015年12月31日前，境内药品制剂生产企业、进口药品制药厂商须全部纳入中国药品电子监管网（以下简称入网），按照原国家食品药品监督管理局《关于印发药品电子监管工作指导意见的通知》（国食药监办〔2012〕283号）的要求，完成生产线改造，在药品各级销售包装上加印（贴）统一标识的中国药品电子监管码（以下称赋码），并进行数据采集上传，通过中国药品电子监管平台核注核销。2016年1月1日后生产的药品制剂应做到全部赋码。

2015年12月31日前，所有药品批发、零售企业须全部入网，严格按照新修订《药品经营质量管理规范》要求，对所经营的已赋码药品"见码必扫"，及时核注核销、上传信息，确保数据完整、准确，并认真处理药品电子监管系统内预警信息。

2015年4月30日前，尚未入网的进口药品制药厂商应将其指定的药品电子监管工作代理机构报国家食品药品监督管理总局，按照原国家食品药品监督管理局《关于进口药品实施电子监管有关事宜的通知》（国食药监安〔2013〕23号）要求，启动入网实施工作。

药品生产、经营企业和进口药品电子监管工作代理机构应按照所在地省级食品药品监管部门部署，积极参加学习培训，优选设备和系统，合理改造操作流程，按要求做好药品电子监管入网、赋码、上传、核注核销等实施工作。

食品药品监管总局
2015年1月4日

关于发布药物安全药理学研究技术指导原则等8项技术指导原则的通告

国家食品药品监督管理总局通告

2014年 第4号

关于发布药物安全药理学研究技术指导原则等8项技术指导原则的通告

为规范和指导药物非临床安全性研究，国家食品药品监督管理总局组织制定了药物安全药理学研究技术指导原则等8项药物非临床安全性研究技术指导原则（见附件），现予发布。

特此通告。

附件：1. 药物安全药理学研究技术指导原则（略）

　　　2. 药物单次给药毒性研究技术指导原则（略）

　　　3. 药物重复给药毒性研究技术指导原则（略）

　　　4. 药物刺激性、过敏性和溶血性研究技术指导原则（略）

　　　5. 药物非临床药代动力学研究技术指导原则（略）

　　　6. 药物毒代动力学研究技术指导原则（略）

　　　7. 药物QT间期延长潜在作用非临床研究技术指导原则（略）

8. 药物非临床安全性评价供试品检测要求的Q&A
（略）

国家食品药品监督管理总局
2014年5月13日

关于发布普通口服固体制剂溶出度试验技术指导原则和化学药物（原料药和制剂）稳定性研究技术指导原则的通告

国家食品药品监督管理总局通告

2015年　第3号

关于发布普通口服固体制剂溶出度试验技术指导原则和化学药物（原料药和制剂）稳定性研究技术指导原则的通告

为规范和指导普通口服固体制剂溶出度研究和化学药物（原料药和制剂）稳定性研究，国家食品药品监督管理总局组织制定了《普通口服固体制剂溶出度试验技术指导原则》和《化学药物（原料药和制剂）稳定性研究技术指导原则》（见附件），现予以发布。

特此通告。

附件:1. 普通口服固体制剂溶出度试验技术指导原则（略）
2. 化学药物（原料药和制剂）稳定性研究技术指导原则（略）

食品药品监管总局
2015年2月5日

关于发布《中华人民共和国药典》（2015年版）的公告

国家食品药品监督管理总局公告

2015年　第67号

关于发布《中华人民共和国药典》（2015年版）的公告

根据《中华人民共和国药品管理法》，《中华人民共和国药典》（以下简称《中国药典》，2015年版）经第十届药典委员会执委会全体会议审议通过，现予发布，自2015年12月1日起实施。《中国药典》（2015年版）目录见附件。

特此公告。

附件:《中国药典》(2015年版)目录(略)

食品药品监管总局
2015年6月5日

关于发布生物类似药研发与
评价技术指导原则的通告

国家食品药品监督管理总局通告

2015年 第7号

关于发布生物类似药研发与
评价技术指导原则的通告

为指导和规范生物类似药的研发与评价,推动生物医药行业的健康发展,国家食品药品监督管理总局组织制定了《生物类似药研发与评价技术指导原则(试行)》,现予发布。药品注册申请人在进行生物类似药研发时,应参照本指导原则开展相关研究工作,并按照如下要求申请药品注册:

一、生物类似药按照新药申请的程序申报。

二、根据产品性质和制备方法,生物类似药按照《药品注册管理办法》附件3中治疗用生物制品的相应注册分类(如第2、10、15类等)进行申报,并按照治疗用生物制品申报资料项目,结合本指导原则的具体要求提交申报资料。

三、填写《药品注册申请表》时,在"其他特别申明事项"中注明"本品系按生物类似药研发及申报"。

特此通告。

附件：生物类似药研发与评价技术指导原则（试行）（略）

食品药品监管总局

2015年2月28日

食品药品监管总局关于发布儿科人群药代动力学研究技术指导原则的通知

食药监药化管〔2014〕103号

各省、自治区、直辖市食品药品监督管理局：

为规范和指导儿科人群药代动力学研究，鼓励和推动针对我国儿科人群的药物研发，国家食品药品监督管理总局组织制定了《儿科人群药代动力学研究技术指导原则》，现予以发布。

附件：儿科人群药代动力学研究技术指导原则（略）

国家食品药品监督管理总局

2014年7月11日

食品药品监管总局 海关总署关于印发增设允许药品进口口岸的原则和标准的通知

食药监药化管〔2015〕6号

各省、自治区、直辖市人民政府：

为进一步规范增设允许药品进口的口岸（以下简称药品进口口岸）工作，经国务院同意，现将有关增设原则和标准通知如下：

一、增设药品进口口岸的原则

增设药品进口口岸遵循"按需设置、标准控制、严格监管、有进有出"的原则。

二、增设药品进口口岸的标准

（一）增设的药品进口口岸，应是已设立海关机构且具备进口药品海关监管能力的地级及以上市的口岸。

（二）增设药品进口口岸，须与本省（区、市）医药经济规模和药品进口需求量相适应。药品进口需求连续3年达到每年10个品种及总量200批次以上（不包括中药材，下同）的，可设立1个药品进口口岸；达到每年20个品种及总量400批次以上的，可设立2个药品进口口岸；设立3个以上的，按此标准类推。

（三）增设的药品进口口岸所在地的食品药品监督管理部门负责药品进口备案工作，药品检验机构负责药品进口检验工作。

增设的药品进口口岸所在地食品药品监督管理部门应具备相应条件（附件1），配备必要管理人员，具备完善的质量保证体系和管理制度。

增设的药品进口口岸所在地药品检验机构应具备相应条件（附件2），建立有效的质量保证体系，配备与进口药品检验检测工作相匹配的设施、设备、人员和技术能力。

三、增设药品进口口岸的申请、确认和评估

增设药品进口口岸由省级人民政府向国务院提出申请，食品药品监管总局、海关总署按上述原则和标准进行评估考核，符合标准的，报国务院批准。

食品药品监管总局、海关总署每5年对药品进口口岸进行评估考核，不符合标准的，报经国务院批准后取消其药品进口口岸资格。

附件：1. 药品进口口岸所在地食品药品监督管理部门应具备的条件
2. 药品进口口岸所在地药品检验机构应具备的条件

食品药品监管总局　海关总署
2015 年 1 月 13 日

附件1

药品进口口岸所在地食品药品监督
管理部门应具备的条件

一、按照《中华人民共和国药品管理法》、《中华人民共

和国药品管理法实施条例》及《药品进口管理办法》的要求，具备开展药品进口备案工作的能力。

二、具有与进口药品备案工作相适应的管理岗位，配备专门的管理人员。从事药品进口备案工作的人员应具有相应的专业知识，熟悉药品进口管理相关法律、法规及技术要求。

三、建立有效的质量保证体系、规范的工作规程及严格的管理制度，保障进口药品的科学监管。

四、具有药品进口信息管理的专门部门，配备专业的管理人员，建立与国家口岸药品管理信息系统相联接的信息网络，具备网络安全保障和药品进口备案信息管理的能力。

五、制定有关药品进口备案信息的收集、整理、统计、利用的制度，并定期向食品药品监管总局报送行政区域内的药品进口备案、口岸检验统计信息。

附件2

药品进口口岸所在地
药品检验机构应具备的条件

一、基本条件

（一）属地级及以上市食品药品监督管理部门设置或其他符合条件的药品检验机构，能够依法履行《药品进口管理办法》规定的口岸药品检验机构的各项职责和义务，科学、独立、公正、权威地完成药品检验检测工作。

（二）通过省级以上计量行政部门实验室资质认定（中国计量认证，CMA）。

（三）配备实验室信息管理系统（LIMS），实现口岸检验实验室数据和信息的收集、分析、报告和管理信息化。

（四）将口岸药品检验机构信息化系统联接入国家进口药品管理网络信息平台，对进口药品检验信息及时收集、整理、汇总、分析。

二、人员要求

（一）配备与进口药品检验工作相适应的技术人员，能完成增加的进口药品检验工作。

（二）根据进口药品检验的职能特点设置技术科室和管理科室，配备合适的人员。其中，中级以上药学专业职称不少于总人数的75%，本科学历以上人员不少于总人数的75%；有药学专业背景、从事药品检验的业务技术人员不少于总人数的60%。

（三）从事业务工作的相关负责人及工作人员须具有良好的专业外语交流能力。

（四）从事检验工作人员能够参加继续教育和技术交流，每位业务人员每年接受专业培训或学习的时间不少于60学时。

三、仪器设备要求

（一）仪器设备的种类、数量、各项参数，应能满足所承担的药品口岸检验、注册检验工作需要。

（二）除常规检验设备外，还应根据国际通用药典及进口药品检验特殊项目的需要，配置相应的检验设备，包括：

用于对不同固体制剂进行溶出度检查的相关溶出度测定仪；

用于杂质谱检测具有高分辨率的液质（LC–MS）、气质（GC–MS）色谱仪；

用于重金属及有害元素检测的电感耦合等离子体质谱（ICP–MS）；

用于原料药等检测的粒度分布检测仪、X–射线粉末衍射仪；

用于药用辅料及特殊制剂等检测的粘度测定仪等。

四、测试环境要求

（一）实验室建筑面积人均不低于$100m^2$，依据中国合格评定国家认可委员会实验室认可的要求配备完善的实验设施、安全管理措施和报警、应急及急救设施。

（二）从事生物学检测的实验室总体布局和各部位的安排应避免潜在的对样本的污染和对人员的危害。

（三）从事理化检测的实验室应制定并实施有关实验室安全和人员健康的文件化程序并配备相应的安全防护措施。

（四）特殊要求的实验室应有明确标识，具有相适应的安全保护措施，并能有效实施控制、监测和记录。

（五）增加独立的区域作为进口药品检验样品的留样区（增加的留样区面积=目前留样区的面积×3年×预计进口需求批次/目前留样的批次）。

五、检验检测能力要求

（一）检验检测能力范围满足药品口岸检验的要求，覆盖现行版《中华人民共和国药典》收载的全部项目，基本覆盖国际通用药典(《美国药典》、《欧洲药典》和《日本药局方》)中全部项目，并能严格按照规范要求的方法和程序进行检测，能提供完整、准确的检验报告。

（二）近两年内参加国内权威机构（中国合格评定国家认可委员会、中国食品药品检定研究院等）组织的能力验证及比对试验至少5次，参加国际权威机构（世界卫生组织、国际药学联合会、欧洲药品质量管理局等）组织的能力验证试验至少1次，且均应达到良好或以上级别。

（三）通过中国合格评定国家认可委员会实验室认可（ISO/IEC17025：2005），认可的范围应对《中华人民共和国药典》中的通用检测方法全覆盖，且已稳定运行5年以上。

食品药品监管总局办公厅关于柴黄胶囊等21种药品转换为非处方药的通知

食药监办药化管〔2014〕176号

各省、自治区、直辖市食品药品监督管理局：

根据《处方药与非处方药分类管理办法（试行）》（国家药品监督管理局令第10号）的规定，经总局组织论证和审定，柴黄胶囊等21种药品（化学药品5种、中成药16种）转换为非处方药。现将转换的21种药品名单及其非处方药说明书范本（见附件）予以发布，请通知行政区域内相关药品生产企业做好以下工作：

一、在2014年10月30日前，依据《药品注册管理办法》等有关规定提出修订说明书的补充申请报备案。说明书的其他内容应当与原批准内容一致。补充申请备案之日起生产的药品，不得继续使用原药品说明书。分别按处方药和非处方药管理的双跨品种除外。

二、应当将说明书修订的内容及时通知相关医疗机构、药品经营企业等单位。

三、药品标签涉及相关内容的，应当一并修订。

附件：1. 转换为非处方药的21种药品名单（略）
      2. 柴黄胶囊等21种非处方药说明书范本（略）

国家食品药品监督管理总局办公厅
2014年9月18日

食品药品监管总局办公厅关于注射剂等无菌药品技术转让有关事项的通知

食药监办药化管〔2014〕203号

各省、自治区、直辖市食品药品监督管理局，新疆生产建设兵团食品药品监督管理局：

根据《国家食品药品监督管理总局关于做好实施新修订药品生产质量管理规范过程中药品技术转让有关事项的通知》（国食药监注〔2013〕38号）（以下简称《通知》），为明确注射剂等无菌药品技术转让有关工作要求，现就有关事项通知如下：

一、自2015年1月1日起，已获总局批复授权的省级药品监管机构停止按《通知》的程序和要求受理注射剂等无菌药品的技术转让注册申请。对已经受理的注册申请，要严格按照《通知》要求开展技术审评工作，认真审查工艺验证、质量对比等研究资料，对不符合要求的，坚决不予审批，确保技术转让过程标准不降低，确保技术转让品种质量的一致性。

二、自2015年1月1日起，注射剂等无菌药品的技术转让注册申请，应当按照《药品技术转让注册管理规定》（国食药监注〔2009〕518号）的程序和要求申报补充申请，由国家食品药品监督管理总局进行审评审批。

国家食品药品监督管理总局办公厅
2014年12月8日

食品药品监管总局办公厅关于加强地方药材标准管理有关事宜的通知

食药监办药化管〔2015〕9号

各省、自治区、直辖市食品药品监督管理局：

地方药材标准对满足临床的地区性用药特色需求，保障用药安全起到了积极作用，但也出现了将引种自国外且尚未批准进口的药用植物及国内新发现的药材收载入地方药材标准、地方药材标准与国家标准之间存在同名异物现象等问题。为严格地方药材标准管理，保障用药安全，现就有关事项通知如下：

一、禁止下列情形收载入地方药材标准：

（一）无本地区临床习用历史的品种；

（二）已有国家标准的药材；

（三）国内新发现的药材；

（四）药材新的药用部位；

（五）从国外进口、引种或引进养殖的非我国传统习用的动物、植物、矿物等产品；

（六）经基因修饰等生物技术处理的动植物产品；

（七）其他不适宜收载入地方药材标准的品种。

上述情形中的（三）、（四）、（五），均应按《药品注册管理办法》中"新发现的药材"或"药材新的药用部位"的有关注册管理规定办理。

二、中药材国家标准包括中国药典、部颁或局颁标准、进口药材标准。对与国家标准中的基原及药用部位相同的药材，地方药材标准不得通过另起他名（包括原地区习用名称）而收载；对与国家标准中的基原或药用部位不相同的药材，地方药材标准不得采用国家标准中已有的名称予以收载。

三、各省（区、市）食品药品监督管理局应开展以下工作：

（一）按上述要求，在本通知发布后6个月内完成对已发布地方药材标准的清理工作，及时废止不应收载的地方药材标准，并将清理后的地方药材标准目录及废止地方药材标准的相关文件报送总局药品化妆品注册管理司。

（二）对于地方药材标准中与国家标准同名而基原或药用部位不同的，应组织专家根据地方传统用药习惯、异名及相关证明材料（包括药用历史文献、药材基原、拉丁名、药用部位等信息）对该药材进行更名，并发布地方药材标准药材名称修订通知，同时，将已更名的标准及更名说明连同发布文件各一份报送总局药品化妆品注册管理司备案。

（三）根据地方药材标准药材名称修订结果，修订省级饮片炮制规范中的饮片名称。

四、各省（区、市）食品药品监督管理局应根据行政区域内药品监管的需要适时对地方药材标准开展修订、提高工作。修订标准发布后30日内，将已发布的标准及起草说明连同发布文件各一份报送总局药品化妆品注册管理司备案。

五、总局将组织国家药典委员会对地方药材标准的实施进行监督检查，对发现错误的，予以纠正；对发现违规和存在安全隐患的，予以通报，并责令纠正或撤销相关标准。

食品药品监管总局办公厅
2015年1月16日

食品药品监管总局办公厅关于《中国药典》分列管理中药材品种有关问题的复函

食药监办药化管函〔2014〕559号

湖南省食品药品监督管理局：

你局《关于重新明确〈中国药典〉2005年版（一部）分列品种"葛根、黄柏、金银花"有关问题的请示》（湘食药监〔2014〕39号）收悉。为妥善解决《中国药典》分列管理的葛根、黄柏、金银花等中药材品种的依法、合理使用问题，经研究，现将有关事项函复如下：

一、根据《关于〈中国药典〉2005年版（一部）分列品种"葛根、黄柏、金银花"有关问题的通知》（食药监注函〔2006〕69号）等文件要求，凡处方中药味名称符合变更要求而未及时变更的中成药品种，相关生产企业可以按照国家药品标准修订程序和要求，向国家药典委员会提出申请，经批准后方可变更。

二、相关生产企业仍按食药监注函〔2006〕69号文件中规定的有关资料要求提交申请资料。但因历史原因无法提供分列管理前所用药材来源说明及证明性资料的，可提供该品种历史生产记录等佐证资料，并提供所在地省级食品药品监督管理局对相关佐证资料的核实意见。

三、对原剂型已将处方中金银花明确为山银花，但相关改剂型未及时变更的中成药品种（具体名单见附件），为避免产生新的"同名异方"问题，相关生产企业应直接将处方中金银花变更为山银花投料生产，并按要求向所在地省级食品药品监督管理局备案说明书及标签。涉及药品标准中鉴别、检查、含量测定等项目内容变化的，应按照修订国家药品标准或药品注册标准的程序提出相应申请。

附件：原剂型已明确为山银花而改剂型未及时变更的品种（略）

国家食品药品监督管理总局办公厅
2014年11月2日

食品药品监管总局关于印发
药品生产现场检查风险
评定指导原则的通知

食药监药化监〔2014〕53号

各省、自治区、直辖市食品药品监督管理局，新疆生产建设兵团食品药品监督管理局：

为进一步强化药品生产监督管理，规范和指导《药品生产质量管理规范》现场检查工作，统一检查和评定标准。总局组织制定了《药品生产现场检查风险评定指导原则》，现予印发，请遵照执行。

国家食品药品监督管理总局
2014年5月13日

药品生产现场检查风险评定指导原则

药品监督管理部门对在企业现场检查中发现的缺陷应根据本指导原则进行分类，附件列举了部分缺陷事例及其分类情况，旨在规范药品检查行为，指导药品检查机构（人员）对发现的缺陷进行科学评定。

本指导原则适用于药品监督管理部门组织的药品GMP认证检查、跟踪检查等检查工作；在药品飞行检查中，涉及药品GMP执行情况的，也可参照本指导原则进行检查和判定。

一、缺陷的分类

缺陷分为"严重缺陷"、"主要缺陷"和"一般缺陷"，其风险等级依次降低。（具体举例见附件1~3）

（一）严重缺陷

严重缺陷是指与药品GMP要求有严重偏离，产品可能对使用者造成危害的缺陷。属于下列情形之一的为严重缺陷：

1．对使用者造成危害或存在健康风险；

2．与药品GMP要求有严重偏离，给产品质量带来严重风险；

3．有文件、数据、记录等不真实的欺骗行为；

4．存在多项关联主要缺陷，经综合分析表明质量管理体系中某一系统不能有效运行。

（二）主要缺陷

主要缺陷是指与药品GMP要求有较大偏离的缺陷。属于下列情形之一的为主要缺陷：

1．与药品GMP要求有较大偏离，给产品质量带来较大风险；

2．不能按要求放行产品，或质量受权人不能有效履行其放行职责；

3．存在多项关联一般缺陷，经综合分析表明质量管理体系中某一系统不完善。

（三）一般缺陷

一般缺陷是指偏离药品GMP要求，但尚未达到严重缺陷和主要缺陷程度的缺陷。

二、产品风险分类

企业所生产的药品，依据风险高低分为高风险产品和一般风险产品。

（一）高风险产品

以下产品属高风险产品：

1．治疗窗窄的药品；

2．高活性、高毒性、高致敏性药品（包括微量交叉污染即能引发健康风险的药品，如青霉素类、细胞毒性、性激素类药品）；

3．无菌药品；

4．生物制品（含血液制品）；

5．生产工艺较难控制的产品（是指参数控制的微小偏差即可造成产品不均一或不符合质量标准的产品，如：脂质体、微球、某些长效或缓释、控释产品等）。

（二）一般风险产品

指高风险产品以外的其他产品。

三、风险评定原则

对现场检查所发现的缺陷，应根据其缺陷严重程度以及产品风险分类，综合判定其风险高低。

风险评定应遵循以下原则：

（一）所评定的风险与缺陷的性质和出现次数有关。

（二）所评定的风险与产品风险类别有关。

（三）所评定的风险与企业的整改情况有关。

当企业重复出现前次检查发现的缺陷，表明企业没有整改，或没有采取适当的预防措施防止此类缺陷再次发生，风险等级可根据具体情况上升一级。

四、检查结果判定

检查结果判定按照《关于印发药品生产质量管理规范认证管理办法的通知》（国食药监安〔2011〕365号）第24条有关规定处理。

附件：1.严重缺陷（举例）

　　　2.主要缺陷（举例）

　　　3.一般缺陷（举例）

附件1

严重缺陷（举例）

本附件列举了部分严重缺陷，但并未包含该类缺陷的全部。

一、厂房

（一）空气净化系统生产需要时不运行。

（二）空气净化系统存在不足导致产生大范围交叉污染，未及时采取有效的纠正预防措施，仍继续生产。

（三）高致敏性药品（如青霉素类）或生物制品（如卡介苗或其他用活性微生物制备而成的药品），未采用专用和独立的厂房。

（四）洁净区内虫害严重。

二、设备

（一）用于高风险产品生产的关键设备未经确认符合要求，且有证据表明其不能正常运行。

（二）纯化水系统和注射用水系统不能正常运行，难以保证稳定提供质量合格的工艺用水并造成药品质量受到影响。

（三）有证据表明产品已被设备上的异物（如润滑油、机油、铁锈和颗粒）严重污染，且未采取措施。

（四）非专用设备用于高风险产品生产时，生产设备的清洁方法未经有效验证。

三、生产管理

（一）无书面的工艺规程或工艺规程与注册要求不一致。

（二）生产处方或生产批记录显示有重大偏差或重大计算错误，导致产品不合格并投放到市场。

（三）伪造或篡改生产和包装指令、记录，或不如实进行记录。

四、质量管理

（一）没有建立有效的质量管理系统，质量管理部门不是明确的独立机构，缺乏真正的质量决定权，有证据表明质量管理部门的决定常被生产部门或管理层否决。

（二）产品未经质量管理部门放行批准即可销售。

（三）原辅料与包装材料未经质量管理部门事先批准即用于生产，产品已放行。

五、原辅料检验

伪造/篡改或不如实记录检验结果。

六、成品检验

（一）质量标准内容不完整。

（二）批准放行销售前，未按照质量标准完成对成品的全项检验。

（三）伪造/篡改或不如实记录检验结果／伪造检验报告。

七、记录

伪造/篡改记录或不如实进行记录。

八、无菌产品

（一）产品灭菌程序未经验证。

（二）未做培养基灌装试验或未模拟全部无菌生产工艺进行培养基灌装试验以证明无菌灌装操作的有效性。

（三）培养基灌装试验失败后仍继续进行无菌灌装生产。

（四）未对首次无菌检查不合格进行彻底调查，就根据复试结果批准放行产品。

附件2

主要缺陷举例

本附件列举了部分主要缺陷，但并未包含该类缺陷的全部。

一、人员

（一）聘用或委托无足够资质的人员履行质量管理部门或生产部门的职责。

（二）质量管理部门与生产部门人员不足，导致偏差或检验结果超标多次发生。

（三）与生产、质量管理有关的人员培训不足，导致多次发生相关的GMP偏差。

二、厂房

（一）存在可能导致局部或偶发交叉污染的空气净化系统故障。

（二）高风险产品未对空气净化系统的过滤器更换、压差监控进行维护/定期确认。

（三）高风险产品的辅助系统（如：纯蒸汽、压缩空气、氮气、捕尘等）未经确认符合要求。

（四）有证据表明洁净区内未密封的孔洞表面存在污染（长霉、霉斑、来自以往生产的粉尘等）。

（五）原辅料取样没有足够的预防措施以防止原辅料取样中的污染或交叉污染。

（六）无微生物／环境监控的标准操作规程（SOP），易受污染的非无菌产品生产洁净区未设纠偏限度。

三、设备

（一）设备未在规定的工艺参数范围内运行。

（二）用于关键生产工艺的设备未经确认符合要求。

（三）在线清洁（CIP）设备及在线灭菌（SIP）设备确认内容不完整，不能证明其运行有效性。

（四）与无菌产品接触的设备或管道垫圈不密封。

（五）关键设备无使用记录。

（六）专用生产设备的清洁方法（包括分析方法）未经验证。

四、生产管理

（一）关键生产工艺的验证研究／报告内容不完整（缺少评估/批准）。

（二）无清场操作规程/清洁操作规程，或该规程未经验证。

（三）工艺规程上的主要变更未经批准／无书面记录。

（四）生产中的偏差无书面记录，或未经质量管理部门批准。

（五）未对生产收率或物料平衡的偏差进行调查。

（六）未定期检查测量器具／无检查记录。

（七）不同的中间物料缺少适当的标识，易造成混淆。

（八）不合格的物料和产品标识、贮存不当，可能引起混淆。

（九）非自动化管理仓储系统，物料接收后，到质量管理部门批准放行期间，待包装产品、中间产品、原辅料和包装材料未能存放于待检区。

（十）未经质量管理部门的批准，生产人员即使用待包装产品、中间产品、原辅料和包装材料。

（十一）生产批量的变更未经有资质的人员准备／审核，或生产批量未在验证的范围之内变更。

（十二）批生产记录、批包装记录的内容不准确／不完整，易对产品质量造成影响。

（十三）无包装操作的书面规程。

（十四）包装过程中出现的异常情况未经调查。

（十五）打印批号、未打印批号的印刷包装材料（包括储存、发放、打印和销毁）控制不严。

五、质量控制

（一）设施、人员和检验仪器与生产规模不匹配。

（二）质量控制人员无权进入生产区域。

（三）无物料取样、检查和检验的SOP或相关SOP未经批准。

（四）质量管理部门未能正确核对生产与包装的文件记录，即批准放行产品。

（五）偏差或超出趋势的情况未按照SOP正常调查并做书面记录。

（六）原辅料与包装材料未经质量管理部门事先批准即用于生产，但产品尚未放行。

（七）未经质量管理部门事先批准即进行重新加工／返工操作。

（八）可能影响产品质量的操作（如运输、贮存等）的SOP未经质量管理部门批准／未予以执行。

（九）有变更管理行为，但未建立变更控制程序。

（十）检验用实验室系统与现场控制〔包括确认、操作、校验、环境和设备维护、标准品（对照品）、各种溶液以及记录保存〕无法确保检验结果和所作结论准确、精密和可靠。

（十一）隔离和处理方式不当，会导致召回产品或退货产品重新发货销售。

（十二）无自检计划／无自检记录。

六、原辅料检验

（一）企业接收物料后未在工厂内对每个容器中的原辅料通过核对或检验的方式确认每一个包装内的原辅料正确无误。

（二）质量标准未经质量管理部门批准。

（三）检验方法未经验证或确认。

（四）超过复验期的原料药未经适当复验即使用。

（五）一次接收的物料由多个批次构成，未考虑分开取样、检验与批准放行。

（六）对供应商的审计无文件记录。

七、包装材料检验

（一）质量标准未经质量管理部门批准。

（二）生产企业接收后，未在工厂通过核对或检验的方式来确认包材／标签正确无误。

八、成品检验

（一）成品质量标准未经质量管理部门批准。

（二）检验方法未经验证或确认。

（三）运输和贮存条件无SOP规定。

九、文件记录

（一）对供应商的审计无文件记录。

（二）成品的运输或储存条件无文件规定。

十、留样

未保存成品留样。

十一、稳定性

（一）稳定性考察数据不全。

（二）当稳定性考察数据显示产品未到有效期就不符合质量标准时，未采取措施。

（三）无持续稳定性考察计划。

（四）稳定性试验的检验方法未经验证或确认。

十二、无菌产品

（一）采用无菌工艺生产的区域对 D 级洁净区域呈负压，D级洁净区域对非洁净区呈负压。

（二）房间洁净度等级测试的采样点不够／采样方法不正确。

（三）采用无菌工艺灌装的产品在无菌灌装时，环境控制／微生物监控不充分。

（四）厂房与设备的设计或维护未将污染／尘粒产生降到最小的限度。

（五）纯化水与注射用水系统的维护不当。

（六）清洁与消毒计划不正确。

（七）最大限度减少污染或防止混淆的方式／预防措施不当。

（八）未对产品内包装材料、容器和设备的清洁、灭菌、使用之间的间隔时限进行验证。

（九）未考虑产品灭菌前的微生物污染水平。

（十）生产开始到灭菌或过滤之间的间隔时限未经验证。

（十一）培养基灌装规程不正确。

（十二）培养基灌装数量不足。

（十三）培养基灌装未模拟实际的生产情况。

（十四）培养基支持广谱微生物生长的有效性未经证实。

（十五）未做安瓿检漏试验。

（十六）无菌检查样品数量不足或不能代表一个完整的生

产周期。

（十七）未将灭菌柜每柜次装载的产品视为一个单独的批次进行取样/无菌检查样品未能涵盖所有柜次。

（十八）未使用纯化水作为注射用水系统和纯蒸汽发生器的源水。

（十九）用于注射剂配制的注射用水未检验细菌内毒素。

（二十）注射剂用容器和内包装材料，其最终淋洗的注射用水未检验细菌内毒素，而这些容器和内包装材料不再进行除热原处理。

附件3

一般缺陷举例

本附件列举了部分一般缺陷，但并未包含该类缺陷的全部。

一、厂房

（一）地漏敞口／无存水弯。

（二）液体和气体的管道出口处无标志。

（三）生产区内从事与生产无关的活动。

（四）休息、更衣、洗手和盥洗设施设置不当。

二、设备

（一）设备与墙面的间距太小而无法清洁。

（二）洁净区内固定设备的基座连接处未完全密封。

（三）长期或频繁使用临时性的方法和装置进行维修。

（四）有缺陷或不用的设备未移出或未贴上适当的标识。

三、清洁

书面清洁规程内容不完整，但厂区处于可接受的清洁状态。

四、生产管理

（一）原辅料与产品处理的SOP内容不完整。

（二）未严格限制未经授权人员进入生产区域。

（三）对接收物料的检查不完全。

五、质量管理

召回规程内容不完整。

六、原辅料检验

检验方法验证或确认的内容不完整。

七、包装材料检验

（一）运输和储藏规程内容不当。

（二）过期／报废包装材料的处理不当。

（三）一次接收的包装材料由多个批次构成，未考虑分开取样、检验与批准放行。

八、文件记录

（一）产品的记录/文件内容不完整。

（二）记录和凭证的保存时间不够。

（三）无组织机构图。

（四）清洁记录内容不完整。

九、留样

（一）无原辅料留样。

（二）成品或原料药留样数量不足。

（三）贮存条件不正确。

十、稳定性

（一）持续稳定性考察的批次不足。

（二）样品数量不足以完成检验。

十一、无菌产品

（一）未监测灭菌用蒸汽，以确保达到适当的质量要求且无添加的成分。

（二）进入洁净区和无菌生产区的最多人数控制不当。

食品药品监管总局关于印发国家药品计划抽验质量分析指导原则的通知

食药监药化监〔2014〕93号

各省、自治区、直辖市食品药品监督管理局，解放军总后卫生部药品监督管理局，中国食品药品检定研究院：

为进一步改进和完善国家药品计划抽验工作，指导各地食品药品检验机构做好国家药品计划抽验质量分析，更好地发挥抽验工作在药品风险监测和安全监管中的作用，总局组织制定了《国家药品计划抽验质量分析指导原则》。现印发给你们，请遵照执行，并就相关工作要求通知如下：

一、以问题导向统领药品抽验工作，为科学监管提供技术支撑

药品抽验是药品监管的重要手段，是提高药品质量安全水平，实现风险管理、科学管理的重要技术支撑。药品抽验工作必须以发现质量问题为目标，药品质量研究与分析应当以问题为导向，围绕排查质量问题和风险展开。尤其是开展探索性研究，应在充分调研的基础上，认真制定研究方案，结合当前药品监管中的突出矛盾和问题，从可能影响药品质量的关键因素和高风险因素入手，着力排查和揭示潜在质量隐患。

二、扎实做好药品质量分析，促进抽验与日常监管的有效衔接

要按照指导原则的要求，根据标准检验和探索性研究结果，对承检的国家药品计划抽验品种的质量状况进行客观评价，对可能影响药品质量的相关因素进行认真分析，提出在质量标准、原辅料、处方与生产工艺、包装材料以及违法违规生产等方面存在的问题，以及进一步强化监管的意见和建议，使抽验工作更好地服务于日常监管。

三、加强对抽验数据的挖掘，提高服务监管的水平

要进一步提高对抽验数据的研究分析和挖掘能力，在完成单一品种质量分析工作的同时，注重对同期同类品种以及抽验历史数据的横向、纵向对比分析，从趋势分析中探寻影响药品质量安全的内在规律，揭示可能存在的系统性、区域性问题以及"潜规则"等问题，不断提高抽验工作服务监管的水平。

各省（区、市）食品药品监管部门要按照指导原则要求，加强组织协调，指导各食品药品检验机构做好国家药品计划抽验品种的质量分析工作，规范撰写质量分析报告，并按要求及时通过"国家药品抽验信息系统"报送。要把质量分析作为评价抽验工作的重要指标，加强抽验工作的绩效考核。总局正组织建设统一的抽验数据平台，逐步实现抽验数据共享。

附件：国家药品计划抽验质量分析指导原则（略）

国家食品药品监督管理总局
2014 年 7 月 9 日

食品药品监管总局关于加强
中药生产中提取和提取物
监督管理的通知

食药监药化监〔2014〕135号

各省、自治区、直辖市食品药品监督管理局：

中药提取和提取物是保证中药质量可控、安全有效的前提和物质基础。近年来，随着中药生产的规模化和集约化发展，中药提取或外购中药提取物环节存在的问题比较突出，给中药的质量安全带来隐患。为加强中药提取和提取物的监督管理，规范中药生产行为，保证中成药质量安全有效，现将有关规定通知如下：

一、中药提取是中成药生产和质量管理的关键环节，生产企业必须具备与其生产品种和规模相适应的提取能力。药品生产企业可以异地设立前处理和提取车间，也可与集团内部具有控股关系的药品生产企业共用前处理和提取车间。

二、中成药生产企业需要异地设立前处理或提取车间的，需经企业所在地省（区、市）食品药品监督管理局批准。跨省（区、市）设立异地车间的，还应经车间所在地省（区、市）食品药品监督管理局审查同意。中成药生产企业《药品生产许可证》上应注明异地车间的生产地址。

三、与集团内部具有控股关系的药品生产企业共用前处理和提取车间的，该车间应归属于集团公司内部一个药品生产企业，并应报经所在地省（区、市）食品药品监督管理局批准。

跨省（区、市）设立共用车间的，须经双方所在地省（区、市）食品药品监督管理局审查同意。该集团应加强统一管理，明确双方责任，制定切实可行的生产和质量管理措施，建立严格的质量控制标准。共用提取车间的中成药生产企业《药品生产许可证》上应注明提取车间的归属企业名称和地址。

四、中成药生产企业应对其异地车间或共用车间相关品种的前处理或提取质量负责，将其纳入生产和质量管理体系并对生产的全过程进行管理，提取过程应符合所生产中成药的生产工艺。提取过程与中成药应批批对应，形成完整的批生产记录，并在贮存、包装、运输等方面采取有效的质量控制措施。共用车间所属企业应按照《药品生产质量管理规范》（以下简称药品GMP）组织生产，严格履行双方质量协议，对提取过程的质量负责。

五、中成药生产企业所在地省（区、市）食品药品监督管理局负责异地车间或共用车间相应品种生产过程的监督管理，对跨省（区、市）的异地车间或共用车间应进行延伸监管，车间所在地省（区、市）食品药品监督管理局负责异地车间或共用车间提取过程的日常监管。

六、自本通知印发之日起，各省（区、市）食品药品监督管理局一律停止中药提取委托加工的审批，已经批准的，可延续至2015年12月31日。在此期间，各省（区、市）食品药品监督管理局应切实加强对已批准委托加工的监督管理，督促委托方按照药品GMP的要求切实履行责任，制定可行的质量保证体系和管理措施，建立委托加工提取物的含量测定或指纹图谱等可控的质量标准，对委托加工全过程的生产进行质量监控和技术指导，并在运输过程中采取有效措施，以保证委托加工质量。凡不符合要求的一律撤销其委托加工的审批，并不得另行审批。

自2016年1月1日起，凡不具备中药提取能力的中成药生产企业，一律停止相应品种的生产。

七、对中成药国家药品标准处方项下载明，且具有单独国家药品标准的中药提取物实施备案管理。凡生产或使用上述应备案中药提取物的药品生产企业，均应按照《中药提取物备案管理实施细则》（见附件）进行备案。

八、中成药生产企业应严格按照药品标准投料生产，并对中药提取物的质量负责。对属于备案管理的中药提取物，可自行提取，也可购买使用已备案的中药提取物；对不属于备案管理的中药提取物，应自行提取。自2016年1月1日起，中成药生产企业一律不得购买未备案的中药提取物投料生产。

九、备案的中药提取物生产企业应按照药品GMP要求组织生产，保证其产品质量，其日常监管由所在地省（区、市）食品药品监督管理局负责。

自本文印发之日起，对中药提取物生产企业一律不予核发《药品生产许可证》和《药品GMP证书》，已核发的，有效期届满后不得再重新审查发证。

十、中成药生产企业使用备案的中药提取物投料生产的，应按照药品GMP要求对中药提取物生产企业进行质量评估和供应商审计。中成药生产企业所在地省（区、市）食品药品监督管理局应按照药品GMP有关要求和国家药品标准对中药提取物生产企业组织开展延伸检查，并出具检查报告，确认其是否符合药品GMP要求。

十一、对中药提取物将不再按批准文号管理，但按新药批准的中药有效成份和有效部位除外。对已取得药品批准文号，按本通知规定应纳入备案管理的中药提取物，在原批准文号有效期届满后，各省（区、市）食品药品监督管理局不再受理其再注册申请。

十二、中药材前处理是中药生产的重要工序，中药生产企业和中药提取物生产企业应当具备与所生产品种相适应的中药材前处理设施、设备，制定相应的前处理工艺规程，对中药材进行炮制和加工。外购中药饮片投料生产的，必须从具备合法资质的中药饮片生产经营企业购买。

十三、中成药生产企业违反本通知第七条规定，使用未备案的中药提取物投料生产的，应依据《中华人民共和国药品管理法》第七十九条进行查处。

十四、中成药生产企业未按药品标准规定投料生产，购买并使用中药提取物代替中药饮片投料生产的，应依据《中华人民共和国药品管理法》第四十八条第三款第二项按假药论处。

十五、本通知自印发之日起执行，此前印发的相关文件与本通知不一致的，以本通知为准。

以上请各省（区、市）食品药品监督管理局通知行政区域内相关药品生产企业并遵照执行。在本文件执行过程中如有问题和建议，请及时向总局反映。

附件：中药提取物备案管理实施细则

国家食品药品监督管理总局
2014年7月29日

附件

中药提取物备案管理实施细则

第一条 为加强中成药生产监督管理，规范中药提取物备案管理工作，保证使用中药提取物的中成药安全、有效和质量可控，制定本细则。

第二条 本细则所指中药提取物，是中成药国家药品标准的处方项下载明，并具有单独国家药品标准，且用于中成药投料生产的挥发油、油脂、浸膏、流浸膏、干浸膏、有效成份、有效部位等成份。

本细则所指中药提取物不包括：中成药国家药品标准中附有具体制法或标准的提取物；按新药批准的中药有效成份或有效部位；冰片、青黛、阿胶等传统按中药材或中药饮片使用的产品；盐酸小檗碱等按化学原料药管理，并经过化学修饰的产品。

第三条 本细则所指中药提取物备案，是中药提取物生产企业按要求提交中药提取物生产备案资料，以及中药提取物使用企业按要求提交使用备案资料的过程。

第四条 中药提取物生产备案，中药提取物生产企业应通过中药提取物备案信息平台，填写《中药提取物生产备案表》（附1），向所在地省（区、市）食品药品监督管理局提交完整的资料（PDF格式电子版），并对资料真实性负责。

第五条 中药提取物生产备案应提交以下资料：

（一）《中药提取物生产备案表》原件。

（二）证明性文件彩色影印件，包括有效的《营业执照》等。

（三）国家药品标准复印件。

（四）生产该提取物用中药材、中药饮片信息。包括产地、基原、执行标准或炮制规范。

（五）关键工艺资料。包括主要工艺路线、设备，关键工艺参数等，关键工艺资料应提供给中药提取物使用企业。

（六）内控质量标准。包括原料、各单元工艺环节物料及过程质量控制指标、提取物成品检验标准，以及完整工艺路线、详细工艺参数等。用于中药注射剂的中药提取物应提交指纹或特征图谱检测方法和指标等质量控制资料。

（七）中药提取物购销合同书彩色影印件。购销合同书应明确质量责任关系。

（八）其他资料。

第六条 中药提取物生产备案信息不得随意变更，如有变更，中药提取物生产企业应及时通知相关中药提取物使用企业，并提交变更相关资料，按上述程序和要求重新备案。

第七条　中药提取物使用备案，中药提取物使用企业应通过中药提取物备案信息平台，填写《中药提取物使用备案表》（附2），向所在地省（区、市）食品药品监督管理局提交完整的资料（PDF格式电子版），并对资料真实性负责。

第八条　中药提取物使用备案应提交以下资料：

（一）《中药提取物使用备案表》原件。

（二）证明性文件彩色影印件。包括有效的《药品生产许可证》、《营业执照》、《药品GMP证书》、使用中药提取物的中成药品种批准证明文件及其变更证明文件等。

（三）使用中药提取物的中成药国家药品标准复印件。

（四）中药提取物购销合同书彩色影印件。购销合同书应明确质量责任关系。

（五）对中药提取物生产企业的质量评估报告。重点包括评估中药提取物生产企业的生产条件、技术水平、质量管理、中药提取物原料、生产过程和提取物质量等方面。

（六）对中药提取物生产企业的供应商审计报告。

（七）中药提取物关键工艺资料。

（八）其他资料。

第九条　中成药国家药品标准处方项下含多种中药提取物的，应填写同一《中药提取物使用备案表》，一同备案。

第十条　中成药生产企业自主生产中药提取物供本企业使用的，应分别对该中药提取物进行生产及使用备案，使用备案时仅提交第八条中的（一）～（二）项资料。

第十一条　中药提取物使用企业应固定中药提取物来源；及时了解其使用的中药提取物生产备案信息变更情况，参照《已上市中药变更研究技术指导原则（一）》的要求，对中药提取物生产备案信息变更可能产生的中成药产品质量变化进行研究和评估，中药提取物生产备案信息变更造成中成药产品质量改变的，应立即停止使用。

中药提取物使用备案信息发生变更，包括使用企业、使用的中成药品种及其使用的提取物生产备案的有关信息变更等，相关使用企业应提交变更相关资料，按上述程序和要求重新备案。

第十二条 国家食品药品监督管理总局负责建立中药提取物备案信息平台。

各省（区、市）食品药品监督管理局负责本行政区域内中药提取物生产或使用备案工作，并负责本行政区域内中药提取物生产或使用的监督检查。

第十三条 各省（区、市）食品药品监督管理局收到中药提取物备案资料后，应在5个工作日内将备案资料传送至中药提取物备案信息平台。中药提取物备案信息平台按备案顺序自动生成中药提取物备案号。

中药提取物生产备案号格式为：ZTCB+4位年号+4位顺序号+省份简称；如有变更，变更后备案顺序号格式：原备案号+3位变化顺序号。

中药提取物使用备案号格式为：ZTYB+4位年号+4位顺序号+省份简称；如有变更，变更后备案号格式：原备案号+3位变化顺序号。

第十四条 中药提取物备案信息平台将自动公开使用备案基本信息，包括：中药提取物名称、生产企业、备案时间、生产备案号，使用该中药提取物的中成药品种名称、批准文号、生产企业、备案时间、使用备案号，备案状态。

中药提取物生产备案内容及使用备案中的内控质量标准、生产工艺资料、购买合同书和质量评估报告等资料不予公开。

第十五条 中药提取物备案信息供各级食品药品监督管理局监督检查及延伸检查使用；其中，未公开的备案资料仅供国家食品药品监督管理总局、备案所在地省（区、市）食品药品监督管理局监督检查及延伸检查使用。

第十六条 各省（区、市）食品药品监督管理局在监督检查中发现存在以下情形的，应采取责令整改、暂停生产使用该中药提取物等措施，并依法予以行政处罚，同时报请国家食品药品监督管理总局在该中药提取物相关备案信息中记载并公示。

（一）备案资料与生产实际不一致的；

（二）中药提取物的生产不符合《药品生产质量管理规范》（GMP）要求的；

（三）中药提取物的生产不符合国家药品标准的；

（四）外购中药提取物冒充自主生产产品的；

（五）外购中药提取物半成品或成品进行分包装或改换包装的；

（六）经查实，中成药出现的质量问题系由其使用的中药提取物引起的；

（七）存在其他违法违规行为的。

附：1. 中药提取物生产备案表（略）
  2. 中药提取物使用备案表（略）

食品药品监管总局关于贯彻实施药品委托生产监督管理规定的通知

食药监药化监〔2014〕167号

各省、自治区、直辖市食品药品监督管理局：

《药品委托生产监督管理规定》（国家食品药品监督管理

总局公告2014年第36号，以下简称《规定》）已经发布，将于2014年10月1日起实施。现将实施要求通知如下：

一、自2014年10月1日起，各省（区、市）食品药品监督管理局负责履行全部药品委托生产审批职责，总局不再受理药品委托生产申请。自2014年10月1日起受理的药品委托生产申请，其审批和监督管理工作应当严格遵照《规定》执行。之前受理的，按原有规定审批。

总局批准的药品委托生产，有效期届满需要继续委托生产的，由各省（区、市）食品药品监督管理局负责审批。对于《规定》新增加的不得委托生产的药品，已经批准的，在《药品委托生产批件》有效期内可继续生产，有效期届满应停止委托生产，并不得再审批。

二、委托生产是对现有药品生产的补充，是解决市场供应不足，满足临床用药需求的暂时性措施。只有在因技术改造暂不具备生产条件和能力或产能不足暂不能保障市场供应的情况下，药品生产企业方可申请委托生产。各省（区、市）食品药品监督管理局要严格把握委托生产的原则和审批标准。

三、严格执行原国家食品药品监督管理局等四部门《关于加快实施新修订药品生产质量管理规范促进医药产业升级有关问题的通知》（国食药监安〔2012〕376号）要求，委托生产药品的双方必须在规定的截止时间之前通过新修订药品GMP认证，未通过认证的，一律不批准其药品委托生产申请。

四、各省（区、市）食品药品监督管理局要组织行政区域内药品生产企业认真学习《规定》，把握新的要求，督促委托生产药品的双方严格执行《规定》，加强质量管理，保证委托生产药品质量的一致性。

五、各省（区、市）食品药品监督管理局应制定药品委托生产审批工作程序和要求，完善管理系统，加强对委托生产审批的管理；应配备具有适当资质的人员承担药品委托生产审批工作，强化责任，严格按《规定》要求进行审批，不符合要求的，坚决不予审批。

六、各省（区、市）食品药品监督管理局应将药品委托生产作为日常监管的重要内容纳入工作计划，对委托生产药品的双方加强监管。对监督检查中发现的违法违规行为坚决依法予以查处，确保委托生产药品的质量。

七、对于跨省的药品委托生产，委托方和受托方所在地省（区、市）食品药品监督管理局应按《规定》要求做好配合和衔接，通力协作，严格审批，联合监管，确保监管责任落实到位。对于敷衍塞责、推诿扯皮造成不良后果的，要依法依纪严肃追究责任。

八、各省（区、市）食品药品监督管理局应按《规定》要求做好委托生产审批、监管信息化建设和信息收集工作，及时上报审批相关信息。要定期进行汇总、分析和总结，于每年3月31日前将上一年度审批和监管情况上报总局。

九、总局负责对全国药品委托生产审批和监督管理进行指导和监督检查，通过组织培训、开展考核评估、适时开展督查等，确保省（区、市）食品药品监督管理局能够全面正确履行职能。

各省（区、市）食品药品监督管理局工作中如有新问题或建议，请及时向总局反馈。

联系人：叶国庆

电　话：010-88330850

国家食品药品监督管理总局

2014 年 8 月 14 日

食品药品监管总局关于正电子类放射性药品委托生产监督管理有关事宜的通知

食药监药化监〔2014〕249号

各省、自治区、直辖市食品药品监督管理局：

正电子类放射性药品所含放射性核素半衰期较短，需要就近生产并及时供应医疗机构使用。为保证药品质量，满足医疗需求，根据《放射性药品管理办法》、《药品生产监督管理办法》、《药品委托生产监督管理规定》等有关规定，现将正电子类放射性药品委托生产监督管理的有关事宜通知如下：

一、取得正电子类放射性药品批准文号的药品生产企业（以下简称委托方），可以委托多家放射性药品生产企业（以下简称受托方）同时生产该药品。受托方应当持有与正电子类放射性药品生产条件相适应的放射性药品生产许可证。委托方应当与受托方签订委托生产合同，明确双方在药品委托生产技术、质量控制等方面的义务与责任。

二、委托方应当对受托方的生产条件、技术水平和质量管理情况进行详细考查，向受托方提供委托生产药品的技术和质量文件，确认受托方具有受托生产的条件和能力。委托方应当对委托生产的全过程进行指导和监督，负责委托生产药品的批准放行，保证委托生产药品的质量。

三、委托生产申请由委托方所在地省级食品药品监督管理部门负责受理和审批。委托方应当填写申请表（附件1），并按照本规定要求提交申请材料（附件2）报所在地省级食品药品监督管理部门。委托方和受托方不在同一省（区、市）的，须经受托方所在地省级食品药品监督管理部门同意后方可提出申请。

省级食品药品监督管理部门应当按照《药品委托生产监督管理规定》明确的时限和程序进行受理和审批。予以批准的，发给《药品委托生产批件（正电子类放射性药品）》（样式见附件3）；不予批准的，应当书面说明理由。

四、企业取得《药品委托生产批件（正电子类放射性药品）》后，受托方需申请与该药品生产条件相适应的《药品生产质量管理规范》认证，取得认证证书后，方可进行生产。受托方应当按照《药品生产质量管理规范》相关规定进行生产，建立质量受权人制度，对每批产品进行批准放行，确保按照药品注册工艺要求完成生产和检验，并按规定保存所有生产文件和记录。

五、《药品委托生产批件（正电子类放射性药品）》有效期不得超过3年，《药品生产许可证》、《药品生产质量管理规范》认证证书或药品批准证明文件有效期届满未延续的，《药品委托生产批件（正电子类放射性药品）》自行废止。

《药品委托生产批件（正电子类放射性药品）》有效期届满需要继续委托生产的，委托方应当在有效期届满3个月前提交有关材料（附件2），办理延续手续。委托生产合同提前终止的，委托方应当及时办理《药品委托生产批件（正电子类放射性药品）》的注销手续。

六、委托生产的正电子类放射性药品，其处方、生产工艺、质量标准、包装规格、标签、使用说明书、批准文号等应当与原批准的内容相同。在委托生产的药品包装、标签和说明书上，应当标明委托方企业名称和注册地址、受托方企业名称和生产地址。

七、委托生产的药品发生严重不良反应或质量事故的，委托方和受托方必须立即报告所在地省级食品药品监督管理部门。

八、委托方所在地省级食品药品监督管理部门负责委托生产的监督管理。受托方所在地省级食品药品监督管理部门应当对受托生产过程进行日常监管。必要时，委托方所在地省级食品药品监督管理部门也可以组织对受托方受托生产情况进行监督检查。对委托方和受托方的监督检查在《药品委托生产批件（正电子类放射性药品）》有效期内至少进行一次。发现企业存在违法违规行为的，应当按照《放射性药品管理办法》和《药品生产监督管理办法》等有关规定处理。

附件：1. 正电子类放射性药品委托生产申请表（略）
2. 正电子类放射性药品委托生产申请材料目录（略）
3. 药品委托生产批件（正电子类放射性药品）（样式）（略）

国家食品药品监督管理总局

2014年11月3日

食品药品监管总局办公厅关于做好部分特殊药品行政审批项目下放相关工作的通知

食药监办药化监〔2014〕73号

各省、自治区、直辖市食品药品监督管理局：

近期，国务院批准下放了部分特殊药品行政审批项目。其中，将区域性批发企业需就近向其他省、自治区、直辖市行政区域内取得麻醉药品和第一类精神药品使用资格的医疗机构销售麻醉药品和第一类精神药品审批以及经营第一类中的药品类易制毒化学品审批的实施机关由国家食品药品监管部门下放至省级食品药品监管部门。为做好上述行政审批项目下放后的管理工作，现将有关事宜通知如下：

一、自本通知下发之日起，总局不再受理区域性批发企业需就近向其他省、自治区、直辖市行政区域内取得麻醉药品和第一类精神药品使用资格的医疗机构销售麻醉药品和第一类精神药品的申请。该行政审批项目的受理和审批工作由省级食品药品监管部门组织实施。

二、自本通知下发之日起，经营第一类中的药品类易制毒化学品审批项目的受理和审批工作由省级食品药品监管部门组织实施。

三、各省级食品药品监管部门应当按照《麻醉药品和精神药品管理条例》、《易制毒化学品管理条例》规定以及国务院关于深化行政审批制度改革的要求，做好承接相关行政审批项目的准备工作，按照总局制定的审批程序和要求（见附件），确保受理和审批工作落实到位。同时，要加强日常监督检查，做好麻醉药品、精神药品和药品类易制毒化学品的监管工作。

在实施过程中如有问题，请及时与总局药品化妆品监管司联系。

联系人：李卫华
电　话：010-88330838

附件：区域性批发企业跨省销售麻醉药品和第一类精神药品审批程序和要求

国家食品药品监督管理总局办公厅

2014年4月17日

区域性批发企业跨省销售麻醉药品和
第一类精神药品审批程序和要求

一、区域性批发企业需就近向其他省级行政区域内取得麻醉药品和第一类精神药品使用资格的医疗机构销售麻醉药品和第一类精神药品的，由区域性批发企业向所在地省级食品药品监管部门提出申请，报送区域性批发企业与医疗机构签订的意向合同、运输方式和运输安全管理措施以及能够保证麻醉药品和第一类精神药品供应的相关材料。

二、区域性批发企业所在地省级食品药品监管部门对申请材料进行审查，必要时组织对企业麻醉药品和第一类精神药品安全管理和供应保障能力等情况进行现场核查，同时与医疗机构所在地省级食品药品监管部门协商后，在20个工作日内作出是否批准的决定。予以批准的发给批准文件，并注明供药责任区；不予批准的，应当书面说明理由。

三、区域性批发企业所在地省级食品药品监管部门应在批准后5个工作日内将相关情况通报医疗机构所在地省级食品药品监管部门，并抄报国家食品药品监督管理总局。医疗机构所在地省级食品药品监管部门应及时将相关情况通报所在地省级卫生计生行政部门。

食品药品监管总局办公厅关于进一步加强含麻醉药品和曲马多口服复方制剂购销管理的通知

食药监办药化监〔2014〕111号

各省、自治区、直辖市食品药品监督管理局：

为进一步遏制含麻醉药品和曲马多口服复方制剂的滥用，防止从药用渠道流失，总局决定对含麻醉药品和曲马多口服复方制剂进一步加强管理。现将有关要求通知如下：

一、在药品零售环节，本通知附件所列含麻醉药品和曲马多口服复方制剂一律列入必须凭处方销售的药品范围，无医师处方严禁销售。

二、附件所列含麻醉药品和曲马多口服复方制剂的购销要求，一律按照国家食品药品监管总局办公厅《关于进一步加强含可待因复方口服溶液、复方甘草片和复方地芬诺酯片购销管理的通知》（食药监办药化监〔2013〕33号）的管理规定执行，一律不得通过互联网销售。

三、药品生产和批发企业要提高对含麻醉药品和曲马多口服复方制剂滥用危害的认识，切实增强防范意识。必须严格执行药品电子监管码赋码和出入库"见码必扫"操作，确保正确核注核销，及时处理系统预警信息。要加强对下游企业销售的管理，电子监管预警信息提示收货企业核注信息有误的必须立即暂停供货、进行调查，发现销售数量和流向等情况异常应及时向当地食品药品监管部门报告。

四、地方各级食品药品监管部门要加强对上述药品生产和购销的监管，严格执行本通知和有关文件的规定。要加大监督检查力度，除对供销资格、票据管理、禁止现金交易、电子监管、销售管理等重点环节加强检查外，还应重视药品电子监管信息的利用，对怀疑销售到非法渠道的问题必须追查到底。要加强对药品零售企业凭处方销售上述药品的监督检查，比对核查药品销售数量和留存处方数量，对不执行凭处方销售的企业，除按照相关法规予以处罚外，还应当取消其处方药经营资格。对违反有关规定直接造成上述药品流入非法渠道的企业，要依法吊销《药品生产许可证》或《药品经营许可证》，涉嫌构成犯罪的，要移送公安机关追究刑事责任。

　　附件：含麻醉药品和曲马多口服复方制剂产品名单

国家食品药品监督管理总局办公厅

2014年6月5日

附件

含麻醉药品和曲马多口服复方制剂产品名单

1. 阿司待因片
2. 阿司可咖胶囊
3. 阿司匹林可待因片
4. 氨酚待因片
5. 氨酚待因片（Ⅱ）
6. 氨酚氢可酮片
7. 氨酚双氢可待因片
8. 复方地酚诺酯片
9. 复方福尔可定口服溶液
10. 复方福尔可定糖浆
11. 复方甘草片
12. 复方甘草口服溶液
13. 复方磷酸可待因片
14. 复方磷酸可待因溶液
15. 复方磷酸可待因溶液（Ⅱ）
16. 复方磷酸可待因口服溶液
17. 复方磷酸可待因口服溶液（Ⅲ）
18. 复方磷酸可待因糖浆

19. 复方枇杷喷托维林颗粒
20. 可待因桔梗片
21. 可愈糖浆
22. 氯酚待因片
23. 洛芬待因缓释片
24. 洛芬待因片
25. 萘普待因片

26. 尿通卡克乃其片
27. 愈创罂粟待因片
28. 愈酚待因口服溶液
29. 愈酚伪麻待因口服溶液
30. 复方曲马多片
31. 氨酚曲马多片
32. 氨酚曲马多胶囊

食品药品监管总局办公厅
国家卫生计生委办公厅关于
加强药品经营企业药品销售监督
管理工作的通知

食药监办药化监〔2014〕156号

各省、自治区、直辖市食品药品监督管理局、卫生计生委（卫生厅局）：

今年以来，媒体连续报道个别幼儿园违规使用处方药和个别零售药店违规销售抗生素等问题，引发较大社会反响，公众对规范药品销售问题日益关注。为加强药品销售环节监管，督促药品经营企业严格执行新修订《药品经营质量管理规范》有关规定，现将有关要求通知如下：

一、药品批发企业应当严格审核购货单位资质，只能将药品销售给具有合法资质的企业或单位，并与其经营和使用范围相适应。要加强对购货单位采购人员身份的核实，防止无资质企业、单位和个人冒用他人合法资质套购药品。

二、药品零售企业应当严格执行处方药与非处方药分类管理的规定，对于必须凭处方销售的药品，销售时应当认真执行处方审核、签章和留存等规定，不能提供医师处方的，一律严禁销售。要认真落实执业药师在岗执业的要求，为消费者提供必要的药学服务和合理用药指导。开展诊疗活动，如坐堂行医、开具处方等，必须依法取得《医疗机构执业许可证》，并符合相关管理规定。

三、地方各级食品药品监管部门要加强对药品经营企业购销药品行为的日常监督，加大对企业在经营活动中的审核资质、开具票据或销售凭证、执行处方药与非处方药分类管理制度，以及执业药师在岗执业情况等方面的检查力度。对违反上述规定的企业，应当按照《中华人民共和国药品管理法》第七十九条严肃查处；情节严重的，依法吊销《药品经营许可证》。发现药品零售企业未取得《医疗机构执业许可证》开展诊疗活动或存在非医师行医行为的，应当及时移送当地卫生计生行政部门依法处理。

为督促各地切实加强监管，了解相关规定执行情况，食品药品监管总局和国家卫生计生委将开展联合督查，重点检查处方药销售和诊疗活动的监管情况。对监督检查中发现工作不力的地方和部门，将予以通报批评。

国家食品药品监督管理总局办公厅
国家卫生计生委办公厅
2014年8月1日

食品药品监管总局办公厅关于明确查处违法销售含特殊药品复方制剂案件有关政策执行问题的通知

食药监办药化监〔2014〕157号

各省、自治区、直辖市食品药品监督管理局：

为切实加强含特殊药品复方制剂监管，严厉打击违法销售此类药品致其从药用渠道流失行为，现就案件查处中有关政策执行问题通知如下：

各级食品药品监管部门在查处违反《中华人民共和国药品管理法》以及《药品生产质量管理规范》、《药品经营质量管理规范》有关规定销售含特殊药品复方制剂案件中，发现药品生产企业、批发企业将含特殊药品复方制剂销售给个人、不具法定药品经营和使用资质的企业或单位，或者致使含特殊药品复方制剂去向不明的，一律按照《中华人民共和国药品管理法》第七十九条认定为情节严重行为，依法吊销《药品生产许可证》或《药品经营许可证》。

各地在查处案件中发现重大问题，应及时向食品药品监管总局报告。

联系人：蔡毅（010-88331312）

国家食品药品监督管理总局办公厅

2014年8月15日

食品药品监管总局办公厅关于切实加强基层疫苗流通监管工作的通知

食药监办药化监〔2014〕180号

各省、自治区、直辖市食品药品监督管理局，新疆生产建设兵团食品药品监督管理局：

近期，安徽省无为县发生村民接种假人用狂犬病疫苗事件。案件查处过程中，发现存在药品零售企业从业人员违法购销人用狂犬病疫苗、村卫生室违法采购接种人用狂犬病疫苗的行为。为切实加强基层疫苗流通监管，防范药品流通环节风险，现将有关事项通知如下：

一、严禁药品零售企业经营疫苗类产品。《疫苗流通和预防接种管理条例》明确规定，药品零售企业不得从事疫苗经营活动。任何药品零售企业或其从业人员都不得以任何形式从事疫苗的购销、配送等相关活动。

二、开展疫苗经营监督检查。地方各级食品药品监管部门要立即对行政区域内疫苗经营活动开展监督检查，发现药品生产、经营企业违规开展疫苗经营活动的应立即纠正，并按《疫苗流通和预防接种管理条例》相关规定予以处罚；对未经许可违法经营疫苗者按《中华人民共和国药品管理法》第七十三条的规定予以处罚。

三、坚决打击制假黑窝点。发现参与销售假劣疫苗的药品经营企业，必须依法吊销《药品经营许可证》；对涉案个人应当及时移送公安机关追究刑事责任。同时积极配合公安机关追查假劣疫苗来源，协助捣毁地下制假窝点，切断售假网络。

四、即时报告重大监管信息。地方各级食品药品监管部门务必高度重视疫苗流通渠道安全监管工作，将其作为日常监管的重点。在监管工作中发现违法、违规销售疫苗行为的，特别是对生产、销售、使用假劣疫苗行为，必须立即向食品药品监管总局报告，以便采取统一行动。同时注意向同级卫生计生部门通报。

国家食品药品监督管理总局办公厅

2014年9月26日

食品药品监管总局办公厅关于做好全面实施药品电子监管工作的通知

食药监办药化监〔2015〕2号

各省、自治区、直辖市食品药品监督管理局：

为贯彻落实国务院关于建立食品药品质量追溯制度的总体要求，按照《国家药品安全"十二五"规划》提出的"完善覆盖全品种、全过程、可追溯的药品电子监管体系"工作任务要求，积极推进药品电子监管工作，总局以《关于药品生产经营企业全面实施药品电子监管有关事宜的公告》（2015年第1号）发布了企业实施任务。尽快实现电子监管全品种全链条覆盖，对于巩固电子监管成果，进一步提升药品监管效能具有重要意义。为切实做好相关工作，现将监督管理要求通知如下：

一、加强药品生产经营企业入网的组织管理

各省级食品药品监管部门应高度重视企业加入中国药

品电子监管网（以下简称入网）工作，按照原国家食品药品监督管理局《关于印发药品电子监管工作指导意见的通知》（国食药监办〔2012〕283号）的要求，加强实施工作的组织管理，摸清企业底数，做好应入网的药品生产、批发、零售企业培训和入网管理，督促企业按期全部入网。药品零售企业相关操作指南文件将另行发布。请将截至2015年6月30日、10月31日和12月31日的工作完成情况填写《境内药品生产和经营企业入网情况报表》（附件1），分别于次月10日前报总局信息中心。

为确保入网的药品生产和经营企业合法、信息准确与完整，入网所需许可证、质量管理规范认证证书等企业基础数据由各省级食品药品监管部门提供和维护，企业入网数字证书由省级食品药品监管部门组织发放。为及时获取上述基础数据，在与总局基础数据交换通道正式建立前，各省级食品药品监管部门应按照中国药品电子监管平台发布的入网企业信息表单模板与要求，在企业入网前向该平台提供完整数据，并建立健全数据的更新与维护制度。如需要与该平台建立动态数据接口，请直接与该平台技术服务机构中信二十一世纪（中国）科技有限公司联系。

为做好进口药品电子监管实施工作，各省级食品药品监管部门应将本行政区域内进口药品电子监管代理机构纳入本级监督管理工作范围，按照原国家食品药品监督管理局《关于进口药品实施电子监管有关事宜的通知》（国食药监安〔2013〕23号）等有关工作要求，与该类代理机构主动建立联系，尽早组织培训，指导督促其确保所代理的进口药品制药厂商按期入网、赋码、上传数据、核注核销。本行政区域内该类代理机构信息请及时从总局专网下载和更新。请将截至2015年4月30日、6月30日、10月31日和12月31日的工作完成情况填写《进口药品制药厂商电子监管入网情况报表》（附件2），分别于次月10日前报总局信息中心。

二、加强药品电子监管工作力度

地方各级食品药品监管部门应不断加强已入网药品生产、经营企业的监管，督促其按照要求做好赋码、数据上传、核注核销以及预警信息处理等工作，及时更新、维护药品电子监管平台内相关信息。对不按规定赋码、上传数据、核注核销的药品生产企业，应责令其改正；对不按规定核注核销的药品经营企业，应按违反《药品经营质量管理规范》查处。对因不及时核注核销导致假劣药品进入正常流通渠道的，相关企业应承担相应法律责任。随着药品电子监管平台信息的日益完整、丰富，应注重探索药品电子监管数据在监督检查和稽查等工作中的利用方式，促进监管效能提升。各省级食品药品监管部门审批药品特殊包装的赋码时，必须从严掌握标准，严格要求企业对符合尺寸要求的小包装药品均进行赋码。

三、其他事项

各地工作进展动态由总局信息中心负责汇总，并及时报送总局。各省开展监管人员和本省师资培训时，中国药品电子监管平台技术服务机构可提供师资支持。

各省级食品药品监管部门接到本通知后，应明确承担药品电子监管工作牵头部门及人员联系方式，初步制定培训计划和时间安排，并填写《各省（区、市）药品电子监管实施工作联系表》（附件3），于2015年1月20日前报总局信息中心。工作中遇到问题和困难要及时主动与总局和药品电子监管平台技术服务机构共同研究解决。总局药化监管司、信息中心、药品电子监管平台技术服务机构联系方式见附件4。

附件：1. 境内药品生产和经营企业入网情况报表（略）

2. 进口药品制药厂商电子监管入网情况报表（略）
3. 各省（区、市）药品电子监管实施工作联系表（略）
4. 药品电子监管实施工作联系表（略）

食品药品监管总局办公厅
2015年1月4日

食品药品监管总局关于开展互联网第三方平台药品网上零售试点工作的批复

食药监药化监函〔2014〕93号

广东省食品药品监督管理局：

你局《关于开展互联网第三方平台药品网上零售试点工作的请示》（粤食药监通〔2014〕40号）收悉。经研究，现批复如下：

一、同意你局以广州八百方信息技术有限公司为试点单位，开展互联网第三方平台上的药品网上零售试点相关工作。你局应当不断完善并严格实施试点方案，督促和指导广州八百方信息技术有限公司规范运营，认真分析和总结试点工作运行情况，为总局研究制定相关规定提供实践经验。

二、你局应当负责做好试点单位及其交易平台试点整体工作的监督管理，并对平台上所发生互联网药品交易行为进行监督，平台上所交易的药品质量监管工作仍由各药品零售连锁企业所在地食品药品监管部门承担。你局应当要求入驻平台药品零售企业在入驻合同签订后15日内向其《药品互联网交易服务资格证书》发证部门进行书面报告，并予以督促检查。

三、未经总局批准，试点单位不得扩大试点范围和内容。试点期间总局如有政策调整或发布有关规定，你局应当监督试点单位严格执行。试点工作为期一年，期中要将试点进展情况定期报告总局，期满应提交全面总结报告。遇到新情况、新问题应及时报告，并提出意见和建议。

国家食品药品监督管理总局
2014年7月7日

食品药品监管总局关于开展互联网第三方平台药品网上零售试点工作的批复

食药监药化监函〔2014〕127号

上海市食品药品监督管理局：

你局《关于"1号店"申请开展互联网第三方平台药品网上零售试点的请示》（沪食药监流通〔2013〕731号）和《上海市食品药品监督管理局关于"1号店"申请开展互联网第三方平台药品网上零售试点有关事宜的补充报告》（沪食药监药械流〔2014〕462号）收悉。经研究，现批复如下：

一、同意你局以纽海电子商务（上海）有限公司为试点单位，开展互联网第三方平台上的药品网上零售试点相关工作。你局应当不断完善并严格实施试点方案，督促和指导纽海电子商务（上海）有限公司规范运营，认真分析和总结试点工作运行情况，为总局研究制定相关规定提供实践经验。

二、你局应当负责做好试点单位及其交易平台试点整体工作的监督管理，并对平台上所发生互联网药品交易行为进行监督，平台上所交易的药品质量监管工作仍由各药品零售连锁企业所在地食品药品监管部门承担。你局应当要求入驻平台药品零售企业在入驻合同签订后15日内向其《药品互联网交易服务资格证书》发证部门进行书面报告，并予以督促检查。

三、未经总局批准，试点单位不得扩大试点范围和内容。试点期间总局如有政策调整或发布有关规定，你局应当监督试点单位严格执行。试点工作为期一年，期中请将试点进展情况定期报告总局，期满请提交全面总结报告。遇到新情况、新问题应及时报告，并提出意见和建议。

国家食品药品监督管理总局

2014 年 7 月 25 日

食品药品监管总局关于印发食品药品行政处罚文书规范的通知

食药监稽〔2014〕64号

各省、自治区、直辖市食品药品监督管理局，新疆生产建设兵团食品药品监督管理局：

为落实《食品药品行政处罚程序规定》（国家食品药品监督管理总局令第3号），规范食品药品行政处罚行为，国家食品药品监督管理总局制定了《食品药品行政处罚文书规范》，现予印发，请各地参照执行。

国家食品药品监督管理总局

2014年6月3日

食品药品行政处罚文书规范

第一章　总　则

第一条　为了规范食品药品行政处罚行为，根据《食品药品行政处罚程序规定》（国家食品药品监督管理总局令第3号），制定本规范。

第二条　食品药品行政处罚文书（以下简称文书）适用于食品、保健食品、药品、化妆品、医疗器械监督检查和行政处罚等执法活动。

第三条　本规范确定的各类文书格式由国家食品药品监督管理总局统一制定。各省、自治区、直辖市食品药品监督管理部门可以参照文书格式范本，制定本行政区域行政处罚所适用的文书格式。

第二章　文书类型

第四条　《案件来源登记表》，是食品药品监督管理部门对监督检查及抽验中发现的，公民、法人或者其他组织投诉举报的，上级机关交办或者下级机关报请查处的，有关部门移送或者经由其他方式、途径披露的案件，按照规定的权限和程序办理登记手续的文书。处理意见，应当写明具体建议，如是否需要进一步核实等情况。

第五条　《立案审批表》，是指经食品药品监督管理部门初步核实，符合《食品药品行政处罚程序规定》第十八条规定的，报请分管负责人决定是否立案的文书。

第六条 《案件移送书》，是食品药品监督管理部门发现案件不属于本部门管辖，移送有管辖权的食品药品监督管理部门或者相关行政管理部门处理的文书。

填写主要案情及移送原因时，应当将拟移送的相关证据材料、有关物品等表述清楚。

第七条 《涉嫌犯罪案件移送审批表》，是食品药品监督管理部门发现案件涉嫌犯罪，需要移送司法机关追究刑事责任，报请本机关正职负责人或者主持工作的负责人审批的文书。

第八条 《涉嫌犯罪案件移送书》，是食品药品监督管理部门将涉嫌犯罪的案件，移送同级公安部门，并抄送同级人民检察院时使用的文书。

第九条 《查封（扣押）物品移交通知书》，是食品药品监督管理部门对公安机关决定立案的案件，自接到公安机关立案通知书之日起3日内将查封、扣押涉案物品以及与案件有关的其他材料移交公安机关，并书面告知当事人时使用的文书。

第十条 《询问调查笔录》，是在进行案件调查时依法向案件当事人、直接责任人或者其他被询问人询问的记录文书。

《询问调查笔录》，应当注明执法人员身份、证件名称、证件编号及调查目的。首次向案件当事人收集、调取证据的，应当告知其有申请办案人员回避的权利。

监督检查类别，应当准确注明食品、保健食品、药品、化妆品、医疗器械的品种类别和生产、经营、使用等环节类别。

调查记录，应当记录与案件有关的全部情况，包括时间、地点、主体、事件、过程、情节等。

第十一条 《现场检查笔录》，是食品药品监督管理部门在日常监督检查或者案件调查过程中，对现场进行实地检查、勘验情况记录的文书。

《现场检查笔录》，应当注明执法人员身份、证件名称、证件编号及检查目的。首次向案件当事人收集、调取证据的，应当告知其有申请办案人员回避的权利。

检查地点，应当写清勘验、检查地点的具体方位和具体地点。

检查时间，应当写明实施现场检查的起止时间。

第十二条 《案件调查终结报告》，是案件承办人在调查终结后撰写的调查报告，其内容一般包括当事人基本情况、案由、违法事实及证据、调查经过等，拟给予行政处罚的，还应当包括所适用的法律法规依据及处罚建议。

案情及违法事实，应简明扼要写清案件的调查经过和结果。违法事实包括当事人违法行为的时间、地点、情节、违法所得、货值金额、危害后果等。

处罚建议，应写明行政处罚种类、幅度、依据和理由。

第十三条 《先行登记保存物品通知书》，是食品药品监督管理部门通知当事人对涉案物品需要先行登记保存的文书。

《先行登记保存物品通知书》，应当写明保存条件、保存期限、保存地点以及保存证据等有关内容。

《先行登记保存物品通知书》与《（ ）物品清单》、《封条》配套使用。

第十四条 《先行登记保存物品处理决定书》，是食品药品监督管理部门对先行登记保存的证据，依据《食品药品行政处罚程序规定》第二十六条规定，在7日内作出处理决定所使用的文书。

填写《先行登记保存物品处理决定书》的同时应当填写《（ ）物品清单》。

第十五条 《查封（扣押）决定书》，是食品药品监督管理部门通知当事人对其生产经营的涉嫌违法的产品、原料、工具设备、场所等采取强制性查封或者扣押的文书。

《查封（扣押）决定书》，应写明查封扣押物品或场所的地点，查封扣押物品保存条件。

《查封（扣押）决定书》与《（ ）物品清单》、《封条》配套使用。

第十六条 《封条》，是食品药品监督管理部门在实施先行登记保存、查封（扣押）时，对涉案场所、证物等采取保全措施或者行政强制措施时使用的文书。

《封条》上应当注明日期，加盖公章。

第十七条 《检验（检测、检疫、鉴定）告知书》，是食品药品监督管理部门对先行登记保存或查封（扣押）物品需进行检验（检测、检疫、鉴定）而告知当事人检验（检测、检疫、鉴定）时限的文书。

第十八条 《查封（扣押）延期通知书》，是食品药品监督管理部门在案件查办过程中，决定对已查封（扣押）物品或查封场所延长查封、扣押期限所使用的文书。

第十九条 《先行处理物品通知书》，是食品药品监督管理部门采取查封（扣押）行政强制措施后，对符合《食品药品行政处罚程序规定》第二十九条第二款规定的物品，经食品药品监督管理部门分管负责人批准，在采取相关措施留存证据后进行先行处理，通知当事人的文书。

第二十条 《解除查封（扣押）决定书》，是对已查封（扣押）物品或查封场所，符合《中华人民共和国行政强制法》第二十八条规定情形的，向当事人出具解除物品或场所控制的文书。同时，应附《（解除查封（扣押））物品清单》。

第二十一条 《案件合议记录》，是在案件调查终结后，由承办部门负责人组织案件承办人及有关人员对案件进行综合分析、审议时，记录案件讨论情况的文书。

讨论记录，要记载参加合议人员发表的意见，对不同意见和保留意见应当如实记录。

合议意见，是在合议人发表意见后形成的综合处理意见，参加合议人员有不同意见的应当予以注明。

合议结束后，记录人将合议记录交主持人和参加合议人员核对后签字。

第二十二条　《案件集体讨论记录》，是对情节复杂或者重大违法行为拟给予较重行政处罚时，记录食品药品监督管理部门负责人进行集体讨论时有关内容所填写的文书。该文书要求写明讨论过程中的重要意见及决定意见，并有主持人、记录人和参加人员签名。

第二十三条　《责令改正通知书》，是食品药品监督管理部门对已有证据证明有违法行为的，责令当事人改正或者限期改正违法行为时填写的文书。责令改正通知书应当写明当事人的违法事实、具体的责令改正意见、改正期限和法律依据。

第二十四条　《撤案审批表》，是案件立案后，经调查确认违法事实不成立或者属于不予行政处罚的情形，案件承办人报请分管负责人批准撤案的内部文书。

第二十五条　《听证告知书》，是对符合听证条件的案件，在作出行政处罚决定之前，告知当事人有权要求听证的文书。

《听证告知书》，应当告知当事人已经查明的违法事实、处罚依据、拟处罚种类和幅度。

第二十六条　《听证通知书》，是根据有权要求举行听证的当事人要求，食品药品监督管理部门决定举行听证时向当事人发出书面通知的文书。

《听证通知书》，应当写明举行听证的时间、地点、听证方式、申请回避的权利等内容。

第二十七条　《听证笔录》，是食品药品监督管理部门记录听证过程和内容的文书。

当事人委托代理人的，应当写明代理人的姓名、性别、职务、年龄、联系方式、工作单位等。

《听证笔录》，应当写明案件承办人、听证主持人、记录人、听证方式、听证地点、听证时间、案由以及案件承办人提出的事实、证据和行政处罚建议、当事人陈述申辩等内容。

第二十八条 《听证意见书》，是听证结束后，听证主持人就听证情况及听证人员对该案件的意见，以书面形式向本部门负责人正式报告的文书。

听证意见，是指听证主持人综合案件承办人员、当事人发表的意见以及证据，确认案件事实是否清楚、证据是否确凿、程序是否合法、适用法律是否准确，并明确提出对本案的处理意见。

第二十九条 《行政处罚事先告知书》，是作出行政处罚决定之前，告知当事人违法事实、相关证据、违反法律法规的条款、处罚理由和依据，以及当事人依法享有陈述申辩权的文书。

第三十条 《行政处罚决定审批表》，是作出行政处罚决定之前，由食品药品监督管理部门负责人对案件的调查结果及拟作出行政处罚意见进行审查的文书。

《行政处罚决定审批表》，包括案由、主要违法事实、证据、处罚依据和建议，承办处室负责人复核意见，食品药品监督管理部门负责人审批意见。

食品药品监督管理部门负责人审批日期，即为作出行政处罚决定的日期。

第三十一条 《行政处罚决定书》，是食品药品监督管理部门对事实清楚、证据确凿的违法案件，依法作出行政处罚决定的文书。

被处罚人是单位的填写单位全称，是个人的填写姓名。同时，还应写明被处罚人的地址。

《行政处罚决定书》，应当写明查实的违法事实、相关证据、违反的法律条款、行政处罚依据、行政处罚决定的内容，还应当将罚款缴往单位、地址和缴纳期限，复议和诉讼途径、方法和期限等事项进行告知。

第三十二条 《当场行政处罚决定书》，是执法人员对案情简单、违法事实清楚、证据确凿，适用简易程序的违法行为，当场作出行政处罚决定的文书。

第三十三条 《没收物品凭证》，是在行政处罚决定中适用没收物品处罚时填写的文书。《没收物品凭证》应当与《行政处罚决定书》日期一致。

第三十四条 《没收物品处理清单》，是记录没收物品具体处理情况的文书。

处理方式，应当注明销毁（焚烧、深埋、粉碎、毁型、无害化处理）、移交、上交、拍卖等。地点，指物品销毁地点。经办人，是具体实施处理物品的人。

《没收物品处理清单》，应当有2名以上承办人签字。承办人是指该案的承办人。特邀参加人是指第三方人员。

《没收物品处理清单》，应当一案一单。

第三十五条 《履行行政处罚决定催告书》，是食品药品监督管理部门告知未及时或全部缴纳罚没款的当事人履行义务的期限、方式、金额，依法享有的陈述和申辩权的文书。

第三十六条 《行政处罚强制执行申请书》，是食品药品监督管理部门对当事人逾期不履行行政处罚决定书作出的处罚决定时，申请人民法院依法强制执行时使用的文书。

申请执行内容应当写明申请执行的事项，包括罚没款数额、没收物品名称及数量等。

附件，应当分项列明作为执行依据的《行政处罚决定书》、《没收物品凭证》、《没收物品处理清单》、《送达回执》等，以及法院认为需要提供的其他相关材料。

第三十七条 《陈述申辩笔录》，是食品药品监督管理部门记录当事人及陈述申辩人所做出的陈述和申辩事实、要求和理由的文书。

《陈述申辩笔录》，应当完整记录当事人提出的事实、理由。尽可能记录陈述申辩人原话，不能记清原话的，应当真实表达陈述申辩人原意。

当事人委托代理人的，应当写明受委托代理人的姓名、职务、身份证号等，受委托的代理人应当出具当事人的委托书。当事人提供书面陈述申辩材料的，可以代替陈述申辩笔录随卷保存。

第三十八条 《陈述申辩复核意见书》，是向当事人送达《行政处罚事先告知书》、《履行行政处罚决定催告书》以及采取强制措施后，根据当事人提出的陈述申辩理由，对案件进一步审核并提出意见的书面文书，应与《陈述申辩笔录》配套使用。

第三十九条 《（ ）副页》，用于《现场检查笔录》、《询问调查笔录》、《案件合议记录》、《陈述申辩笔录》、《案件集体讨论记录》、《听证笔录》、《听证意见书》等文书的续页，（ ）中应当填写相应文书名称，如《（现场检查笔录）副页》。

第四十条 《（ ）物品清单》，用于《先行登记保存物品通知书》、《先行登记保存物品处理通知书》、《查封（扣押）决定书》、《解除查封（扣押）决定书》、《没收物品凭证》、《先行处理物品通知书》等文书的附件，（ ）中应当填写相应文书名称，如《（先行登记保存）物品清单》。

文书编号，应当填写与《（ ）物品清单》配套使用的相应文书的编号。如：《（查封（扣押））物品清单》的文书文号为：（××）食药监×查扣〔年份〕×号。

第四十一条 《送达回执》，是食品药品监督管理部门将有关文书送达当事人或者相关部门的凭证。凡需送达当事人的告知类、通知类文书以及需要有关部门签收的申请书、移送书等文书，均应使用《送达回执》。

送达方式，应当注明直接送达、邮寄送达、留置送达、委托送达、公告送达。

备注，用于说明有关事项，如采取邮寄送达的，应当将挂号回执和邮寄凭证粘贴在备注上，并用文字注明；当事人拒绝签收的，应在备注栏注明拒收事由，由见证人签字或盖章并标注日期。

第四十二条 《（ ）审批表》，是涉及行政处罚需要审批有关事项所使用的内部文书。

《（ ）审批表》适用于以下事项：办案人员回避审批；先行登记保存物品审批；实施查封（扣押）、延期查封（扣押）行政强制措施审批；先行处理物品审批；没收物品处理审批；延长办案期限审批；案件终止调查审批；延（分）期缴纳罚款审批；案件移送审批；申请强制执行审批等。

《（ ）审批表》不适用于立案审批；撤案审批；涉嫌犯罪案件移送审批；行政处罚决定审批。

（ ）中应当填写有关审批事项名称，如《（先行登记保存物品）审批表》。

附件中应当填写所附文字材料名称。

第四十三条 《行政处罚结案报告》，是食品药品监督管理部门对立案调查的案件在行政处罚决定履行或执行后，或者对不作行政处罚的案件，报请分管负责人批准结案填写的文书。

《行政处罚结案报告》，应当填写案由、案件来源、被处罚单位（人）、法定代表人（负责人）、立案日期、处罚日期、处罚文书号、结案日期、处罚种类和幅度、执行结果等内容。不作行政处罚的，应当写明理由。

第三章　制作要求

第四十四条 文书制作应当完整、准确、规范，符合相关要求。

除有特别要求的文书外，文书尺寸统一使用A4（210mm*297mm）纸张印制。

文书使用3号黑体；文书名称使用2号宋体；表格内文字使用5号仿宋。需加盖公章的制作式文书，正文内容使用3号仿宋字，公章与正文尽可能同处一页。文书页数在2页或2页以上的，需标注页码。同一文书正文尽量保持字体、字号一致，表格及填写式文书尽量一页排完。

文书排版可参照《党政机关公文格式》国家标准（GB/T9704-2012）有关规定执行。

第四十五条 填写式文书应当按照规定的格式，用蓝黑色或者黑色的墨水笔或者签字笔填写，保证字迹清楚、文字规范、页面清洁。文书栏目应当逐项填写（空项应当用杠线表示），有选择项的应当根据需要勾选。摘要填写，应当简明、完整、准确。签名和标注日期，必须清楚无误。有条件的，可以按照规定的格式打印。两联以上的文书应当使用无碳复写纸印制，并标注联号。第一联留存归档。

当事人认为现场填写的笔录文书有误，要求修改的，应当在修改处由当事人签字或者按指纹。

第四十六条 文书编号的形式为：（地区简称）+食药监+执法类别+执法性质+〔年份〕+顺序号。

如：（京朝）食药监药查扣〔2013〕5号。京朝→代表北京市食品药品监督管理局朝阳分局，食药监→代表行政机关代字，药→代表执法类别为药品类案件（如：食→代表食品类案件，健→代表保健食品类案件，妆→代表化妆品类案件，械→代表医疗器械类案件），查扣→代表查封（扣押）决定书，2013→代表年份，5号→代表查封（扣押）决定书排序第5号。

第四十七条 文书本身设有当事人项目的，应当按以下要求填写：当事人为公民的，应与居民身份证的情况相一致；当事人为法人或者依法设立的其他组织的，应与营业执照或者登记文件上的名称一致；当事人为没有领取营业执照的法人分支机构的，以设立该分支机构的法人为当事人；个体工商户以营业执照上登记的业主为当事人；法人或者其他组织应登记而未登记即以法人或者其他组织名义进行生产经营活动，或者他人冒用法人、其他组织名义进行生产经营活动，或者法人或者其他组织依法终止后仍以其名义进行生产经营活动的，以直接责任人为当事人。

第四章　文书管理

第四十八条　各省、自治区、直辖市食品药品监督管理部门应当制定行政处罚文书管理制度，加强对文书的印制、使用、保存的管理。凡预盖印章的文书，应由专人负责编号、登记发放，严防丢失。

第四十九条　食品药品监督管理部门查处案件实行一案一卷。不能随文书装订立卷的录音、录像、摄影、拍照等实物证据，应当放入证据袋中，随卷归档，并在卷内列表注明录制内容、数量、时间、地点、制作人等。

第五十条　本规范中所列《现场检查笔录》、《询问调查笔录》、《先行登记保存物品通知书》、《查封（扣押）决定书》、《封条》、《责令改正通知书》等文书也可供日常检查使用。

第五章　附　则

第五十一条　本规范自发布之日起施行。2003年7月29日原国家药品监督管理局《关于印发药品监督行政执法文书规范的通知》（国食药监市〔2003〕184号）同时废止。

附件：食品药品行政处罚文书范本（略）

食品药品监管总局办公厅关于加强含麻黄碱类复方制剂药品广告审查工作的通知

食药监办稽〔2015〕21号

各省、自治区、直辖市食品药品监督管理局：

2012年，为加强含麻黄碱类复方制剂管理，原国家食品药品监督管理局会同公安部、原卫生部联合发布了《关于加强含麻黄碱类复方制剂管理有关事宜的通知（国食药监办〔2012〕260号）》，明确要求"单位剂量麻黄碱类药物含量大于30mg（不含30mg）的含麻黄碱类复方制剂，列入必须凭处方销售的处方药管理"。

为进一步加强含麻黄碱类药品广告审查管理工作，现将有关要求通知如下：

一、各省级食品药品监管部门要严格执行《中华人民共和国药品管理法》、《中华人民共和国广告法》、《药品广告审查办法》和《药品广告审查发布标准》等有关规定，对按处方药管理的含麻黄碱类复方制剂，其广告只能在医学、药学专业刊物上发布；不得在大众传播媒介发布广告或者以其他方式进行以公众为对象的广告宣传。

二、地方食品药品监管部门要加强含麻黄碱类复方制剂产品广告监测，一经发现违法宣传含麻黄碱类复方制剂产品行为，要依照相关规定采取吊销产品广告批准文号、暂停产品销售等措施，并及时将违法广告移送工商机关处理。

三、总局将加大含麻黄碱类复方制剂广告审查抽查力度，如发现问题将调回重审并予以通报。

食品药品监管总局办公厅

2015年1月12日

食品药品监管总局关于进一步加强中药材专业市场质量监管的通知

食药监电〔2015〕3号

河北、黑龙江、安徽、江西、山东、河南、湖北、湖南、广东、广西、重庆、四川、云南、陕西、甘肃省（区、市）食品药品监督管理局：

2015年1月22日至28日，食品药品监管总局组织对河南禹州、安徽亳州、河北安国、湖南廉桥、四川荷花池等5个中药材专业市场进行了飞行检查，检查结果已在总局政务网上通报。近年来，经多次整治，中药材专业市场秩序有所改观，但飞行检查发现仍然存在不少问题，严重影响中药质量安全，对群众健康构成了潜在危害。为进一步加强中药材专业市场监管，严厉打击违法违规行为，现将有关要求通知如下：

一、立即开展整治行动。河北、安徽、河南、湖南、四川5省食品药品监管局要针对本次飞行检查发现的问题，立即组织集中整治行动，重点整治中药材以次充好、染色增重、掺杂使假等质量问题和违法加工、违法经营等行为。整治工作要在当地政府的领导下，协调公安、工商等有关部门统一行动，坚决查处中药材专业市场的违法违规行为，坚决取缔非法经营活动，净化中药材市场。

二、严厉惩处违法犯罪行为。这次飞行检查发现问题较多，突出的有：河南禹州市场部分商户当街对栀子进行染色、柴胡以非药用部位代替药用部位出售，河北安国市场红参掺糖增重、沉香喷油掺杂，安徽亳州市场销售假蒲黄、假海金沙，湖南廉桥市场以理枣仁冒充酸枣仁、土大黄冒充大黄，四川荷花池市场用泥沙对地龙和土鳖虫增重等。总局已对飞行检查发现的问题进行了通报，上述5省食品药品监管局要对通报的违法违规行为迅速进行立案查处，对已经构成制假售假犯罪行为的，要立即移送公安机关追究刑事责任。

三、切实加强中药材监督管理。各省食品药品监管局要举一反三，统筹利用监督检查、检验监测、投诉举报等多种手段强化监管。要采取飞行检查、明察暗访等方式，提高发现问题的能力。要针对容易发生以次充好、染色增重、掺杂使假的中药材品种加大抽验频次，提高抽验的针对性。要对投诉举报信息高度重视，及时调查核实，充分发挥社会共治的作用。要加大与相关部门协调力度，提升监管合力，共同保障中药材质量安全。

四、加大信息公开和曝光力度。各地在中药材专业市场监管中查办的案件和发现的风险隐患，要及时上报总局。检查的结果、检验的结论、查处的意见及时主动向社会公开。违法违规案件统一由省级食品药品监管部门公开曝光；情节严重的，由总局在政务网站予以曝光。

五、严格落实地方政府责任。中药材市场所在地政府要严格按照经国务院同意、食品药品监管总局等8部门下发的《关于进一步加强中药材管理的通知》（食药监〔2013〕208号）要求，加强中药材市场管理，建立完善市场交易和质量管理规范等各项制度，建立健全监督检查、责任追究和社会监督机制。切实履行《中药材专业市场管理责任书》的责任，加大对市场的日常管理和巡查排查力度，确保市场净化和交易规范。

河北、安徽、河南、湖南、四川5省的整治行动及案件查处的阶段性情况于2月17日前报告食品药品监管总局。总局将适时对整治效果再次进行检查。

联系人：药化监管司 林长庆

电　话：010-88330854

传　真：010-68311985

食品药品监管总局

2015年2月9日

关于做好蛋白同化制剂和肽类激素
进出口管理工作的通知

食药监药化监便函〔2014〕195号

各省、自治区、直辖市食品药品监督管理局：

《蛋白同化制剂和肽类激素进出口管理办法》（国家食品药品监督管理总局第9号令，以下简称《办法》）已经发布，将于2014年12月1日起施行。为做好《办法》实施工作，现将有关要求通知如下：

一、《办法》规定国家对蛋白同化制剂和肽类激素实行进出口准许管理，该行政审批项目的受理和审批工作由省级食品药品监督管理部门组织实施。自2014年12月1日起，总局将不再受理蛋白同化制剂和肽类激素的进口申请。

蛋白同化制剂和肽类激素进口申请表可在总局政府网站"申请表和软件下载"专栏中的"特殊药品进出口填报软件"

下载。蛋白同化制剂和肽类激素进口准许证由总局统一印制。

二、各级食品药品监督管理部门应当以《办法》实施为契机，进一步完善管理制度，规范审批程序，严格进出口准许，强化日常监督检查，切实做好蛋白同化制剂和肽类激素进出口管理工作。

三、总局将适时组织对各地蛋白同化制剂和肽类激素进出口审批和管理工作进行督导检查。各地在《办法》实施过程中如遇到问题和提出工作建议，可及时与我司联系。

联 系 人：李卫华

电　　话：010-88330838

国家食品药品监督管理总局药品化妆品监管司
2014年11月17日

价格违法行为举报处理规定

中华人民共和国国家发展和改革委员会令

第6号

根据《中华人民共和国价格法》，我们对《价格违法行为举报规定》（国家发展改革委令第15号）进行了修订，修订后的《价格违法行为举报处理规定》已经国家发展和改革委员会主任办公会议讨论通过，现予公布，自2014年5月1日起施行。

主任：徐绍史
2014年1月15日

国家发展改革委 财政部关于印发《价格违法行为举报奖励办法》的通知

发改价监〔2014〕165号

各省、自治区、直辖市及计划单列市、副省级省会城市发展改革委、物价局、财政厅（局），深圳市市场监督管理局：

为鼓励群众举报价格违法行为，我们对原国家计委、财政部2001年发布的《价格违法案件举报奖励办法》进行了修订。现将修订后的《价格违法行为举报奖励办法》印发给你们，请认真贯彻执行。

附件：《价格违法行为举报奖励办法》

国家发展改革委
财 政 部
2014年1月26日

附件

价格违法行为举报奖励办法

第一条 为鼓励举报价格违法行为，根据《中华人民共和国价格法》第三十八条规定和《价格违法行为举报处理规定》，制定本办法。

第二条 价格主管部门对公民、法人和其他组织（以下简称举报人）举报价格违法行为予以奖励的，适用本办法。

第三条 举报奖励坚持精神奖励与物质奖励相结合。

第四条 获得举报奖励应当同时符合以下条件：

（一）举报人实名举报，并提供有效联系方式；

（二）有明确的举报对象、具体的违法事实；

（三）举报事项事先未被价格主管部门掌握；

（四）举报事项经查证属实并已依法作出行政处罚。

第五条 价格主管部门对举报人进行精神奖励的，一般给予口头表扬；举报人提供证据的，可以给予书面表扬。

第六条 价格主管部门对举报人进行物质奖励的，应当遵循以下原则：

（一）同一案件由两个以上（含两个）举报人分别举报的，奖励第一个提出举报的举报人。其他举报人提供的证据对案件查处起重大作用的，可以给予奖励；

（二）两人以上（含两人）联名举报同一案件的，按同一举报奖励，奖励金由举报人协商分配；

（三）同一举报人在不同价格主管部门举报同一案件的，由办理该案件的价格主管部门奖励；

（四）最终认定的违法事实与举报事项部分一致的，不一致的部分不予奖励；

（五）除举报事项外，价格主管部门还认定了其他违法事实的，对其他违法事实作出的处罚决定不予奖励；

（六）有价格投诉内容的举报，不予奖励。

第七条 对符合本办法第四条规定的举报奖励，分为三个等级：

一级：提供被举报人的违法事实及证据，举报事项经查证属于重大价格违法行为；

二级：提供被举报人的违法事实及证据；

三级：提供被举报人的违法事实，但未提供证据。

重大价格违法行为的认定标准按照《价格行政处罚案件审理审查规则》第十六条规定执行。

第八条 属于三级举报奖励的，给予精神奖励。

属于二级举报奖励的，一般给予精神奖励；也可以给予100元至2000元物质奖励。

属于一级举报奖励的，给予2001元至5000元物质奖励。

第九条 省级以上价格主管部门查处在全国有重大影响的举报案件，可以适当提高物质奖励金额，但最高不超过10000元。

第十条 价格主管部门应当在作出行政处罚决定之日起15个工作日内，对符合精神奖励条件的举报人予以精神奖励；对符合物质奖励条件的，书面通知举报人领取奖励金。

第十一条 举报人应当在接到物质奖励通知之日起15个工作日内，由本人凭奖励通知及有效身份证明到作出物质奖励决定的价格主管部门领取奖励金。逾期未领取的，视为举报人放弃奖励金。委托他人领取的，还应当出具委托书及受委托人的有效身份证明。

第十二条 参与举报奖励工作的人员必须严格执行保密制度，未经举报人同意，不得以任何方式透露举报人身份、举报内容和奖励等情况，违者依法承担相应责任。

第十三条 价格主管部门物质奖励资金纳入同级财政预算，通过部门预算现有资金渠道安排，并接受财政、审计部门的监督。

第十四条 各省、自治区、直辖市价格主管部门和财政部门可以根据本办法制定实施细则。

第十五条 本办法由国家发展和改革委员会、财政部负责解释。

第十六条 本办法自2014年5月1日起施行。2001年11月26日原国家计委、财政部发布的《价格违法案件举报奖励办法》同时废止。

关于印发推进药品价格
改革意见的通知

发改价格〔2015〕904号

各省、自治区、直辖市发展改革委、物价局、卫生计生委（局）、人力资源社会保障厅（局）、工业和信息化厅（局）、财政厅（局）、商务厅（局）、食品药品监管局：

根据党的十八届三中全会精神和医药卫生体制改革的总体要求，国家发展改革委、国家卫生计生委、人力资源社会保障部、工业和信息化部、财政部、商务部、食品药品监管总局制定了《推进药品价格改革的意见》，经国务院同意，现印发你们，请遵照执行，并就有关事项通知如下：

一、自2015年6月1日起，除麻醉药品和第一类精神药品外，取消原政府制定的药品价格。麻醉、第一类精神药品仍暂时由国家发展改革委实行最高出厂价格和最高零售价格管理。

二、此前有关药品价格管理政策规定，凡与本通知规定不符的一律废止，以本通知规定为准。

三、各地价格、卫生计生、人力资源社会保障等部门要按照《推进药品价格改革的意见》，研究制定具体政策措施，强化医药费用和价格行为综合监管，做好政策解读和舆论引导工作，确保改革顺利推进。

附件：推进药品价格改革的意见

国家发展改革委
国家卫生计生委
人力资源社会保障部
工业和信息化部
财　政　　部
商　务　　部
食品药品监管总局
2015 年 5 月 4 日

附件

推进药品价格改革的意见

推进药品价格改革、建立科学合理的药品价格形成机制是推进价格改革的重要内容，也是深化医药卫生体制改革的重要任务，对于加快完善现代市场体系和转变政府职能，促进医疗卫生事业和医药产业健康发展，满足人民群众不断增长的医疗卫生需求，减轻患者不合理的医药费用负担，具有重要意义。为加快推进药品价格改革，经国务院同意，现提出以下意见：

一、总体要求

深入贯彻落实党的十八大和十八届二中、三中、四中全会精神，认真落实党中央、国务院决策部署，按照使市场在资源配置中起决定性作用和更好发挥政府作用的要求，逐步建立以市场为主导的药品价格形成机制，最大限度减少政府对药品价格的直接干预。坚持放管结合，强化价格、医保、招标采购等政策的衔接，充分发挥市场机制作用，同步强化医药费用和价格行为综合监管，有效规范药品市场价格行为，促进药品市场价格保持合理水平。

二、改革药品价格形成机制

除麻醉药品和第一类精神药品外，取消药品政府定价，完善药品采购机制，发挥医保控费作用，药品实际交易价格主要由市场竞争形成。其中：

（一）医保基金支付的药品，由医保部门会同有关部门拟定医保药品支付标准制定的程序、依据、方法等规则，探索建立引导药品价格合理形成的机制。

（二）专利药品、独家生产药品，建立公开透明、多方参与的谈判机制形成价格。

（三）医保目录外的血液制品、国家统一采购的预防免疫药品、国家免费艾滋病抗病毒治疗药品和避孕药具，通过招标采购或谈判形成价格。

（四）麻醉药品和第一类精神药品，仍暂时实行最高出厂价格和最高零售价格管理。

（五）其他药品，由生产经营者依据生产经营成本和市场供求情况，自主制定价格。

三、强化医药费用和价格行为综合监管推进药品价格改革

必须发挥政府、市场"两只手"作用，建立科学合理的价格形成机制。取消药品政府定价后，要充分借鉴国际经验，做好与药品采购、医保支付等改革政策的衔接，强化医药费用和价格行为综合监管。按照"统筹考虑、稳步推进"的要求，重点从以下四个方面加强监管，促进建立正常的市场竞争机制，引导药品价格合理形成。

（一）完善药品采购机制。卫生计生部门要按照规范公立医院和基层医疗卫生机构药品采购的相关要求和措施，坚持药品集中采购方向，根据药品特性和市场竞争情况，实行分类采购，促进市场竞争，合理确定药品采购价格。要调动医疗机构、药品生产经营企业、医保经办机构等多方参与积极性，引

导各类市场主体有序竞争。

（二）强化医保控费作用。医保部门要会同有关部门，在调查药品实际市场交易价格基础上，综合考虑医保基金和患者承受能力等因素制定医保药品支付标准。在新的医保药品支付标准制定公布前，医保基金暂按现行政策支付。做好医保、招标采购政策的衔接配合，促进医疗机构和零售药店主动降低采购价格。定点医疗机构和药店应向医保、价格等部门提交药品实际采购价格、零售价格以及采购数量等信息。同步推进医保支付方式改革，建立医疗机构合理用药、合理诊疗的内在激励机制，减轻患者费用负担。人力资源社会保障部、卫生计生委要会同有关部门在2015年9月底前出台医保药品支付标准制定规则。

（三）强化医疗行为监管。卫生计生部门要建立科学合理的考核奖惩制度，加强医疗机构诊疗行为管理，控制不合理使用药品医疗器械以及过度检查和诊疗，强化医药费用控制。要逐步公开医疗机构诊疗门（急）诊次均费用、住院床日费用、检查检验收入占比等指标，并纳入医疗机构目标管理责任制和绩效考核目标。加快药品供应保障信息平台建设，促进价格信息公开。

（四）强化价格行为监管。价格主管部门要通过制定药品价格行为规则，指导生产经营者遵循公平、合法和诚实信用的原则合理制定价格，规范药品市场价格行为，保护患者合法权益。要健全药品价格监测体系，探索建立跨部门统一的信息平台，掌握真实交易价格数据，重点做好竞争不充分药品出厂（口岸）价格、实际购销价格的监测和信息发布工作，对价格变动频繁、变动幅度较大，或者与国际价格、同类品种价格以及不同地区间价格存在较大差异的，要及时研究分析，必要时开展成本价格专项调查。要充分发挥12358全国价格举报管理信息系统的作用，建立全方位、多层次的价格监督机制，正面引导市场价格秩序。对价格欺诈、价格串通和垄断行为，依法严肃查处。

此外，有关部门要认真履行监管职责，加强对药品生产、流通、使用的全过程监管，切实保障药品质量和用药安全。

四、加强组织实施

（一）强化组织领导。各地区、各有关部门要充分认识推进药品价格改革的重要性和紧迫性，进一步统一思想，加强领导，周密部署。各地要制定具体实施细则，细化政策措施，确保改革取得实效。各有关部门要强化协作配合，加强对地方改革工作的督促指导，确保改革扎实有序推进。

（二）建立评估机制。药品价格改革与群众切身利益密切相关，政策性强、涉及面广。各地要建立药品价格改革评估机制，加强对改革的跟踪评估，及时总结经验、完善政策。要密切关注改革后药品价格和医药费用变化情况，对改革中出现的新问题要及时研究提出解决的政策措施。

（三）加强宣传引导。各地要通过多种方式，做好宣传解释工作，向广大群众解释清楚药品价格改革的意义、内容和预期目标，及时回应社会关注的热点问题，争取社会各界的理解支持，凝聚各方共识，形成改革合力，确保改革顺利推进。

国家发展改革委关于公布废止药品价格文件的通知

发改价格〔2015〕918号

各省、自治区、直辖市发展改革委、物价局：

为贯彻落实国家发展改革委、国家卫生计生委、人力资源社会保障部等七部门《关于印发推进药品价格改革意见的通知》（发改价格〔2015〕904号）精神，我委对此前制定和调整药品价格的文件进行了清理，决定公布废止部分药品价格文件。现将有关问题通知如下：

自2015年6月1日起，附件《公布废止的药品价格文件目录》中所列文件一律废止。该目录之外的药品价格文件，凡不涉及麻醉药品和第一类精神药品价格的同时废止。

附件：公布废止的药品价格文件目录

国家发展改革委
2015年5月4日

附件

公布废止的药品价格文件目录

1. 国家计委关于调整避孕药品价格的通知（计价管〔1996〕2255号）

2. 国家计委关于调整部分生物制品价格的通知（计价管〔1996〕2684号）

3. 国家计委关于颁布第一批中央管理药品价格的通知（计价管〔1997〕1770号）

4. 国家计委关于对13家企业生产的第一批公布价格的中央管理药品实行单独定价的通知（计价管〔1997〕2592号）

5. 国家计委办公厅关于用机采血浆生产的人血白蛋白、低PH静脉注射丙种球蛋白价格的批复（计办价管〔1997〕628号）

6. 国家计委办公厅关于水痘减毒活疫苗（冻干）国内销

售价格的批复（计办价管〔1997〕648号）

7．国家计委办公厅关于公布卡力等进口药品销售价格的批复（计办价管〔1997〕661号）

8．国家计委办公厅关于公布司巴乐等进口药品价格的通知（计办价管〔1997〕662号）

9．国家计委办公厅关于同意调整国家免费发放橡胶避孕套（精装）产品出厂价格的批复（计办价管〔1997〕672号）

10．国家计委办公厅关于风疹疫苗（护贝法）等进口生物制品销售价格的批复（计办价管〔1997〕701号）

11．国家计委办公厅关于冻干低pH静注丙种球蛋白及机采血浆人血白蛋白价格的批复（计办价管〔1997〕831号）

12．国家计委办公厅关于进口分包装罗氏芬等药品价格的批复（计办价管〔1997〕850号）

13．国家计委办公厅关于公布爱可松等150种进口药品销售价格的通知（计办价管〔1997〕918号）

14．国家发展计划委员会关于颁布第二批中央管理的药品价格的通知（计价管〔1998〕676号）

15．国家发展计划委员会办公厅关于公布导升明等10种进口药品销售价格的通知（计办价格〔1998〕556号）

16．国家发展计划委员会办公厅关于依诺沙星价格的批复（计办价格〔1998〕557号）

17．国家发展计划委员会办公厅关于克拉维酸钾/羟氨苄青霉素（安奇）等三种药品价格的通知（计办价格〔1998〕558号）

18．国家计委办公厅关于对壬苯醇醚栓和拉西地平片两种药品价格的批复（计办价格〔1998〕663号）

19．国家计委办公厅关于公布舒贝洛等16种进口药品销售价格的通知（计办价格〔1998〕665号）

20．国家计委办公厅关于注射用人粒细胞巨噬细胞集落刺激因子（特尔立）等两种药品价格的批复（计办价格〔1998〕

708号）

21．国家计委办公厅关于公布安贺拉等52种进口药品销售价格的通知（计办价格〔1998〕711号）

22．国家计委办公厅关于公布尼美舒利等48种进口药品销售价格的通知（计办价格〔1998〕712号）

23．国家计委办公厅关于奥扎格雷钠等5种药品价格的批复（计办价格〔1998〕731号）

24．国家计委办公厅关于用机采血浆生产的人血白蛋白等血液制品价格的批复（计办价格〔1998〕734号）

25．国家计委办公厅关于对双氯芬酸钠缓释片和单硝酸异山梨酯缓释片价格的批复（计办价格〔1998〕757号）

26．国家计委办公厅关于新山地明等15种进口药品销售价格的通知（计办价格〔1998〕783号）

27．国家计委办公厅关于冻干风疹活疫苗价格的批复（计办价格〔1998〕800号）

28．国家计委办公厅关于核定氟伐他汀（来适可）等20种进口分包装药品价格的通知（计办价格〔1998〕801号）

29．国家计委办公厅关于冻干低pH静脉注射丙种球蛋白价格的批复（计办价格〔1998〕816号）

30．国家计委办公厅关于人血丙种球蛋白等药品价格的批复（计办价格〔1998〕853号）

31．国家计委办公厅关于单磷酸阿糖腺苷等药品价格的批复（计办价格〔1998〕951号）

32．国家计委办公厅关于更昔洛韦、复合乳酸菌等两种新药价格的批复（计办价格〔1998〕965号）

33．国家计委办公厅关于公布泰斯德等11种进口药品销售价格的通知（计办价格〔1998〕966号）

34．国家计委办公厅关于机采人血白蛋白等药品价格的批复（计办价格〔1998〕968号）

35. 国家计委办公厅关于公布瑞宁得等37种进口药品销售价格的通知（计办价格〔1998〕993号）

36. 国家计委办公厅关于公布尼莫地平等15种进口分包装药品销售价格的通知（计办价格〔1998〕996号）

37. 国家发展计划委员会办公厅关于公布苏州东瑞制药有限公司等10家通过GMP认证（达标）企业生产的部分药品价格的通知（计办价格〔1998〕1476号）

38. 国家计委办公厅关于公布昆明贝克诺顿制药有限公司等5家通过GMP认证（达标）企业生产的部分药品价格的通知（计办价格〔1998〕1804号）

39. 国家计委关于公布北京双鹤药业股份有限公司等3家通过GMP认证（达标）企业生产的部分药品价格的通知（计价格〔1999〕80号）

40. 国家计委关于审定公布脂肪乳注射液价格的通知（计价格〔1999〕166号）

41. 国家计委关于重新审定头孢类等部分中央管理的药品价格的通知（计价格〔1999〕403号）

42. 国家计委关于降低西力欣等114种进口（进口分装）药品价格的通知（计价格〔1999〕617号）

43. 国家计委办公厅关于常规重组人胰岛素注射液价格的批复（计办价格〔1999〕12号）

44. 国家计委办公厅关于国药集团国瑞药业有限公司生产的部分中管药品价格的批复（计办价格〔1999〕64号）

45. 国家计委办公厅关于昆明积大制药有限公司生产的部分中管药品价格的批复（计办价格〔1999〕65号）

46. 国家计委办公厅关于山西普德药业有限公司生产的部分中管药品价格的批复（计办价格〔1999〕66号）

47. 国家计委办公厅关于青岛第二制药厂生产的部分中管药品价格的批复（计办价格〔1999〕67号）

48．国家计委办公厅关于重庆药友制药有限责任公司等2家企业生产的部分中管药品价格的批复（计办价格〔1999〕68号）

49．国家计委办公厅关于浙江迪耳药业有限公司等2家企业生产的部分中管药品价格的批复（计办价格〔1999〕69号）

50．国家计委办公厅关于哈尔滨制药三厂生产的部分中管药品价格的批复（计办价格〔1999〕70号）

51．国家计委办公厅关于注射用重组人粒细胞巨噬细胞集落刺激因子（华北吉姆欣、格宁）价格的批复（计办价格〔1999〕86号）

52．国家计委办公厅关于注射用重组人生长激素价格的批复（计办价格〔1999〕91号）

53．国家计委办公厅关于对盐酸恩丹西酮等4种新药价格的批复（计办价格〔1999〕99号）

54．国家计委办公厅关于金葡液等药品价格的批复（计办价格〔1999〕100号）

55．国家计委办公厅关于公布青霉素Ｖ钾干糖浆等27种进口药品销售价格的通知（计办价格〔1999〕111号）

56．国家计委办公厅关于公布头孢拉定胶囊等14种进口（进口分包装）药品销售价格的通知（计办价格〔1999〕138号）

57．国家计委办公厅关于注射用重组人干扰素α–2b（安达芬）价格的批复（计办价格〔1999〕144号）

58．国家计委办公厅关于半乳糖—棕榈酸等20种进口（进口分包装）药品销售价格的通知（计办价格〔1999〕202号）

59．国家计委办公厅关于重组人粒细胞集落刺激因子注射液价格的批复（计办价格〔1999〕236号）

60．国家计委办公厅关于培菲康药品价格的批复（计办价格〔1999〕248号）

61．国家计委办公厅关于机采人血白蛋白价格的批复（计办价格〔1999〕266号）

62．国家计委办公厅关于对硫酸依替米星等新药价格的批复（计办价格〔1999〕278号）

63．国家计委办公厅关于重组人粒细胞集落刺激因子注射液（洁欣）价格的批复（计办价格〔1999〕288号）

64．国家计委办公厅关于托吡酯片销售价格的批复（计办价格〔1999〕305号）

65．国家计委办公厅关于黄体酮等10种进口（进口分包装）药品销售价格的通知（计办价格〔1999〕311号）

66．国家计委办公厅关于胞必佳价格的批复（计办价格〔1999〕341号）

67．国家计委办公厅关于康达明价格的批复（计办价格〔1999〕384号）

68．国家计委办公厅关于审定硝苯地平缓释片等5种中管药品新剂型价格的通知（计办价格〔1999〕451号）

69．国家计委办公厅关于公布法斯通等17种进口药品销售价格的通知（计办价格〔1999〕480号）

70．国家计委办公厅关于公布佐米格等45种进口（进口分装）药品价格的通知（计办价格〔1999〕483号）

71．国家计委办公厅关于核定沙丁胺醇气雾剂等17种中管国产药品价格的通知（计办价格〔1999〕582号）

72．国家计委办公厅关于降低降纤酶等2种生化药品价格的通知（计办价格〔1999〕622号）

73．国家计委办公厅关于重组人干扰素 α–2a栓等药品价格的批复（计办价格〔1999〕648号）

74．国家计委办公厅关于核定左炔诺孕酮炔雌醚片等2种计划生育药品价格的通知（计办价格〔1999〕677号）

75．国家计委办公厅关于公布爱巴苏等27种进口（进口分装）药品销售价格的通知（计办价格〔1999〕683号）

76．国家计委办公厅关于公布萘普生等22种进口药品销

售价格的通知（计办价格〔1999〕726号）

77．国家计委办公厅关于核定吗氯贝胺等11种中管国产药品价格的通知（计办价格〔1999〕795号）

78．国家计委办公厅关于公布奥贝等4种进口（进口分装）药品销售价格的通知（计办价格〔1999〕796号）

79．国家计委办公厅关于枯草芽孢杆菌活菌制剂等药品价格的批复（计办价格〔1999〕812号）

80．国家计委办公厅关于核定盐酸万拉法新等10种中管国产药品零售价格的通知（计办价格〔1999〕896号）

81．国家计委办公厅关于公布必需磷脂等11种进口药品销售价格的通知（计办价格〔1999〕914号）

82．国家计委办公厅关于假单胞菌注射液等药品价格的批复（计办价格〔1999〕947号）

83．国家计委关于降低机采人血白蛋白等部分生物制品价格的通知（计价格〔2000〕5号）

84．国家计委关于调整头孢拉定等9种中管国产药品零售价格的通知（计价格〔2000〕855号）

85．国家计委关于调整氨苄青霉素等部分中管国产药品零售价格的通知（计价格〔2000〕1787号）

86．国家计委关于公布383种药品价格的通知（计价格〔2001〕2661号）

87．国家计委办公厅关于核定乌司他丁等11种中管国产药品的零售价格的通知（计办价格〔2000〕19号）

88．国家计委办公厅关于公布瑞格列奈等23种进口（进口分装）药品销售价格的通知（计办价格〔2000〕25号）

89．国家计委办公厅关于核定乌灵等10种中管国产药品零售价格的通知（计办价格〔2000〕76号）

90．国家计委办公厅关于人用精制狂犬病疫苗价格的批复（计办价格〔2000〕131号）

91．国家计委办公厅关于流行性出血热灭活疫苗（双价）等药品价格的批复（计办价格〔2000〕153号）

92．国家计委办公厅关于公布东莨菪碱等14种进口（进口分装）药品销售价格的通知（计办价格〔2000〕154号）

93．国家计委办公厅关于核定阿托伐他汀钙等8种中管国产药品零售价格的通知（计办价格〔2000〕231号）

94．国家计委办公厅关于公布地奥司明等15种进口（进口分装）药品销售价格的通知（计办价格〔2000〕237号）

95．国家计委办公厅关于公布米托蒽醌等17种进口（进口分装）药品销售价格的通知（计办价格〔2000〕359号）

96．国家计委办公厅关于审定喷昔洛韦等部分中管国产药品价格的通知（计办价格〔2000〕401号）

97．国家计委办公厅关于公布吲达帕胺等10种进口（进口分装）药品销售价格的通知（计办价格〔2000〕476号）

98 国家计委办公厅关于公布盐酸氨溴索等23种进口（进口分装）药品销售价格的通知（计办价格〔2000〕631号）

99 国家计委办公厅关于核定肤疡散等中管国产药品零售价格的通知（计办价格〔2000〕641号）

100．国家计委办公厅关于公布硫酸茚地那韦等14种进口（进口分装）药品销售价格的通知（计办价格〔2000〕805号）

101．国家计委办公厅关于核定白芍总甙胶囊等7种中管国产药品零售价格的通知（计办价格〔2000〕806号）

102．国家计委办公厅关于公布雷米普利等53种进口（进口分装）药品销售价格的通知（计办价格〔2000〕983号）

103．国家计委办公厅关于核定来氟米特等部分中管国产药品零售价格的通知（计办价格〔2000〕984号）

104．国家计委关于制定公布69种化学药品价格的通知（计价格〔2001〕632号）

105．国家计委关于制定公布49种中成药零售价格的通知

（计价格〔2001〕1193号）

106．国家计委办公厅关于人用精制狂犬病疫苗价格的批复（计办价格〔2001〕602号）

107．国家计委办公厅关于公布雷替斯等12种药品零售价格的通知（计办价格〔2001〕620号）

108．国家计委办公厅关于促肝细胞生长素注射液零售价格的通知（计办价格〔2001〕688号）

109．国家计委办公厅关于制定公布69种化学药品补充剂型规格价格的通知（计办价格〔2001〕1028号）

110．国家计委办公厅关于流行性出血热双价疫苗等药品价格的通知（计办价格〔2001〕1123号）

111．国家计委办公厅关于公布4种抗感染类药品补充剂型规格价格的通知（计办价格〔2001〕1491号）

112．国家计委办公厅关于印发30种抗感染类药品单独定价方案（暂行）的通知（计办价格〔2001〕1492号）

113．国家计委关于公布199种西药价格的通知（计价格〔2002〕2822号）

114．国家计委办公厅关于降低佳息患等3种进口药品零售价格的通知（计办价格〔2002〕133号）

115．国家计委办公厅关于制定公布262种药品补充剂型规格价格的通知（计办价格〔2002〕625号）

116．国家计委办公厅关于对计办价格〔2002〕625号文件有关问题的补充通知（计办价格〔2002〕825号）

117．国家计委办公厅关于印发阿司匹林等部分药品单独定价方案（暂行）的通知（计办价格〔2002〕1636号）

118．国家计委关于公布267种中成药最高零售价格的通知（计价格〔2003〕107号）

119．国家发展改革委关于制定公布107种中成药价格的通知（发改价格〔2003〕1236号）

120. 国家发展改革委办公厅关于暂停执行我委制定的蜜炼川贝枇杷膏价格的通知（发改办价格〔2003〕1339号）

121. 国家发展改革委办公厅关于印发18种药品单独定价方案的通知（发改办价格〔2004〕1207号）

122. 国家发展改革委办公厅关于人血白蛋白价格问题的复函（发改办价格〔2004〕2457号）

123. 国家发展改革委关于调整部分计划免疫药品价格的通知（发改价格〔2005〕620号）

124. 国家发展改革委关于降低头孢呋辛等22种药品零售价格的通知（发改价格〔2005〕1762号）

125. 国家发展改革委办公厅关于重组集成干扰素α价格问题的复函（发改办价格〔2005〕496号）

126. 国家发展改革委办公厅关于红霉素肠溶胶囊价格问题的复函（发改办价格〔2005〕1071号）

127. 国家发展改革委办公厅关于黄体酮等药品价格的批复（发改办价格〔2005〕2250号）

128. 国家发展改革委办公厅关于印发15种药品单独定价方案的通知（发改办价格〔2005〕2373号）

129. 国家发展改革委办公厅关于塑料安瓿包装小容量注射液价格的批复（发改办价格〔2005〕2410号）

130. 国家发展改革委关于制定阿霉素等抗肿瘤药品最高零售价格的通知（发改价格〔2006〕890号）

131. 国家发展改革委关于制定青霉素等99种抗微生物药品最高零售价格的通知（发改价格〔2006〕1542号）

132. 国家发展改革委关于制定华蟾素注射液等32种中成药肿瘤用药最高零售价格的通知（发改价格〔2006〕2337号）

133. 国家发展改革委办公厅关于奥美拉唑注射剂价格问题的复函（发改办价格〔2006〕530号）

134. 国家发展改革委关于精氨酸等354种药品最高零售

价格的通知（发改价格〔2006〕2989号）

135．国家发展改革委办公厅关于酮康唑洗剂价格管理权限的复函（发改办价格〔2006〕1307号）

136．国家发展改革委办公厅关于计划生育避孕药具价格核定问题的通知（发改办价格〔2006〕1949号）

137．国家发展改革委关于制定九味羌活颗粒等278种中成药内科用药最高零售价格的通知（发改价格〔2007〕312号）

138．国家发展改革委关于制定追风透骨片等188种中成药最高零售价格的通知（发改价格〔2007〕645号）

139．国家发展改革委关于制定吡喹酮等260种药品最高零售价格的通知（发改价格〔2007〕751号）

140．国家发展改革委关于制定进口西吡氯铵含片临时最高零售价格的通知（发改价格〔2007〕3046号）

141．国家发展改革委关于制定粘菌素等部分药品最高零售价格的通知（发改价格〔2007〕3405号）

142．国家发展改革委办公厅关于调整部分含天然麝香药品价格的通知（发改办价格〔2007〕346号）

143．国家发展改革委办公厅关于调整对乙酰氨基酚分散片等部分药品定价权限的通知（发改办价格〔2007〕667号）

144．国家发展改革委办公厅关于榄香烯注射液纳入专利药品定价范围问题的复函（发改办价格〔2007〕809号）

145．国家发展改革委办公厅关于上海新先锋药业有限公司专利药品银杏叶注射液（舒血宁注射液）价格问题的复函（发改办价格〔2007〕930号）

146．国家发展改革委办公厅关于裹金衣安宫牛黄丸和热淋清颗粒价格问题的复函（发改办价格〔2007〕1232号）

147．国家发展改革委办公厅关于部分药品价格问题的复函（发改办价格〔2007〕1421号）

148．国家发展改革委办公厅关于部分药品价格问题的复

函（发改办价格〔2007〕2098号）

149．国家发展改革委办公厅关于醒脑静注射液优质优价问题的通知（发改办价格〔2007〕2783号）

150．国家发展改革委办公厅关于广东降低氯唑西林等部分药品零售价格有关问题的复函（发改办价格〔2008〕1207号）

151．国家发展改革委办公厅关于广州白云山光华制药股份有限公司分装头孢地尼胶囊及杭州康恩贝制药有限公司生产银杏叶胶囊价格问题的通知（发改办价格〔2008〕1303号）

152．国家发展改革委关于公布国家基本药物零售指导价格的通知（发改价格〔2009〕2489号）

153．国家发展改革委办公厅关于部分药品价格标注内容变更等问题的通知（发改办价格〔2009〕471号）

154．国家发展改革委办公厅关于部分药品差比价政策执行问题的通知（发改办价格〔2009〕751号）

155．国家发展改革委办公厅关于部分药品价格执行问题的通知（发改办价格〔2009〕1239号）

156．国家发展改革委办公厅关于制定重组乙型肝炎疫苗等14种国家免疫规划疫苗出厂价格的通知（发改办价格〔2009〕1612号）

157．国家发展改革委办公厅关于部分药品价格执行问题的通知（发改办价格〔2009〕2760号）

158．国家发展改革委关于降低头孢曲松等部分药品最高零售价格的通知（发改价格〔2010〕2829号）

159．国家发展改革委办公厅关于结合雌激素等产品价格问题的复函（发改办价格〔2010〕2253号）

160．国家发展改革委关于调整部分抗微生物类和循环系统类药品最高零售价格的通知（发改价格〔2011〕440号）

161．国家发展改革委关于调整激素、调节内分泌类和神经系统类等药品价格及有关问题的通知（发改价格〔2011〕1670号）

国家发展改革委关于加强药品市场价格行为监管的通知

发改价监〔2015〕930号

各省、自治区、直辖市和计划单列市、副省级省会城市、新疆生产建设兵团发展改革委、物价局，深圳市市场监督管理局：

为贯彻落实国家发展改革委、卫生计生委、人力社会资源保障部等部门《关于印发推进药品价格改革意见的通知》（发改价格〔2015〕904号）精神，规范药品市场价格行为，维护药品市场价格秩序，保障药品价格改革顺利实施，现就加强药品市场价格行为监管有关问题通知如下：

一、充分认识加强药品市场价格行为监管的重要性

药品价格涉及广大群众的切身利益，药品价格改革必须坚持放管结合，在取消绝大部分药品政府定价的同时，进一步强

化医药费用和价格行为综合监管，促进建立正常的市场竞争机制，引导药品价格合理形成。各级价格主管部门应当深刻认识到，在改革后绝大多数药品价格水平由经营者自主制定的同时，加强药品市场价格行为监管，是维护药品市场价格秩序和保障药品价格改革顺利实施的重要措施，也是价格主管部门推进职能转变、工作重心加快转向事中事后监管的必然要求，务必高度重视、精心组织、扎实推进。

二、立即组织开展专项检查，集中整治药品市场价格秩序

各级价格主管部门要立即组织开展为期半年的药品价格专项检查。检查对象是药品生产经营企业、医疗机构、疾病预防控制中心、血站、药品集中采购平台等单位，检查重点是竞争不充分药品和特殊患者的特殊用药价格，检查内容是上述单位是否存在借药品价格改革之机实施扰乱市场价格秩序的以下违法行为。

（一）捏造散布涨价信息，哄抬价格，扰乱市场秩序的行为；

（二）相互串通、操纵市场价格的行为；

（三）滥用市场支配地位，以不公平的高价销售药品的行为；

（四）虚构原价、虚假标价、先提价再打折、误导性价格标示、隐瞒价格附加条件等价格欺诈行为；

（五）集中采购入围药品擅自涨价或者变相涨价的行为；

（六）实施基本药物制度的基层医疗机构和改革试点公立医院不按规定执行药品零差率政策的行为；

（七）公立医疗机构销售药品不按照规定执行药品加价率政策的行为；

（八）药品生产经营企业及医疗机构不按规定执行低价药

价格管理政策，突破低价药日均费用标准的行为；

（九）政府定价药品突破最高零售价格销售的行为；

（十）不按规定执行明码标价与收费公示制度的行为。

三、加大执法力度，依法严肃处理药品价格违法行为

药品市场价格行为专项检查由国家发展改革委统一部署，省级价格主管部门负责具体实施。各省级价格主管部门要制定本省专项检查实施方案，并根据价格举报、价格监测、媒体报道以及市场巡查发现的线索开展针对性的重点检查。国家发展改革委将派出督导组赴部分地方督导专项检查工作，并组织部分省份开展交叉检查。各省级价格主管部门要采取直接检查、重点督查、交叉检查、下查一级等多种方式，加大检查力度，保障专项检查工作顺利开展。要吸收多年来开展医药价格专项检查的有益经验和行之有效的做法，结合药品价格改革后主要由市场竞争形成价格的新情况，综合采取多种方式方法，确保专项检查取得实效。

各地要严格依法行政，加大对药品价格违法行为的处罚力度。对于哄抬特殊患者的特殊用药价格等性质恶劣、情节严重的典型案件，要依法从严处罚并通过新闻媒体公开曝光，有效震慑违法经营者。要建立信用奖惩机制，把药品价格违法行为列入价格诚信记录，其中涉及药品生产经营企业的严重违法行为，要根据相关规定列入药品集中采购不良记录，建议有关部门依法取消相关企业产品入围资格，两年内不接受该企业任何产品集中采购申请。

四、加强药品价格监测，促进药品市场价格信息透明

各级价格主管部门要健全药品价格监测体系，探索建立跨

部门统一的药品价格和市场交易信息平台，加快与医疗卫生、医疗保障、药品监管等部门的信息共享，完善药品价格和交易数据采集报告制度，掌握药品真实交易价格数据，形成监测监管合力。当前的重点是做好竞争不充分药品出厂（口岸）价格、实际购销价格的监测和信息发布工作。对价格变动频繁、变动幅度较大，或者与国际价格、同品种价格以及不同地区间价格存在较大差异的，要及时研究分析，必要时开展成本价格专项调查。

五、健全教育防范和日常监管制度，引导经营者自觉规范药品市场价格行为

各级价格主管部门要完善提醒告诫制度，有针对性地向药品生产经营企业和医疗机构解读药品价格改革政策，宣传价格法律法规，提醒经营者自主定价应当依法合规，指导经营者把握自主定价应当遵循的原则和规范，自觉维护药品市场价格秩序。要建立与相关行业协会的联系制度，充分发挥行业组织的作用，引导行业经营者加强价格行为自律，开展公平合法有序的市场竞争。要加强药品市场价格巡查，充分运用宣传、抽查、服务等方式，督促经营者按规定落实药品明码标价和医疗服务收费公示制度，鼓励经营者实行明码实价，帮助经营者规范药品价格行为。要落实网格化监管制度，明确巡查要求，提高巡查频次，加大巡查力度，实现巡查常态化。明码标价和收费公示巡查要覆盖大部分医疗机构、疾病预防控制中心、血站和社会零售药店。

六、强化社会监督，建立全方位多层次的监管机制

各地要借助全国12358价格举报管理信息系统，鼓励全社会共同参与规范药品价格行为。要完善举报工作机制，合

理调配执法资源，强化举报工作力量，保持举报系统畅通。要热情接听投诉举报和政策咨询，耐心解释药品价格改革政策和加强药品市场价格行为监管的举措，努力化解社会疑虑和药品价格矛盾。要高度重视、快速办结药品价格举报案件，及时退还多收患者的价款，切实维护患者的正当权益。要加强药品价格投诉举报数据分析，敏锐捕捉热点问题和突出矛盾，迅速采取针对性的监管措施。要充分发挥新闻媒体的舆论监督作用，深入解读药品价格改革的意义、内容和预期目标，广泛宣传药品市场价格行为监管措施，营造良好的舆论氛围。要及时澄清错误解读药品价格改革政策的虚假新闻或误导性报道，快速查处新闻媒体反映的药品价格违法行为，曝光典型的违法案例。要创新宣传方式，在加强电视、广播、报纸等主流媒体宣传的同时，加大在网络平台上的宣传力度，借助政务微博、微信公众号等工具，拓宽宣传渠道，提高宣传效果。

各级价格主管部门要组织人员特别是一线执法干部认真学习医药卫生体制改革和药品价格改革政策，深刻领会改革的主要内容、政策界限以及加强药品价格行为监管的重要意义。要认真研究药品价格改革后价格运行情况、价格违法行为特点趋势，就如何建立药品价格行为规则、加强事中事后监管、构建监管长效机制等问题，提出对策建议，促进政策完善和改革深化。要善于总结药品市场价格行为监管取得的成效和存在的问题，提出有针对性的、切实有效的工作措施和建议。专项检查情况在2015年12月31日前报告我委（价监局）。

国家发展改革委
2015年5月4日

网络交易管理办法

国家工商行政管理总局令

第 60 号

《网络交易管理办法》已经中华人民共和国国家工商行政管理总局局务会审议通过，现予公布，自 2014 年 3 月 15 日起施行。

局长　张茅

2014 年 1 月 26 日

网络交易管理办法

（2014 年 1 月 26 日国家工商行政管理总局令第 60 号公布）

第一章　总　则

第一条　为规范网络商品交易及有关服务，保护消费者和经营者的合法权益，促进网络经济持续健康发展，依据《消费者权益保护法》、《产品质量法》、《反不正当竞争法》、《合同法》、《商标法》、《广告法》、《侵权责任法》和《电子签名法》等法律、法规，制定本办法。

第二条　在中华人民共和国境内从事网络商品交易及有关

服务，应当遵守中华人民共和国法律、法规和本办法的规定。

第三条　本办法所称网络商品交易，是指通过互联网（含移动互联网）销售商品或者提供服务的经营活动。

本办法所称有关服务，是指为网络商品交易提供第三方交易平台、宣传推广、信用评价、支付结算、物流、快递、网络接入、服务器托管、虚拟空间租用、网站网页设计制作等营利性服务。

第四条　从事网络商品交易及有关服务应当遵循自愿、公平、诚实信用的原则，遵守商业道德和公序良俗。

第五条　鼓励支持网络商品经营者、有关服务经营者创新经营模式，提升服务水平，推动网络经济发展。

第六条　鼓励支持网络商品经营者、有关服务经营者成立行业组织，建立行业公约，推动行业信用建设，加强行业自律，促进行业规范发展。

第二章　网络商品经营者和有关服务
经营者的义务

第一节　一般性规定

第七条　从事网络商品交易及有关服务的经营者，应当依法办理工商登记。

从事网络商品交易的自然人，应当通过第三方交易平台开展经营活动，并向第三方交易平台提交其姓名、地址、有效身份证明、有效联系方式等真实身份信息。具备登记注册条件的，依法办理工商登记。

从事网络商品交易及有关服务的经营者销售的商品或者提供的服务属于法律、行政法规或者国务院决定规定应当取得行政许可的，应当依法取得有关许可。

第八条　已经工商行政管理部门登记注册并领取营业执照的法人、其他经济组织或者个体工商户，从事网络商品交易及有关服务的，应当在其网站首页或者从事经营活动的主页面醒目位置公开营业执照登载的信息或者其营业执照的电子链接标识。

第九条　网上交易的商品或者服务应当符合法律、法规、规章的规定。法律、法规禁止交易的商品或者服务，经营者不得在网上进行交易。

第十条　网络商品经营者向消费者销售商品或者提供服务，应当遵守《消费者权益保护法》和《产品质量法》等法律、法规、规章的规定，不得损害消费者合法权益。

第十一条　网络商品经营者向消费者销售商品或者提供服务，应当向消费者提供经营地址、联系方式、商品或者服务的数量和质量、价款或者费用、履行期限和方式、支付形式、退换货方式、安全注意事项和风险警示、售后服务、民事责任等信息，采取安全保障措施确保交易安全可靠，并按照承诺提供商品或者服务。

第十二条　网络商品经营者销售商品或者提供服务，应当保证商品或者服务的完整性，不得将商品或者服务不合理拆分出售，不得确定最低消费标准或者另行收取不合理的费用。

第十三条　网络商品经营者销售商品或者提供服务，应当按照国家有关规定或者商业惯例向消费者出具发票等购货凭证或者服务单据；征得消费者同意的，可以以电子化形式出具。电子化的购货凭证或者服务单据，可以作为处理消费投诉的依据。

消费者索要发票等购货凭证或者服务单据的，网络商品经营者必须出具。

第十四条　网络商品经营者、有关服务经营者提供的商品或者服务信息应当真实准确，不得作虚假宣传和虚假表示。

第十五条　网络商品经营者、有关服务经营者销售商品或者提供服务，应当遵守《商标法》、《企业名称登记管理规定》等法律、法规、规章的规定，不得侵犯他人的注册商标专用权、企业名称权等权利。

第十六条　网络商品经营者销售商品，消费者有权自收到商品之日起七日内退货，且无需说明理由，但下列商品除外：

（一）消费者定作的；

（二）鲜活易腐的；

（三）在线下载或者消费者拆封的音像制品、计算机软件等数字化商品；

（四）交付的报纸、期刊。

除前款所列商品外，其他根据商品性质并经消费者在购买时确认不宜退货的商品，不适用无理由退货。

消费者退货的商品应当完好。网络商品经营者应当自收到退回商品之日起七日内返还消费者支付的商品价款。退回商品的运费由消费者承担；网络商品经营者和消费者另有约定的，按照约定。

第十七条　网络商品经营者、有关服务经营者在经营活动中使用合同格式条款的，应当符合法律、法规、规章的规定，按照公平原则确定交易双方的权利与义务，采用显著的方式提请消费者注意与消费者有重大利害关系的条款，并按照消费者的要求予以说明。

网络商品经营者、有关服务经营者不得以合同格式条款等方式作出排除或者限制消费者权利、减轻或者免除经营者责任、加重消费者责任等对消费者不公平、不合理的规定，不得利用合同格式条款并借助技术手段强制交易。

第十八条　网络商品经营者、有关服务经营者在经营活动中收集、使用消费者或者经营者信息，应当遵循合法、正当、必要的原则，明示收集、使用信息的目的、方式和范围，并经被收集者同意。网络商品经营者、有关服务经营者收集、使用消费者或者经营者信息，应当公开其收集、使用规则，不得违反法律、法规的规定和双方的约定收集、使用信息。

网络商品经营者、有关服务经营者及其工作人员对收集的消费者个人信息或者经营者商业秘密的数据信息必须严格保密，不得泄露、出售或者非法向他人提供。网络商品经营者、有关服务经营者应当采取技术措施和其他必要措施，确保信息安全，防止信息泄露、丢失。在发生或者可能发生信息泄露、丢失的情况时，应当立即采取补救措施。

网络商品经营者、有关服务经营者未经消费者同意或者请求，或者消费者明确表示拒绝的，不得向其发送商业性电子信息。

第十九条 网络商品经营者、有关服务经营者销售商品或者服务，应当遵守《反不正当竞争法》等法律的规定，不得以不正当竞争方式损害其他经营者的合法权益、扰乱社会经济秩序。同时，不得利用网络技术手段或者载体等方式，从事下列不正当竞争行为：

（一）擅自使用知名网站特有的域名、名称、标识或者使用与知名网站近似的域名、名称、标识，与他人知名网站相混淆，造成消费者误认；

（二）擅自使用、伪造政府部门或者社会团体电子标识，进行引人误解的虚假宣传；

（三）以虚拟物品为奖品进行抽奖式的有奖销售，虚拟物品在网络市场约定金额超过法律法规允许的限额；

（四）以虚构交易、删除不利评价等形式，为自己或他人提升商业信誉；

（五）以交易达成后违背事实的恶意评价损害竞争对手的商业信誉；

（六）法律、法规规定的其他不正当竞争行为。

第二十条　网络商品经营者、有关服务经营者不得对竞争对手的网站或者网页进行非法技术攻击，造成竞争对手无法正常经营。

第二十一条　网络商品经营者、有关服务经营者应当按照国家工商行政管理总局的规定向所在地工商行政管理部门报送经营统计资料。

第二节　第三方交易平台经营者的特别规定

第二十二条　第三方交易平台经营者应当是经工商行政管理部门登记注册并领取营业执照的企业法人。

前款所称第三方交易平台，是指在网络商品交易活动中为交易双方或者多方提供网页空间、虚拟经营场所、交易规则、交易撮合、信息发布等服务，供交易双方或者多方独立开展交易活动的信息网络系统。

第二十三条　第三方交易平台经营者应当对申请进入平台销售商品或者提供服务的法人、其他经济组织或者个体工商户的经营主体身份进行审查和登记，建立登记档案并定期核实更新，在其从事经营活动的主页面醒目位置公开营业执照登载的信息或者其营业执照的电子链接标识。

第三方交易平台经营者应当对尚不具备工商登记注册条件、申请进入平台销售商品或者提供服务的自然人的真实身份信息进行审查和登记，建立登记档案并定期核实更新，核发证明个人身份信息真实合法的标记，加载在其从事经营活动的主页面醒目位置。

第三方交易平台经营者在审查和登记时，应当使对方知悉并同意登记协议，提请对方注意义务和责任条款。

第二十四条　第三方交易平台经营者应当与申请进入平台

销售商品或者提供服务的经营者订立协议，明确双方在平台进入和退出、商品和服务质量安全保障、消费者权益保护等方面的权利、义务和责任。

第三方交易平台经营者修改其与平台内经营者的协议、交易规则，应当遵循公开、连续、合理的原则，修改内容应当至少提前七日予以公示并通知相关经营者。平台内经营者不接受协议或者规则修改内容、申请退出平台的，第三方交易平台经营者应当允许其退出，并根据原协议或者交易规则承担相关责任。

第二十五条 第三方交易平台经营者应当建立平台内交易规则、交易安全保障、消费者权益保护、不良信息处理等管理制度。各项管理制度应当在其网站显示，并从技术上保证用户能够便利、完整地阅览和保存。

第三方交易平台经营者应当采取必要的技术手段和管理措施保证平台的正常运行，提供必要、可靠的交易环境和交易服务，维护网络交易秩序。

第二十六条 第三方交易平台经营者应当对通过平台销售商品或者提供服务的经营者及其发布的商品和服务信息建立检查监控制度，发现有违反工商行政管理法律、法规、规章的行为的，应当向平台经营者所在地工商行政管理部门报告，并及时采取措施制止，必要时可以停止对其提供第三方交易平台服务。

工商行政管理部门发现平台内有违反工商行政管理法律、法规、规章的行为，依法要求第三方交易平台经营者采取措施制止的，第三方交易平台经营者应当予以配合。

第二十七条 第三方交易平台经营者应当采取必要手段保护注册商标专用权、企业名称权等权利，对权利人有证据证明平台内的经营者实施侵犯其注册商标专用权、企业名称权等权利的行为或者实施损害其合法权益的其他不正当竞争行为的，应当依照《侵权责任法》采取必要措施。

第二十八条 第三方交易平台经营者应当建立消费纠纷和解和消费维权自律制度。消费者在平台内购买商品或者接受服务，发生消费纠纷或者其合法权益受到损害时，消费者要求平台调解的，平台应当调解；消费者通过其他渠道维权的，平台应当向消费者提供经营者的真实的网站登记信息，积极协助消费者维护自身合法权益。

第二十九条 第三方交易平台经营者在平台上开展商品或者服务自营业务的，应当以显著方式对自营部分和平台内其他经营者经营部分进行区分和标记，避免消费者产生误解。

第三十条 第三方交易平台经营者应当审查、记录、保存在其平台上发布的商品和服务信息内容及其发布时间。平台内经营者的营业执照或者个人真实身份信息记录保存时间从经营者在平台的登记注销之日起不少于两年，交易记录等其他信息记录备份保存时间从交易完成之日起不少于两年。

第三方交易平台经营者应当采取电子签名、数据备份、故障恢复等技术手段确保网络交易数据和资料的完整性和安全性，并应当保证原始数据的真实性。

第三十一条 第三方交易平台经营者拟终止提供第三方交易平台服务的，应当至少提前三个月在其网站主页面醒目位置予以公示并通知相关经营者和消费者，采取必要措施保障相关经营者和消费者的合法权益。

第三十二条 鼓励第三方交易平台经营者为交易当事人提供公平、公正的信用评价服务，对经营者的信用情况客观、公正地进行采集与记录，建立信用评价体系、信用披露制度以警示交易风险。

第三十三条 鼓励第三方交易平台经营者设立消费者权益保证金。消费者权益保证金应当用于对消费者权益的保障，不得挪作他用，使用情况应当定期公开。

第三方交易平台经营者与平台内的经营者协议设立消费者权益保证金的，双方应当就消费者权益保证金提取数额、管理、使用和退还办法等作出明确约定。

第三十四条 第三方交易平台经营者应当积极协助工商行政管理部门查处网上违法经营行为，提供在其平台内涉嫌违法经营的经营者的登记信息、交易数据等资料，不得隐瞒真实情况。

第三节 其他有关服务经营者的特别规定

第三十五条 为网络商品交易提供网络接入、服务器托管、虚拟空间租用、网站网页设计制作等服务的有关服务经营者，应当要求申请者提供经营资格证明和个人真实身份信息，签订服务合同，依法记录其上网信息。申请者营业执照或者个人真实身份信息等信息记录备份保存时间自服务合同终止或者履行完毕之日起不少于两年。

第三十六条 为网络商品交易提供信用评价服务的有关服务经营者，应当通过合法途径采集信用信息，坚持中立、公正、客观原则，不得任意调整用户的信用级别或者相关信息，不得将收集的信用信息用于任何非法用途。

第三十七条 为网络商品交易提供宣传推广服务应当符合相关法律、法规、规章的规定。

通过博客、微博等网络社交载体提供宣传推广服务、评论商品或者服务并因此取得酬劳的，应当如实披露其性质，避免消费者产生误解。

第三十八条 为网络商品交易提供网络接入、支付结算、物流、快递等服务的有关服务经营者，应当积极协助工商行政管理部门查处网络商品交易相关违法行为，提供涉嫌违法经营的网络商品经营者的登记信息、联系方式、地址等相关数据资料，不得隐瞒真实情况。

第三章 网络商品交易及有关服务监督管理

第三十九条 网络商品交易及有关服务的监督管理由县级以上工商行政管理部门负责。

第四十条 县级以上工商行政管理部门应当建立网络商品交易及有关服务信用档案，记录日常监督检查结果、违法行为查处等情况。根据信用档案的记录，对网络商品经营者、有关服务经营者实施信用分类监管。

第四十一条 网络商品交易及有关服务违法行为由发生违法行为的经营者住所所在地县级以上工商行政管理部门管辖。对于其中通过第三方交易平台开展经营活动的经营者，其违法行为由第三方交易平台经营者住所所在地县级以上工商行政管理部门管辖。第三方交易平台经营者住所所在地县级以上工商行政管理部门管辖异地违法行为人有困难的，可以将违法行为人的违法情况移交违法行为人所在地县级以上工商行政管理部门处理。

两个以上工商行政管理部门因网络商品交易及有关服务违法行为的管辖权发生争议的，应当报请共同的上一级工商行政管理部门指定管辖。

对于全国范围内有重大影响、严重侵害消费者权益、引发群体投诉或者案情复杂的网络商品交易及有关服务违法行为，由国家工商行政管理总局负责查处或者指定省级工商行政管理局负责查处。

第四十二条 网络商品交易及有关服务活动中的消费者向工商行政管理部门投诉的，依照《工商行政管理部门处理消费者投诉办法》处理。

第四十三条 县级以上工商行政管理部门对涉嫌违法的网络商品交易及有关服务行为进行查处时，可以行使下列职权：

（一）询问有关当事人，调查其涉嫌从事违法网络商品交易及有关服务行为的相关情况；

（二）查阅、复制当事人的交易数据、合同、票据、账簿以及其他相关数据资料；

（三）依照法律、法规的规定，查封、扣押用于从事违法网络商品交易及有关服务行为的商品、工具、设备等物品，查封用于从事违法网络商品交易及有关服务行为的经营场所；

（四）法律、法规规定可以采取的其他措施。

工商行政管理部门依法行使前款规定的职权时，当事人应当予以协助、配合，不得拒绝、阻挠。

第四十四条　工商行政管理部门对网络商品交易及有关服务活动的技术监测记录资料，可以作为对违法的网络商品经营者、有关服务经营者实施行政处罚或者采取行政措施的电子数据证据。

第四十五条　在网络商品交易及有关服务活动中违反工商行政管理法律法规规定，情节严重，需要采取措施制止违法网站继续从事违法活动的，工商行政管理部门可以依照有关规定，提请网站许可或者备案地通信管理部门依法责令暂时屏蔽或者停止该违法网站接入服务。

第四十六条　工商行政管理部门对网站违法行为作出行政处罚后，需要关闭该违法网站的，可以依照有关规定，提请网站许可或者备案地通信管理部门依法关闭该违法网站。

第四十七条　工商行政管理部门在对网络商品交易及有关服务活动的监督管理中发现应当由其他部门查处的违法行为的，应当依法移交相关部门。

第四十八条　县级以上工商行政管理部门应当建立网络商品交易及有关服务监管工作责任制度，依法履行职责。

第四章　法律责任

第四十九条　对于违反本办法的行为，法律、法规另有规定的，从其规定。

第五十条　违反本办法第七条第二款、第二十三条、第二十五条、第二十六条第二款、第二十九条、第三十条、第三十四条、第三十五条、第三十六条、第三十八条规定的，予以警告，责令改正，拒不改正的，处以一万元以上三万元以下的罚款。

第五十一条　违反本办法第八条、第二十一条规定的，予以警告，责令改正，拒不改正的，处以一万元以下的罚款。

第五十二条　违反本办法第十七条规定的，按照《合同违法行为监督处理办法》的有关规定处罚。

第五十三条　违反本办法第十九条第（一）项规定的，按照《反不正当竞争法》第二十一条的规定处罚；违反本办法第十九条第（二）项、第（四）项规定的，按照《反不正当竞争法》第二十四条的规定处罚；违反本办法第十九条第（三）项规定的，按照《反不正当竞争法》第二十六条的规定处罚；违反本办法第十九条第（五）项规定的，予以警告，责令改正，并处一万元以上三万元以下的罚款。

第五十四条　违反本办法第二十条规定的，予以警告，责令改正，并处一万元以上三万元以下的罚款。

第五章　附　则

第五十五条　通过第三方交易平台发布商品或者营利性服务信息、但交易过程不直接通过平台完成的经营活动，参照适用本办法关于网络商品交易的管理规定。

第五十六条　本办法由国家工商行政管理总局负责解释。

第五十七条　省级工商行政管理部门可以依据本办法的规定制定网络商品交易及有关服务监管实施指导意见。

第五十八条　本办法自2014年3月15日起施行。国家工商行政管理总局2010年5月31日发布的《网络商品交易及有关服务行为管理暂行办法》同时废止。

商标评审规则

国家工商行政管理总局令

第65号

《商标评审规则》已经国家工商行政管理总局局务会议审议通过，现予公布，自2014年6月1日起施行。

局长　张茅

2014年5月28日

商标评审规则

（1995年11月2日国家工商行政管理局第37号令公布　根据2002年9月17日国家工商行政管理总局令第3号第一次修订　根据2005年9月26日国家工商行政管理总局令第20号第二次修订　根据2014年5月28日国家工商行政管理总局令第65号第三次修订）

第一章　总　则

第一条　为规范商标评审程序，根据《中华人民共和国商标法》（以下简称商标法）和《中华人民共和国商标法实施条例》（以下简称实施条例），制定本规则。

第二条　根据商标法及实施条例的规定，国家工商行政管理总局商标评审委员会（以下简称商标评审委员会）负责处理下列商标评审案件：

（一）不服国家工商行政管理总局商标局（以下简称商标局）驳回商标注册申请决定，依照商标法第三十四条规定申请复审的案件；

（二）不服商标局不予注册决定，依照商标法第三十五条第三款规定申请复审的案件；

（三）对已经注册的商标，依照商标法第四十四条第一款、第四十五条第一款规定请求无效宣告的案件；

（四）不服商标局宣告注册商标无效决定，依照商标法第四十四条第二款规定申请复审的案件；

（五）不服商标局撤销或者不予撤销注册商标决定，依照商标法第五十四条规定申请复审的案件。

在商标评审程序中，前款第（一）项所指请求复审的商标统称为申请商标，第（二）项所指请求复审的商标统称为被异议商标，第（三）项所指请求无效宣告的商标统称为争议商标，第（四）、（五）项所指请求复审的商标统称为复审商标。本规则中，前述商标统称为评审商标。

第三条　当事人参加商标评审活动，可以以书面方式或者数据电文方式办理。

数据电文方式办理的具体办法由商标评审委员会另行制定。

第四条　商标评审委员会审理商标评审案件实行书面审理，但依照实施条例第六十条规定决定进行口头审理的除外。

口头审理的具体办法由商标评审委员会另行制定。

第五条　商标评审委员会根据商标法、实施条例和本规则做出的决定和裁定，应当以书面方式或者数据电文方式送达有关当事人，并说明理由。

第六条 除本规则另有规定外，商标评审委员会审理商标评审案件实行合议制度，由三名以上的单数商标评审人员组成合议组进行审理。

合议组审理案件，实行少数服从多数的原则。

第七条 当事人或者利害关系人依照实施条例第七条的规定申请商标评审人员回避的，应当以书面方式办理，并说明理由。

第八条 在商标评审期间，当事人有权依法处分自己的商标权和与商标评审有关的权利。在不损害社会公共利益、第三方权利的前提下，当事人之间可以自行或者经调解以书面方式达成和解。

对于当事人达成和解的案件，商标评审委员会可以结案，也可以做出决定或者裁定。

第九条 商标评审案件的共同申请人和共有商标的当事人办理商标评审事宜，应当依照实施条例第十六条第一款的规定确定一个代表人。

代表人参与评审的行为对其所代表的当事人发生效力，但代表人变更、放弃评审请求或者承认对方当事人评审请求的，应当有被代表的当事人书面授权。

商标评审委员会的文件应当送达代表人。

第十条 外国人或者外国企业办理商标评审事宜，在中国有经常居所或者营业所的，可以委托依法设立的商标代理机构办理，也可以直接办理；在中国没有经常居所或者营业所的，应当委托依法设立的商标代理机构办理。

第十一条 代理权限发生变更、代理关系解除或者变更代理人的，当事人应当及时书面告知商标评审委员会。

第十二条 当事人及其代理人可以申请查阅本案有关材料。

第二章　申请与受理

第十三条　申请商标评审，应当符合下列条件：

（一）申请人须有合法的主体资格；

（二）在法定期限内提出；

（三）属于商标评审委员会的评审范围；

（四）依法提交符合规定的申请书及有关材料；

（五）有明确的评审请求、事实、理由和法律依据；

（六）依法缴纳评审费用。

第十四条　申请商标评审，应当向商标评审委员会提交申请书；有被申请人的，应当按照被申请人的数量提交相应份数的副本；评审商标发生转让、移转、变更，已向商标局提出申请但是尚未核准公告的，当事人应当提供相应的证明文件；基于商标局的决定书申请复审的，还应当同时附送商标局的决定书。

第十五条　申请书应当载明下列事项：

（一）申请人的名称、通信地址、联系人和联系电话。评审申请有被申请人的，应当载明被申请人的名称和地址。委托商标代理机构办理商标评审事宜的，还应当载明商标代理机构的名称、地址、联系人和联系电话；

（二）评审商标及其申请号或者初步审定号、注册号和刊登该商标的《商标公告》的期号；

（三）明确的评审请求和所依据的事实、理由及法律依据。

第十六条　商标评审申请不符合本规则第十三条第（一）、（二）、（三）、（六）项规定条件之一的，商标评审委员会不予受理，书面通知申请人，并说明理由。

第十七条　商标评审申请不符合本规则第十三条第（四）、（五）项规定条件之一的，或者未按照实施条例和本规则规定提交有关证明文件的，或者有其他需要补正情形的，商标评审委员会应当向申请人发出补正通知，申请人应当自收到补正通知之日起三十日内补正。

经补正仍不符合规定的，商标评审委员会不予受理，书面通知申请人，并说明理由。未在规定期限内补正的，依照实施条例第五十七条规定，视为申请人撤回评审申请，商标评审委员会应当书面通知申请人。

第十八条 商标评审申请经审查符合受理条件的，商标评审委员会应当在三十日内向申请人发出《受理通知书》。

第十九条 商标评审委员会已经受理的商标评审申请，有下列情形之一的，属于不符合受理条件，应当依照实施条例第五十七条规定予以驳回：

（一）违反实施条例第六十二条规定，申请人撤回商标评审申请后，又以相同的事实和理由再次提出评审申请的；

（二）违反实施条例第六十二条规定，对商标评审委员会已经做出的裁定或者决定，以相同的事实和理由再次提出评审申请的；

（三）其他不符合受理条件的情形。

对经不予注册复审程序予以核准注册的商标提起宣告注册商标无效的，不受前款第（二）项规定限制。

商标评审委员会驳回商标评审申请，应当书面通知申请人，并说明理由。

第二十条 当事人参加评审活动，应当按照对方当事人的数量，提交相应份数的申请书、答辩书、意见书、质证意见及证据材料副本，副本内容应当与正本内容相同。不符合前述要求且经补正仍不符合要求的，依照本规则第十七条第二款的规定，不予受理评审申请，或者视为未提交相关材料。

第二十一条 评审申请有被申请人的，商标评审委员会受理后，应当及时将申请书副本及有关证据材料送达被申请人。被申请人应当自收到申请材料之日起三十日内向商标评审委员会提交答辩书及其副本；未在规定期限内答辩的，不影响商标评审委员会的评审。

商标评审委员会审理不服商标局不予注册决定的复审案件，应当通知原异议人参加并提出意见。原异议人应当在收到申请材料之日起三十日内向商标评审委员会提交意见书及其副本；未在规定期限内提出意见的，不影响案件审理。

第二十二条　被申请人参加答辩和原异议人参加不予注册复审程序应当有合法的主体资格。

商标评审答辩书、意见书及有关证据材料应当按照规定的格式和要求填写、提供。

不符合第二款规定或者有其他需要补正情形的，商标评审委员会向被申请人或者原异议人发出补正通知，被申请人或者原异议人应当自收到补正通知之日起三十日内补正。经补正仍不符合规定或者未在法定期限内补正的，视为未答辩或者未提出意见，不影响商标评审委员会的评审。

第二十三条　当事人需要在提出评审申请或者答辩后补充有关证据材料的，应当在申请书或者答辩书中声明，并自提交申请书或者答辩书之日起三个月内一次性提交；未在申请书或者答辩书中声明或者期满未提交的，视为放弃补充证据材料。但是，在期满后生成或者当事人有其他正当理由未能在期满前提交的证据，在期满后提交的，商标评审委员会将证据交对方当事人并质证后可以采信。

对当事人在法定期限内提供的证据材料，有对方当事人的，商标评审委员会应当将该证据材料副本送达给对方当事人。当事人应当在收到证据材料副本之日起三十日内进行质证。

第二十四条　当事人应当对其提交的证据材料逐一分类编号和制作目录清单，对证据材料的来源、待证的具体事实作简要说明，并签名盖章。

商标评审委员会收到当事人提交的证据材料后，应当按目录清单核对证据材料，并由经办人员在回执上签收，注明提交日期。

第二十五条 当事人名称或者通信地址等事项发生变更的，应当及时通知商标评审委员会，并依需要提供相应的证明文件。

第二十六条 在商标评审程序中，当事人的商标发生转让、移转的，受让人或者承继人应当及时以书面方式声明承受相关主体地位，参加后续评审程序并承担相应的评审后果。

未书面声明且不影响评审案件审理的，商标评审委员会可以将受让人或者承继人列为当事人做出决定或者裁定。

第三章 审 理

第二十七条 商标评审委员会审理商标评审案件实行合议制度。但有下列情形之一的案件，可以由商标评审人员一人独任评审：

（一）仅涉及商标法第三十条和第三十一条所指在先商标权利冲突的案件中，评审时权利冲突已消除的；

（二）被请求撤销或者无效宣告的商标已经丧失专用权的；

（三）依照本规则第三十二条规定应当予以结案的；

（四）其他可以独任评审的案件。

第二十八条 当事人或者利害关系人依照实施条例第七条和本规则第七条的规定对商标评审人员提出回避申请的，被申请回避的商标评审人员在商标评审委员会做出是否回避的决定前，应当暂停参与本案的审理工作。

商标评审委员会在做出决定、裁定后收到当事人或者利害关系人提出的回避申请的，不影响评审决定、裁定的有效性。但评审人员确实存在需要回避的情形的，商标评审委员会应当依法做出处理。

第二十九条　商标评审委员会审理商标评审案件，应当依照实施条例第五十二条、第五十三条、第五十四条、第五十五条、第五十六条的规定予以审理。

第三十条　经不予注册复审程序予以核准注册的商标，原异议人向商标评审委员会请求无效宣告的，商标评审委员会应当另行组成合议组进行审理。

第三十一条　依照商标法第三十五条第四款、第四十五条第三款和实施条例第十一条第（五）项的规定，需要等待在先权利案件审理结果的，商标评审委员会可以决定暂缓审理该商标评审案件。

第三十二条　有下列情形之一的，终止评审，予以结案：

（一）申请人死亡或者终止后没有继承人或者继承人放弃评审权利的；

（二）申请人撤回评审申请的；

（三）当事人自行或者经调解达成和解协议，可以结案的；

（四）其他应当终止评审的情形。

商标评审委员会予以结案，应当书面通知有关当事人，并说明理由。

第三十三条　合议组审理案件应当制作合议笔录，并由合议组成员签名。合议组成员有不同意见的，应当如实记入合议笔录。

经审理终结的案件，商标评审委员会依法做出决定、裁定。

第三十四条　商标评审委员会做出的决定、裁定应当载明下列内容：

（一）当事人的评审请求、争议的事实、理由和证据；

（二）决定或者裁定认定的事实、理由和适用的法律依据；

（三）决定或者裁定结论；

（四）可以供当事人选用的后续程序和时限；

（五）决定或者裁定做出的日期。

决定、裁定由合议组成员署名，加盖商标评审委员会印章。

第三十五条 对商标评审委员会做出的决定、裁定，当事人不服向人民法院起诉的，应当在向人民法院递交起诉状的同时或者至迟十五日内将该起诉状副本抄送或者另行将起诉信息书面告知商标评审委员会。

除商标评审委员会做出的准予初步审定或者予以核准注册的决定外，商标评审委员会自发出决定、裁定之日起四个月内未收到来自人民法院应诉通知或者当事人提交的起诉状副本、书面起诉通知的，该决定、裁定移送商标局执行。

商标评审委员会自收到当事人提交的起诉状副本或者书面起诉通知之日起四个月内未收到来自人民法院应诉通知的，相关决定、裁定移送商标局执行。

第三十六条 在一审行政诉讼程序中，若因商标评审决定、裁定所引证的商标已经丧失在先权利导致决定、裁定事实认定、法律适用发生变化的，在原告撤诉的情况下，商标评审委员会可以撤回原决定或者裁定，并依据新的事实，重新做出商标评审决定或者裁定。

商标评审决定、裁定送达当事人后，商标评审委员会发现存在文字错误等非实质性错误的，可以向评审当事人发送更正通知书对错误内容进行更正。

第三十七条 商标评审决定、裁定经人民法院生效判决撤销的，商标评审委员会应当重新组成合议组，及时审理，并做出重审决定、裁定。

重审程序中，商标评审委员会对当事人新提出的评审请求和法律依据不列入重审范围；对当事人补充提交的足以影响案件审理结果的证据可以予以采信，有对方当事人的，应当送达对方当事人予以质证。

第四章　证据规则

第三十八条　当事人对自己提出的评审请求所依据的事实或者反驳对方评审请求所依据的事实有责任提供证据加以证明。

证据包括书证、物证、视听资料、电子数据、证人证言、鉴定意见、当事人的陈述等。

没有证据或者证据不足以证明当事人的事实主张的，由负有举证责任的当事人承担不利后果。

一方当事人对另一方当事人陈述的案件事实明确表示承认的，另一方当事人无需举证，但商标评审委员会认为确有必要举证的除外。

当事人委托代理人参加评审的，代理人的承认视为当事人的承认。但未经特别授权的代理人对事实的承认直接导致承认对方评审请求的除外；当事人在场但对其代理人的承认不作否认表示的，视为当事人的承认。

第三十九条　下列事实，当事人无需举证证明：

（一）众所周知的事实；

（二）自然规律及定理；

（三）根据法律规定或者已知事实和日常生活经验法则，能推定出的另一事实；

（四）已为人民法院发生法律效力的裁判所确认的事实；

（五）已为仲裁机构的生效裁决所确认的事实；

（六）已为有效公证文书所证明的事实。

前款（一）、（三）、（四）、（五）、（六）项，有相反证据足以推翻的除外。

第四十条　当事人向商标评审委员会提供书证的，应当提供原件，包括原本、正本和副本。提供原件有困难的，可以提供相应的复印件、照片、节录本；提供由有关部门保管的书证原件的复制件、影印件或者抄录件的，应当注明出处，经该部门核对无异后加盖其印章。

当事人向商标评审委员会提供物证的，应当提供原物。提供原物有困难的，可以提供相应的复制件或者证明该物证的照片、录像等其他证据；原物为数量较多的种类物的，可以提供其中的一部分。

一方当事人对另一方当事人所提书证、物证的复制件、照片、录像等存在怀疑并有相应证据支持的，或者商标评审委员会认为有必要的，被质疑的当事人应当提供或者出示有关证据的原件或者经公证的复印件。

第四十一条 当事人向商标评审委员会提供的证据系在中华人民共和国领域外形成，或者在香港、澳门、台湾地区形成，对方当事人对该证据的真实性存在怀疑并有相应证据支持的，或者商标评审委员会认为必要的，应当依照有关规定办理相应的公证认证手续。

第四十二条 当事人向商标评审委员会提供外文书证或者外文说明资料，应当附有中文译文。未提交中文译文的，该外文证据视为未提交。

对方当事人对译文具体内容有异议的，应当对有异议的部分提交中文译文。必要时，可以委托双方当事人认可的单位对全文，或者所使用或者有异议的部分进行翻译。

双方当事人对委托翻译达不成协议的，商标评审委员会可以指定专业翻译单位对全文，或者所使用的或者有异议的部分进行翻译。委托翻译所需费用由双方当事人各承担50％；拒绝支付翻译费用的，视为其承认对方提交的译文。

第四十三条 对单一证据有无证明力和证明力大小可以从下列方面进行审核认定：

（一）证据是否原件、原物，复印件、复制品与原件、原物是否相符；

（二）证据与本案事实是否相关；

（三）证据的形式、来源是否符合法律规定；

（四）证据的内容是否真实；

（五）证人或者提供证据的人，与当事人有无利害关系。

第四十四条 评审人员对案件的全部证据，应当从各证据与案件事实的关联程度、各证据之间的联系等方面进行综合审查判断。

有对方当事人的，未经交换质证的证据不应当予以采信。

第四十五条 下列证据不能单独作为认定案件事实的依据：

（一）未成年人所作的与其年龄和智力状况不相适应的证言；

（二）与一方当事人有亲属关系、隶属关系或者其他密切关系的证人所作的对该当事人有利的证言，或者与一方当事人有不利关系的证人所作的对该当事人不利的证言；

（三）应当参加口头审理作证而无正当理由不参加的证人证言；

（四）难以识别是否经过修改的视听资料；

（五）无法与原件、原物核对的复制件或者复制品；

（六）经一方当事人或者他人改动，对方当事人不予认可的证据材料；

（七）其他不能单独作为认定案件事实依据的证据材料。

第四十六条 一方当事人提出的下列证据，对方当事人提出异议但没有足以反驳的相反证据的，商标评审委员会应当确认其证明力：

（一）书证原件或者与书证原件核对无误的复印件、照片、副本、节录本；

（二）物证原物或者与物证原物核对无误的复制件、照片、录像资料等；

（三）有其他证据佐证并以合法手段取得的、无疑点的视听资料或者与视听资料核对无误的复制件。

第四十七条　一方当事人委托鉴定部门做出的鉴定结论，另一方当事人没有足以反驳的相反证据和理由的，可以确认其证明力。

第四十八条　一方当事人提出的证据，另一方当事人认可或者提出的相反证据不足以反驳的，商标评审委员会可以确认其证明力。

一方当事人提出的证据，另一方当事人有异议并提出反驳证据，对方当事人对反驳证据认可的，可以确认反驳证据的证明力。

第四十九条　双方当事人对同一事实分别举出相反的证据，但都没有足够的依据否定对方证据的，商标评审委员会应当结合案件情况，判断一方提供证据的证明力是否明显大于另一方提供证据的证明力，并对证明力较大的证据予以确认。

因证据的证明力无法判断导致争议事实难以认定的，商标评审委员会应当依据举证责任分配原则做出判断。

第五十条　评审程序中，当事人在申请书、答辩书、陈述及其委托代理人的代理词中承认的对己方不利的事实和认可的证据，商标评审委员会应当予以确认，但当事人反悔并有相反证据足以推翻的除外。

第五十一条　商标评审委员会就数个证据对同一事实的证明力，可以依照下列原则认定：

（一）国家机关以及其他职能部门依职权制作的公文文书优于其他书证；

（二）鉴定结论、档案材料以及经过公证或者登记的书证优于其他书证、视听资料和证人证言；

（三）原件、原物优于复制件、复制品；

（四）法定鉴定部门的鉴定结论优于其他鉴定部门的鉴定结论；

（五）原始证据优于传来证据；

（六）其他证人证言优于与当事人有亲属关系或者其他密切关系的证人提供的对该当事人有利的证言；

（七）参加口头审理作证的证人证言优于未参加口头审理作证的证人证言；

（八）数个种类不同、内容一致的证据优于一个孤立的证据。

第五章　期间、送达

第五十二条　期间包括法定期间和商标评审委员会指定的期间。期间应当依照实施条例第十二条的规定计算。

第五十三条　当事人向商标评审委员会提交的文件或者材料的日期，直接递交的，以递交日为准；邮寄的，以寄出的邮戳日为准；邮戳日不清晰或者没有邮戳的，以商标评审委员会实际收到日为准，但是当事人能够提出实际邮戳日证据的除外。通过邮政企业以外的快递企业递交的，以快递企业收寄日为准；收寄日不明确的，以商标评审委员会实际收到日为准，但是当事人能够提出实际收寄日证据的除外。以数据电文方式提交的，以进入商标评审委员会电子系统的日期为准。

当事人向商标评审委员会邮寄文件，应当使用给据邮件。

当事人向商标评审委员会提交文件，应当在文件中标明商标申请号或者注册号、申请人名称。提交的文件内容，以书面方式提交的，以商标评审委员会所存档案记录为准；以数据电文方式提交的，以商标评审委员会数据库记录为准，但是当事人确有证据证明商标评审委员会档案、数据库记录有错误的除外。

第五十四条 商标评审委员会的各种文件，可以通过邮寄、直接递交、数据电文或者其他方式送达当事人；以数据电文方式送达当事人的，应当经当事人同意。当事人委托商标代理机构的，文件送达商标代理机构视为送达当事人。

商标评审委员会向当事人送达各种文件的日期，邮寄的，以当事人收到的邮戳日为准；邮戳日不清晰或者没有邮戳的，自文件发出之日起满十五日，视为送达当事人，但当事人能够证明实际收到日的除外；直接递交的，以递交日为准。以数据电文方式送达的，自文件发出之日满十五日，视为送达当事人；文件通过上述方式无法送达的，可以通过公告方式送达当事人，自公告发布之日起满三十日，该文件视为已经送达。

商标评审委员会向当事人邮寄送达文件被退回后通过公告送达的，后续文件均采取公告送达方式，但当事人在公告送达后明确告知通信地址的除外。

第五十五条 依照实施条例第五条第三款的规定，商标评审案件的被申请人或者原异议人是在中国没有经常居所或者营业所的外国人或者外国企业的，由该评审商标注册申请书中载明的国内接收人负责接收商标评审程序的有关法律文件；商标评审委员会将有关法律文件送达该国内接收人，视为送达当事人。

依照前款规定无法确定国内接收人的，由商标局原审程序中的或者最后一个申请办理该商标相关事宜的商标代理机构承担商标评审程序中有关法律文件的签收及转达义务；商标评审委员会将有关法律文件送达该商标代理机构。商标代理机构在有关法律文件送达之前已经与国外当事人解除商标代理关系的，应当以书面形式向商标评审委员会说明有关情况，并自收到文件之日起十日内将有关法律文件交回商标评审委员会，由商标评审委员会另行送达。

马德里国际注册商标涉及国际局转发相关书件的，应当提交相应的送达证据。未提交的，应当书面说明原因，自国际局发文之日起满十五日视为送达。

上述方式无法送达的，公告送达。

第六章　附　则

第五十六条　从事商标评审工作的国家机关工作人员玩忽职守、滥用职权、徇私舞弊，违法办理商标评审事项，收受当事人财物，牟取不正当利益的，依法给予处分。

第五十七条　对于当事人不服商标局做出的驳回商标注册申请决定在2014年5月1日以前向商标评审委员会提出复审申请，商标评审委员会于2014年5月1日以后（含5月1日，下同）审理的案件，适用修改后的商标法。

对于当事人不服商标局做出的异议裁定在2014年5月1日以前向商标评审委员会提出复审申请，商标评审委员会于2014年5月1日以后审理的案件，当事人提出异议和复审的主体资格适用修改前的商标法，其他程序问题和实体问题适用修改后的商标法。

对于已经注册的商标，当事人在2014年5月1日以前向商标评审委员会提出争议和撤销复审申请，商标评审委员会于2014年5月1日以后审理的案件，相关程序问题适用修改后的商标法，实体问题适用修改前的商标法。

对于当事人在2014年5月1日以前向商标评审委员会提出申请的商标评审案件，应当自2014年5月1日起开始计算审理期限。

第五十八条　办理商标评审事宜的文书格式，由商标评审委员会制定并公布。

第五十九条　本规则由国家工商行政管理总局负责解释。

第六十条　本规则自2014年6月1日起施行。

商务部办公厅关于加快推进中药材现代物流体系建设指导意见的通知

商办秩函〔2014〕809号

中药材是中医药事业传承和发展的物质基础，中药材物流是我国药品流通的重要组成部分。为深入贯彻《国务院关于扶持和促进中医药事业发展的若干意见》（国发〔2009〕22号）和《国务院办公厅关于促进内贸流通健康发展的若干意见》（国办发〔2014〕51号），推动建立中药材现代物流体系，促进中药材流通现代化，提升中药材质量安全保障能力，现提出如下意见：

一、重要意义

我国每年中药材的物流总量约1700万吨，其中，大宗中药材与贵细、毒麻限剧中药材占80%以上。改革开放以来，我国中药材物流体系建设取得一定进展。但随着我国经济社会的发展，中药材物流体系不适应中医药事业发展和人民群众健康需求扩大的矛盾愈发突出，主要表现为：中药材产地加工与包装、仓储设施分散落后，现代养护技术匮乏，中药材物流的集约化、标准化、现代化水平较低，服务功能不完善，为中药材的质量安全带来一定隐患。推进中药材现代物流体系建设，对于提高中药材流通的组织化、现代化水平，提升中药材流通对中药材质量安全保障能力，促进中医药事业的持续健康发展，具有重要意义。

二、指导思想和主要目标

（一）指导思想。按照党的十八大总体要求，坚持为人民健康服务的方向，以提高中药材物流的集约化现代化水平和中药材质量安全保障能力为宗旨，以加强政府规划与政策引导、发挥市场机制的决定性作用、强化现代科学技术和新型管理方式应用为基本原则，推动中药材流通方式与物流技术变革，逐步完善中药材现代物流体系，保障中药材流通过程中的质量安全，促进我国中药材产业及中医药事业可持续发展。

（二）主要目标。到2020年，初步形成采收、产地加工、包装、仓储和运输一体化的中药材现代物流体系，基本满足中药材专业市场与电子商务交易的物流需求，基本适应中医药事业发展的要求和人民群众日益增长的健康需求。具体目标为：中药材物流的标准体系基本建立；以中药材主要产销区为流通节点的物流基础设施和流通网络基本建成，大宗中药材与贵细、毒麻限剧中药材实现集中仓储；物流信息化管理技术和中药材新型养护技术普遍应用；流通追溯体系全面发挥作用；大中型中药材物流企业综合实力显著增强。

三、主要任务

（一）建设中药材产地加工基地。推进适合产地加工的中药材品种产地加工集约化，逐步改变中药材分散、粗放的产地加工方式。鼓励有条件的中药材经营企业、中药饮片与制药企业、第三方物流企业等市场主体，根据国家相关标准与中药材特性，在大宗中药材主要产区建设集约化、规模化的产地加工基地，以专业、规范的中药材干燥处理等技术提升中药材品质。

（二）规范中药材包装。使用符合国家相关标准的包装材料、包装方式与包装标识，切实转变中药材无包装、滥包装、无标识的局面。中药材产地加工基地应当承担中药材的包装责任，引导药农和中药材专业合作社在产地加工基地实行统一规范包装，采用现代信息技术手段，在包装标识中记录中药材种植、交易主体与中药材质量等相关信息，形成中药材流通追溯体系的信息源头。

（三）建设集中仓储配送网络。根据国家相关规范和标准，建设中药材标准化、规模化仓库，逐步改变中药材分散储存、民宅储存的落后状况。根据中药材的流量流向、现有仓储设施规模以及交通设施状况，按照既要保证供应又要减少迂回运输的原则，重点围绕大宗中药材主产区与中药材专业市场，合理布局标准化、社会化的中药材仓储基地，建设以主产区集中仓储为主、销区中转仓储为辅，产区仓储与产地加工包装基地相结合、销区仓储与交易市场相配套，辐射全国的集约高效的中药材仓储配送体系。

（四）推广应用现代物流管理与技术。推广应用符合国家相关标准的中药材干燥、包装、搬运、装卸等方面的机械设备，改变中药材人背肩扛、手工操作的现状，提高中药材物流的机械化水平；推广应用仓储管理系统（WMS）及条形码、二维码、无线射频识别等技术，对中药材交易主体与加工包装、入库验收、储存养护等各方面各环节的信息实施电子化管理，并与流通追溯体系无缝对接，提高中药材物流的信息化水平；消除磷化铝熏蒸现象，防止在中药材产地加工与仓储期间滥用硫磺熏蒸，按照安全环保与节约的原则，根据各类中药材的特性，推广应用气调养护、低温养护等先进适用的储存养护技术和方法，保障中药材的品质与安全。

（五）完善中药材专业市场的配套物流服务功能。根据全国中药材仓储配送体系的总体要求与专业交易、电子商务的物流需求，配套建设规模化仓库设施，完善物流服务功能，推动解决中药材专业市场配套仓储设施缺乏及分散落后的问题。中药材专业市场与电子商务企业应当按照国家相关标准，自行或引入第三方物流企业建设中药材仓库，提供中药材公共仓储服务，对专业市场与电子商务交易的中药材实施统一、规范的验收、仓储与养护管理。专业市场及市场配套仓储企业应按国家有关规定与要求，查验市场交易的中药材包装标识与编码，切实落实中药材流通追溯制度。

（六）做强做大中药材仓储物流企业。鼓励中药材仓储物流企业立足中药材物流需求，建设规模化仓库，提供产地加工包装、质量检测、储存养护与运输配送等一体化物流服务，逐步改变单一出租仓库的粗放经营状况。鼓励中药材经营企业与中药饮片企业投资建设社会化的中药材物流企业。鼓励具有现代医药物流能力的企业与其他物流企业合作开展中药材仓储物流业务。中药材仓储物流企业应当健全法人治理结构与各项经营管理制度，优化业务流程，完善服务功能，为中药材担保融资提供仓储监管服务。发挥市场机制作用，鼓励通过收购、合并、参股等多种兼并重组的方式，实现中药材物流的跨区域、规模化、集约化经营。

四、保障措施

（一）加强规划引导与政策支持。各地商务主管部门要将中药材现代物流体系建设纳入药品流通和商贸流通工作体系进行统筹规划。积极会同当地中药材产业管理、食品药品监管、国土资源等部门建立工作协调机制。可结合当地中药材产业发展实际情况，编制本地区中药材现代物流体系建设规划。在充分整合相关商贸发展促进资金基础上，加强与有关部门的沟通协调，争取在中药材集约化产地加工基地、社会化仓储基地建设方面提供土地、资金、融资支持，组织引导广大药农与市场商户委托中药材经营企业和仓储物流企业进行中药材集中加工与仓储。

（二）健全中药材物流标准体系。组织宣传贯彻商务部公布的《中药材仓库技术规范》、《中药材仓储管理规范》等行业标准，动员行业组织和企业参与制订中药材气调养护、产地加工、包装、运输等行业标准，研究制订有关中药材物流质量管理的国家标准，尽快形成覆盖中药材物流全过程的标准体系。

（三）推行中药材仓储质量认证制度。探索由相关行业组织按照国家有关标准的要求，对从事中药材产地加工与仓储服务的企业开展中药材仓储质量认证，并做好认证结果与国家药品经营质量管理规范（GSP）、药品生产质量管理规范（GMP）认证工作的衔接，确保从事中药材公共仓储服务的企业具备相应的储存条件。

（四）发挥行业协会作用。支持建立中药材仓储专业性行业组织，充分发挥相关行业协会在中药材标准制订与宣传贯彻、人才培训、专业咨询等方面的积极作用。推动行业协会深入研究中药材物流体系建设相关问题，加强行业自律和业务交流，积极倡导和推广新型物流模式，促进中药材现代物流健康发展。

商务部办公厅
2014 年 12 月 31 日

工业和信息化部办公厅 卫生计生委办公厅 食品药品监管总局办公厅关于委托开展基本药物定点生产企业招标工作的通知

工信厅联消费函〔2014〕506号

国家人口计生委药具管理中心：

为落实《关于开展用量小、临床必需的基本药物品种定点生产试点的通知》（工信部联消费〔2012〕512号），经工业和信息化部、国家卫生和计划生育委员会、国家食品药品监督管理总局研究，就有关事项通知如下：

一、委托你中心承担基本药物定点生产企业招标的组织实施工作；

二、由你中心根据"基本药物定点生产试点协调机制"确定的《基本药物定点生产企业招标方案》（见附件），制定招标实施细则，在规定的时间发布招标文件，组织评审，并将结果报"基本药物定点生产试点协调机制"核准；

三、招标应遵循"公开、公平、公正"的原则，落实责任，严格管理，并接受相关部门全过程监督。

特此通知。

工业和信息化部办公厅

卫生计生委办公厅

食品药品监管总局办公厅

2014年7月31日

关于基本药物定点生产试点
有关事项的通知

工信部联消费〔2015〕69号

为贯彻落实《"十二五"期间深化医药卫生体制改革规划暨实施方案》，根据《关于开展用量小、临床必需的基本药物品种定点生产试点的通知》（工信部联消费〔2012〕512号），工业和信息化部、国家卫生和计划生育委员会、国家发展和改革委员会、国家食品药品监督管理总局组织开展了基本药物定点生产试点工作，并已完成第一批四个品种的招标工作。现就有关事项通知如下：

一、试点品种和中标企业

基本药物定点生产试点的第一批四个品种及中标企业如下（各中标企业指定供货区域如附件1）。

（一）去乙酰毛花苷注射液（2ml∶0.4mg），中标企业为上海旭东海普药业有限公司、成都倍特药业有限公司；

（二）盐酸洛贝林注射液（1ml∶3mg），中标企业为上海禾丰制药有限公司、华润双鹤药业股份有限公司；

（三）盐酸多巴酚丁胺注射液（2ml∶20mg），中标企业为上海第一生化药业有限公司、浙江瑞新药业股份有限公司；

（四）甲巯咪唑片（5mg），中标企业为北京市燕京药业有限公司。

二、医疗机构采购要求

政府办基层医疗卫生机构应全部配备使用定点生产品种，各级公立医院及其他医疗卫生机构也应优先配备使用定点生产品种。

自本通知下发之日起2年内，定点生产企业按照所划分的区域，直接在省级集中采购平台上挂网销售相应品种。政府办基层医疗卫生机构使用的定点生产品种，应委托省级药品采购机构按照统一价格（如附件2），从定点生产企业集中采购、集中支付货款，公立医院也应优先按照统一价格从定点生产企业采购相应品种，鼓励其他医疗卫生机构采购使用定点生产品种。

三、加强质量监管和供应采购监测

各地卫生计生委对医疗卫生机构采购和使用情况进行监督，督导各级医疗卫生机构按政策要求采购和使用定点生产品种，按照合同约定及时付款；对定点生产品种临床使用情况进行监测，为完善政策提供依据。

相关地区工业和信息化主管部门对定点生产企业的生产供应情况进行监测，协调解决存在的问题，保障稳定生产和有效供应，满足医疗卫生机构需求。

各地发展改革委对定点生产品种的医疗机构统一采购价格进行监管和开展价格监测。

相关地区食品药品监管局进一步加强对定点生产企业的日常监管，重点监督质量保证体系和原辅料供应商审计。

特此通知。

附件：
1. 定点生产企业供货区域
2. 定点生产品种医疗机构统一采购价格

工业和信息化部　国家卫生和计划生育委员会
国家发展和改革委员会　国家食品药品监督管理总局
2015 年 2 月 12 日

附件1：

定点生产企业供货区域

序号	品种	生产企业	供货区域
1	去乙酰毛花苷注射液（2ml：0.4mg）	上海旭东海普药业有限公司	北京 河北 山西 黑龙江 上海 安徽 福建 江西 山东 河南 湖北 云南 西藏 陕西 甘肃 宁夏
		成都倍特药业有限公司	天津 内蒙古 辽宁 吉林 江苏 浙江 湖南 广东 广西 海南 重庆 四川 贵州 青海 新疆
2	盐酸洛贝林注射液（1ml：3mg）	上海禾丰制药有限公司	吉林 上海 浙江 安徽 福建 江西 山东 河南 湖南 广东 广西 云南 西藏 陕西 青海 新疆
		华润双鹤药业股份有限公司	北京 天津 河北 山西 内蒙古 辽宁 黑龙江 江苏 湖北 海南 重庆 四川 贵州 甘肃 宁夏
3	盐酸多巴酚丁胺注射液（2ml：20mg）	上海第一生化药业有限公司	北京 内蒙古 辽宁 吉林 黑龙江 上海 浙江 河南 广东 广西 重庆 贵州 云南 西藏 甘肃 新疆
		浙江瑞新药业股份有限公司	天津 河北 山西 江苏 安徽 福建 江西 山东 湖北 湖南 海南 四川 陕西 青海 宁夏
4	甲硫咪唑片（5mg）	北京市燕京药业有限公司	全国

定点生产品种医疗机构统一采购价格

序号	品种	规格	价格	备注
1	去乙酰毛花苷注射液	2ml：0.4mg	11元/支	
2	盐酸洛贝林注射液	1ml：3mg	2.73元/支	
3	盐酸多巴酚丁胺注射液	2ml：20mg	7.2元/支	
4	甲巯咪唑片	5mg	5.87元/瓶	100片/瓶

反兴奋剂管理办法

国家体育总局令

第20号

《反兴奋剂管理办法》已于2014年10月27日经国家体育总局第25次局长办公会审议通过，现予公布，自2015年1月1日起施行。

局长：刘鹏

2014年11月21日

反兴奋剂管理办法

第一章 总 则

第一条 为了防止在体育运动中使用兴奋剂，保护体育运动参加者的身心健康，维护体育竞赛的公平竞争，规范反兴奋剂工作，根据《中华人民共和国体育法》和《反兴奋剂条例》，制定本办法。

　　第二条　本办法所称兴奋剂，是指年度《兴奋剂目录》所列的禁用物质和禁用方法。

　　本办法所称兴奋剂违规包括以下情形：

　　（一）检测结果阳性；

　　（二）使用或者企图使用兴奋剂；

　　（三）逃避、拒绝或者未能完成样本采集；

　　（四）违反行踪信息管理规定；

　　（五）篡改或者企图篡改兴奋剂管制环节；

　　（六）持有禁用物质或者禁用方法；

　　（七）从事或者企图从事兴奋剂交易；

　　（八）对运动员施用或者企图施用兴奋剂；

　　（九）组织使用兴奋剂；

　　（十）使用兴奋剂违规人员从事运动员辅助工作；

　　（十一）其他法律法规或者国家体育总局的规范性文件明确将其规定为兴奋剂违规的行为。

　　第三条　体育运动中的反兴奋剂工作，适用本办法。

　　第四条　反兴奋剂工作坚持严令禁止、严格检查、严肃处理的方针。

　　反兴奋剂工作遵循以下原则：

　　（一）预防为主，教育为本；

　　（二）公平、公正、公开；

　　（三）维护运动员和辅助人员合法权益。

　　第五条　国家体育总局负责并组织全国的反兴奋剂工作。地方各级体育主管部门负责并组织本地区的反兴奋剂工作。

　　国家反兴奋剂机构、全国性体育社会团体、国家运动项目管理单位、运动员管理单位、全国综合性运动会组织机构在各自职责范围内负责开展反兴奋剂工作。

第六条 鼓励对兴奋剂违规进行举报。

第七条 本办法规定体育主管部门以及其他相关体育单位在反兴奋剂管理中的职责权限等内容。

反兴奋剂工作的技术性、操作性规则由国家体育总局参照《世界反兴奋剂条例》的要求，制定《体育运动中兴奋剂管制通则》。

第二章　反兴奋剂工作职责

第八条 国家体育总局领导、协调和监督全国的反兴奋剂工作，确定反兴奋剂工作目标与任务，起草、制定反兴奋剂管理制度与规章，制定国家反兴奋剂发展规划，审核并监督省级体育主管部门、国家反兴奋剂机构、全国性体育社会团体、国家运动项目管理单位反兴奋剂工作的实施，开展政府间反兴奋剂国际交流与合作。

第九条 地方各级体育主管部门领导、协调和监督本地区的反兴奋剂工作，按照有关法律法规的规定和本办法开展反兴奋剂宣传教育，提高体育运动参加者和公众的反兴奋剂意识；加强青少年体育的反兴奋剂工作；配合国家反兴奋剂工作的开展，积极开展委托兴奋剂检查，在省级综合性运动会开展兴奋剂检查。

省级人民政府体育主管部门应当设立专门的机构或者配备专职人员负责反兴奋剂工作。

第十条 国家反兴奋剂机构按照有关法律法规和本办法的规定，组织实施兴奋剂检查与检测，实施对涉嫌兴奋剂违规的调查、听证、结果管理和监督，负责兴奋剂检测实验室的建设和管理，开展反兴奋剂科学研究、宣传教育和社会服务，参与反兴奋剂综合治理，组织开展反兴奋剂国际交流，监督各级各类体育组织开展反兴奋剂工作。

第十一条　全国性体育社会团体按照有关法律法规、本办法和社团章程负责本社团的反兴奋剂工作，制定反兴奋剂工作计划，组织实施反兴奋剂宣传教育，开展所属运动员及有关人员涉嫌兴奋剂违规的调查，实施兴奋剂违规处罚。

全国性体育社会团体应当在本办法与《体育运动中兴奋剂管制通则》的基础上，修改完善其章程和相关反兴奋剂规则。

第十二条　国家运动项目管理单位按照有关法律法规和本办法负责所属运动项目的反兴奋剂工作，明确反兴奋剂工作职责和责任，提高管理人员反兴奋剂意识和能力，加强对国家队运动员训练和比赛的反兴奋剂宣传教育和管理，监督地方运动项目管理单位履行反兴奋剂职责。

国家运动项目管理单位应当设立专门的部门或者配备专职人员负责反兴奋剂工作。

第十三条　运动员管理单位包括运动员所属单位和有资格代表运动员进行注册的单位。

运动员管理单位应当组织开展反兴奋剂宣传教育，加强药品、营养品、食品的管理，监督和协助运动员填报行踪等相关信息，对所属运动员及有关人员涉嫌的兴奋剂违规主动进行调查，配合兴奋剂检查与调查。

第十四条　全国综合性运动会组织机构按照有关法律法规、本办法和运动会规程负责运动会反兴奋剂工作，制定与本办法和《体育运动中兴奋剂管制通则》一致的反兴奋剂规则，开展兴奋剂检查、宣传教育等反兴奋剂工作，在其管理权限内对兴奋剂违规作出处理。

第三章　反兴奋剂宣传教育

第十五条　各级人民政府体育主管部门、国家反兴奋剂机构、全国性体育社会团体、国家运动项目管理单位、运动员管理单位、全国综合性运动会组织机构应当重视和加强反兴奋剂宣传，积极与媒体合作，通过各种形式开展反兴奋剂宣传工作，提高体育运动参加者和公众的反兴奋剂意识。

第十六条　各级人民政府体育主管部门、国家反兴奋剂机构、全国性体育社会团体、国家运动项目管理单位、运动员管理单位、全国综合性运动会组织机构应当开展对运动员和辅助人员等相关人员的反兴奋剂教育。

国家反兴奋剂机构负责制定反兴奋剂教育计划并组织实施。

高等体育院校和体育运动学校应当开设反兴奋剂教育课程或讲座。

第十七条　国家体育总局负责建立反兴奋剂教育资格准入制度，地方各级人民政府体育主管部门、全国性体育社会团体、国家运动项目管理单位、运动员管理单位负责实施反兴奋剂教育资格准入制度，并将其作为运动员和辅助人员入队、注册和参赛的必要条件。

国家反兴奋剂机构负责制定反兴奋剂教育资格准入制度实施细则，并指导实施。

第四章　兴奋剂检查与调查

第十八条　兴奋剂检查包括：

（一）列入国家年度兴奋剂检查计划的检查；

（二）经国家反兴奋剂机构批准或者同意的委托检查；

（三）国家体育总局指定或者授权开展的其他检查。

第十九条　国家反兴奋剂机构负责确定兴奋剂检查程序和标准，管理兴奋剂检查工作人员，组织实施兴奋剂检查，指导和监督委托兴奋剂检查的开展等各项工作。

第二十条　禁止未经国家体育总局或者其授权部门批准的兴奋剂检查；禁止无检查权单位或者个人以兴奋剂检查的名义采集运动员样本的行为。

第二十一条　国家体育总局、地方各级人民政府体育主管部门、国家反兴奋剂机构、全国性体育社会团体、国家运动项目管理单位、运动员管理单位有权依据法律法规和本办法，对涉嫌兴奋剂违规的行为开展调查。

国家反兴奋剂机构应当收集、评估和利用信息与情报，对其中可能存在的兴奋剂违规开展调查。重大、复杂的兴奋剂事件，由国家体育总局组织国家反兴奋剂机构和相关单位开展调查。

第二十二条　兴奋剂检查、调查工作人员履行兴奋剂检查、调查职责时，有权依法进入体育训练场所、体育竞赛场所、运动员和辅助人员驻地等。有关单位和人员应当予以配合，不得拒绝、阻挠。

第二十三条　全国性体育社会团体、运动员管理单位应当及时向国家体育总局、国家反兴奋剂机构报送以下相关信息：

（一）国际体育组织对所属运动员实施的兴奋剂检查信息；

（二）国际体育组织查出的兴奋剂违规；

（三）所属国际体育组织反兴奋剂规则和要求；

（四）所属国际体育组织注册检查库名单；

（五）其他需要报送的相关信息。

第五章　兴奋剂检测

第二十四条　国家体育总局确定符合兴奋剂检测国际标准条件和资质的兴奋剂检测实验室，实施样本检测。所有受检样本应当送到国家体育总局确定的实验室。

不具有检测资质的单位和个人不得实施任何形式的兴奋剂

检测。

第二十五条　国家反兴奋剂机构应当制定受检样本的保存标准，报国家体育总局批准后实施；国家反兴奋剂机构有权对受检样本进一步检测。

第六章　结果管理与处罚

第二十六条　结果管理是指具有结果管理权的主体对涉嫌兴奋剂违规者实施的审查、通知、临时停赛、听证等一系列管理行为。

第二十七条　国家反兴奋剂机构负责对本办法第十八条第一项、第二项兴奋剂检查（不含国际比赛）进行结果管理，第三项兴奋剂检查由国家体育总局决定结果管理的主体。

第二十八条　发生兴奋剂违规，由对运动员实施注册管理的全国性体育社会团体等有关单位依据《体育运动中兴奋剂管制通则》及其章程对运动员和辅助人员作出取消比赛成绩和参赛资格、停赛、禁赛等处罚，对相关运动员管理单位作出警告、停赛、取消参赛资格等处罚。

非注册运动员发生兴奋剂违规，依照有关规定作出处理，有关体育社会团体在应当给予的禁赛期内不予注册。

运动员发生兴奋剂违规，还应当处罚直接责任人和主管教练员。

第二十九条　国家年度兴奋剂检查中发生的兴奋剂违规，由对运动员实施注册管理的全国性体育社会团体作出处理决定。委托检查中发生的兴奋剂违规，由兴奋剂检查委托方和相关单位作出处理决定。

第三十条　全国性体育社会团体、兴奋剂检查委托方等有关单位应当在接到兴奋剂违规通知之日起三个月内作出处理决定。当事人申请召开听证会的，全国性体育社会团体、兴奋剂检查委托方等有关单位应当在接到听证会结论通知后的一个月内作出处理决定。

案情复杂的，经国家体育总局批准，可以适当延长，但延长期限最多不超过六个月。

有关单位逾期不作出处理的，国家体育总局可以授权国家反兴奋剂机构处理。

第三十一条　全国性体育社会团体、兴奋剂检查委托方等有关单位应当依照事实依据和充分证据，严格适用《体育运动中兴奋剂管制通则》及其他有关规定，作出兴奋剂违规处理决定，经国家反兴奋剂机构审查通过并报国家体育总局核准后执行。

兴奋剂违规处理决定由全国性体育社会团体、兴奋剂检查委托方等有关单位抄送有关地方人民政府体育主管部门。

第七章　处分与奖励

第三十二条　发生兴奋剂违规，由体育主管部门对相关运动员管理单位通报批评；情节严重的，还应当追究运动员管理单位行政负责人和负有责任的主管人员的责任。

相关人员属于国家工作人员的，应当依法给予警告、记过直至开除的处分。体育主管部门可以按照有关法律、法规和本办法，制定兴奋剂违规人员处分实施细则。

第三十三条　运动员管理单位为国家运动项目管理单位的，由国家体育总局给予相关单位和人员处分；其他按照干部人事隶属关系由相应体育主管部门给予相关人员和单位处分。

相关体育主管部门应当自收到兴奋剂违规处理决定之日起一个月内将相关人员和单位的处分决定报国家体育总局备案。

第三十四条　处于禁赛期的运动员和辅助人员，禁止从事运动员辅助工作和体育管理工作，禁止使用政府所属或者资助的体育场馆设施进行训练，取消与体育相关的政府津贴、补助或者其他经济资助，取消体育系统各类奖励、奖项、荣誉称号、职称、科研项目的申报和评比资格。情节严重的，在禁赛期满后四年内，取消参加体育系统各类奖励、奖项、荣誉称号、职称、科研项目的申报和评比资格。

故意使用兴奋剂，情节严重的运动员和辅助人员在禁赛期满后四年内，不得以任何身份入选国家队。

第三十五条 有以下情形之一的，可以酌情减轻处分：

（一）在无证据的情况下主动承认兴奋剂违规的；

（二）揭发、举报他人兴奋剂违规或者提供他人兴奋剂违规的重要线索，经查证属实的。

第三十六条 同一单位同一项目（不分男女，下同）的运动员在十二个月内发生第二例禁赛四年以上的兴奋剂违规的，给予该单位该项目不少于一年（从第二例兴奋剂违规开始）的停赛处罚。

同一单位同一项目的运动员在全国综合性运动会周期内（自上届闭幕式结束之日起至下届开幕式前）发生四例以上禁赛四年以上的兴奋剂违规的，取消该单位该项目下一届全国综合性运动会的参赛资格。

每两例禁赛四年以下的兴奋剂违规按照一例禁赛四年以上的兴奋剂违规累计。

地方委托检查中出现的兴奋剂违规不计入对单位的累计处罚。

第三十七条 同一单位同一项目的运动员在全国综合性运动会周期内发生四例以上禁赛四年以上的兴奋剂违规的，取消该单位下一届全国综合性运动会体育道德风尚奖等相关奖项评选资格。

全国综合性运动会举办期间发生兴奋剂违规的，取消该单位本届全国综合性运动会体育道德风尚奖等相关奖项评选资格。

第三十八条 运动员在国家队、国家集训队训练期间或者代表国家参赛期间发生的兴奋剂违规，主管教练员应认定为国家队主管教练员。有直接责任人的，按照调查情况认定运动员管理单位；无直接责任人的，运动员管理单位应认定为国家运动项目管理单位。

运动员在国家队、国家集训队训练期间或者代表国家参赛期间发生的兴奋剂违规，经调查与运动员所属单位无关的，不对运动员所属单位作出处罚。

第三十九条 双重注册等涉及运动员共同培养的两个单位应在其双重注册或者联合培养协议中明确各自的反兴奋剂职责，协议报国家体育总局备案。发生兴奋剂违规的，根据备案的协议追究相应单位的责任。协议未备案的，追究双方的责任。

两次计分的运动员管理单位是解放军体育主管部门所属单位。

第四十条 各级各类体育运动学校运动员发生兴奋剂违规的，给予该校警告处分并通报批评，建议和督促有关部门给予该学校和相关人员其他处分；属于国家高水平体育后备人才基地的，取消该学校下周期国家高水平体育后备人才基地命名资格。

各级各类体育运动学校十二个月内累计发生两例以上兴奋剂违规的，除按照上款规定给予处分外，对已命名为国家高水平体育后备人才基地的，取消命名。

第四十一条 运动员禁赛期间违规参赛的，或者退役运动员违规参赛的，由体育主管部门给予运动员管理单位、负有责任的国家或者地方运动项目管理单位以下处分：

（一）责令停止违规参赛；

（二）通报批评；

（三）依法给予负有责任的主管人员和相关人员警告、记过的处分。

第四十二条 违反本办法第三十四条规定的，由体育主管部门给予相关单位和人员以下处分：

（一）责令停止违法行为；

（二）责令返还已获得的经济资助；

（三）通报批评；

（四）依法给予负有责任的主管人员和相关人员警告、记过直至开除的处分。

第四十三条 违法实施兴奋剂检查、检测的，由体育主管部门给予相关单位和人员以下处分：

（一）责令停止违法兴奋剂检查或者检测；

（二）通报批评；

（三）取消该单位体育系统重点实验室资质和体育系统科研项目承担资质；

（四）依法给予负有责任的主管人员和相关人员警告、记过直至开除的处分。

第四十四条 有关部门和有关单位违反本办法第二十二条的规定，不予配合，或者拒绝、阻挠兴奋剂检查、调查的，建议和督促有关部门按照国家有关规定对其行政负责人和负有责任的主管人员给予警告、记过直至开除的处分。

第四十五条 违反本办法第三十条的规定，相关单位未在法定期限内完成兴奋剂违规处理的，由国家体育总局对其通报批评，依法给予负有责任的主管人员和相关人员警告、记过的处分。

第四十六条 反兴奋剂工作人员在反兴奋剂工作中违反法定权限或者程序，不履行法定职责，或者包庇、纵容非法使用、提供兴奋剂的，由国家体育总局依法给予负有责任的主管人员和相关人员警告、记过直至开除的处分。

第四十七条　国家体育总局应当将在反兴奋剂工作中做出重大贡献、有突出成绩的单位和个人纳入体育系统相应奖励范围。

地方各级人民政府体育主管部门、全国性体育社会团体等单位应当按照国家有关规定奖励反兴奋剂工作突出和优秀的单位和个人。

第四十八条　举报兴奋剂违规的线索或者证据经查实的，根据线索或者证据的重要性，按照国家有关规定酌情给予举报人奖励。

第八章　药品、营养品、食品管理

第四十九条　运动员管理单位应当加强对运动员治疗用药的管理，指定专门机构或者人员负责管理药品和医疗器械。运动员因医疗目的确需使用含有《兴奋剂目录》所列禁用物质的药物或者禁用方法时，应按照运动员治疗用药豁免的有关规定使用。

第五十条　运动员管理单位应当加强对运动员营养品的管理，确保运动员所使用的营养品不包含任何禁用物质，避免运动员误服误用营养品发生兴奋剂违规。

第五十一条　运动员管理单位应当加强对运动员食品的管理，防止发生食源性兴奋剂事件。

第九章　附　则

第五十二条　本办法所称的情节严重包括以下情形：

（一）因兴奋剂违规被禁赛四年以上的；

（二）代表国家队参加奥运会、亚运会等重大国际赛事期间发生兴奋剂违规的；

  （三）全国综合性运动会预赛和决赛期间发生兴奋剂违规的；

  （四）组织、强迫、欺骗、教唆运动员使用兴奋剂的；

  （五）对未成年运动员施用兴奋剂的；

  （六）抗拒、阻挠兴奋剂检查、调查的；

  （七）造成其他严重后果的。

  第五十三条 残疾人体育、职业体育、学校体育等其他领域的反兴奋剂管理参照本办法执行。

  第五十四条 本办法自2015年1月1日起施行，1998年12月31日颁布的国家体育总局1号令《关于严格禁止在体育运动中使用兴奋剂行为的规定（暂行）》同时废止。

野生动植物进出口证书管理办法

国家林业局
海关总署 令

第34号

  《野生动植物进出口证书管理办法》已经国家林业局局务会议审议通过，并经海关总署同意，现予公布，自2014年5月1日起施行。

林业局局长 赵树丛

海关总署署长 于广洲

2014年2月9日

野生动植物进出口证书管理办法

第一章 总 则

第一条 为了规范野生动植物进出口证书管理，根据《中华人民共和国濒危野生动植物进出口管理条例》、《国务院对确需保留的行政审批项目设定行政许可的决定》及《濒危野生动植物种国际贸易公约》（以下简称公约）等规定，制定本办法。

第二条 通过货运、邮递、快件和旅客携带等方式进出口野生动植物及其产品的，适用本办法的规定。

第三条 依法进出口野生动植物及其产品的，实行野生动植物进出口证书管理。

野生动植物进出口证书包括允许进出口证明书和物种证明。

进出口列入《进出口野生动植物种商品目录》（以下简称商品目录）中公约限制进出口的濒危野生动植物及其产品、出口列入商品目录中国家重点保护的野生动植物及其产品的，实行允许进出口证明书管理。

进出口列入前款商品目录中的其他野生动植物及其产品的，实行物种证明管理。

商品目录由中华人民共和国濒危物种进出口管理办公室（以下简称国家濒管办）和海关总署共同制定、调整并公布。

第四条 允许进出口证明书和物种证明由国家濒管办核发；国家濒管办办事处代表国家濒管办核发允许进出口证明书和物种证明。

国家濒管办办事处核发允许进出口证明书和物种证明的管

辖区域由国家濒管办确定并予以公布。

允许进出口证明书和物种证明由国家濒管办组织统一印制。

第五条 国家濒管办及其办事处依法对被许可人使用允许进出口证明书和物种证明进出口野生动植物及其产品的情况进行监督检查。

第六条 禁止进出口列入国家《禁止进出口货物目录》的野生动植物及其产品。

第二章 允许进出口证明书核发

第一节 申　请

第七条 申请核发允许进出口证明书的，申请人应当根据申请的内容和国家濒管办公布的管辖区域向国家濒管办或者其办事处提出申请。

第八条 申请核发允许进出口证明书的，申请人应当提交下列材料：

（一）允许进出口证明书申请表。申请人为单位的，应当加盖本单位印章；申请人为个人的，应当有本人签字或者印章。

（二）国务院野生动植物主管部门的进出口批准文件。

（三）进出口合同。但是以非商业贸易为目的个人所有的野生动植物及其产品进出口的除外。

（四）身份证明材料。申请人为单位的，应当提交营业执照复印件或者其他身份证明；申请人为个人的，应当提交身份证件复印件。

（五）进出口含野生动植物成份的药品、食品等产品的，应当提交物种成份含量表和产品说明书。

（六）出口野生动植物及其产品的，应当提交证明野外或者人工繁育等来源类型的材料。

（七）国家濒管办公示的其他应当提交的材料。

第九条 申请进出口公约附录所列的野生动植物及其产品的，申请人还应当提交下列材料：

（一）进口公约附录所列野生动植物及其产品的，应当提交境外公约管理机构核发的允许出口证明材料。公约规定由进口国先出具允许进口证明材料的除外。

（二）进出口活体野生动物的，应当提交证明符合公约规定的装运条件的材料。其中，进口公约附录I所列活体野生动物的，还应当提交接受者在笼舍安置、照管等方面的文字和图片材料。

（三）出口公约附录I所列野生动植物及其产品，或者进口后再出口公约附录I所列活体野生动植物的，应当提交境外公约管理机构核发的允许进口证明材料。公约规定由出口国先出具允许出口证明材料的除外。

与非公约缔约国之间进行野生动植物及其产品进出口的，申请人提交的证明材料应当是在公约秘书处注册的机构核发的允许进出口证明材料。

第十条 进口后再出口野生动植物及其产品的，应当提交经海关签注的允许进出口证明书复印件和海关进口货物报关单复印件。进口野生动植物原料加工后再出口的，还应当提交相关生产加工的转换计划及说明；以加工贸易方式进口后再出口野生动植物及其产品的，提交海关核发的加工贸易手册复印件或者电子化手册、电子账册相关内容（表头及相关表体部分）打印件。

以加工贸易方式进口野生动植物及其产品的，应当提交海关核发的加工贸易手册复印件或者电子化手册、电子账册相关内容（表头及相关表体部分）打印件。

第十一条　申请人委托代理人代为申请的，应当提交代理人身份证明和委托代理合同；申请商业性进出口的，还应当提交申请人或者代理人允许从事对外贸易经营活动的资质证明。

第二节　审查与决定

第十二条　国家濒管办及其办事处在收到核发允许进出口证明书的申请后，对申请材料齐全、符合法定形式的，应当出具受理通知书；对申请材料不齐或者不符合法定形式的，应当出具补正材料通知书，并一次性告知申请人需要补正的全部内容。对依法应当不予受理的，应当告知申请人并说明理由，出具不予受理通知书。

第十三条　国家濒管办及其办事处核发允许进出口证明书，需要咨询国家濒危物种进出口科学机构意见的、需要向境外相关机构核实允许进出口证明材料的，或者需要对出口的野生动植物及其产品进行实地核查的，应当在出具受理通知书时，告知申请人。

咨询意见、核实允许进出口证明材料和实地核查所需时间不计入核发允许进出口证明书工作日之内。

第十四条　有下列情形之一的，国家濒管办及其办事处不予核发允许进出口证明书：

（一）申请内容不符合《中华人民共和国濒危野生动植物进出口管理条例》或者公约规定的。

（二）申请内容与国务院野生动植物主管部门的进出口批准文件不符的。

（三）经国家濒危物种进出口科学机构认定可能对本物种或者其他相关物种野外种群的生存造成危害的。

（四）因申请人的原因，致使核发机关无法进行实地核查的。

（五）提供虚假申请材料的。

第十五条　国家濒管办及其办事处自收到申请之日起20个工作日内，对准予行政许可的，应当核发允许进出口证明书；对不予行政许可的，应当作出不予行政许可的书面决定，并说明理由，同时告知申请人享有的权利。

国家濒管办及其办事处作出的不予行政许可的书面决定应当抄送国务院野生动植物主管部门。

在法定期限内不能作出决定的，经国家濒管办负责人批准，可以延长10个工作日，并将延长期限的理由告知申请人。

第十六条　对准予核发允许进出口证明书的，申请人在领取允许进出口证明书时，应当按照国家规定缴纳野生动植物进出口管理费。

第十七条　允许进出口证明书的有效期不得超过180天。

第十八条　被许可人需要对允许进出口证明书上记载的进出口口岸、境外收发货人进行变更的，应当在允许进出口证明书有效期届满前向原发证机关提出书面变更申请。

被许可人需要延续允许进出口证明书有效期的，应当在允许进出口证明书有效期届满15日前向原发证机关提出书面延期申请。

原发证机关应当根据申请，在允许进出口证明书有效期届满前作出是否准予变更或者延期的决定。

第十九条　允许进出口证明书损坏的，被许可人可以在允许进出口证明书有效期届满前向原发证机关提出补发的书面申请并说明理由，同时将已损坏的允许进出口证明书交回原发证机关。

原发证机关应当根据申请，在允许进出口证明书有效期届满前作出是否准予补发的决定。

第二十条　进出口野生动植物及其产品的，被许可人应当在自海关放行之日起30日内，将海关验讫的允许进出口证明书副本和海关进出口货物报关单复印件交回原发证机关。进口野生动植物及其产品的，还应当同时交回境外公约管理机构核发的允许出口证明材料正本。

未实施进出口野生动植物及其产品活动的，被许可人应当在允许进出口证明书有效期届满后30日内将允许进出口证明书退回原发证机关。

第二十一条　有下列情形之一的，国家濒管办及其办事处应当注销允许进出口证明书：

（一）允许进出口证明书依法被撤回、撤销的。

（二）允许进出口证明书有效期届满未延续的。

（三）被许可人死亡或者依法终止的。

（四）因公约或者法律法规调整致使允许进出口证明书许可事项不能实施的。

（五）因不可抗力致使允许进出口证明书许可事项无法实施的。

第二十二条　允许进出口证明书被注销的，申请人不得继续使用该允许进出口证明书从事进出口活动，并应当及时将允许进出口证明书交回原发证机关。

第三章　物种证明核发

第一节　申　请

第二十三条　申请核发物种证明的，申请人应当根据申请的内容和国家濒管办公布的管辖区域向国家濒管办或者其办事处提出申请。

第二十四条　申请核发物种证明的，申请人应当提交下列材料：

（一）物种证明申请表。申请人为单位的，应当加盖本单位印章；申请人为个人的，应当有本人签字或者加盖印章。

（二）进出口合同。但是以非商业贸易为目的个人所有的野生动植物及其产品进出口的除外。

（三）身份证明材料。申请人为单位的，应当提交营业执照复印件或者其他身份证明；申请人为个人的，应当提交身份证件复印件。

（四）进出口含野生动植物成份的药品、食品等产品的，应当提交物种成份含量表和产品说明书。

（五）出口野生动植物及其产品的，应当提交合法来源证明材料。

（六）进口野生动植物及其产品的，应当提交境外相关机构核发的原产地证明、植物检疫证明或者提货单等能够证明进口野生动植物及其产品真实性的材料。

（七）进口的活体野生动物属于外来陆生野生动物的，应当提交国务院陆生野生动物主管部门同意引进的批准文件。

（八）进口后再出口野生动植物及其产品的，应当提交加盖申请人印章并经海关签注的物种证明复印件或者海关进口货物报关单复印件。

（九）国家濒管办公示的其他应当提交的材料。

第二十五条　申请人委托代理人代为申请的，应当提交代理人身份证明和委托代理合同；申请商业性进出口的，还应当提交申请人或者代理人允许从事对外贸易经营活动的资质证明。

第二节　审查与决定

第二十六条　国家濒管办及其办事处在收到核发物种证明的申请后，对申请材料齐全、符合法定形式的，应当出具受理通知书；对申请材料不齐或者不符合法定形式的，应当出具补正材料通知书，并一次性告知申请人需要补正的全部内容。对依法应当不予受理的，应当告知申请人并说明理由，出具不予受理通知书。

第二十七条　有下列情形之一的，国家濒管办及其办事处不予核发物种证明：

（一）不能证明其来源合法的。

（二）提供虚假申请材料的。

第二十八条　国家濒管办及其办事处自收到申请之日起20个工作日内，对准予行政许可的，应当核发物种证明；对不予行政许可的，应当作出不予行政许可的书面决定，并说明理由，同时告知申请人享有的权利。

在法定期限内不能作出决定的，经国家濒管办负责人批准，可以延长10个工作日，并将延长期限的理由告知申请人。

第二十九条　物种证明分为一次使用和多次使用两种。

第三十条　对于同一物种、同一货物类型并在同一报关口岸多次进出口野生动植物及其产品的，申请人可以向国家濒管办指定的办事处申请核发多次使用物种证明；但属于下列情形的，不得申请核发多次使用物种证明：

（一）出口国家保护的有益的或者有重要经济、科学研究价值的陆生野生动物及其产品的。

（二）进口或者进口后再出口与国家保护的有益的或者有重要经济、科学研究价值的陆生野生动物同名的陆生野生动物及其产品的。

（三）出口与国家重点保护野生植物同名的人工培植来源的野生植物及其产品的。

（四）进口或者进口后再出口与国家重点保护野生动植物同名的野生动植物及其产品的。

（五）进口或者进口后再出口非原产我国的活体陆生野生

动物的。

（六）国家濒管办公示的其他情形。

第三十一条　一次使用的物种证明有效期不得超过180天。多次使用的物种证明有效期不得超过360天。

第三十二条　被许可人需要对物种证明上记载的进出口口岸、境外收发货人进行变更的，应当在物种证明有效期届满前向原发证机关提出书面变更申请。

被许可人需要延续物种证明有效期的，应当在物种证明有效期届满15日前向原发证机关提出书面延期申请。

原发证机关应当根据申请，在物种证明有效期届满前作出是否准予变更或者延期的决定。

第三十三条　物种证明损坏的，被许可人可以在物种证明有效期届满前向原发证机构提出补发的书面申请并说明理由，同时将已损坏的物种证明交回原发证机关。

原发证机关应当根据申请，在物种证明有效期届满前作出是否准予补发的决定。

第四章　进出境监管

第三十四条　进出口商品目录中的野生动植物及其产品的，应当向海关主动申报并同时提交允许进出口证明书或者物种证明，并按照允许进出口证明书或者物种证明规定的种类、数量、口岸、期限完成进出口活动。

第三十五条　进出口商品目录中的野生动植物及其产品的，其申报内容与允许进出口证明书或者物种证明中记载的事项不符的，由海关依法予以处理。但申报进出口的数量未超过允许进出口证明书或者物种证明规定，且其他申报事项一致的除外。

第三十六条　公约附录所列野生动植物及其产品需要过

境、转运、通运的，不需申请核发野生动植物进出口证书。

第三十七条 对下列事项有疑义的，货物进、出境所在地直属海关可以征求国家濒管办或者其办事处的意见：

（一）允许进出口证明书或者物种证明的真实性、有效性。

（二）境外公约管理机构核发的允许进出口证明材料的真实性、有效性。

（三）野生动植物物种的种类、数量。

（四）进出境货物或者物品是否为濒危野生动植物及其产品或者是否含有濒危野生动植物种成份。

（五）海关质疑的其他情况。

国家濒管办或者其办事处应当及时回复意见。

第三十八条 海关在允许进出口证明书和物种证明中记载进出口野生动植物及其产品的数量，并在办结海关手续后，将允许进出口证明书副本返还持证者。

第三十九条 在境外与保税区、出口加工区等海关特殊监管区域、保税监管场所之间进出野生动植物及其产品的，申请人应当向海关交验允许进出口证明书或者物种证明。

在境内与保税区、出口加工区等海关特殊监管区域、保税监管场所之间进出野生动植物及其产品的，或者在上述海关特殊监管区域、保税监管场所之间进出野生动植物及其产品的，无须办理允许进出口证明书或者物种证明。

第五章 附 则

第四十条 本办法所称允许进出口证明书包括濒危野生动植物种国际贸易公约允许进出口证明书和中华人民共和国野生动植物允许进出口证明书。

本办法所称物种证明是指非进出口野生动植物种商品目录物种证明。

第四十一条　从不属于任何国家管辖的海域获得的野生动植物及其产品，进入中国领域的，参照本办法对进口野生动植物及其产品的有关规定管理。

第四十二条　本办法关于期限没有特别规定的，适用行政许可法有关期限的规定。

第四十三条　本办法由国家林业局、海关总署共同解释。

第四十四条　本办法自2014年5月1日起实施。

附 录

附录一

中国医师道德准则

引 言

《中国医师道德准则》规范了医师的道德底线，促使医师把职业谋生手段升华为职业信仰；医师应遵从行业自律的要求，以医师职业为荣，笃行中国医师道德准则，赢得社会的尊重，让医学的文化得以传承和发扬。

一、基本准则

1. 坚持患者至上，给予患者充分尊重。

2. 敬畏生命，以悲悯之心给予患者恰当的关怀与照顾。

3. 不因任何因素影响自己的职业行为，拒绝参与或支持违背人道主义的行为。

4. 在临床实践、教学、研究、管理或宣传倡导中，承担符合公众利益的社会责任。

5. 终身学习，不断提高专业知识和技能。

6. 以公平、公正的原则分配医疗资源，使其发挥最大效益。

7. 维护职业荣耀与尊严，保持良好执业状态。

二、医师与患者

8. 不因患者年龄、性别、婚姻状况、政治关系、种族、宗教信仰、国籍、出身、身体或精神状况、性取向或经济地位等原因拒绝收治或歧视患者。

9. 耐心倾听患者陈述，建立相互尊重的合作式医患关系。

10. 以患者可以理解的语言或方式与之进行交流，并尽可能回答患者提出的问题。不以不实的宣传或不正当的手段误导、吸引患者。

11. 不以所学的医学知识和专业技术危害患者或置患者于不必要的风险处境。

12. 医师不应将手术、特殊检查和治疗前的知情同意视为免责或自我保护的举措，更不应流于形式或视为负担，而应重视与患者的沟通和宣教。

13. 医师享有对患者处方、治疗或转诊等技术决策的自主权，当患者利益可能受到损害而医师本人无力解决时，应主动通过相关途径寻求解决。

14. 选择适宜的医疗措施，对于经济困难的患者尽量给予医疗帮助或协助其寻找救助途径。

15. 追随医学进步，不断更新知识，通过自我提升，更好帮助患者。

16. 在医疗实践中，严格区分治疗行为与实验行为，恪守职业道德。

17. 正确评价自己的医疗能力，在个人技术有局限性时，应与同事商讨或寻求帮助，以求得到合理诊疗方案。

18. 在临床实践中应时刻关注可能威胁患者安全的危险因素，并积极向管理者提出危险预警和改进建议。

19. 在指导医学生临床诊疗活动中应避免给患者带来身心损害。

20. 慎重对待患者对于维持生命治疗的选择。尊重丧失能力患者在其丧失能力之前所表达的意愿，可通过生前遗嘱、替代同意等方式，最大限度地保护患者的权益。

21. 为患者保守秘密，避免在公共场合讨论或评论涉及患者隐私或有身份识别的信息。

22．除信息公开可能对患者造成伤害而需要隐瞒信息的情况外，患者有权知道病历上与其相关的信息及健康状况，但病历上如涉及第三者的保密信息，医师则应征得第三者同意才可以告知患者。

23．尊重患者的合理要求和选择，尊重其接受或拒绝任何医疗建议的权利。

24．面对失去意识的急危患者，应寻求法定代理人的同意，在无法联系患者法定代理人时，医师可默认为患者同意，报经医疗机构管理者或授权负责人同意后施救。对自杀患者，也应挽救其生命。

25．对行为能力受限的患者，应尽量让其在诊疗过程中参与决策。

26．如果患者法定代理人或授权人禁止为患者提供必要的治疗时，医师有义务提出异议，如在危急时则以患者利益至上而从事医疗行为。

27．发现患者涉嫌伤害事件或者非正常死亡时，应向有关部门报告，并应特别关注对未成年人、妇女和精神障碍者的人身保护。

28．在宣告患者死亡时，要严格按照临床死亡标准和相关医疗程序施行。在患者死亡后，应当安慰家属，告知其善后事宜。

三、医师与同行

29．医师应彼此尊重，相互信任和支持；正确对待中医、西医各自的理论与实践。

30．公正、客观评价同行医师的品格和能力，不包庇和袒护同行，积极参与医疗技术鉴定和出庭作证等法律程序。

31．医师不应相互诋毁，更不得以不正当方法妨碍患者对其他同行的信赖。

32．医师应与同行相互学习与交流，并将自己的技术和知识无私地传授给年轻或下级医师。

四、医师与社会

33．给予急需医疗帮助的人提供适当的医疗帮助并负有专业责任。

34．对社会负有解释科学知识的专业责任，医师应成为公众健康的倡导者、健康知识的传播者和公众健康危险的警示者。

35．要意识到团体、社会和环境在患者个人健康方面的重要影响因素。要在公共健康、健康教育、环境保护、生态平衡、社会福利以及相关立法等方面发挥积极作用。

36．应确保所参与的项目研究符合科学和伦理道德要求。

五、医师与企业

37．不得因医药企业的资助而进行有悖科学和伦理的研究，不能为个人利益推销任何医疗产品或进行学术推广。

38．对于医药企业资助的研究，医师应该在公布、展示研究成果或宣教时声明资助事实。

39．医师不得参与或接受影响医疗公正性的宴请、礼品、旅游、学习、考察或其他休闲社交活动，对于企业的公益资助、临床研究或学术推广应按规定申报和说明。

40．应当抵制医药企业假借各种名义向医师推介的处方药品搭售、附赠等促销活动。

附录二

2013年药品流通行业运行统计分析报告

商务部市场秩序司

一、药品流通行业发展概况

（一）发展概述

2013年国家医药卫生体制改革继续向纵深推进，在《全国药品流通行业发展规划纲要（2011-2015年）》的指导下，行业结构调整效果逐步显现，发展方式不断优化，行业集中度和流通效率均有所提升，企业基于现代医药物流和互联网技术的创新业务取得新突破，药品流通行业销售规模与经济效益稳步增长，总体呈现持续向好的发展态势。

（二）运行分析

1. 整体规模

2013年，药品流通市场规模稳步提高。全年药品流通行业销售总额13036亿元，同比增长16.7%，增速较上年同期下降1.8个百分点，其中药品零售市场2607亿元，扣除不可比因素同比增长12%，增幅回落4个百分点。

截至2012年底，全国共有药品批发企业1.63万家；药品零售连锁企业3107家，下辖门店15.26万个；零售单体药店27.11万个；零售药店门店总数达42.37万个。

2. 效益情况

2013年，全国药品流通直报企业主营业务收入9873亿元，同比增长17%，增幅回落3个百分点；实现利润总额202亿元，同比增长16%，增幅回落0.5个百分点；平均毛利率6.7%，同比下降0.2个百分点；平均费用率5.1%，同比下降0.1个百分点；平均利润率1.7%，同比下降0.2个百分点。

3. 销售品类与对象结构

按销售品类分类，药品类销售居主导地位，销售额占七大类医药商品销售总额的73.8%；其次为中成药类，占15.2%；中药材类占3.6%，医疗器械类占3.3%，化学试剂类占1.2%，玻璃仪器类占0.1%，其他类占2.8%。

根据中国医药商业协会典型样本城市零售药店2013年品类销售统计，零售药店销售额中的药品（包括化学药品、中成药和中药饮片）销售占主导地位，占零售总额的77.6%；非药品销售占22.4%。

按销售对象分类，2013年对批发企业销售额为5620亿元，占销售总额的43.1%，比上年降低2个百分点；纯销（包含对医疗终端、零售终端和居民的销售）为7415亿元，占销售总额的56.9%，比上年增加2个百分点。

4. 销售区域结构

2013年，全国六大区域销售总额比重分别为：华东39.2%、华北18.7%、中南20.7%、西南12.4%、东北5.3%、西北3.7%；其中华东、华北、中南三大区域销售额占到行业销售总额的78.6%，同比下降0.8个百分点。

2013年，销售额居前10位的省市依次为：北京、上海、广东、江苏、浙江、安徽、山东、重庆、天津和四川，10省市销售额占全国销售总额的64.6%，同比下降1.6个百分点。

5. 所有制结构

规模以上药品流通企业中，国有及国有控股企业主营业务收入6246亿元，占药品流通直报企业主营业务总收入的63.3%，实现利润115亿元，占直报企业利润总额的57.1%；股份制企业主营业务收入2546亿元，占直报企业主营业务总收入的25.8%，实现利润59亿元，占直报企业利润总额的29.3%。此两项数字说明，国有及国有控股企业、股份制企业占居行业发展的主导地位。

6. 配送结构

2013年，药品批发直报企业商品配送货值8087亿元，其中自有配送中心配送额占80.2%，非自有配送中心配送额占19.8%，非自有配送中心配送额同比增加1.6个百分点；物流费用96亿元，其中，自主配送物流费用占81.9%，委托配送物流费用占18.1%，委托配送物流费用占比与上年基本持平。物流费用占企业三项费用（营业费用、管理费用、财务费用）总额的16.4%，与上年相比降低了1.5个百分点，占营业费用的比例为30.5%，与上年相比增加了0.7个百分点。

7. 行业资本运作情况

药品流通企业虽属于传统行业，但由于未来存在巨大的整合空间，所以资本市场也给予了较高的估值水平，剔除海王星辰、桐君阁和南京医药三只市盈率较高的公司之后，其余十二家公司的市盈率平均在35倍左右。

按照2013年最后一个交易日的收盘价计算，15家药品流通上市公司的市值总和为1885.04亿元，其中百亿市值以上的企业有6家，分别是国药控股、上海医药、九州通、国药一致、华东医药和中国医药，其中国药控股和上海医药的市值超过400亿元。2013年，药品流通上市公司的投资并购活动仍然十分活跃，并购企业数量达到66个，涉及金额54亿元，在医药类上市公司兼并重组数量上连续4年居首位。

8. 对GDP、税收和就业的贡献

2013年全国社会消费品零售总额为23.44万亿元，第三产业增加值为26.22万亿元。全年，药品流通行业销售总额占社会消费品零售总额的5.6%，占第三产业增加值的5.0%，均同比增长0.2个百分点。

2013年全国药品流通直报企业纳税额48.96亿元，全行业从业人数约为500万人。

二、药品流通行业发展的主要特点

（一）药品流通市场规模增速趋稳

2013年全国总人口持续增长，自然增长率为4.92‰，60周岁及以上人口占比达14.9%，人口结构的变化为药品流通市场的增长提供了稳定的市场环境。同时，2013年各级政府对城镇居民医保和新农合参保者的每人每年补助标准由2012年的240元提高到280元，扩大了对这部分经济支付弱势人群的医疗保障程度，为药品使用提供了增长基础。基层医改在实施基本药物制度的同时进行了配套的综合改革，初步建立了基层医疗卫生机构运行新机制，有利于医药行业的健康发展。

同时，医保对医药卫生支出的控制政策更加严格，基层医疗机构用药规模的增幅也逐步趋于稳定，药品终端销售将处于平稳增长的阶段。2010-2013年药品销售市场规模总体虽呈增长态势，但增速已从24.6%逐步递减到16.7%。

（二）大型药品批发企业主营业务收入增长较快

从增长速度来看，前100位药品批发企业主营业务收入同比增长20.1%，其中前10位企业主营业务收入同比增长22.9%，前50位企业主营业务收入同比增长20.9%，均超过行业增长的平均水平。

年度主营业务收入100亿元以上的药品批发企业有12家，比上年增加2家；50亿-100亿元的有11家，比上年增加4家；10亿-50亿元的有75家，比上年增加1家。

从行业市场占有率来看，2013年前100位药品批发企业主营业务收入占同期全国医药市场总规模为64.3%，比上年提高0.3个百分点，其中前三位药品批发企业占29.7%，比上年提高0.9个百分点；主营业务收入100亿元以上的批发企业占同期全国医药市场总规模的44.5%，比上年提高3个百分点，50亿-100亿元之间的批发企业占6.4%，与上年基本持平，10亿-50亿元之间的批发企业占13.1%，比上年下降3个百分点。

（三）药品零售市场结构调整缓慢

2013年药品零售市场规模总体呈现增长态势，但由于更多医疗机构实施药品零加成政策削弱药店价格优势、医院药房社会化低于预期、医药电商快速增长挤压市场空间等原因，使得药店传统业务增长空间收窄，零售市场规模扩张放缓。

据统计，2013年前100位药品零售企业销售额占零售市场总额的28.3%。其中前5位企业占9.0%，前10位企业占14.4%，前20位企业占18.5%，前5位企业、前10位企业、前20位企业以至前100位企业占零售市场总额比重较上年均有不同程度下降。前100位药品零售企业的销售额底线为1.32亿元，销售额超过10亿元的企业有16家，其中销售额超过50亿元的有3家，30亿-40亿元的有4家，20亿-30亿元的有3家，10亿-20亿元的有6家。零售药店连锁率为36.01%，比上年提高1.4个百分点。

（四）现代医药物流建设投入持续扩大

随着相关政府主管部门先后颁布医药物流的行业标准和新版GSP，2013年各药品流通企业继续加大在物流建设上的投入，加快发展现代物流和第三方物流业务。据统计，直报企业自有配送中心数量同比增长8.4%，自有配送中心仓储面积同比增长9.9%。一些最新物联网技术和高位货架、PTL（Picking to light-电子标签拣货系统）、自动分拣系统等高科技产品得到广泛应用。以中国医药集团总公司、华润医药商业集团公司、上海医药集团股份有限公司、九州通医药集团有限公司为代表的一批大型企业，逐步建立起全国医药物流分销配送网络；一批区域性龙头企业也同样拥有了区域物流中心枢纽及区域配送中心网络，最后一公里药品供应保障体系进一步得以完善。

（五）创新型业务模式呈现多样化

面对市场高度同质化的竞争局面，药品流通企业勇于创新，积极探索发展多种营销及服务模式。对上游供应商，提供个性化和差异化服务，与其共同开发市场；对下游客户，开展医院药品供应链创新服务，采取提供增值服务、二维条码建设、药房合作等模式。同时，自身也发展了专业分销、高端药品直送、深度分销等商业模式。

据统计，2013年在全国药品流通直报企业中，具有第三方医药物流资质的批发企业有80家；具有食品药品监管部门颁发的开展第三方药品物流业务确认文件的专业医药物流企业有62家；开展物流延伸服务的企业有51家；承接药房托管的企业有48家；承接医院药库外设的企业有14家。2013年8月，商务部组织专家遴选了47个代表性较强、效果较好的医药物流服务延伸项目，作为第一批医药物流服务延伸示范项目向全行业推广，引导医药物流服务延伸向更高层次发。

（六）电子商务平台发展迅速

2013年是药品电子商务平台加速发展的一年。具有条件的一些公司借助电子商务平台整合业务渠道，向供应链客户提供更多的增值服务，降低运营成本、提高交易效率，实现了线上与线下业务经营的共同发展。

据统计，截至2013年底，全国具有互联网交易资质的企业共有202家，与上年末相比增加85家，其中B2B（与其他企业进行药品交易）53家、B2C（向个人消费者提供药品）138

家，第三方平台11家。药品流通直报企业中，拥有互联网药品交易服务资格证书的有53家，2013年网上交易额超过千亿元，其中B2B交易额占比超过90%。

三、2014年药品流通行业发展趋势预测

进入2014年，国内外宏观经济环境均面临增长放缓的压力，预测药品流通行业销售增幅将继续趋缓，行业微利化的特征将成为常态；但政府对医药卫生投入加大、全民医保、人口老龄化、单独二胎放开、慢病需求增大、人均用药水平提高以及大健康领域消费升级等利好因素，都会对药品流通行业发展起到支撑作用。2014年，药品流通行业销售总额保持持续增长的基本面没有发生变化，大中企业将继续加快兼并重组的步伐，批零一体化药品流通业态结构逐渐主导医药市场。同时，伴随着医药物流和互联网技术的不断发展，药品电子商务模式与传统商业模式融合的速度将会加快。医药市场高度同质化的竞争局面，将倒逼药品流通行业发展进入全面提升软实力的时代。

（一）企业的兼并重组仍将持续

2014年结构调整仍是行业改革发展的主线。药品流通行业主管部门以贯彻落实《国务院关于进一步优化企业兼并重组市场环境的意见》（国发〔2014〕14号文）为契机，将继续鼓励企业兼并重组、做大做强，提高行业集中度，鼓励药品流通企业利用产业基金、上市融资、引进外资等多种方式加快兼并重组步伐，努力提高行业组织化水平，实现规模化、集约化经营。

同时，2013年6月1日起实施的新版《药品经营质量管理规范》（GSP），既提高了对企业经营质量管理要求，增强了流通环节药品质量风险控制能力，又推动了大型医药批发和零售

连锁企业对小散企业的兼并重组。一些小散企业将被兼并，或被削减经营范围，或转型为生活性、生产性服务企业，或被淘汰出局，使得药品流通领域中散、小、乱等现象得到一定的遏制。

（二）现代医药物流网络将进一步健全

在商务部《全国药品流通行业发展规划纲要（2011-2015年）》的引导下，随着行业集中度的进一步提高和新版GSP的全面实施，现代医药物流进入建立体系、形成网络的发展阶段。具有实力的企业将继续加大在物流建设方面的投入，广泛采用先进物流设备与技术，提高流通效率，提升物流服务能力；一些全国性集团公司或区域性龙头企业将逐渐形成现代医药物流体系及多仓协同配送网络，全力打造现代医药物流升级版的管理模式。同时，药品流通行业与信息、金融、交通运输、设备制造等行业的跨界融合将筑就新的药品流通生态系统，开展医药产业链之间的服务延伸与合作，共同向安全、快捷、可及的现代医药物流保障体系和创新经营服务模式转型；第三方医药物流将快速发展，体现出专业化管理特色。

（三）零售企业面临新的市场机遇和挑战

公立医院改革破除"以药养医"，取消药品加成，降低终端药价，将使零售企业价格方面的优势进一步弱化。而社区医疗与新农合这两大医改重点投入的医疗保障项目，也挤占了零售企业相当一部分市场。为在激烈的医药市场竞争中求得生存和发展，医药零售连锁企业不断挖掘市场潜力，顺应消费升级时代消费者对品牌产品价值认同的理性回归潮流，各类零售企业加大品牌产品营销力度，不断创新服务内涵，着力加强个性化药学服务和高值药品直送服务，提高顾客满意度。同时，围绕大健康产业开展多元化经营与服务也为今后零售企业的发展提供了空间。

（四）电子商务将对行业格局产生较大影响

目前，互联网药品电子商务呈现快速发展态势。各大药品流通企业普遍构建或整合集分销、物流、电子商务集成服务模式以及数据处理的现代化智能化服务平台，成为推动药品流通增值服务的新载体。在零售药店领域中，除网上药店销售逐年扩大外，移动互联网技术的普及和应用，正在促进电子商务与传统零售药店服务模式的相互融合。

为支持互联网药品销售，国家食品药品监督管理总局正在研究出台《互联网食品药品经营监督管理办法》，将为互联网药品电子商务和传统药品零售业态的发展和格局调整带来较大的影响。

（五）人才队伍配备结构将出现相应变化

药品流通行业兼并重组和转型升级步伐的不断加快，行业人才需求的结构将出现相应调整与变化。从整体上看，行业人才队伍将向高素质、高技能、复合型的人才配备模式转变。药品批发企业在传统的岗位构成基础上，将大大增加对现代物流管理人才，特别是药品冷链物流管理人才的需求，并更加青睐具有供应链管理意识的职业经理人、采购经理人和提供智能化解决方案的网络信息处理技术人才。药品零售业态在继续吸引和培养大批执业药师从事药店专业工作的同时，开始注重营养师、护理师等专业技术人员的配备，为开展多元化经营和为大健康消费群体提供有价值的人才储备。

附录三

国家药品不良反应监测年度报告（2013年）

国家食品药品监督管理总局

为全面反映我国药品不良反应监测情况，提高安全用药水平，促进临床合理用药，更好地保障公众用药安全，依据《药品不良反应报告和监测管理办法》，国家食品药品监督管理总局组织对2013年药品不良反应监测情况进行了总结分析，编撰本年度报告。

一、药品不良反应监测工作进展

2013年，国家食品药品监督管理总局按照《国家药品安全"十二五"规划》和《药品不良反应报告和监测管理办法》的相关规定，组织做好药品不良反应监测，相关工作取得新进展。

监测体系进一步健全，覆盖面持续扩大。2013年，基层药品不良反应监测机构建设得到进一步加强，药品不良反应报告县级覆盖率达到93.8%。全国每百万人口平均报告数量达到983份，高于世界卫生组织的推荐数量，表明我国发现和收集药品不良反应信息的能力大幅增强。

信息化水平进一步提升，安全预警机制更加成熟。加强监测系统的信息化建设，国家药品不良反应监测系统功能实现了实时数据分析和药品风险预警管理，建立了国家和省两级信息共享、高效联动的不良反应/事件预警机制，药品安全紧急事件的发现和处置能力进一步提高。2013年共组织调查61条预警信息，实现了药品安全事件早发现、早控制。

分析评价能力进一步增强，风险管理水平得到提高。2013年，重点加强基本药物、中药注射剂、生物制品等品种的安全评价。针对监测系统提示的安全性问题，对细辛脑注射液、养血生发胶囊、曲美他嗪、头孢唑林等近50个（类）品种进行了评价，并采取了相应的风险管理和沟通措施，防控药品安全风险。启动"定期安全性更新报告"的评价工作，督促指导药品生产企业做好产品风险管理工作。

风险沟通渠道进一步拓宽，社会参与度更加广泛。定期发布药品不良反应信息通报、药物警戒快讯等，提示临床工作者和公众关注用药安全。加强宣传培训和风险沟通，及时回应社会关注的热点药品安全性事件，答疑释惑，推动安全合理用药意识和水平提高。强化监督检查，推动落实药品生产企业在药品安全中的主体责任。完善药品不良反应文献监测机制，加大与研究机构、协会组织等的合作，药品安全信息收集渠道不断丰富。

二、药品不良反应/事件报告情况

（一）报告总体情况

2013年全国药品不良反应监测网络收到《药品不良反应/事件报告表》131.7万份，较2012年增长了9.0%。其中新的

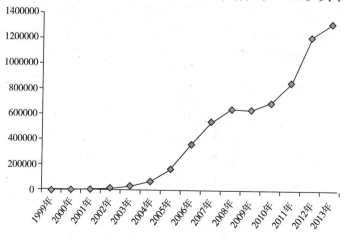

图1　1999-2013年全国药品不良反应/事件报告数量增长趋势

和严重药品不良反应/事件报告29.1万份，占同期报告总数的22.1%。1999年至2013年，全国药品不良反应监测网络累计收到《药品不良反应/事件报告表》近660万份。

按报告涉及患者年龄统计，14岁以下儿童的报告占10.6%，与2012年基本一致，65岁以上老年人的报告占17.8%，较2012年升高了1.4个百分点。

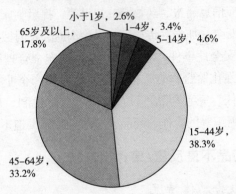

图2 2013年药品不良反应/事件报告年龄分布

按报告来源统计，医疗机构的报告占78.4%、药品经营企业的报告占19.6%、药品生产企业的报告占1.4%、个人及其他来源的报告占0.6%。与2012年相比，药品生产企业报告数量增长率最高，但整体报告数量仍偏低，经营企业报告数量略有回落。

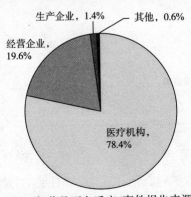

图3 2013年药品不良反应/事件报告来源分布

按药品类别统计，2013年药品不良反应/事件报告涉及的怀疑药品，化学药占81.3%、中药占17.3%、生物制品占1.4%。抗感染药报告数量仍居首位，占化学药的47.6%，较2012年降低1.2个百分点，报告比例已连续4年呈下降趋势。心血管系统用药占化学药的10%，较2012年上升0.4个百分点，且连续4年呈上升趋势。

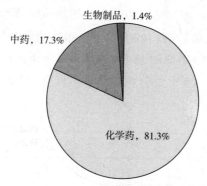

图4　2013年药品不良反应/事件报告涉及药品类别分布

按药品剂型统计，2013年药品不良反应/事件报告涉及的药品剂型分布中，注射剂占58.7%、口服制剂占37.3%、其他制剂占4.0%。注射剂的比例再次出现上升，与2012年相比升高了2个百分点，口服制剂比例降低0.8个百分点。

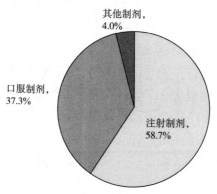

图5　2013年药品不良反应/事件报告涉及药品剂型分布

2013年在医疗机构、药品生产企业、经营企业等多方参与和共同努力下，全国药品不良反应/事件报告数量继续保持增长趋势（图1）。其中药品生产企业报告比例已连续多年呈上升趋势（图6），报告意识不断增强。老年患者的不良反应报告比例有所升高，且已连续几年出现增高态势，提示应关注老年患者的用药安全；注射剂的比例在连续几年下降或持平后又出现反弹，提示相关部门应建立注射剂风险管理的长效机制。2013年在药品监管部门的努力下，报告质量继续提高，严重报告数量较2012年增加22.5%，严重报告所占比例（4.3%）较2012年增加了0.5个百分点。严重不良反应/事件为衡量报告质量的重要指标之一。

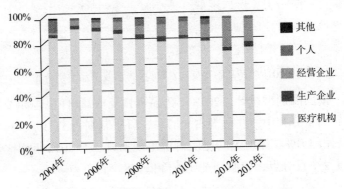

图6 2004-2013年药品不良反应/事件报告不同来源比例

（二）抗感染药监测情况

2013年全国药品不良反应监测网络共收到抗感染药物的不良反应/事件报告51.7万例，其中严重报告2万余例，占4.0%。随着2013年全国药品不良反应/事件病例报告数的整体增长，抗感染药物的报告总数、严重报告数较2012年有所升高，分别增长6.6%和14.3%，增长率均低于总体报告的增长率。

从药品剂型分析，2013年抗感染药物不良反应/事件报告中，注射剂占74.3%、口服制剂占23.2%、其他剂型占2.5%。抗感染药中注射剂比例较总体报告中注射剂比例高出14.5个百分点。

2013年抗感染药物严重报告中排名前五位的类别是：头孢菌素类、青霉素类、喹诺酮类、抗结核病药和β-内酰胺酶抑制药，与2012年基本一致。严重报告数量排名前十位的品种为：头孢曲松、左氧氟沙星、头孢哌酮舒巴坦、青霉素G、头孢呋辛、头孢噻肟、克林霉素、阿奇霉素、利福平和阿洛西林。

抗感染药的不良反应/事件报告数量一直居各类药物之首，是国家药品不良反应监测工作关注的重点。近几年，抗感染药的不良反应报告比例出现持续地小幅下降趋势，说明我国对抗感染药的风险控制取得一定的实效。但头孢类、青霉素类、喹诺酮类药物，因易导致药物过敏等不良反应，加之临床用量大、不合理用药因素的影响，不良反应报告数量居高不下。建议临床医生按照《抗菌药物临床应用指导原则》，合理使用抗感染药，加强不良反应监测和救治，降低使用风险。

（三）中药注射剂监测情况

2013年全国药品不良反应监测网络共收到中药注射剂报告12.1万例次，其中严重报告占5.6%。与2012年相比，中药注射剂报告数量增长17.0%，高于总体报告增长率；严重报告数量增长22.3%，与总体严重报告增长率基本持平。

2013年中药注射剂严重不良反应/事件报告前十位的药品为：清开灵注射剂、参麦注射剂、丹参注射剂、双黄连注射剂、香丹注射剂、血塞通注射剂、脉络宁注射剂、舒血宁注射剂、生脉注射剂和黄芪注射液。

总体上看，2013年中药注射剂安全状况平稳。中药注射剂与其他药品联合使用现象依然存在，可能增加安全风险，临床应谨慎使用。部分中药注射剂涉及的基层医疗卫生机构报告数量比例较大，提示基层使用此类药品可能存在较高风险。

（四）基本药物监测情况

2013年全国药品不良反应监测网络共收到国家基本药物的不良反应/事件报告53.0万例，其中严重报告2.6万例，占4.9%。

国家基本药物不良反应/事件报告中，化学药品和生物制品报告数量排名前五位的均为抗微生物药，分别是左氧氟沙星、头孢曲松、头孢呋辛、青霉素和头孢唑林。中成药注射剂排名前五位的品种分别是：清开灵注射液、参麦注射液、血塞通注射液、注射用血塞通（冻干）和丹参注射液；中成药口服制剂排名前五位的品种分别是：鼻炎康片、双黄连合剂（口服液、颗粒、胶囊、片）、复方丹参片（颗粒、胶囊、滴丸）、六味地黄丸（颗粒、胶囊）和黄连上清丸（颗粒、胶囊、片）。

配合《国家基本药物目录》（2012年版）的发布实施，国家食品药品监督管理总局调整了基本药物不良反应监测平台，开展了对新目录品种的监测工作，并加大对基本药物的预警监测力度。总体上看，2013年国家基本药物安全状况继续保持平稳态势。

三、用药安全提示

（一）老年患者不良反应报告比例逐年上升，应关注老年人用药安全

2009至2013年药品不良反应/事件报告的年龄分布显示，65岁以上老年患者的不良反应报告比例已连续4年呈现小幅升高态势（图7）。一些药品的严重不良反应报告中，老年患者所占比例较大。例如治疗痛风药别嘌醇片，65岁以上老年患者占严重病例报告总人群的45.1%。

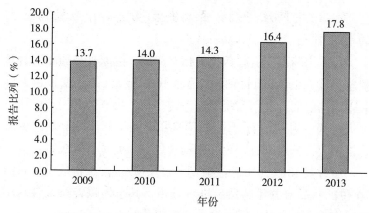

图7　2009-2013年65岁以上老年患者不良反应报告比率

老年人在生理、心理方面均处于衰退状态，给用药安全带来隐患。在生理方面，老年人肝、肾功能退化，药物吸收、分布、代谢和排泄均受影响，不良反应发生率升高；老年人往往身患数病，经常多种药物同时使用，容易发生药物相互作用。在心理方面，老年患者安全用药常识相对缺乏，自我风险管理能力较弱；很多老年患者求医心切、用药依从性较差，容易出现不合理用药情况。

我国已步入人口老龄化社会，老年人用药安全问题日益突出，需要社会各界关心、关注老年人健康，共同努力减少药物损害、药源性疾病给老年人带来的健康威胁。

小贴士：老年患者如何合理使用抗菌药？
抗菌药物在人体吸收以后，多由肝、肾解毒，排泄，因此，肝、肾功能不全的老年人在使用抗菌药时需慎重，不宜长期或大剂量应用。四环素类抗生素和磺胺类药物长期服用会损害肝细胞，并伴有对骨髓、心脏、肾脏及皮肤的损害。链霉素、卡那霉素、庆大霉素使用时间稍长，能引起眩晕、耳鸣、耳聋、平衡失调，对肾脏也有影响。使用氯霉素可能引起再生障碍性贫血。红霉素、呋喃妥因等可能在肝胆内瘀积，产生中毒和过敏反应。

（二）中药注射剂合并用药现象突出，应警惕药物的相互作用

合并用药可能引起药物的相互作用。国家食品药品监督管理总局发布的《2011年国家药品不良反应监测年度报告》已对中药注射剂合并用药现象进行过分析，提醒合并用药可能会加大中药注射剂的安全风险。但就2013年中药注射剂不良反应报告数据分析来看，合并用药现象并未得到有效缓解。

通过对2013年中药注射剂不良反应/事件报告数量排名前20位的药品合并用药情况进行分析，其总体报告涉及合并用药的占41.0%，严重报告涉及合并用药的占54.1%。

建议临床医生根据《中药注射剂临床使用基本原则》的要求，单独使用中药注射剂，禁忌与其他药品配伍使用，谨慎联合用药，如确需联合使用其他药品，应考虑与中药注射剂的间隔时间以及相互作用等问题。

小贴士：什么是药物相互作用，哪些药物容易出现相互作用？
药物相互作用是指两种或多种药物合用或先后序贯给药而引起的药物作用和效应的变化。如阿司匹林与氯吡格雷联用可增加出血的风险；克拉霉素与地高辛合用，可引起地高辛中毒。治疗窗范围窄的药物（即剂量稍有变化药理作用即有明显改变的药物）、需要监测血药浓度的药物、酶诱导剂和酶抑制剂都容易发生药物相互作用，包括口服抗凝药、口服降糖药、抗生素类、抗癫痫药、抗心律失常药、强心苷和抗过敏药等。

（三）不合理用药增加药品安全风险，医务人员和患者应加强安全用药意识

2013年药品不良反应/事件报告显示，不合理用药现象仍然突出。以尼美舒利为例，因其严重肝损害风险，2011年5月原国家食品药品监督管理局发布通知，规定尼美舒利禁用于12岁以下儿童，适应症限制在抗炎、镇痛的二线治疗，且疗程不超过15天。但尼美舒利的不良反应监测数据分析显示，12岁以下儿童的报告仍占9.8%，用于感冒、发热类疾病的报

告占35%，治疗时间超过15天的报告占1.4%。

不合理使用药物，不仅可影响药物的治疗作用，更会加大药物的使用风险。建议医务人员和患者加强安全用药意识，掌握必要的安全用药知识，避免超适应症、超剂量、超疗程用药，严禁禁忌症用药，谨慎联合用药，防止发生药物相互作用。药品的已知不良反应、安全性信息、使用注意事项均记录在药品说明书中，建议患者用药前认真阅读，按说明书规定用药，必要时与医生沟通，为自身健康负责，把好用药关。

小贴士：如何正确阅读药品说明书？

药品说明书包含了对药品各方面的介绍，患者服用前应该认真地阅读，按照说明书规定用药。有关药品使用方面，应认真阅读说明书中的【适应症】或【功能主治】、【禁忌】、【用法用量】、【注意事项】；有关药品的安全性方面，应阅读警示语（位于说明书最上方）、【不良反应】、【药物相互作用】等。老年人如需调整用药剂量，会在【注意事项】或【老年人用药】部分进行提示，儿童用药的安全性、孕妇或哺乳期妇女用药会对胎儿或婴儿产生的影响，会在【儿童用药】、【妊娠及哺乳期妇女用药】部分进行提示。为防止相同成份叠加使用导致药物过量，还应详细了解说明书中药品的【成份】，因为不同名称的药品可能含有相同药物成份。药品说明书中的不良反应均为临床研究或上市后监测发现的已知不良反应，一些罕见的、新的不良反应不一定会记录在说明书中，因此患者如果出现疑似不良反应症状，应及时去医院就诊。

四、相关风险控制措施

根据2013年药品不良反应监测数据和评估结果，国家食品药品监督管理总局对发现存在安全隐患的药品及时采取相应管理措施，以保障公众用药安全。

（一）发布《药品不良反应信息通报》7期，通报了碘普罗胺注射液、红花注射液、珍菊降压片、别嘌醇片、氟喹诺酮类药品、复方青黛丸（胶丸、胶囊、片）、质子泵抑制剂和左氧氟沙星注射剂等的严重不良反应，对用药安全风险进行提示。

（二）发布《药物警戒快讯》12期，报道了卡马西平严重皮肤反应、托伐普坦肝损害和他汀类降脂药血糖异常等国外药品安全信息70条。

（三）根据监测评价结果，发布了甲磺酸瑞波西汀制剂、西酞普兰制剂、珍菊降压片和黄芪注射液等22个（类）药品的修订说明书通知。

（四）基于对药品效益和风险的全面评估，停止了丁咯地尔、甲丙氨酯制剂的生产、销售和使用，并撤销批准证明文件。

（五）针对监测中发现的风险信号，实施企业约谈机制，组织召开企业沟通会，要求企业开展相关风险管理工作。对监测中发现存在安全隐患的药品，督促企业查找原因、及时整改，可能造成严重影响及不良后果的，要求企业主动召回产品。

五、有关说明

（一）本年度报告中的数据来源于国家药品不良反应监测网络中2013年1月1日至2013年12月31日各地区上报的数据。

（二）与大多数国家一样，我国药品不良反应监测网络收集的数据存在局限性，如漏报、填写不规范、缺乏详细信息、无法计算不良反应发生率等。

（三）本年度报告完成时，其中一些严重报告、死亡报告尚在调查和评价的过程中，所有统计结果均为数据收集情况的真实反映，有些问题并不代表最终的评价结果。

（四）每种药品不良反应/事件报告的数量受到该药品的使用量和该药品不良反应发生率等诸多因素的影响，故药品不良反应/事件报告数量的排名仅是报告数据多少的直接反映，不代表不良反应发生率的高低。

（五）本年度报告不包含疫苗不良反应/事件的监测数据。

小贴士：美国、欧洲国家如何发布药品不良反应信息？

美国食品药品管理局（FDA）和欧洲药品监管部门如果在上市后药品监测、研究过程中发现了新的或严重的药品不良反应，会组织本部门或外部专家，对药品的各类相关资料进行审查，开展评估工作。对认为可能影响公众用药安全的问题，将在其网站、刊物或通过其他途径发布相关安全性信息，同时要求企业面向医务人员和患者沟通信息，美国、欧洲国家发布不良反应信息的过程与我国基本一致。我国药品不良反应监测中心对这些信息实施24小时监测，必要时对药品开展评价工作，并提出符合我国国情的监管措施。

附录四

2014年度药品审评报告

国家食品药品监督管理总局药品审评中心

2014年，国家食品药品监督管理总局药品审评中心（以下简称药审中心）在国家食品药品监督管理总局的领导下，继续秉持质量、公平、效率的原则，围绕完善国家药品审评管理体系建设推进改革，坚持依法依规、科学规范审评，不断提高审评质量和效率，维护和促进公众健康。根据国家食品药品监督管理总局有关工作要求，现将《2014年度药品审评报告》呈现给公众。

一、2014年药品审评基本情况

（一）机构基本情况

药审中心是国家食品药品监督管理总局药品注册技术审评机构，负责对药品注册申请进行技术审评。药审中心下设13个职能部门，其中9个为技术审评部门；全中心在编115人，技术审评岗位人员89人。技术审评岗位人员正高职称48人，副高职称31人，平均年龄45岁；高级审评员68人，其中具有主审审评员资格人员65人，平均审评工作年限14年。截至2014年底，药审中心待审评任务总量达到18597个，同比2013年底，待审评任务总量增加了4362个。

（二）审评任务接收情况

2014年，药审中心接收新的注册申请8868个（以受理号计，下同）。与既往年度接收注册申请的比较情况见图1。

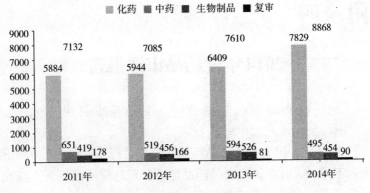

图1　2014年审评任务接收情况与前三年比较

2014年化药审评任务接收量增加明显，较2011–2013年年均化药审评任务接收量增幅近30%，占年度审评任务接收总量近90%；中药和生物制品审评任务的接收量均有所下降。

1. 化药审评任务接收情况

（1）化药审评任务分类情况

化药审评任务接收分类情况如图2。其中验证性临床申请、仿制及改剂型申请（ANDA）和补充申请，三者占化药审评任务接收量的87.8%。

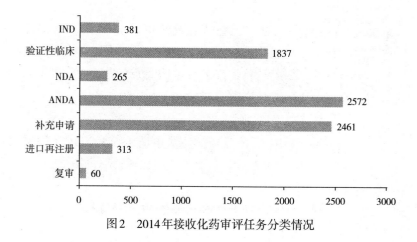

图2　2014年接收化药审评任务分类情况

与前三年比较，新药临床申请（IND）和新药上市申请（NDA）接收量相对平稳，验证性临床、ANDA和进口再注册接收量则增加明显。具体见图3。

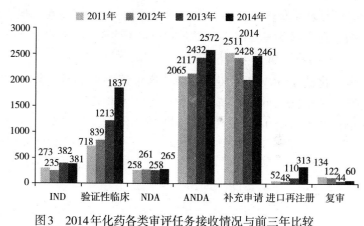

图3　2014年化药各类审评任务接收情况与前三年比较

（2）化药IND各治疗领域接收情况

2014年接收化药IND申请的治疗领域构成情况见图4。

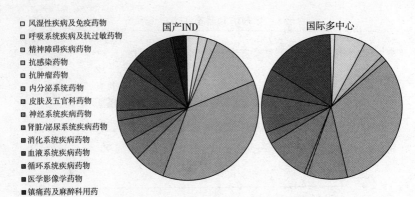

風湿性疾病及免疫药物
呼吸系统疾病及抗过敏药物
精神障碍疾病药物
抗感染药物
抗肿瘤药物
内分泌系统药物
皮肤及五官科药物
神经系统疾病药物
肾脏/泌尿系统疾病药物
消化系统疾病药物
血液系统疾病药物
循环系统疾病药物
医学影像学药物
镇痛药及麻醉科用药

国产IND　　　　国际多中心

图4　2014年接收化药IND申请的治疗领域构成

国产IND接收量前五的治疗领域分别为：抗肿瘤药物、抗感染药物、消化系统疾病药物、循环系统疾病药物、内分泌系统药物。

国际多中心临床接收量前五的治疗领域分别为：抗肿瘤药物、循环系统疾病药物、神经系统疾病药物、消化系统疾病药物、内分泌系统药物。

（3）化药重复申报情况

化药ANDA申请和验证性临床申请存在大量重复申报情况。截至2014年底，待审的化药ANDA申请共8713个，占待审任务总量的46.9%，涉及活性成分1061个。重复申报较为严重的有112个活性成分（相同活性成分品种待审任务20个以上），涉及待审任务4829个，占化药ANDA总待审任务量的55.4%。其中相同活性成分品种待审任务超过100个的活性成分有：埃索美拉唑、阿托伐他汀钙、硫酸氢氯吡格雷、恩替卡韦、法舒地尔、头孢地尼、氨溴索、莫西沙星。具体见表1。

表 1 化药仿制药重复申报情况

重复情况分组	活性成分数量	涉及任务数量	重复情况分组	活性成分数量	涉及任务数量
100个申请以上	8	983	20-29个申请	51	1232
50-99个申请	23	1535	10-19个申请	115	1580
30-49个申请	30	1079	10个申请以下	834	2304

截至2014年底，待审的化药验证性临床申请共3983个，占待审任务总量的21.4%，涉及活性成分675个。重复申报较为严重的有42个活性成分（相同活性成分品种待审任务20个以上），涉及待审任务1608个，占化药验证性临床待审任务总量的40.4%。其中相同活性成分品种待审任务超过50个的活性成分有：阿齐沙坦、罗氟司特、布洛芬（注射剂）、鲁拉西酮。具体见表2。

表 2 化药验证性临床重复申报情况

重复情况分组	活性成分数量	涉及任务数量	重复情况分组	活性成分数量	涉及任务数量
50个申请以上	4	389	20-29个申请	19	479
40-49个申请	9	401	10-19个申请	64	845
30-39个申请	10	339	10个申请以下	569	1530

2. 中药审评任务接收情况

2014年共接收中药注册申请521个，其中69.3%为补充申请。具体见图5。

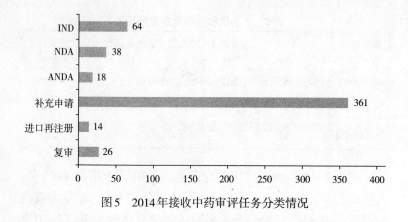

图5　2014年接收中药审评任务分类情况

与前三年比较，IND和NDA接收量相对平稳，ANDA和补充申请接收量有所下降。具体见图6。

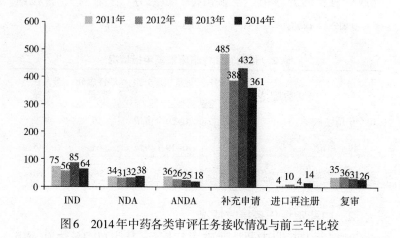

图6　2014年中药各类审评任务接收情况与前三年比较

3. 生物制品接收情况

2014年共接收生物制品注册申请458个，其中补充申请占49.1%，治疗用生物制品IND占32.5%。具体见图7。

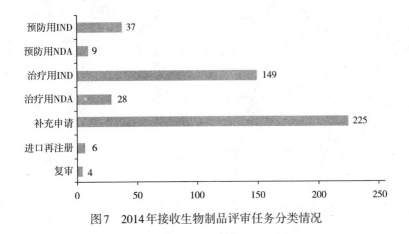

图7　2014年接收生物制品评审任务分类情况

与2013年相比，2014年生物制品除治疗用NDA外，其他各类审评任务接收量均有所下降。具体见图8。

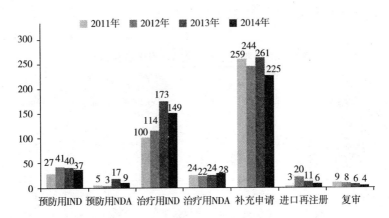

图8　2014年生物制品各类审评任务接收情况与前三年比较

（三）审评任务完成情况

2014年，药审中心共完成5261个注册申请的技术审评，比2013年的审评完成量增加了12.9%，但接收任务量较2013年增加了16.5%，待审任务积压量进一步增加。2014年接收、完成审评、待审任务情况与前三年比较见图9。

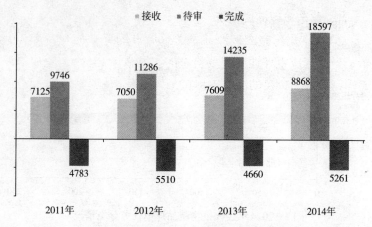

图9 2014年接收、完成审评、待审任务情况与前三年比较

2014年，药审中心完成审评建议国家总局批准上市和批准临床研究的情况见表3、表4。

表3 2014年完成审评建议批准上市药品情况

注册分类	新药	改剂型	仿制药	进口药	小计
化学药品	128	26	256	68	478
中药	11	0	0	0	11
生物制品		10		2	12
合计			501		

表4 2014年完成审评建议批准临床研究药物情况

注册分类	临床试验	生物等效性试验	小计
化学药品	583	159	742
中药	28	0	28
生物制品	110	0	110
合计		880	

1. 化药审评完成情况

2014年化药完成审评并呈送总局审批的注册申请共4091个，另有完成审评通知现场检查的注册申请156个，完成审评通知企业补充资料的注册申请625个。具体情况见表5。

表5　2014年化药审评完成情况

类别	批准 送局审批	不批准 送局审批	其他情况 送局※※	送局 合计	通知现场 检查	通知企业 补充资料
IND	211	48	27	286	–	31
验证性临床	356	68	12	436	–	81
NDA	184	31	16※	231	61	79
ANDA	391	180	16	587	10	139
补充申请	1741	471	199	2411	85	189
进口再注册	63	2	19	84	–	106
复审	14	42	0	56	0	0
合计	2960	842	289	4091	156	625

※含完成的3个药械组合产品。
※※指企业申请撤回、非药审中心审评事项转局等其他事项。

有明确审评结论的注册申请中，建议批准的2960个，建议不批准的842个，总体不批准率为22.1%。与2013年比较，2014年化药除复审外各类别完成审评送局量均有所增加。2014年化药各类别完成审评送局量与前三年比较情况见图10。

2. 中药审评完成情况

2014年中药完成审评并呈送总局审批的注册申请共647个，另有完成审评已通知现场检查的注册申请8个，完成审评通知企业补充资料的注册申请100个。具体情况见表6。

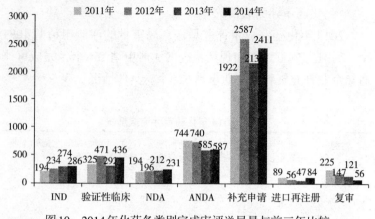

图10　2014年化药各类别完成审评送局量与前三年比较

表6　2014年中药审评完成情况

类别	批准送局审批	不批准送局审批	其他情况送局	送局合计	通知现场检查	通知企业补充资料
IND	22	33	10	65	–	15
NDA	11	7	2	20	6	5
ANDA	0	31	71	102	0	6
补充申请	159	205	59	423	2	64
进口再注册	5	0	0	5	–	10
复审	3	24	5	32	0	0
合计	200	300	147	647	8	100

有明确审评结论的注册申请中，建议批准的200个，建议不批准的300个，总体不批准率为60%。2014年中药各类别完成审评送局量与前三年比较情况见图11。

3. 生物制品审评完成情况

2014年完成生物制品审评并呈送总局审批的注册申请共523个，另有完成审评已通知现场检查的注册申请22个，完成审评通知企业补充资料的注册申请58个。具体情况见表7。

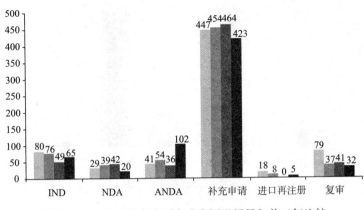

图11　2014年中药各类别完成审评送局量与前三年比较

表7　2014年生物制品审评完成情况

类别	批准送局审批	不批准送局审批	其他情况送局	送局合计	通知现场检查	通知企业补充资料
预防用生物制品IND	29	12	4	45	–	17
预防用生物制品NDA	2	7	2	11	1	3
治疗用生物制品IND	69	36	27	132	–	12
治疗用生物制品NDA	11	5	5	21	14	2
补充申请	213	40	32	285	7	19
进口再注册	14	4	4	22	–	5
复审	0	7	0	7	0	0
合计	338	111	74	523	22	58

有明确审评结论的注册申请中，批准结论338个，不批准结论111个，总体不批准率为24.7%。2014年生物制品各类别完成审评送局量与前三年比较情况见图12。

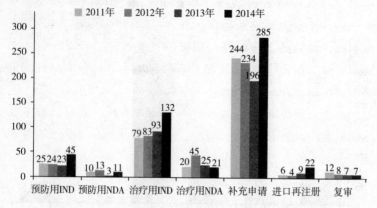

图12　2014年生物制品各类别完成审评送局量与前三年比较

二、2014年主要工作措施及进展

（一）推进药品审评机制改革，提升审评质量和效率

做好改革方案制定和改革基础工作。按照统一部署，积极做好药品审评审批制度综合改革方案的起草制定工作。作为药品审评制度改革的主体单位，完成了《技术审评管理机制改革》、《加强技术审评能力建设》等8个子方案的起草工作。围绕当前审评工作最突出的审评任务积压矛盾，研究制定了消除审评任务积压三年工作方案。为推进药品审评审批制度改革，引导社会投资和医药产业结构优化升级，对已批准上市的品种和待审评的品种进行了整理对比，并对重复申报的药品注册申请进行梳理，提供给总局发布《过度重复药品品种目录》；做好审评事权下放的技术支撑工作，完成了对29名地方审评人员的培训工作。

完善鼓励药物创新工作机制。加快创新药物临床试验申请的审评；改革新药临床试验申请审评方式，由原有的以分期批准临床试验为主逐渐过渡为一次性批准临床试验为主；

加强过程风险管控；改进了创新药药理毒理评价的审评模板；进一步完善了创新药临床开发期间以年度报告方式递交药学研究资料的工作机制；积极探索中药创新研发评价的思路和策略。研究建立了"重大新药创制"重大专项品种的加快审评机制。

完成化药仿制药"立卷审查"试点工作。通过试点工作的探索实践，制定了化药仿制药立卷审查标准，评估了立卷审查工作所需的人力资源和时间成本，探索了如何从受理源头保证申报资料质量，为后续实施药品注册受理机制改革奠定了基础。同时，通过试点工作探索了利用立卷审查标准作为快速审评化药仿制药的标准，为解决化药仿制药审评任务积压矛盾提供了实践参考。

优化审评任务管理。探索审评计划周期长短结合的任务管理模式，提高了审评任务管理的目标性和可预期性。强化各层级专业团队管理，提高审评工作的协调性。加大上市后补充申请审评资源的投入，保证已上市品种质量改进的及时性，保障公众用药。

探索专家网络审评及咨询工作机制。通过调研分析，制定了详细工作方案，探索构建专家网络函审和咨询系统，通过网络和信息技术提高专家咨询和参与审评的便捷性，以更加高效地利用专家审评资源。

（二）清理历史遗留问题，推进解决各种矛盾

对历史遗留品种和疑难品种进行全面梳理，开展了复方高血压药物、复方抗生素、抗生素祛痰药复方、专利问题品种、涉及《药品注册管理办法》第72条品种、资料雷同复审品种，以及莫西沙星、达托霉素、拉布立海等疑难品种的审评专题工作，通过和有关部门进行沟通协调，分析研究审评处理原则，积极推进审评工作。

（三）加强制度规范建设，完善技术标准体系

梳理整合药审中心已有的200多个规章制度，制定了《药审中心制度建设三年工作规划》和《药审中心制度建设2015～2017年工作实施方案》，有序推进中心规章制度"立、改、废"。继续推动技术指导原则的制定和修订工作，2014年经总局审核发布12项，5项完成上网征求意见。围绕国际生物类似药研究进展，组织药审中心各专业人员及社会有关行业机构起草制定了《生物类似药研究技术指导原则》。为推进中药研发的进一步规范化和科学化，起草完成了《中药新药治疗恶性肿瘤临床研究技术指导原则》征求意见稿，已上网征求意见。启动了《化药新药临床试验一般指导原则》的撰写工作，并已完成初稿。

（四）积极推进用人机制改革，全面加强人才队伍建设

拓宽渠道增加审评力量，全年新招聘事业编审评人员10人，完成了首批聘用制审评员招聘试点工作。从相关技术单位和省局借调技术人员37人，协助开展审评工作。积极探索购买服务，与北京药学会等单位合作抽调专家协助开展立卷审查试点工作，与法律专业机构合作组成律师团队。充分利用社会资源，推动药品审评社会共治体系建设，与北京大学第一医院、中国药科大学、沈阳药科大学签署合作框架协议，增强审评工作的开放性，促进审评人才队伍建设。

（五）继续完善审评质量保障体系，保证审评质量

继续实施并完善专家咨询会制度。专家咨询会制度是审评质量保障体系的重要组成部分。2014年，药审中心在完善咨询专家库、改进专家聘请模式、强化专家会纪律、完善专家咨询会操作规程等方面取得了长足进步。全年共集中召开专家咨询会议11次，其他单独品种或指导原则等专题咨询会43次，

共涉及177个品种，邀请专家1736人次。

做好世卫组织NRA再评估工作。2014年4月，世卫组织对我国疫苗国家监管体系（简称NRA）进行再次评估，与首次评估相比，再评估标准提高，评估内容更完整。根据世卫组织NRA评估工作要求和总局NRA工作整体部署，落实好组织筹备工作。在世卫组织专家检查期间，做好上市许可（MA）板块的各项现场迎检工作，并获得高分评估，为我国顺利通过NRA再评估提供了有力支撑。

推进审评质量体系建设及ISO9001认证工作。2014年药审中心疫苗审评质量管理体系再次顺利通过监督审核，获得确认证书。同时，根据药品审评审批制度改革要求，将审评质量管理工作从疫苗体系，扩大到覆盖中药、化药和生物制品的全中心质量管理体系，进一步明确了药品审评质量管理目标，制定了《药审中心建立药品审评质量管理体系工作实施方案》，积极采用购买服务方式，借助外部专业机构，构建药审中心审评质量管理体系。

进一步加强信息化建设。完成了符合信息化发展规律的技术审评系统升级工作，为实现审评人员数量扩增以及多地点、多种途径开展审评工作提供了有效的信息化支持，提高了信息技术对审评工作质量的保障水平；推进信息标准化体系建设，利用数字化手段促进审评标准的科学性和审评尺度的一致性，提高审评质量和效率；做好信息系统安全等级保护工作，通过公安部测评，符合国家信息安全等级保护第三级要求，提高了中心网络及系统的安全防护水平。

三、2014年批准重要治疗领域药品情况

2014年，经过药审中心的审评，提出建议批准以下多个重要治疗领域的药品上市，为患者获得最新治疗手段提供了可能性，也为患者用药可及性提供了重要保障。

（一）抗肿瘤用药

1. 甲磺酸阿帕替尼片　我国自主研发的首个血管内皮细胞生长因子受体（VEGFR）抑制剂，也是全球首个批准用于治疗晚期胃癌的小分子靶向产品。胃癌是我国高发肿瘤，晚期胃癌二线化疗失败后目前尚无公认的有效治疗选择，存在迫切临床需求。该产品的上市，对胃癌患者的治疗提供了新的用药选择。

2. 西达本胺片　我国自主研发的首个组蛋白去乙酰化酶抑制剂，也是国内首个批准用于治疗复发难治的外周 T 细胞淋巴瘤的药物。复发难治的外周 T 细胞淋巴瘤缺乏有效治疗，预后差，该产品上市对复发难治外周 T 细胞淋巴瘤治疗提供了新的治疗机会。

3. 多西他赛注射液　紫杉醇类化疗药，微管解聚抑制剂，已在我国批准用于乳腺癌、非小细胞肺癌，以及非激素依赖的前列腺癌的患者。现国内批准增加晚期胃癌的新适应症，为胃癌患者的治疗提供了新的用药选择。

4. 盐酸帕洛诺司琼注射液　5–羟色胺 3（5–HT3）受体的竞争性拮抗剂，已在我国批准用于预防肿瘤患者因化疗引起的恶心和呕吐。现国内批准增加用于预防术后 24 小时恶心呕吐的新适应症，为外科手术患者提供了预防术后恶心呕吐的新治疗手段。

（二）疫苗领域

5. Sabin 株脊髓灰质炎灭活疫苗（sIPV）　我国自主研发的全球首个 Sabin 株脊髓灰质炎灭活疫苗（单苗），填补了我国在脊髓灰质炎灭活疫苗生产领域的空白，消除了目前计划免疫规划中数千万剂使用的口服脊髓灰质炎减毒活疫苗潜在的致病危险（疫苗株或衍生株引发的相关病例），安全性更好。药审中心按特殊审批程序完成了该疫苗上市注册申请的审评，有效配合了WHO全球根除脊髓灰质炎病毒的行动计划。同时，该疫苗的批准上市，对我国乃至全球，特别是发展中国家消灭脊髓灰质炎都会产生积极的影响。

（三）内分泌系统用药

6. 盐酸西那卡塞片　本品被批准用于治疗慢性肾脏病维持性透析患者的继发性甲状旁腺功能亢进症。目前我国仅批准了帕立骨化醇注射液用于治疗接受血液透析的慢性肾功能衰竭患者的继发性甲状旁腺功能亢进，给药途径为静脉注射。本品是我国批准用于治疗该疾病的首个口服药物，为此类患者提供了一个新的治疗手段。

（四）眼科用药

7. 曲伏噻吗滴眼液　本品被批准用于降低成人开角型青光眼或高眼压症患者升高的眼压，适用于β受体阻滞剂或前列腺素类似物局部治疗效果不佳者。本品较现有治疗有更优的治疗后24小时药物谷底降眼压效应，并可减少眼部充血不良事件的发生，有效拓展了该疾病领域的用药选择空间。

（五）消化系统用药

8. 复方苦参结肠溶胶囊　新的中药复方制剂，被批准用于治疗轻、中度溃疡性结肠炎（活动期），中医辨证属于湿热内蕴者。溃疡性结肠炎是传统中医药治疗的优势病种。本品即继承了传统中医药理论，又通过现代制药技术将释药部位定位在结肠，其批准上市为溃疡性结肠炎患者提供了新的治疗手段。

（六）心血管系统用药

9. 注射用重组人组织型纤溶酶原激活剂TNK突变体（rhTNK-tPA）国产替奈普酶（TNK-tPA）制剂，为天然tPA的改构体，属于第三代纤维蛋白特异性溶栓剂，被批准用于急性心肌梗死症状发作6小时内，伴持续ST段抬高或新近出现左束支传导阻滞的心肌梗死患者的溶栓治疗。与先前已经在国内外上市的alteplase（阿替普酶，rt-PA）相比，具有对新产生的血凝块溶解作用更强、对纤溶酶原活化剂抑制因子I（PAI-I）有抵抗力、更高的纤溶特异性、更长的半衰期、给药方式更加简单、单次弹丸式静脉注射给药即可完成溶栓治疗、方便院外溶栓、缩短心肌再灌注的时间等优点。同品种已经在美国和欧盟获得上市，国产品种的批准上市显著提高了我国患者的用药可及性。

（七）生殖系统用药

10. 国产西地那非片　治疗阴茎勃起功能障碍（ED）的主流药物，由于专利保护致使市场垄断，长期以来进口原研品种在国内销售价格昂贵。2014年在原研厂家的西地那非片专利到期之际，审评批准了国产西地那非片的生产上市许可，将有效提升国内ED患者的用药选择空间。

（八）麻醉与镇痛用药

11. 盐酸右美托咪定注射液　一种选择性 α_2 肾上腺素能受体激动剂，已在我国批准用于行全身麻醉的手术患者气管插管和机械通气时的镇静。现国内批准增加用于重症监护期间开始插管和使用呼吸机病人的镇静的新适应症，为国内重症监护病人的镇静提供了新的用药选择。

（九）抗风湿用药

12. 然降多吉胶囊　新的藏药复方制剂，被批准用于治疗藏医真布（类风湿关节炎），藏医辨证为湿痹寒湿阻络证，症见关节疼痛、关节肿胀、晨僵。西藏属于类风湿类疾病高发的高寒地区，传统藏医药对类风湿性关节炎（藏医称真布）积累了丰富的经验，类风湿性关节炎是藏医药治疗的优势病种。本品是根据知名藏医药专家经验方研制的现代藏药新药，其批准上市为类风湿性关节炎的治疗提供了新的治疗选择。

四、结语

在党的十八届三中、四中全会精神指引下，在国家食品药品监督管理总局的坚强领导下，药审中心将继续深化推进改革，认真履行职责，积极做好药品技术审评工作，切实维护和促进公众健康。